裴正学临床荟萃

PEIZHENGXUE LINCHUANG HUICUI DIERJI

甘肃科学技术出版社

展文国 刘世儒 姚健 王彦红 等编

第二辑

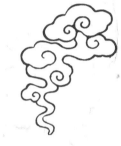

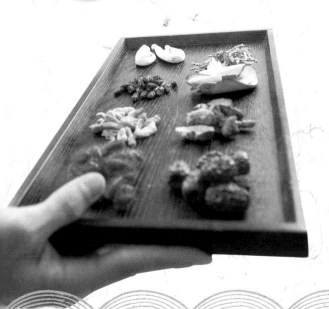

图书在版编目（CIP）数据

裴正学临床荟萃. 第2辑 / 展文国等编. -- 兰州 ：
甘肃科学技术出版社，2015.8（2021.9重印）
ISBN 978-7-5424-2220-0

Ⅰ.①裴… Ⅱ.①展… Ⅲ.①中医药 － 临床医学
Ⅳ.①R24

中国版本图书馆CIP数据核字(2015)第166746号

裴正学临床荟萃(第二辑)

展文国　刘世儒　姚　健　王彦红　等编

责任编辑　马婧怡　左文绚
封面设计　左文绚

出　版　甘肃科学技术出版社
社　址　兰州市读者大道568号　　730030
网　址　www.gskejipress.com
电　话　0931-8125103(编辑部)　0931-8773237(发行部)
京东官方旗舰店　https://mall. jd. com/index-655807.html

发　行　甘肃科学技术出版社　　印　刷　三河市华东印刷有限公司
开　本　880毫米×1230毫米 1/32　印　张　17　插　页　1　字　数　460千
版　次　2015年8月第1版
印　次　2021年9月第2次印刷
印　数　1001~1750
书　号　ISBN 978-7-5424-2220-0　定　价　98.00元

作者简介

展文国,男,主治医师,甘肃中西医结合学会委员,甘肃中西医结合肿瘤专业委员会委员,甘肃省中医药学会委员。1993年毕业于甘肃中医学院中医专业,毕业后在兰州医学院第一附属医院消化科、心内科、肾病科等科室工作10余年。1996年在兰州市创办了展文国中西医结合诊所。2009年至今拜我国著名中西医结合专家裴正学教授为师,系统学习肿瘤、血液病、心脑血管病、消化系统、肝胆系统疾病以及自身免疫性疾病的诊断和治疗,并在临床上取得了显著疗效,得到了广大患者的赞誉。撰写医学著作一部,医学论文数十篇。有《裴正学教授治疗慢性粒细胞性白血病的经验》(《新中医》),《裴正学教授治疗冠心病的经验特色》(《中西医结合心脑血管病》),《裴正学教授从肝肾论治黄褐斑》(《中国美容医学》),《裴正学教授治疗慢性肾炎的经验》(《西部中医药》)等40余篇论文在国家级和省级刊物上发表,在《中国中医药报》发表文章30余篇,并被甘肃省卫生厅定为裴正学教授学术思想继承人。擅长治疗心脑血管病、消化疾病、妇科病等常见病的中西医结合治疗。

裴正学临床荟萃
第二辑

编辑 展文国　刘世儒　姚　健　王彦红

编委 张桂琼　张丑丑　单金姝　冯永笑

　　　　蔡正良　鲁维德　陈光艳

裴正学教授简介

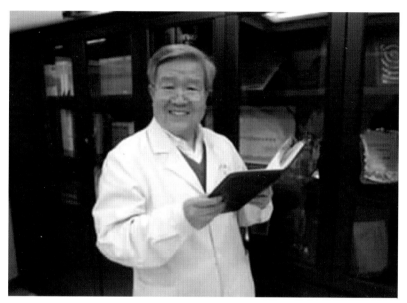

　　裴正学,男,甘肃武山人,生于1938年2月,童年起师承其父裴慎先生(甘肃省已故现代十大名医之一)学习中医,传承传统医学。1961年毕业于西安医科大学医疗系。我国著名中西医结合专家,教授,主任医师,博导,国家级高徒导师,甘肃省首批名中医。现任中华中医药学会终身理事,《中国中西医结合杂志》编委,甘肃省中西医结合学会名誉会长,甘肃省天水市中西医结合医院名誉院长,甘肃省医学科学研究院首席专家,甘肃省中医院首席专家,甘肃省文史馆馆员。曾任甘肃省医学科学研究院副院长,中国中西医结合学会2、3、4届理事,《中国中西医结合杂志》3、4、5、6、7、8届编委,甘肃省政协6、7、8届委员,国家级高级师带徒2、3、4、5届导师。1991年始享受国务院特殊津贴。有《血证论评释》、《新编中医方剂学》、《乙型肝炎的诊断与治疗》、《中西医结合实用内科学》、

《裴正学医学经验集》《裴正学医话医案集》《中医入门行草帖》等27部医学论著正式出版,80余篇医学论文问世。曾荣获中华中医药学会成就奖,国家优秀论著一等奖,中国中医发展全国优秀论文二等奖;并获省级科技进步奖二等1项,三等1项,世界传统医学大奖1项;2014年连续荣获甘肃省第四届道德模范称号,甘肃好人及全国好人称号,同年12月又荣获甘肃十大陇原骄子称号。裴正学教授编著的《血证论评释》在日本发行后,影响很大,1985年5月日本静冈大学校长田荣一教授专程来兰州向裴教授请教书中的有关问题。1974年在苏州血液病会议上,裴正学教授拟定的治疗白血病专方定名为"兰州方",数十年来在国内各地医院广泛使用,疗效显著。由他主编的《中西医结合实用内科学》在1996年4月美国召开的世界第三届传统医学大会上获"突出贡献国际金奖"。曾应邀赴美、日、德、法讲学,宣扬祖国医学。裴正学教授本人荣获"世界民族医药之星"的殊荣。1997年国家中医药管理局认定为全国500名著名老中医之一,先后被香港中医药大学等五所国内中医院校聘请为客座教授。裴正学教授提出的中西医结合"十六字方针"已被全国中西医界所关注,成为当前中西医领域的重要学派。裴正学教授于1987年取得主任医师职称,1994年被评为全国中西医结合先进工作者,2000年被授予全国中西医结合突出贡献称号,2004年当选为甘肃省名老中医。2008年当选为兰州市改革三十年风云人物——兰州市十大创新楷模,2009年当选为中华中医药学会终身理事,于2009年、2014年连续获得两次国家发展中医成就奖。裴正学教授从事临床、教研五十余年,成绩卓著、硕果累累。在其门下受业的博士、硕士分布国内外。裴教授尤其精于临床,在肝病、心血管病、胃肠病、结缔组织病等方面具有独到的造诣,在西北地区乃至全国享有很高的声誉。

裴正学教授尚爱好文学,诗词,书法,现有《裴正学小说散文集》《裴正学诗文集》2部、《裴正学书法集》2部、《中医入门行草帖》等出版发行。

序　言

　　五年前我的学生张桂琼等将2005年以前在全国各类医学杂志所发表的有关"裴正学临床经验"的文章在网上进行了搜索，共100余篇，定名为《裴正学临床荟萃》，由甘肃科学技术出版社正式出版。该书出版后受到了全国广大同行读者的关注，纷纷来信、来电要求该书再版，这就说明这类书对于广大临床同道来说是很受欢迎的，我的学生展文国、刘世儒、姚健他们继张桂琼之后，将2005年之后至2014年年底全国各地医学刊物发表的这些文章，在网上又进行了搜索，共计108篇，合计三十余万字，现交由甘肃科学技术出版社出版，定名为《裴正学临床荟萃 第二辑》。

　　展文国、刘世儒、姚健、王彦红四个同志都是我的学生，15年前他们均毕业于甘肃中医学院本科，四个人最初都在国营医院工作，晋升为主治医师后，相继离开了所在医院，在兰州、酒泉、临洮等地创办诊所和小型医院，6年前他们拜我为师，除了照常经营个体诊务外，每逢我上门诊，他们从酒泉、临洮一带赶来参加门诊见习，连续数年，锲而不舍。在学习中刻苦认真，务求将每一方药融会贯通、熟练应用。数年下来，他们的中医临床技能大大长进，在各自所在的地区，病人门庭若市，医声远播，各自进入所在地区的名医之列。展文国同志更能发奋图强，5年来在全国医刊发表裴正学学术经验之文章40余篇，在兰州市的诊疗所每日诊病人次多达四五十人，这本《裴正学临床荟萃 第二辑》是由他主要搜索，刘世儒、姚健协助搜索完成的，该书在编辑出版中还得到了冯小荣、陈光艳、

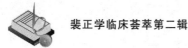

赵孝鹏、何红珍等同志的参与与帮助。

我行医 51 年，每周应诊 5 个半日的门诊，一个半日的住院部查房，上述同志在跟随我学习的过程中，他们学到了很多我的经验，掌握了新的知识，同时还为我抄方、打字，分担了繁忙，我在他们的帮助下，才能完成那样庞大的临床任务，古人说"教学相长"这句话一点不假，我和学生的感情是相互帮助的感情，我很爱护他们，他们也很尊敬我，对于裴派中医的发展，我要靠我的学生去完成。《裴正学医学荟萃 第二辑》的出版，无疑对裴派中医的发展做出了突出贡献，仅此我向他们表示衷心的感谢，以此为序。

于甘肃省肿瘤医院

2015.03.23

目　　录

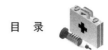

第十七章 报纸摘要

第一章　裴正学学术思想

裴正学治恶性肿瘤学术思想探微

祁琴

裴正学教授生于 1938 年,是全国名老中医药专家学术经验继承工作指导老师,甘肃省首批名中医,国务院特殊津贴享受者。现任甘肃省中医院、省医学科学研究院首席主任医师,甘肃中医学院教授。他提出了"西医诊断,中医辨证,中药为主,西药为辅"的中西医结合"十六字"诊疗方针。他从事临床工作 55 载,对恶性肿瘤、肝病、血液病、结缔组织病等方面有很深的造诣,尤其对恶性肿瘤的中西医结合治疗有独到的见解。笔者师从裴正学教授,现对他治疗恶性肿瘤的经验总结如下。

裴正学教授认为,西医注重微观、局部和病原的致病性,中医则注重宏观、整体、机体的反应性。二者的结合对认识疾病、治疗疾病会带来一个新的突破。他就是将这一思维应用于肿瘤临床治疗中,从而取得了显著的疗效。

一、恶性肿瘤源于正虚致脏腑功能紊乱

裴正学认为,恶性肿瘤发生的根本原因是正虚。扶正固本是治疗的基本法则,"急则治其标"是治疗的必要手段,中医扶正固本与西医放化疗相结合、取长补短是治疗的有效方法。

裴正学教授常说,恶性肿瘤的西医病因有感染说(细菌、病毒、寄生虫等)、中毒说(煤焦油重金属类、染料、石棉等)、刺激说(放射性物质、X线、核素等)等,近年来又提出了人体自身免疫缺陷及变态反应等学说。而中医又是如何认识其发病的呢?《素问》一针见血地指出,"正气存内,邪不可干","邪之所凑,其气必虚",明确地认识到"正气"是决定疾病发病的关键。明代著名医学家陈实功在《外科正宗》中提出了"积之成者,正气之虚也,正气虚而后积成"的论点,直接地把《素问》"正虚发病"观点应用于肿瘤之发病,认为只有在正气不足的情况下,邪气才能侵犯人体,从而导致脏腑功能紊乱、气血阴阳失调而形成肿瘤。此观点正与西医现代免疫学说不谋而合,为现代肿瘤学的发展指明了方向。

二、扶正固本、急则治其标是恶性肿瘤基本治则

裴正学教授常引用《医宗必读》"积之成也",正气不足而后邪气聚之,指出正虚是恶性肿瘤发生的根本原因,正虚的实质是脏腑气血功能失调和机体自身免疫功能的减退,而邪气不仅指六淫、疫毒、饮食劳伤,更是包括正虚之后产生的痰结、湿聚、气阻、血瘀、郁热等病理变化。癌症的生长只有在机体阴阳失调、正气亏虚的情况下才能发病,正所谓"邪之所凑,其气必虚"。而癌细胞及其所导致的感染、出血、梗死等反过来又影响脏腑气血功能,使正气更加虚而出现恶性循环,此系恶性肿瘤难以治愈之根本。所以现代医学认为癌的发生发展与自身免疫功能有关,因此调节机体免疫系统已成为当前西医治疗肿瘤的方法之一,大量的生物制剂的涌现旨在

调节改善癌症患者的免疫系统，这和中医的扶正固本有异曲同工之妙。裴正学教授认为：中医之"正虚"究其实质是脾肾两脏之虚，肾为先天之本，脾为后天之本，两脏之虚堪称本虚，扶正固本的核心是健脾益肾。

恶性肿瘤虽以"正虚"为本，但在大部分情况下"邪实"仍是主要矛盾。裴正学教授认为，在这种情况下应本着"急则治其标，缓则治其本"的原则放手使用西医手术、放化疗手段。就肿瘤的诊断而言，裴正学教授认为，应首先借助西医方法肯定诊断。随着现代肿瘤学的发展，肿瘤的治疗已经取得很大进展，目前越来越多的人主张肿瘤的综合治疗，其最佳方案是根据患者的机体状况、肿瘤病理类型、侵犯范围（病期）和发展趋势向，有计划地、合理地应用现有的治疗手段，以期较大幅度地提高有效率，改善患者的生活质量。除手术、放化疗外，现代医学把治疗癌症的视线转向细胞因子和基因治疗的研究，可通过增强或调整机体免疫力，在一定程度上提高有效率，改善患者的生活质量。裴正学教授认为，手术、放化疗等手段严格来说应属于"急则治其标"的范畴，生物疗法在一定程度上和中医的扶正固本不谋而合。

三、中西医结合治疗是发展趋势

裴正学教授认为，西医放化疗虽然不能彻底治愈恶性肿瘤，但直接杀伤或抑制癌细胞，在解决癌症标实方面具有中药无法比拟的优势。将中药扶正固本之目的调整在减少放化疗的毒副作用方面，既可以加强放、化疗的治疗效果，又可消除放化疗的毒副作用，裴正学教授比喻手术、放疗、化疗是矛，中药扶正固本是盾；矛能杀癌细胞，盾能保护机体生理细胞。因此，中药扶正固本与西医放化疗相结合形成互补，是裴正学教授治疗恶性肿瘤的主要方法。

近年来，一些免疫增强剂的应用在某些方面改善了机体的免疫状况。实验研究表明，通过中药补肾健脾，可改善机体的造血系统、免疫系统、自主神经系统和内分泌系统,从整体上根本改善机体的反应性。裴正学教授认为,补肾重在改善机体的特异性免疫系统、造血系统和内分泌系统,而健脾重在改善机体的非特异免疫系统和自主神经系统。在临床上,裴正学教授对放化疗患者拟定了中药"兰州方",它由六味地黄汤加桂枝汤、甘麦大枣汤、生脉散加太子参、北沙参、潞党参、人参须等组成。融补肾、健脾、益气、养血于一炉,使放化疗毒副作用减少,治疗效果增强,这一指导思想是裴正学教授治疗恶性肿瘤的主要思想,通过临床实践确实有很好的疗效和实用的指导意义。

来源:2013-4-25《中国中医药报》

西医诊断 中医辨证 中药为主
——裴正学谈中西医学科特点和相结合的思路

陈光艳 祁琴 郑访江

裴正学教授是我国著名的中西医结合专家，享受国务院特殊津贴专家，全国老中医药专家学术经验继承工作指导老师、甘肃省首批名中医，中国中医科学院博士生导师，甘肃省中医院首席专家。近日，受甘肃省中医院的邀请，裴正学教授做了"关于中西医临床结合"的学术讲座，从诸多方面生动阐释了当前中医和西医应该如何相辅相成、相得益彰，并对今后的共同发展提出了真知灼见。笔者根据录音，将其整理如下。

一、中西医两种理论体系的起源

中医和西医是两种完全不同的学科，从理论到实践都有完全不同的特点。中医是农业和手工业的产物，而西医则是现代大工业的产物。从扁鹊到现代著名中医萧龙友、蒲辅周、岳美中，他们始终是在个体农业和手工业基础上行医，这个经济基础无法为他们制造出先进的诊断工具，他们行医的工具主要是一个枕头和三个指头。而在16世纪以后，西方有了资本主义萌芽，采矿业、玻璃工业、机器制造业、冶炼业等的发展，为西医提供了先进工具，于是西医学就从古罗马医学的母体中脱颖而出，借助于大工业的发展而阔步成长。

16世纪之前,东西方医学的发展基本相同。公元前4世纪,在地球东方的中国出现了以孔子为首的文化人,他们中有孟子、荀子、墨子、韩非、扁鹊等,其中的扁鹊是一位著名的医家;而地球西面的古希腊出现了以苏格拉底为首的文化人,他们中有柏拉图、亚里士多德、阿基米德、毕达哥拉斯、希波克拉底等,这批文化人中希波克拉底是著名的医学家。无独有偶,东西方医学的发展是如此相似。

希波克拉底的《希波克拉底文集》共70卷,是一部伟大的医学著作,希波克拉底和他的文集奠定了西方医学的基础。此时,中国的《黄帝内经》奠定了中医的基础。在学术思想方面,《黄帝内经》提出阴阳学说、五行学说;《希波克拉底文集》提出了事物的两个对立面学说、气火水地四元素说,二者都是采用逻辑推理的方法,都没有借助现代大工业的发展,其理论框架极为相似。

200年之后,西方医王——盖伦诞生,他是一位伟大的医学实践家,他一生著作137部,流传于世的只有两部——《论解剖过程》《人体脏器功能》,他将希波克拉底的理论和临床实践相结合,使其成为西方医学的经典,代表了古希腊医学的顶峰。与此同时,中国出了个张仲景,他把《黄帝内经》的理论和临床实践相结合,著成《伤寒论》16卷,他在《伤寒论》原序里说:"余宗族素多,向余二百。建安纪年以来,犹未十稔,其死亡者,三分有二,伤寒十居其七。感往昔之沦丧,伤横夭之莫救,乃勤求古训,博采众方……"他被东方称为医圣。一个医王,一个医圣,可见历史的长河是何等的相似,医王和医圣的所有论著都是逻辑推理的产物,都没有受到大工业的洗礼,因而从内容到形式都极为相似。

此后东西方均出现了重大变革。在公元1年,耶稣的诞生促进了神学对西方世界的统治,使西方医学发展停滞了1000多年。东方在张仲景之后,各代王朝都以孔孟思想为其统治思想,东汉董仲舒提出"罢黜百家,独尊儒术",形成了"天子重英豪,文章教尔曹,万般皆下品,唯有读书高"的说教。可见大家都信奉孔孟之道,侍四书五经,视科学技术为雕虫小技。历代政府只提倡科举制度,不重视科技发明。中医在儒家理念的范畴之内只能按原有逻辑推理的思维缓慢发展。如此而言,这两种医学都是遇到了阻碍其发展的历史事件。

二、西医重视微观 中医重视宏观

转眼到了 16 世纪,首先在西方出现了采矿业,接着出现了以蒸汽机为动力的工业革命,这种新的生产力突破了旧的生产关系,使大工业出现突飞猛进的发展。在医学上相继应用了放大镜、显微镜,使西方医学逐渐向微观发展。1665 年,英国人罗伯特虎克用自制的 100 倍放大镜看到了软木塞的细胞结构。1670 年,荷兰人列文虎克用 270 倍放大镜看到了横纹肌细胞,1805 年, 德国生物学家 L?奥肯用自制的 300 倍放大镜,观察人体不同的组织,并第一个提出了类似细胞的概念。1833 年英国植物学家 R?布朗在植物细胞内发现了细胞核。到 19 世纪 30 年代,施莱登提出了细胞学说,翌年施旺提出"所有动物也是由细胞组成的",对施莱登提出的"所有的植物都是由细胞组成的"的观点进行了补充。《细胞学说》在此基础上快速发展。20 年后另一位德国科学魏尔肖作出了重要的论断:所有的细胞都必定是存在的活细胞。他在 1858 年出版的《细胞病理学》,为西方医学打开了微观世界的大门,至今仍然被西方医学视为经典。从此西医从逻辑推理转向了实验研究,从宏观向微观过度。与此同时,中医还是依照祖先的旧制辨证论治,没有看到微观,只能从宏观上对疾病进行分析。《素问·阴阳应象大论》曰:"阴阳者,天地之道也,万物之纲纪,变化之父母,生杀之本始,神明之府也,治病必求于本";《内经》"正气存内,邪不可干"、"邪之所凑,其气必虚"仍然是中医宏观辨证的大原则。《灵枢·岁露》曰"人与天地和参也,与天地相应也",《素问·五常大论》曰"必先岁气,勿伐天和"。故中医将人体看做是一个整体,同时认为人和宇宙也形成一个整体。

三、西医重视病原的致病性 中医重视机体的反应性

17世纪末,匈牙利产科医生塞梅尔威斯认为,产褥热是由于围产期感染了腐败物质而形成。18世纪初,英国人里斯用石碳酸消毒手术器械之后,手术感染机会大大减少,他认为石碳酸可以杀灭微生物。18世纪晚期,法国微生物学家巴斯德发现了炭疽杆菌,并提出了巴斯德消毒法。在工业革命之后,新的生产力突破了旧的生产关系,各领域都突飞猛进发展。德国伟大的细菌学家柯霍和他的学生革兰于19世纪初期发明了细菌培养基和细菌染色法,从此西方医学将注意力转到了病原的致病性,人们开始研究如何去杀灭微生物。1929年,英国细菌学家亚历山大·弗莱明发明了青霉素,这是个非常伟大的发明,它将大量的感染疾患消灭在萌芽状态。之后,越来越多的抗生素产生,氨基糖甙类、大环内酯类、头孢类、喹诺酮类等相继出现,效果也越来越好,西方医学在病原的致病性方面取得了前所未有的进展。

"夫人禀五常,皆因风气而生长,风气虽能生万物,亦能害万物,如水能浮舟,亦能覆舟。若五脏元真畅通,人即安和。客气邪风,中人多死,千般疢难,不越三条:一者,经络受邪,入脏腑,为内所因也;二者,四肢九窍,血脉相传,壅塞不通,为外皮肤所中也;三者,房室、金刃、虫兽所伤。以此详之,病由都尽"。中医始终没有机会借助现代大工业提供的先进设备,对病原致病性的认识仍然以外因、内因、不内不外因为圭臬,仍以风寒暑湿燥火为六淫外因,喜怒忧思悲恐惊为七情内因,然而所有这些都没有实验研究的依据,只是从机体的反应性入手。这种现状直到温病学诞生,吴又可对此产生了疑问,他说"戾气者,非风、非寒、非暑、非凉,亦非四时交错之气,乃天地间别有一种戾气"。

西医病原观飞跃的进展是件好事，但是他们在深入研究微观的同时，却忽视了宏观的重要性，而他们所忽视的宏观恰是中医之所长。

四、西医重视局部　中医重视整体

现代医学乘坐了现代科技的快车，使其突飞猛进，尤其利用现代大工业提供的先进仪器，对疾病的局部了解得一清二楚。原子弹的爆炸为医学带来了X光机，核素的发明为医学带来了PETCT、ECT，电子计算机的产生为医学带来了CT等。尤其是各种内窥镜的产生应用使西医对疾病的局部认识达到了前所未有的程度。然而，科学技术的发展并没有为中医带来多大的帮助，X光看不见相火妄动，电子计算机看不到木火刑金，中医始终还是沿用传统的整体观念诊病。这些整体观念因为时间悠久，又是临床实践的产物，在临床上能够起到一定的指导作用。比如"伤寒五六日中风，往来寒热，胸胁苦满，心烦喜呕，默默不欲饮食，或胸中烦而不呕，或渴，或腹中痛，或胁下痞硬，或心下悸，或小便不利，或不渴者，身有微热，或咳者，小柴胡汤主之"。分析上条经文我们发现，所有介于急性和慢性之间的亚急性炎性症候群，都可概括到小柴胡证的范围之内，也就是说小柴胡所代表的症状就是一个亚急性的炎症综合征，即少阳七证，包括了泌尿系统、呼吸系统、消化系统、心血管系统、妇科等的慢性感染。这个观点最先是由日本人提出的，在国内并没有太多的人提出这个观点，因为多数中医还是看重古人，认为中医越纯越好，排斥中西医结合。再比如"太阳中风，阳浮而阴弱。阳浮者，热自发；阴弱者，汗自出。啬啬恶寒，淅淅恶风，翕翕发热，鼻鸣干呕者，桂枝汤主之"。桂枝汤为什么称之为群方之冠？其气上冲者可用桂枝，其气不上冲者不可用桂枝又是什么意思呢？气就是冲气；冲气有二，一是肺气上逆，二是胃气上逆，所有这些都是副交感神经兴奋的表现。胃气上逆是胃的迷走神经兴奋，5-HT分泌过多,引起恶心、呕吐;肺气上逆也是同样的道理,乙酰胆碱大量分泌会导致气管痉挛,引起哮喘。总之,桂枝汤解决自主神经功能紊乱,是中医的一大强项。西医重视局部,然而却在一定程度忽视了整体对局部的影响,这就给中医的整体观留下应用空间,桂枝汤、小柴胡汤之所以长用不衰,就是这个原因。

综上所述,西医乘上了现代科学技术之快车,在局部、微观、病原的致病性三个方面长驱直入,使自身成为现代科技网络的重要一环。然而中医却始终没有乘上现代科技之快车,要知道,在现代科技网络系统中任何一环的进步都会带动其他多环的进步,故西医能随着现代科技的发展而发展,与时俱进,而中医却没有这一优势,不能随着现代科技同步前进。但是当代西医在局部、微观、病原致病观方面风驰电掣般前进的同时,他们在事物发展的另一方面却留下一个隐患,那就是它们在一定程度上忽视了整体、宏观、机体的反应性对疾病发生和发展的作用,这就给中西医结合的前程展现了光明前景。

五、西医诊断 中医辨证 中药为主 西药为辅

为能够寻找一种合适的手段去解决中西两种医学的关系,医学家提出了中西医结合的理念,然而在具体结合的过程中却产生了很大的分歧。新中国成立后我国虽培养了一大批西学中的人才,但在中医内部仍然思想复杂、观念混乱,仍然有些同志认为中医越古越好,越纯越好,对于中西医结合提出质疑和否定,这种思维就类似于"秀才遇着兵,有理说不清"。我提出的中西医结合的思维是"西医诊断,中医辨证,中药为主,西药为辅"。"西医诊断"就是利用现代医学的先进诊疗工具,让中医也乘上现代医学的快车,与时俱进。没有西医诊断就进不了现代医学的科学殿堂。就拿脑病科而言,假如你不了解西医诊断,那么如何去辨证呢?椎体系病变、椎体外系病变、脱髓鞘病变、运动神经元病变、神经炎、神经根炎、小儿

AFP、脑卒中等如何去辨别，对脑神经、脑血管、脑结构没有丝毫认识，就无法进行接下来的辨证论治。所以必须在西医诊断清楚之后，才能利用中医对症下药，对于脑病科的患者利用活血化瘀、软坚散结等药物，重用龟板、鳖甲、龙牡以及虫类药物，均能取得很好的疗效。比如缺血性脑卒中的诊断，只有通过阅读 CT、MRI 片之后，才能去辨别缺血性脑卒中出血的部位、时间、程度，并和其他疾病相鉴别，如果单纯利用中医去治疗，就如盲人骑瞎马，无法正常开展诊疗。

在明确西医诊断的基础之上，再进行中医辨证。"中医辨证"就需要医者能够熟读经典，博览医书，了解各家学说，对各家的方药通读研究，完整记忆。经典方药是前人多年来经验的结晶，我个人认为尽量采用全方，不然会将方药的精髓舍弃，达不到预期的临床疗效。西医诊断明确后的中医辨证，在医生思维中自然地将西医的微观、局部观、病原观与中医的宏观、整体观、机体反应观有机结合，把对疾病的整体认识上升到中西医结合的认识水平，由此既克服了传统中医忽视局部的不足，又纠正了单纯西医忽视整体的偏向。更重要的是，久而久之，中西两种医学在认识上会出现许多结合点，这种结合点是两种医学在认识上相通的部分，预计这种结合点先由临床提出，再通过实验研究证实，待其回到临床时，该论点已为人们所公认，既具现代中医特色，同时又属现代科技的组成部分。随着这种结合点的逐渐增多，中西医结合也由点到面，向更深层发展。西医诊断和中医辨证的结合，所形成的综合认识为中医辨证拟方创造了更确切的基础。"中药为主"必须和"西药为辅"结合起来看，即突出中医方药的治疗作用，也就是说在中西医结合的基础上凸显中医，进而发展中医。

来源：2013-01-03/4《中国中医药报》

谈谈代谢综合征

裴正学　陈光艳 整理

【摘要】本文从高血糖(T2DM)、高血脂、高血黏、高尿酸、高血压五个方面探讨代谢综合征的发病、诊断、治疗等临床现状，认为心、脑、肾为代谢综合征的三个主要靶器官，用中西医结合的观点去认识和治疗此病可取得良好疗效。

【关键词】代谢综合征;临床现状;中西医结合

代谢综合征(metabolic syndrome, MS)是以肥胖为基础而形成的全身代谢紊乱综合征，基本内涵是五高：高血糖(T2DM)、高血脂、高血黏、高尿酸、高血压。1988年Reaven教授注意到高血糖、高血压、高血脂常汇集一身，提出了"X—综合征，X—Syndrome"的概念[1]。鉴于本综合征与全身代谢的密切联系，1997年美国学者Zimmet等主张将其命名为"'代谢综合征"。1999年联合国世界卫生组织(WHO)首次对代谢综合征进行工作定义[2]。因此"代谢综合征"便成了一个国际通用医学诊断。2005年国际糖尿病联盟(IDF)首次颁布代谢综合征全球统一定义[3]。该诊断名词距今只有14年时间，但是它所牵扯的内容比较庞杂，这些内容也正是关系到广大中老年患者生命健康的大问题，现在这种患者的门诊量大，约占所有心血管、内分泌内科门诊患者的1/2，因此我们有必要将此病进行详细深入的探讨。

一、代谢综合征之五高

（一）肥胖

1.肥胖产生的病因。父母的基因决定了孩子是否肥胖,这种情况约占肥胖患者的1/3;吸烟、饮酒亦为引起肥胖的主要因素之一。近年人们发现在干红葡萄酒中有一种成分嘲丹红,它具有降血脂作用,为此人们对饮酒是否引起肥胖的问题提出质疑,近期的中国医学论坛报上没有将饮酒作为引起肥胖的因素。随着人们生活水平的提高,过食肥甘成为引起肥胖的又一可预防因素;此外,缺乏运动也为形成肥胖的原因之一。简言之,吸烟、不运动、过食肥甘是肥胖的主要原因,所以戒烟、加强体育锻炼、清淡饮食可以预防肥胖的发生,也就是代谢综合征的一级预防。

2.肥胖的诊断标准。国际上通常用体重指数。(body mass index,BMI)。BMI=体重(kg)/身高(m²)。BMI超过30被定义为肥胖,25kg/m²用来区分肥胖前期或者超重与正常体重的人。BMI是测定整体肥胖的指标,其临界值受到性别、民族、种族的影响。亚溯人群临界值低于欧洲人群,最新研究推荐中国人BMI超重和肥胖的临界值分别为24和28[4]。

（二）高血压

1.高血压产生的原因。目前认可的机理与肾脏因素相关[5],当肾脏的肾小球入球动脉血管遇到不利因素时,便会释放出一种叫做肾素的活性物质。肾素作用于血管紧张素原,使血管紧张素原转变成血管紧张素,血管紧张素使全身小动脉收缩,血压为之上升。目前发现的血管紧张素共有七种(包括血管紧张素Ⅰ、Ⅱ、Ⅲ、Ⅳ、Ⅴ、Ⅵ、Ⅶ),但研究得较透彻的有血管紧张素Ⅰ和血管紧张素Ⅱ两种。其中血管紧张素Ⅰ转换酶将血管紧张素原转变成了血管紧张素Ⅰ,血管紧张素Ⅱ受体受到刺激,将血管紧张素原变成了血管紧张素Ⅱ。根据上述机理,人们研究出了两大类降压药物,一类为血管紧张素 I 转换酶抑制剂(ACEI),主要代表药物有卡托普利、依那普利、贝那普利。另外一类为血管紧张素 II 受体拮抗剂(ARB),主要代表药物有氯沙坦(科素亚)、缬沙坦(代文)、厄贝沙坦(安博维)。以上两种药物的发明使西医的降压疗效向前迈进一步。此前,最早的降压药物是血管扩张剂,包括硫酸镁、降压灵、利血平;后来出现了钙离子阻滞剂(CCB),当钙离子从细胞外转入细胞内时,血管平滑肌收缩引起血压升高,所以钙离子通道阻滞剂能够阻滞钙离子进入细胞.从而避免血管收缩而起到降压作用,这类药物包括硝苯地平、尼群地平等。其次就是 β 受体阻断剂,β 受体是交感神经末梢受体之一,能作用于血管引起血管收缩,从而导致血压升高,因此抑制 β 受体能使血压下降。常用的此类药物有普萘洛尔、美托洛尔等。以上五种药对收缩压的效果明显,但是对舒张压效果一般,因此人们还发现了利尿剂,它能降低心脏前负荷,有很好的降舒张压作用。

2.《中国高血压防治指南》规定的诊的诊断标准。收缩压 140mmHg(18.6kpa),舒张压 90mmHg(9.8kpa),其中有一个超过以上标准并持续一周者,就可以诊断高血压[6]。

3.中医对高血压的认识。在张锡纯之前中医没有高血压一词,所有高血压的症状都和阴虚阳亢相联系,最早降血压的中药就是六味地黄汤,它能滋阴降火潜阳,在此基础上加枸杞子、菊花使降压效果更加明显。此外还有知柏地黄汤、四物汤、钩藤类、黄连解毒汤等均为治疗高血压的方剂。张锡纯提出引血下行治疗高血压的方法,即用怀牛膝 60g 组成了镇肝熄风汤疗效更好。我在建瓴汤里加半夏泻心汤变为裴氏建瓴汤,因为自主神经最敏感的部位在胃肠,当胃肠功能正常时,血压的改变也就趋于平缓。

(三)高血糖

1.诊断。糖尿病的发病近年来迅速增加,现在我国已有大约 1.4 亿患者。符合以下三项之一的即可诊断为糖尿病:①测得患者静脉血浆葡萄糖增高,随机血糖≥11.1mmol/L(200mg/d1);②空腹静脉血浆葡萄糖>7.8mmol/L(140mg/d1),或者静脉全血葡萄6.7mmol/L(120mg/d1);③患者无明显的糖尿病症状,餐糖≥6.7mmol/L(120mg/d1),或毛细血管全血葡萄≥后或者空腹随机静脉血浆葡萄糖均未达到标准,用75g葡萄糖口服糖耐量试验后2小时静脉血浆葡萄糖≥10.1mmol/L(180mg/dl)[7]。糖化血红蛋白大于6.1%时即可诊断为糖尿病,它是诊断糖尿病的金标准。21世纪对T2DM的认识是,胰岛素抵抗和B细胞功能障碍是2型糖尿病发病的两大机制[8]。最先是胰岛素抵抗,继而是早相分泌之代偿,再继而是早相分泌之缺陷,至此则T2DM在人体产生。尽管胰岛素抵抗存在于2型糖尿病中,但同时也以同样程度存在于许多并无糖尿病的人群中,这些人可有或无代谢综合征,因而单独胰岛素抵抗不可能是2型糖尿病的决定性致病因素,日益增多的事实表明,胰岛特别是胰岛B细胞的异常可能是2型糖尿病发病的中心环节[9,10]。换句话说,胰岛素抵抗是2型糖尿病发生的始动因素,而胰岛B细胞功能正常与否则是2型糖尿病是否发生的决定因素;胰岛素抵抗的发生启动了2型糖尿病的发病历程,但如果胰岛B细胞能保持其代偿能力,2型糖尿病并不会发生,一旦其代偿能力下降,则2型糖尿病逐渐发生。

2.治疗糖尿病的药物。磺脲类:最早是D-860,现在多用格列派酮(糖适平)、格列齐特(达美康);双胍类:最早是降糖灵(一甲双胍),现在用二甲双胍,阿卡波糖类:代表药物为拜糖平,通过抑制肠道对糖的消化吸收;胰岛素增敏剂:有马来酸罗格列酮(文迪亚)、罗格列赖(诺和龙)、瑞格列赖(弗来迪)等。最近新上市的降糖药有两种:一是诺和力(利拉鲁肽是一种GLP-I类似物,GLP~l是一种内源性肠促胰岛素激素,能够促进胰腺B细胞从而起到降糖作用);二是安立泽(沙格列汀,为二肽—基肽酶4(DPP4)抑制剂,导致DPP4失活,胰岛素活力增加从而治疗糖尿病)。胰岛素:目前使用的胰岛素是基因重组、人工合成胰岛素,不同于过去的动物脏器提取物。包括短、中、长效胰岛素及预混胰岛素,有甘精、地特、谷赖、加锌等长效胰岛素;诺和灵、诺和瑞等预混胰岛素,门冬等中短效胰岛素。早期使用胰岛素能很好地预防糖尿病并发症的发生。

3.中医认识。我国最早在《千金方》中提到"尿甘"的说法,提出"糖尿病"的病名。中医认为脾肾阳虚、肝肾阴虚、胃火炽盛是糖尿病的三大病机。口渴、多饮、多尿、消瘦为其典型症状,病机为肾阳虚,治疗以桂附八昧丸为主方。口干、口渴是阳明经证属胃火炽盛,以人参白虎汤为主方。目前我们治疗的糖尿病患者多数都是经过各种干预后的患者,口干、大渴等表现多不明显,在治疗时则以治本为主,选择桂附八昧丸加味,此张锡纯的玉液汤、施今墨的苍山合剂等均为治疗糖尿病的可选方剂。

(四)高血脂

血脂沉积在血管壁上,引起血管弹性降低,从而导致舒张压升高,舒张压代表血管弹力,中年人的高血压多表现为舒张压升高。临床上最常用的血脂检查四项:胆固醇、甘油三酯、高密度脂蛋白、低密度脂蛋白。血总胆固醇高于 5.7mmol/L 可诊断为高胆固醇血症;甘油三酯高于 1.7mmol/L 即诊断高甘油三酯血症;甘油三酯和血胆固醇同时升高,诊断为混合性高血脂症;高密度脂蛋白低于0.7rnmol/L 亦为诊断高血脂症的主要指针。西医的降脂药:①烟酸及其衍生物:维生素 PP、维生素 P、芦丁片。②他汀类调血脂药:辛伐他汀(舒降之)、弗伐他汀(来适可)、阿托伐他汀(阿乐)。以上他汀类属脂溶性,有两大副作用:一是溶解肱文肌,使其断裂,产生肌肉疼痛甚至形成溃疡坏死;二是损害肝肾功能,长期使用引起转氨酶升高,甚至肾功能受损。后来又出现水溶性他汀类药:普伐他汀和瑞舒伐他汀,副作用相对较少,但是目前仍没有最终结论。③贝特类药物:氯贝特、苯扎贝特、非诺贝特等,这类药物容易产生消化系统和皮肤过敏[11]。④中医降脂药:具有调血脂作用的中药有山楂、绞股蓝、人参、大黄、何首乌、决明子、泽泻、丹参及大豆等。复方制剂或中成药也很多,如山丹芍药汤、百草降脂灵、降脂宁、血脂康、地赐康、地奥心血康等[12]。⑤中医降脂的方药有:桃红四物汤为降脂圣方,此外血府逐瘀汤、杞菊地黄丸、茵山合剂等都要很好的降脂作用。

(五)高血黏

高血压血管之收缩无形中能使血液中的有形成分产生聚集和沉淀,为血液流变学的层流效应;此外高血糖、高血脂都能引起血液的黏稠度升高,形成高血黏。概括而言可以用四个字表达。浓:指全血黏度(mpas),升高时血液浓稠。全血黏度通常用高、中、低切来判断,高切和底切最有意义,前者正常值应在 5 以下,后者正常值则应在 10 以下;黏:指血浆黏度(mpas)高,正常值在 1.5 以下;凝:凝血酶原增多,正常值在 2-4mg/dl;聚:红细胞聚集指数增高,正常值为 10[13]。以上四个因素均与血小板的凝聚有关,临床抗血小板凝聚是治疗此类疾病的根本。目前常用于治疗血小板凝聚的药物有阿司匹林、波立维(氯吡格雷)、华法林,新药物有达比加群、利伐沙班、阿培沙班。中医治疗高血黏的方法是活血化瘀、清热解毒、清热泻火,常用的中药有地龙、土鳖虫、丹参、汉三七、水蛭等,方药有黄连解毒汤、五味消毒饮、血府逐瘀汤、桃红四物汤、冠心 II 号等。

(六)高尿酸

肥胖、吸烟、不运动等因素可致血尿酸增加。血尿酸质重下沉,容易在人体低下部位沉积,损伤下肢、脚趾、肾脏等部位。西医治疗高尿酸的药物有秋水仙碱、丙磺酸、别嘌呤,这些药物长服都能引起肾功能损害,所以给它的治疗作用带来局限性,只有短期效果,不可长期应用。中医降尿酸的方法有清热泻火(釜底抽薪)、活血化瘀、清热利湿、和胃健脾。代表方药有大黄、芒硝、鸡鸣散、大黄合剂、复方二妙散、伸山合剂等。

二、代谢综合征的三个靶器官

心、脑、肾是代谢综合征的三个靶器官。这三个脏器的血管丰富、迂曲、分叉,血浆中的有形成分(血脂、尿酸等)易在这些部位沉淀。

（一）心脏

血浆中的有形成分沉积于冠脉则形成冠心病, 现代西医治疗冠心病分内科溶栓治疗(THABC)、介入治疗(PTCA)和外科手术架桥(CABG)[14]等。有三种情况适合中医治疗:(1)20%冠心病因于血管痉挛;②稳定型心绞痛;③再灌注损伤。中医对冠心病的论述,《灵枢·厥病篇》说"真心痛,手足青至节,心甚痛,且发夕死,夕发旦死。"《金匮要略》说"胸痹之为病,喘息咳唾,胸背痛,短气,寸口脉沉而迟,关上小紧数,瓜蒌薤白白酒汤主之。""胸痹不得卧,心痛彻背者,瓜蒌薤白半夏汤主之。""胸痹心中痞气,气结在胸,胸满,胁下逆抢心,枳实薤白桂枝汤主之;人参汤亦主之。""胸痹,胸中气塞,短气,茯苓杏仁甘草汤主之,橘枳姜汤亦主之。""胸痹缓急者,薏苡附子散主之。""心中痞,诸逆,心悬痛,桂枝生姜枳实汤主之。""心痛彻背,背痛彻心,乌头赤石脂丸主之。"上述七条经文九个处方,涵盖了各型冠心病的大部分证型。九个处方均是治疗冠心病的基础方。清代中叶,河北省玉田县著名医家王清任在他所著的《医林改错》中提出了一张非常有名的方子——血府逐瘀汤。该方的主治有头疼、胸疼、胸任重物、胸不任重物、汗多口闷、心悸心忙等19个主症, 是一组典型的冠心病症候群, 从王氏所记载的临证医案看,本方所治愈的患者与当今的冠心病类同。王氏并自信地说"两三剂见效"。20世纪60年代北京地区协作组从血府逐瘀汤的诊治过程得到启示,采用了活血化瘀药赤芍、川芎、红花、降香、丹参(冠心Ⅱ号)治疗冠心病取得了明显进展。我在临床中常以《金匮》系列方与冠心Ⅱ号合用加减治疗稳定型心绞痛, 有效率几乎达到

80%以上。

(二)肾脏

《金匮要略》痰饮篇:"夫饮有四,何谓也?师曰:有痰饮,有悬饮,有溢饮,有支饮","四饮何以为异?师曰:其人素盛今瘦,水走肠间,沥沥有声,谓之痰饮;饮后水流在胁下,咳唾引痛,谓之悬饮;饮水流行,归于四肢,当汗出而不汗出,身体疼重,谓之溢饮;咳逆倚息,短气不得卧,其形如肿,谓之支饮。"《金匮要略》"心下有痰饮,胸胁支满,目眩,苓桂术甘汤主之","夫短气有微饮,当从小便去之,苓桂术甘汤主之,肾气丸亦主之","病悬饮者,十枣汤主之","病溢饮者,当发其汗,大青龙汤主之;小青龙汤亦主之","膈间支饮,其人喘满,心下痞坚,面色黧黑,其脉沉紧,得之数十日,医吐下之不愈,木防己汤主之"。《伤寒论》"太阳二病发汗后,大汗出,胃中干,烦躁不得眠,欲饮水者,少少与之,令胃气和则愈。若脉浮,小便不利,微热消渴者,五苓散主之"。"腹满,肠间有水气,己椒苈黄丸主之"。后人对上述经文进行了总结,大小青龙汤、葶苈大枣泻肺汤宣肺利水;五苓散、苓桂术甘、己椒苈黄丸属健脾利水;肾气丸属温肾利水。张景岳说:"水为至阴,其本在肾;水化为气,其标在肺,水唯畏土,其制在脾。"后人治疗肾病多以此为依据。中医治疗此病多从气分入手,虽有大黄蛰虫丸、鳖甲煎丸、大黄牡丹皮汤等,但是用活血化瘀的理念较少。清·王清任首先建立了活血化瘀的理念,20世纪40年代山西中医药研究所提出复方益肾汤来治疗肾病,将活血化瘀和清热解毒相结合取得了很好效果。总之肾炎治疗总的原则是健脾利水、温肾利水、宣肺利水、活血化瘀、清热解毒,这五大方法,形成了治疗慢性肾炎的基本法则。

(三)脑

代谢综合征形成动脉硬化,动脉硬化引起脂质沉积,在脑组织中形成血液动力学改变,轻则供血不足,重则脑血管栓塞,再重则脑出血。中医的"中风"则属于此类。张锡纯根据《内经》"血之于气,并走于上,则成大厥,厥则暴死,气反则生,气不反则死"。拟定镇肝熄风汤治疗高血压和脑出血疾病。《内经》云"大怒则形气绝,而血菀于上,使人薄厥",这与现代"脑血管意外"表现完全类似,中医治疗除活血化瘀外,亦有熄风利肝、引血下行诸端。镇肝熄风汤、补阳还五汤、通窍活血汤、地黄饮子、桃红四物汤等均为有效方剂。我个人认为,地黄饮子加冠心Ⅱ号、三七、水蛭、麝香、蜈蚣、全蝎、地龙形成治疗脑血管意外的高效方。

三、结语

代谢综合征是一组代谢紊乱性疾病的总称,是集肥胖、高血糖(T2DM)、高血脂、高血黏、高尿酸、高血压为一体的临床症候群。近年来,中西医对 MS 的病因、发病机制及治疗的研究均取碍了很大的进展,人们对 MS 的认识也越来越清晰,但因其病因、发病机制的复杂性,还需要人们在中西医学的领域内对其预防、治疗等做更深入的研究,并广泛开展健康教育活动,积极预防肥胖及"五高"。此外,如何整合 MS 的临床特征以确定高危人群和个体,采取中西医结合的特异性的综合干预措施,从而更有效地预防和减少心脑血管事件的发生,将是 MS 研究面临的又一挑战。

参考文献

[1] Reaven GM.Banting Lecture.1988:roh of insulin resistance in human ai Ⅲ[J3.Diabeles,1988,37:1595—1607.

[2]吴铁良.代谢综合征诊治进展[J].现代预防医学,2010,37(16):3200.

[3] Eckel RH,Grundy SM,Zimmet PZ.THb metabolic syndrome [J].La/lcet,2005,365:1451-1428.

[4] AshweU M,Guan P,Gibson S.Waist—to—height ration is a betterscreening tool than waist circumference and BMI for adultcar-

diometa.bolic risk factors：systematic review and meta-analysis[J].Obse Rev,201 1,23.

[5]丁绍祥.原发性高血压发病机制及治疗探讨[J].航天航空医药,2009,20(10)：30—31.

[6] 中国高血压防治指南(2009 基层版)编撰委员会.中国高血压防治指南(2009 基层版)[J].冲华高血压杂志,2010,18：11-30.

[7] 齐丽艳. 关于糖尿病的新诊断标准与分型 [J]. 求医问药,2013,11(1)：195.

[8]孙志,马丽等.型糖尿病发病机制及胰岛 B 细胞功能障碍的研究进展[J].医学综述,2008,14(9)：1371~1372.

[9]GerasiE.胰岛素生成,胰岛素分泌及 2 型糖尿病：问题的核心在于 13 细胞[J].中华内分泌代谢杂志,2005,21(3)：194~198.

[10]赵家伟,马凤海,罗梅等.胰岛 B 细胞胰岛素抵抗的证据[J]冲华内分泌代谢杂志,2005,21(4)：4.

[1 I]孙吉叶,蔡旭东等.治疗高脂血症的新药研究进展[J].现代药物与临床,2012,27(5)：435~436.

[12]王应军,王磊,胡宾等.降血脂血脂药物的研究进展[J].中国民族民间医药,2011,30(9)：30~31.

[13]裴正学.裴正学医学笔记[M].兰州：甘肃科学技术出版社,2008：80.

[14] 罗量. 冠心病治疗方法的研究进展 [J]. 基层医学论坛,2013,17(25)：3363~3364.

发表在《甘肃医药》2014 年第 33 卷第 1 期

用中西两种不同的医学观
谈谈妇科疾患

裴正学 主讲　王鑫　赵孝鹏　陈光艳 整理

【编者按】为了提升我院中西医结合诊疗水平,发挥中西医结合优势,传承经典。2013 年 10 月 24 日,甘肃省妇幼保健医院邀请我国著名的中西医结合专家裴正学教授为全院职工做了关于"中西两种医学观看妇科疾患"的专题讲座,全院 200 余名职工聆听了讲座。裴正学教授遂要围绕中西两种医学的发展史、中医在妇科疾患中应用做了全面、生动、详细的讲解,深受广大医护人员的欢迎。现将讲稿摘编如下,以飨读者。

一、中医和西医是两种完全不同的医学体系

中医和西医是两门完全不同的学科, 中医是农业和手工业产物,西医是现代大工业的产物。16 世纪前东西方都没有现代化的大工业。所以,以中医为代表的东方医学和以古希腊、古罗马医学为代表的西方医学基本上没区别。公元前 4 世纪在东方出现了以孔子、孟子、韩非为代表的思想家,其中有一位以医学见长的思想家——秦越人, 同时期在西方文化中心古希腊也出现了一批思想家如苏格拉底、柏拉图、亚里士多德、阿基米德、毕达哥拉斯、欧基里德、希波克拉底等,这些先哲里面也有一位著名的医学家——希

波克拉底。他们即懂天文，又懂地理、哲学、文学、医学，而在这种文化氛围中偏重于医学，从而成为两个半球医学的奠基人。希波克拉底的学生整理了其以医学为主要内容的《希波克拉底文集》，秦越人的弟子整理了《难经》，与此同时，东方的很多医学实践者整理汇编了伟大的医学著作——《黄帝内经》。在没有现代大工业的时代背景下，两半球思想家中都产生了医学家，而他们的著作都是实践的总结、逻辑推理的产物。《黄帝内经》讲究阴阳、五行，《希波克拉底文集》提出风、火、水、地。《黄帝内经》提出了阴阳，《希波克拉底文集》提出了一个事物的两方面，都没有实验研究。大概过了三四百年，西方医学的中心由古希腊转到了古罗马的时候，诞生了医王盖伦，他像一颗冉冉上升的红星，照耀在西方医坛，同时代的东方也出现了医圣张仲景。盖伦将希波克拉底的医学理论和临床实践紧密结合而奠定了西方医学的临床基础，张仲景把《黄帝内经》和《难经》的理论与实践相结合奠定了中医的临床基础。在这一时期，不管是以盖伦为代表西方医学还是张仲景为代表的东方医学，他们的理论和实践都没有受到大工业的洗礼，因为东、西方都还没有产生现代大工业。我们中医用的是望、闻、问、切四诊，盖伦用的是望、触、叩、听，不管是望、闻、问、切，还是望、触、叩、听都是农业、手工业上产生的诊疗手段。自从盖伦和张仲景之后，西方以色列的柏拉图，木匠耶瑟生了一个叫耶稣的儿子——一个能使瞎子明、聋子听、哑巴能说话的特异功能者，他是上帝耶和华派下来的拯救世界的使者。从此，基督教在西方盛行，神学长期统治着人们的生活。西方医学在耶稣以后 1000 年的时间内没有什么大的建树，始终是沿用着盖伦的望、触、叩、听。东方医学则在董仲舒"罢黜百家、独尊儒术"的影响下，一直处在一种逻辑推理和审证求因状态中，并持续到现在，仍然是望、闻、问、切。但自 16 世纪以后，西方的采矿业、冶炼业和玻璃工业的发展促进了显微镜的产生，从此，西方医学由宏观进入微观。首先是荷兰的罗文虎克发现了软骨细胞，紧接着德国的施莱登和施旺对人体组织细胞进行了详细的描述，发现了细胞膜、细胞质、细胞核，就在这两位病理学家的基础上催生了伟大的病理学家威尔啸，其在1840年发表了《细胞病理学》这部划时代的书。德国伟大的细菌学家郭霍氏，在发现炭疽杆菌以后陆续发现了金葡菌、链球菌、细菌培养基，他的学生革兰氏发明了染色法。从此，西方医学走入了微观。随着物理学、有机化学、分析化学等学科的发展，在医学上开始出现了各种检验的流程，使人们在了解微观世界同时，亦认识了微观世界的变化。西方医学登上了现代科学技术的快车，进入了现代科学技术的行列，成了现代科学技术的一个环节。在现代科学技术纵横交错的这个网络系统中，其中每一环节的进步就会带动其他环节的前进。比如说原子弹的爆炸就给医学带来了X光；雷达的出现给医学提供了B超；电子计算机的发展给医学带来了CT断层、PET-CT；核素发现给医学带来了核磁。这一系列检查工具的出现，把西方医学彻底从宏观推向了微观，从整体推向了局部，从机体的反应性就推向了病原的致病性，这样就使西方医学以全新的面貌从古罗马医学的胎体内脱颖而出，从而成为与中医完全不同的医学体系。这个时候，中医仍然在传统的思想的束缚下像蜗牛一样慢慢地自我发展，没有登上现代科学技术的快车，被遗留在现代科学的网络之外。但是中医在其漫长的发展历程中，先辈们在长期的临床实践中创造了逻辑推理、审证求因的理论，没有现代实验研究的丝毫痕迹。本来我们有可能会被历史淘汰，由于西医的迅速发展，以至于当它从宏观推向微观，从整体走向局部，把病原的致病性搞得很清楚的时候，却将机体的反应性忘记。这是现代医学的缺陷，恩格斯在《反杜林论》中批判现代形而上学说：形而上学对现代局部认识非常透彻，但是在整体的认识上比不上中世纪古罗马的一些分析家。不能说现代西医是形而上学，但是其在某些程度上忽视了整体对局部的调整。讲到这里大家就清楚中医和西医有何不同。再举一个简单的例子，有人提出一个黑箱理论,西医是打开黑箱看黑箱里面的结构、组成、部件、什么金属、什么材料,中医在这黑箱外面根据黑箱外面的表现来分析,结果也大体不错。

二、从附件炎、盆腔炎、盆腔瘀血综合征、妇科肿瘤来看中西两种医学的不同

女性生殖系统受膀胱、直肠、性生活等影响,最容易感染形成炎症,常见的有宫颈炎、附件炎、子宫内膜炎等。西医通过阴道镜、腹腔镜、宫腔镜、B超等判断脏器的病变情况,此外,还能通过各种检验手段如酶标、免疫、血凝、PCR等来判断。因此,西医能把炎症看得很清楚。附件炎可形成输卵管积水、输卵管闭塞、卵巢囊肿、卵巢积水,炎症向宫旁软组织扩散,可引起宫旁结缔组织炎症,炎症经子宫直肠窝、子宫膀胱窝的腹膜蔓延至宫颈,形成宫颈的水肿、糜烂、肥厚,最后蔓延到宫腔内,这就变成了盆腔炎,盆腔炎是以充血为基础的。因此,所有的盆腔炎都合并有盆腔瘀血综合征,在盆腔瘀血综合征和盆腔炎的共同作用下容易形成输卵管闭塞,最后可以形成不孕症,另外,微观上盆腔瘀血综合征和盆腔炎可以引起内分泌的改变,引起月经不调、痛经等。此外,子宫内膜异位症、宫外孕、卵巢囊肿的出现都和盆腔炎和盆腔瘀血症有关,甚至滋养层的病变,如葡萄胎、恶性葡萄胎、绒毛膜上皮癌,怀孕后胎盘前置,胎膜早剥,都与妇科的炎症相关。所以,妇科没有无炎症的病,在临床上不能忘记消炎。中医则通过脉象、舌色,问诊来认识此病,月经提前属热,用清热凉血的方法有效,月经推后、变少属寒,用温经散寒、调节冲任的方法有效。我个人认为,月经提前多为炎症,月经推后多为雌性激素不足。提前属热,用丹栀逍遥散、桃红四物汤、桂枝茯苓丸;月经错后为寒,用大温经汤。经来腹痛是瘀血,要活血化瘀,常用金铃子散、失笑散,这些方子都能缓解疼痛,疼痛剧烈是子

宫内膜异位症，这种的情况就必须加水蛭、汉三七，水蛭是个活血化瘀、抗血小板凝聚的药物，它比西医的尿激酶、肝素效果要好。再说白带，古人认为白带属寒，是内分泌的改变，白带兼痒属风，就要祛风止痒；黄带是热，必须清热，傅青主的易黄汤，朱丹溪的固经丸，都是清热泻火的有效方剂；傅青主对清带有很好的认识，他们留下来的方子，我认为都是治疗内分泌功能紊乱的。当然，古人认为妇科腹部的疼痛是血瘀所致，必须采用活血化瘀的方法治疗，气为血帅，血为气母，气滞则血瘀，因此，行气药和活血药要同时应用。西医治疗上述妇科炎症，以抗生素主，为什么效果不如中医呢？这就是西医忽略了活血化瘀，在整个的西医药品中没有活血化瘀的药物，要把低分子肝素、尿激酶等当做活血化瘀药，那针对性就太强了，如果随便的一个盆腔炎用这些药，那是不行的！这些抗血小板凝聚的药物，在妇产科的炎症中是不能应用的！中医就凭借一个活血化瘀的方法，在妇产科疾病的治疗上与西医水平持平！当然，西医在用抗生素的同时，也用一些激素，如雌激素、黄体酮等，能够帮助解决一些问题，但是归根结底，没有活血化瘀的手段，在治疗一些非器质性病变的炎性盆腔疾患时西医比不上中医，中医除了活血化瘀的方法，还用了调节冲任的方法，调节冲任的方法实际上就是调节内分泌，主要用于冲任不调，也就是内分泌不调。中医活血化瘀和调节冲任两法，用于妇科非器质性的炎性病变效如桴鼓。另外，中医还有扶正固本，妇科疾患不只是感染，因为感染还可引起连锁反应，妇女月经周期免疫功能就处在低下状态，再加上盆腔原有的炎症，如果说不懂扶正固本，你对这些炎症的治疗仍然是二花、连翘、公英、败酱，没有党参、黄芪、当归等，没有用托里的方法，把炎症往外托，这就是中医的扶正固本。所以说中医在妇科非器质性病变中用了三个法宝，就是活血化瘀、调节冲任、扶正固本。当然，还有清热解毒、清热泻火、釜底抽薪。因为妇科疾患，前可影响膀胱，出现尿频、尿急；后可影响直肠，出现大便干结，中医用釜底抽薪的方法,用大黄、芒硝、桃仁承气汤通泻大便。有一些炎症在急性发作的时候,会形成脓毒败血症,病人会出现神志不清、昏迷等症状。如《伤寒论》:"太阳病不解,热结膀胱,其人如狂,血自下,下者愈。其外不解者,尚不可攻,当先解其外;外解已,但少腹急结者,乃可攻之,宜桃仁承气汤。"所以说,桃仁承气汤釜底抽薪可用于治疗急性盆腔炎、高热寒战、血象升高、C反应蛋白增加、降钙素增加、血沉加快。那么,器质性的病变怎么办呢? 比如说子宫肌瘤、卵巢囊肿、宫外孕等,西医弄得很清楚,以手术治疗,中医虽然没有手术,但对这些疾病都有认识,《金匮要略》有条文:"妇人素有癥病,经断未及三月,而得漏下不止,胎动在脐上者,为癥痼害。妊娠六月动着,前三月经水利时,胎也。下血者,后段三月,衃也。所以血不止者,其癥不去故也,当下其癥,桂枝茯苓丸主之。"妇人素有癥病,是说妇人肚子里平常就有个疙瘩,癥就是癥瘕积聚,漏下不止就是下面流血不止,这就是这个肚子里的癥瘕积聚起的坏作用,这既可以是子宫肌瘤也可以是卵巢囊肿, 也可能是子宫内膜的增厚,也可能是个卵巢癌,也可能是个畸胎瘤,就用桂枝茯苓丸。桂枝茯苓丸治疗妇科的癥病中虽然赶不上外科的手术那么利索, 但是小的子宫肌瘤百分百都能消掉,我这几十年在临床上,就用桂枝茯苓丸来治疗卵巢囊肿,尤其是浆液性囊肿和黏液性囊肿,对于巧克力囊肿,虽然他的个头小,但是治疗起来很不容易。前面所说中医治疗的妇科器质性病变不包括宫颈癌、卵巢癌、子宫内膜癌,这三个癌在妇科癌症中的发病率逐年增加,看到这三种癌症以后,就应该让患者先做手术,术后做放疗、化疗。

三、中医能补充现代医学在妇幼疾病治疗上的不足

(一)手术后感染子宫前有膀胱,后有直肠,容易形成交叉感染

手术以后感染,高烧不退、血象高、血沉快、C反应蛋白增加、降钙素增加。尤其是卵巢癌,术后常并发腹水、高烧、肠粘连。感染

是当今医学界的一个大问题。自从 1929 年英国医生弗莱明发明青霉素以来，抗生素一年比一年好，大环内酯、头孢类、氨基糖甙、喹诺酮类，但是道高一尺，魔高一丈，细菌对抗生素产生了保护性反应，在细菌内部出现了 β-内酰胺酶，这种酶能够对抗抗生素，因此，研制出来了 β 内酰胺酶的抑制剂——舒巴坦和克拉维甲酸。但是现在有舒巴坦和克拉维甲酸的抗生素也产生了耐药性。这种耐药的甲氧西林金葡菌(MRSA)、鲍曼氏不动杆菌(Ab)、对万古霉素对抗的肠球菌(VRE)、广谱的 β-内酰胺酶耐药菌(ESB)，碳青霉烯耐药菌(CRE)，人们把这些细菌称为"超级细菌"。一旦感染"超级细菌"，高烧不退，从而引起一系列的连锁反应。感染得不到控制就会引起多脏器的损害(MOF)、多脏器的功能障碍(MODS)。炎症能引起变态反应，所以说现在对炎症最新的认识是炎性综合征(SIRS)。随着 SIRS 形成，立即产生了 CIRS，这是保护性的对抗炎性综合征。炎性综合征和保护反应相互作用引起瀑布效应。这种情况下，免疫功能逐渐减退，全身多处感染，最后呼吸衰竭、肾功衰竭，死亡。此时，西医没什么办法，中医用扬汤止沸、釜底抽薪、消风除湿、活血化瘀等方法治疗有一定疗效。大小青龙汤、人参白虎汤、青蒿鳖甲汤、血府逐瘀汤、桂枝茯苓丸、五味消毒饮等方可以辨证选用。所以，妇科手术后的感染，中医对西医是有帮助的。

(二)手术后肠粘连、肠梗阻

手术以后形成的形成腹膜粘连，引起部分性的肠梗阻，西医再手术是不行的，胃肠减压最多就是临时有一点点效果。中医的大、小承气汤、桃仁承气汤、乌苓郁云汤(经验方)，通过辨证论治，治愈了很多部分性肠梗阻，使术后腹膜粘连的患者都转危为安，有些甚至参加了工作。

(三)手术后内分泌和自主神经功能紊乱

妇科手术后内分泌紊乱、自主神经功能紊乱，病人出汗很多，胸闷，四肢困，见人就很生气。中医有很多治疗方法，日本的大冢敬节说一部《伤寒论》就是调节自主神经系统的专书。《伤寒论》:"太阳病,发汗,遂漏不止,其人恶风,小便难,四肢微急,难以屈伸者,桂枝加附子汤主之","伤寒二三日,心中悸而烦者,小建中汤主之。"《金匮要略》"妇人年五十所,病下利数十日不止,暮即发热,少腹里急,腹满,手掌烦热,唇口干燥,何也?师曰:此病属带下。何以故?曾经半产,瘀血在少腹不去,何以知之?其证唇口干燥,故知之。当以温经汤主之"。都描述了内分泌和自主神经功能紊乱的症状及治法。妇科手术留下的内分泌紊乱问题,西医西药对此疗效欠佳。中医中药采用调节阴阳、气血、冲任等方法,配合活血化瘀、健脾补肾等,可使患者病情缓解。血府逐瘀汤、柴胡加龙骨牡蛎汤、丹栀逍遥散、温经汤、桂枝芍药知母汤、复方川草乌合剂等通过辨证论治、加减进退可产生疗效。

(四)消除妇科恶性肿瘤放化疗副作用

癌症治疗方法首选手术治疗,其次是放化疗。卵巢、宫腔、宫颈等部位的癌症,术后进行放、化疗,效果特别好,但毒性很大,病人坚持到 4 个疗程时都已不堪忍受,主要表现为胃肠道和血液系统的反应,严重者还可出现心包积液、胸腔积液等。西医注射瑞白、聚合粒仅有一时之效。中医通过辨证论治,能消除上述副作用。

(五)改善肿瘤患者的生存质量、延长生存期

癌症是一个隐袭性,进行性发展,一经发现就是晚期了,手术不能够完全解决问题,放化疗又给病人增加了负担。美国人对胃癌进行了循证医学调查,认为胃癌的手术和不做手术效果几乎一样。西医所有治疗癌症的手段都能损伤患者正气,靶向治疗对于血管内皮因子和表皮生长因子都有抑制作用,但它的疗效有限,格列卫、易瑞沙、贝伐单抗、索拉菲尼等药用的结果,没有见太大的好转。中医认为"积之成者,正气之虚也,正气虚而后积成"。因此,中医用扶正固本的方法治疗肿瘤。我 40 年前创造了"兰州方",治疗各种癌症都能产生一定程度的疗效。我用此方加减,通过辨证论治

治愈过、白血病、胃癌、肝癌等。本方应用于癌症术前术后及放化疗后，不但能延长癌症患者的生存期(OS)，同时能改善癌症患者的生存质量。

甘肃省妇幼保健医院内部刊物《源梦杂志》，2013 年第三期，65~69

《裴正学医学经验集》读后感

夏小军

【摘要】通过对《裴正学医学经验集》的学习,将裴师学术思想总结为学术渊博、贯通中西,临床各科、均有心得,遣方用药、灵活多变,屡起沉疴、蹊径独辟四个方面.认为名老中医经验的学习和继承将会对振兴中医学术,提高青年中医辨治水平,促进新一代名医更多涌现做出一定的贡献.近读由甘肃科技出版社出版,全国著名中西医结合专家裴正学教授编著的《裴正学医学经验集》,感触颇多,受益匪浅。全书35万字,分上、中、下三篇。上篇讲述作者的学术思想,中篇介绍作者的临床经验,下篇为从学者应用裴氏经验的临床体会。其内容宏富、理论联系实际;文笔流畅,言语朴实无华,是以其为代表的我国西部卓有影响的中西医结合重要流派学术之精髓,又是其数十年临床、科研、教学经验之结晶。兹不揣愚陋,将自己对该书的学习体会浅谈如下:

一、学术渊博贯通中西

裴正学教授幼承庭训,勤奋好学。1961 年以优异的成绩毕业于西安医科大学医疗系后, 在天水地区医院内科临证 10 年, 为其日后的中西医结合事业打下了坚实的西医基础。1972 年参加了甘肃省西学中班系统学习中医, 毕业后留所任教, 先后承担多门中医基础、经典及临床课程的教学任务, 尤对《伤寒论》、《金匮要略》等经典著作，能背诵如流，从而奠定了坚实的中医功底。教学、临证之余，勤于笔耕，不断总结经验，共有 11 部医学专著出版问世，在国内外杂志发表学术论文 70 余篇，获省级科技进步奖两次，其渊博的学识由此可窥一斑。中西医结合是其研究的主要方向，如在论述中西医结合时，首先从两种医学所产生的时代背景方面进行对比，认为"中西两种医学是在不同的经济基础上产生起来的，这就注定了二者在形式和内容上的截然不同"。在形式和内容方面，认为"中医注重于整体认识，西医注重于局部认识；中医偏重于机体反应观，西医偏重于病原致病观；中医偏重于宏观认识，西医偏重于微观认识"。基于上面三方面的不同，已充分说明了中西两种医学的互补性。"只有把两者有机地结合起来，才能大大有益于现代医学科学的发展，从而使传统的中医药为世界人民的健康事业作出应有的贡献"。在谈及中医现代化时，强调"学习与整理中医经典著作和中医传统理论是中医现代化的基础"，中西医结合具有"必然性、必要性和优越性"，故应"用中西医结合的途径来充实祖国医学，用现代各学科的先进理论来研究祖国医学，使之逐步达到现代化"。在探讨内科领 12 域中西医结合的内涵与模式时，创造性地提出"西医诊断、中医辨证、中药为主、西药为辅"的中西医结合"十六字方针"，并从病因病机、辨证、立法方药等方面引用大量实例加以阐述，涉及中医脏象的概念、脏腑辨证、热病辨证、扶正培本与免疫、异病同治、活血化瘀、健脾补肾、通腑法、中医内科方药体系、病案举例以及病历书写格式等诸多方面，从而使该方针为国内医界所重视，成为当前中西医结合的重要学派，丰富了中西医结合的内容。

二、临床各科均有心得

裴正学教授临证 40 余载，学验俱丰。所治病种涉及内、外、妇、儿各个方面，遍及全身各个系统。内科方面，如呼吸系统的慢性支气管炎，多为风邪犯肺所致，治应以温散风寒、润肺化痰为主，常用杏苏散合麻杏石甘汤加味。循环系统的风湿性心脏病，以脾土不运引起胸阳不宣，继之气滞血瘀为主要病机，治疗务以健脾化湿、温阳利水为大法，常选苓桂术甘汤为基础方。消化系统的萎缩性胃炎，发于胃体者以脾胃气虚论治，方选香砂六君子汤加减；发于胃窦者以胃火炽盛论治，方选半夏泻心汤化裁。血液系统的再生障碍性贫血，新病重健脾，久病重补肾，健脾以归脾汤为主方，补肾以金匮肾气丸为主方，并将活血与补肾健脾熔于一炉。泌尿系统的慢性肾炎，辨证分为温补肾阳、健脾行水、活血化瘀、清热解毒、高源导水、除风通络、温阳降逆六法论治。内分泌系统的糖尿病，常分为阳明热盛，肾阳亏损，病久入络三型，分别选用人参白虎汤、金匮肾气丸合生脉散、活血增液汤治疗。结缔组织病中的类风湿性关节炎，采用研制的裴氏消风除湿胶囊进行治疗。各类恶性肿瘤，则多用闻名全国的"兰州方"扶正固本等。外科方面，如采用大承气汤加味通腑泻热以抢救急性胰腺炎合并休克；龙胆泻肝汤加味治疗带状疱疹；滋养肝血法为主治疗黄褐斑；祛风除湿、兼以养血之法治疗荨麻疹等。妇科方面，如研制的裴氏妇炎康颗粒治疗慢性盆腔炎；桂枝茯苓丸加减治疗功能性子宫出血等。儿科方面，如用参芪三黄汤加味治疗小儿免疫性血小板减少性紫癜；当归六黄汤加减治疗小儿盗汗等。此外，在传染病方面还有丹栀逍遥散加减治疗慢性肝炎；新订桃仁承气汤治疗暴发性痢疾；消热、祛湿杀虫之法治疗阴虱等等。

三、遣方用药灵活多变

裴正学教授认为："临证拟方是中医临床上十分重要的一环，既要注意到中医辨证论治的精华—理、法、方、药的统一，还要注意到病、证结合，在实践中灵活权变，二者同等重要，不可厚此薄彼"。鉴于此，他在临证时常常不拘于一法一方，遣方用药，灵活多变。其熟谙经方，善用经方，活用经方，曾将中医内科方药体系归纳为麻黄桂枝系、柴胡系、白虎承气系、四君四物系、六味地黄系及桑菊银翘系六大系统，并结合现代医学科研成果，详细论述了经方临床应用之西医观，从而将经方的应用又推上了一个更高层次。如温补肾阳的金匮肾气丸，既可温阳化水，治疗慢性肾炎、心力衰竭、营养不良性水肿等表现为阳虚水泛证；又可温肾纳气，治疗慢性支气管炎、肺气肿、支气管哮喘等证属肾不纳气者；还可治疗前列腺炎、妇科白带、糖尿病、红斑狼疮等。再如桃核承气汤，原为仲景治疗膀胱蓄血证而设，其在该方中加入黄芩、黄连、木香、马齿苋，取名"新订桃仁承气汤"，用治暴发性痢疾疗效显著，应用于肝性脑病也取得疗效。时方亦为其所喜用，如健脾益气的补中益气汤，既可治疗气虚下陷的低血压、子宫脱垂、胃下垂、重症肌无力等，也可治疗气虚不能摄血的再生障碍性贫血、紫癜、白血病等引起的出血及妇科出血。活用越鞠丸治疗胸痹、胁痛、头痛及痛经。北京的活血Ⅱ号、山西的益肾汤等今方亦为其临床所习用。此外，还善于掺和土单验方，如在治疗肺炎时常加用鱼腥草、穿心莲；治疗细菌性痢疾时常加用马齿苋、苦参根；治疗心脏病时酌加夹竹桃叶、茶树根；治疗肾炎时酌加车前草、玉米须；治疗咽喉疼痛时酌加仙人掌、灯笼草等，皆可提高临床疗效。在辨证论治的基础上，结合现代医学微观辨证，又是其遣方用药的一大特色。如在治疗再生障碍性贫血时，白细胞低者加补骨脂、地骨皮、鸡血藤；血小板低者加玉竹、黄精、生地、花生翠衣；红细胞低者加何首乌、党参、黄芪、白术等。并针对末梢血象之异常，常加龙眼肉15~30g；针对明显损害的骨髓象，常加山萸肉30~40g，常获显效。再如治疗无黄疸型传染性肝炎时，肝功损害以转氨酶升高为主者，常加蒲公英、败酱草、垂盆草、板蓝根之类，或另予五味子散冲服；以血浆蛋白减少，白、球蛋白倒置为主者，常加党参、白术、黄芪之类；肝区疼痛者，加元胡、姜黄之属。慢性肾炎尿蛋白多者，加苏梗、蝉衣、益母草、芡实、金樱子;红细胞多者,加白茅根、大蓟、仙鹤草;白细胞多者,则加山栀、木通、滑石等。屡起沉疴蹊径独辟。裴正学教授擅长治疗各种疑难病症。如对于恶性肿瘤,他认为"正虚是其发生、发展的根本原因,扶正固本是其治疗的基本法则,急则治其标是治疗恶性肿瘤的必要手段,中药扶正配合西医放、化疗是扶正祛邪思想的体现。"基于以上认识,他在治疗食道癌时常用六味地黄汤加黄芪、当归、丹参;治疗肝癌时常选逍遥散、柴芍六君子汤、香砂六君子汤加味,并均加丹参30g、黄芪30g以扶助正气;治疗肺癌时常用麦味地黄汤或香砂六君子汤加味;治疗胃癌时则分气虚与阴虚,气虚者选用香砂六君子汤化裁,阴虚者则用叶氏养胃汤加减。对放、化疗患者,拟定了中药"兰州方",由六味地黄汤合生脉散,加太子参、北沙参、党参组成,熔补肾与健脾于一炉,配合放、化疗确能起到增敏减毒的效果。对于乙型肝炎,提出"疏肝健脾治其本,清热泻火以降酶,持之以恒治表抗"的治则,实践证明,临床疗效颇佳。对于肝硬化腹水,认为肝郁脾虚是其主要病机,在丹栀逍遥散的基础上去生姜、薄荷,加黄芪、丹参、黄精、生地、鳖甲、土鳖虫,取名强肝饮,以肝脾同治,寒热并用,攻补兼施,故对肝硬化的各种变证均取得了满意的疗效。对于再生障碍性贫血,提出"肾主骨髓,脾主末梢;脾肾相承,因证权变;缓则健脾补肾,急则泻火凉血;壮阳升白',养阴升红升板之妙尽在补气养血"等观点,用于临床,取效明显。对于变应性亚败血症,认为是机体自身免疫不足,邪气乘虚而入所致,采用调和营卫、宣郁通阳的桂枝芍药知母汤为主方,合黄芪、当归、生地以扶正固本,加川乌、马钱子1枚(油炸)以散寒驱风而获效,并可减轻对激素的依赖。对于银屑病,每从热毒入手论治;对于支气管扩张、肺气肿合并人出血,采用凉隔散加味治疗等,小获良效。

发表《甘肃省针灸学会第三次会员代表大会暨学术研讨会论文汇编》2006年6月1日

裴正学教授"心脑同治"学术思想初探

杨涛　杨瑞龙

【摘要】探求裴正学教授"心脑同治"学术思想的内涵。临床应强调培补元气,调理气血;活血化瘀,疏通脉络;痰瘀同治,标本兼顾;辛香宣通,引经透络;虫类走蹿,搜邪剔络;通阳散结,行气祛痰;取类比象,藤类入脉等方药的应用;尤其重视药物归经入脑和痰瘀同治及化瘀药物层次性选择问题,为中医药防治心脑血管病提供新的理论依据。

【关键词】心脑同治;异病同治;裴正学

【中图分类号】R255　【文献标识码】A

【文章编号】1004-6852(2013)12-0035-03

著名中西医结合内科主任医师裴正学教授,从医40余载,倾心于中西医结合临床研究,精研医理、独有创新,在临床中能熟练地应用中、西医两套理论治疗内科杂病,提出了"西医诊断、中医辨证、中药为主、西药为辅"的十六字中西医治疗原则,在此基础上,深入地探求疾病的共性和个性,扩大"病"之范畴,将"异病同治""同病异治"理论灵活引入中西医结合治疗内科疾病中,提出只有正确地"西医诊断,中医辨证",才能正确地辨明"同病异证"或"异病同证",进而有效运用"异病同治"或"同病异治"的治疗原则。因此使中医以有限的法则和方药适应无限多变的临床需要。这就客观地向人们揭示：透过复杂多变的疾病外象，去探求其内在实质，凡属"同治"的"异病"，在病因、病理上，必然存在着若干共同的内在联系。在心脑血管病中，裴老师认为"异病同治"即"心脑同治"，包括两种含义：一方面，心脑血管疾病同时治疗，对合并出现心、脑血管疾病的患者，在立法方药的选择应用上应根据中风病和冠心病的病理生理特点，相兼治疗，以同时减轻心、脑的病理损害；另一方面，必须充分认识到动脉粥样硬化是心脑血管病共同的病理基础，是一个全身性疾病，只是由于累及的部位不同、发病先后不一，出现了不同的临床症状，而最终常在同一个体并存是本病发展的必然结果。因此在治疗上应见心病而兼治脑，见脑病同时兼顾心，即心脑同治。笔者自2009年起有幸侍诊于旁，受益匪浅，现就老师在心脑同治方面的学术思想浅谈如下：

一、培补元气，调理气血

中风病与胸痹病多发生于中老年人，元气亏虚为发病的根本病因。王清任在《医林改错》明确指出中风病的发生"殒损元气是其根本"。裴老师认为培补元气是中风病和冠心病的基本治法，选用黄芪、太子参、党参等甘温益气之品以扶正培本，温壮元气。特别是黄芪，既可壮元气之本源，又能通元气之路径，为首选之要药[1]。裴老师通常将黄芪用至60~90g，以补脾胃中气，固摄经络正气，使气旺血行，祛瘀不伤正。现代药理研究证明，黄芪可明显改善血小板凝聚力，扩张血管，改善供血[2]。

二、活血化瘀，疏通经脉

中风、胸痹之病，多为脏腑功能失调，气血逆乱，脉络瘀阻、不通所致，临床症状多表现为瘀血证。因此，在治疗心脑血管疾病时常常需要活血化瘀，疏通脉络。裴老师临证惯用诸如当归、汉三七、赤芍、川芎、丹参等活血化瘀药来祛瘀通络。裴老师常引用《本草正》中语："当归，其味甘而重，故专能补血，其气轻而辛，故又能行血，补中有动，行中有补，诚血中之气药，亦血中之圣药也。"因此，当归等化瘀之品在治疗心脑血管疾患中有着举足轻重的地位。

三、痰瘀同治，标本兼顾

瘀血与痰浊是心脑血管病的重要发病因素，且密切相关，同根同源，消长互依，相互转化，贯穿于胸痹、中风病始末。只祛痰则瘀血不化，只化瘀则痰浊不去，故治痰应兼化瘀，治瘀不忘化痰，临床上须两者兼顾，方可改善临床症状。心脑血管病以中老年人多见，其病变特点往往是以正虚为本，痰瘀为标的本虚标实证。标实之象常是突出的临床表现。故治疗时一方面运用化瘀化痰之品，如仁、川芎、红花、赤芍、丹参活血化瘀，瓜蒌、半夏理气开郁，导痰下行。另一方面以党参、鸡血藤补血，使邪去而不伤正。总之，根据该类疾病本虚标实的病机特点，治疗时注重标本兼顾[3]。

四、辛散宣透，引经通脉

《素问·阴阳应象大论篇》载："气味辛甘发散为阳，酸苦涌泄为阴"，"味厚则泻，薄则通"。辛香者宣，横贯穿透，壅塞不通之弊，皆可宣而散之。裴老师在治疗心脑血管病时，多选降香、郁金、石菖蒲之属。意在辛香之品不但可走窜通络，还兼引诸药达于病所。临床治疗心脑疾患应重视药物"引经透络"和"药达脑络"的作用。裴老师认为，地龙、石菖蒲、冰片等起到引药入脑的作用，同时又能扩张冠状动脉、解除冠状动脉痉挛，起到快速缓解心绞痛的作用，是治疗心脑血管病不可缺少的引经使药[1]。裴老师也善用川芎，川芎辛散温通，为"血中之气药"，芳香走窜可降低血液黏度，抑制血小板聚集[4]。

五、虫类走蹿，驱邪搜络

《素问·调经论篇》指出："病在血，调之络"；《临证指南医案》载："初为气结在经，久则血伤入络"；《医林改错》言："久病入络为瘀"，均强调了经脉病是与瘀血相关的病证。经脉病瘀结病久位深，初病尚可用草木类药理气活血，久则瘀痰胶痼，非破血逐瘀之重剂难以奏效。故在治疗心脑血管病中，裴老师常用虫蚁之药，如水蛭、地龙、全蝎、蜈蚣、僵蚕之品，通达剔透，有搜风通络之效。因此裴老师对这类病程长、病情缠绵、易于反复发作的疾病，选用虫类药物深入经脉，驱除痼结之瘀痰，往往可获奇效[5]。研究表明，水蛭破血逐瘀、具有抗凝血、抗血栓形成，改善脑循环等作用[6]，且裴老师指出，水蛭不可煎服，需冲服，才能发挥其药性。

六、通阳散结，行气祛痰

阳气不振，痰阻气滞，津液不得输布，凝聚为痰，痰阻气机，故冠心病、中风常见胸中闷痛、心痛彻背、头重头痛等症状，故应"通阳散结，行气祛痰"。所谓"通阳"者，一壮阳气之本源，一通阳气之路径。前者指其扶助机体正气以固本，后者指其清除痰浊、瘀血等有形实邪以通利血脉[7-8]。裴老师在治疗脑血管病时，加用瓜蒌理气宽胸、涤痰散结，薤白温通滑利、通阳散结、行气止痛，常常相辅为用，一祛痰结，一通阳气，痰消则气机畅。因此，临证常用瓜蒌薤白白酒汤加减治疗心脑血管疾病。

七、取类比象，藤类入脉

《本草便读》载："凡藤类之属，皆可通经入络。"盖藤类缠绕蔓延，犹如网络，纵横交错，无所不至，其形如经脉。根据取类比象原则，对于久病不愈，邪气入络，经脉瘀阻者，可加入藤类药物以理气活血，散结通络。常用药物有鸡血藤、海风藤、忍冬藤等。藤类药物善走而不守,心脑血管病本虚标实,宜选补血活血之品,避免攻伐太过,徒伤正气。裴老师指出临床应用"心脑同治"法,应注意以下用药经验,首先药物的归经问题。中药的归经理论是中药药性理论的重要组成部分。传统归经理论主要以临床疗效为归经依据。但是受历史条件及文化背景的限制和影响,传统中医理论将脑的功能归属于心,是五脏生理功能的反映,且以心为主宰,因此历代中医药文献皆没有"归经入脑"的药物,而是将对脑有作用的药物归经于心、肾、肝或其他脏腑经络[8],并且作为临床选方用依据一直沿用至今。在临床运用心脑同治法选方用药时,应结合现代药理学研究,不拘泥于中药学现有的归经理论,有目的、有针对性地选用脑部用药,保证临床疗效。其次,痰瘀同治的药性选择。痰、瘀分别为津液和血的病理性改变。生理状态下,津液和血同属阴精,可互相渗透、互相转化,均来源于水谷精微,称为"津血同源"。病理状态下,痰瘀相互影响,俱为阴邪,同气相求,交结为病,阻滞气机,影响津液敷布代谢。痰瘀相关是中医辨证论治的重要组成部分。裴老师认为,化痰祛瘀法应贯穿于心脑同治的始末,临床治疗老年心脑疾病应重视对痰瘀实邪的辨证治疗,以及对化瘀祛痰药物的选择。如瘀血阻滞于心,血脉不畅,胸闷胸痛,治疗当以当归、川芎、红花之品为主;如瘀血阻滞于脑,脑络不通,可致突然昏倒、不省人事、如半身不遂、肢体麻木、语言蹇涩等症,多用水蛭、地龙、全蝎等搜剔络脉、活血化瘀等虫类药物。对于血瘀证的治疗,裴正学从治疗程度上分析,总结为和血活血法、活血化瘀法、破血逐瘀法3类。此三类在功效上逐次递增,可针对不同的病情采用相应的治法。而本方剂中同时使用了这3种方法:当归、赤芍、鸡血藤补血行血;川芎、丹参、桃仁、红花为活血化瘀;水蛭、三七破血逐瘀。具有上述3种功用的方药共同组成于一方,加强了化瘀通络之力。总之,裴老师认为,化瘀祛痰药必须根据病情、病势、病时应用,不可一概而论,且应随时调整药品、药量,不可过投破血化瘀之品,免伤正气。

综上所述,心脑疾患的常见人群,多由于内脏机能活动的生理性衰退,表现出精、气、神渐衰、阴阳失调、脏腑机能减退、代谢缓慢、气血痰浊等实邪瘀滞等。因此,虚实夹杂、正气亏虚、痰瘀内阻是老年人心脑疾患的发病基础,也是老年人心脑疾病的病机特点。裴老师提出动脉粥样硬化是引起心脑疾患的重要因素,只是发病的部位、先后不同,而最终在同一个体并存是病程发展的必然结局。因此在治疗原则上,辨证统一,用药相近,随证加减,裴老师运用益气、化瘀、祛痰药治疗心脑血管病,进行"异病同治""心脑同治",正确处理了因、位、症、性之间的关系,不仅是中医辨证论治的精髓,同样充分体现在中西医的诊断治疗过程中,真可谓博古而不泥古,创新而不离宗,显示了裴老对祖国医学的继承和创新。

参考文献

[1]裴正学.裴正学医话医案集[M].兰州:甘肃科学技术出版社,2004.

[2] 陆曙. 黄芪的心血管药理作用研究进展 [J]. 中草药,1998,29(1):59~61.

[3]裴正学.裴正学医学经验集[M].兰州:甘肃科学技术出版社,2002:35.

[4] 李伦. 川芎嗪对器官微循环的影响 [J]. 微循环学杂志,1999,9(2)41~43.

[5]黄邦荣,吴伯宏,张桂琼.裴正学教授治疗脑血管意外经验[J].甘肃中医,2007,20(2):15~16.

[6]侯家玉.中药药理学[M].北京:中国中医药出版社,2003:140-164.

[7]王吉耀.内科学(上册)[M].北京:人民卫生出版社,2005:266~276.

[8]蒲朝晖.裴正学教授中西医结合学术思想初探[J].甘肃中

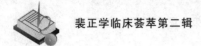
医,2008,21(5):10~12.

收稿日期:2013-06-27

2013-12-15《西部中医药》

裴正学教授中西医结合治疗恶性肿瘤学术思想探微

祁琴　郑访江

【关键词】裴正学；中西医结合；恶性肿瘤

【中图分类号】R273；R249

【文献标识码】B　文章编号：1006-0979(2013)22-0050-01

裴正学教授生于1938年，是全国名老中医药专家学术经验继承工作指导老师，甘肃省首批名中医，国务院特殊津贴享受者，现任甘肃省中医院、省医学科学研究院首席主任医师，甘肃中医学院教授。他提出了"西医诊断，中医辨证，中药为主，西药为辅"的中西医结合"十六字"诊疗方针。他从事临床工作55载，对恶性肿瘤、肝病、血液病、结缔组织病等方面有很深的造诣，尤其对恶性肿瘤的中西医结合治疗有独到的见解。笔者师从裴正学教授，现对他治疗恶性肿瘤的经验总结如下。裴正学教授认为，西医注重微观、局部和病原的致病性，中医则注重宏观、整体、机体的反应性。二者的结合对认识疾病、治疗疾病会带来一个新的突破。他就是将这一思维应用于肿瘤临床治疗中，从而取得了显著的疗效。

一、恶性肿瘤源于正虚致脏腑功能紊乱

裴正学认为，恶性肿瘤发生的根本原因是正虚。扶正固本是治

疗的基本法则,"急则治其标"是治疗的必要手段,中医扶正固本与西医放化疗相结合、取长补短是治疗的有效方法。裴正学教授常说,恶性肿瘤的西医病因有感染说(细菌、病毒、寄生虫等)、中毒说(染料、石棉等)、刺激说(放射性物质、X线、核素等)等,近年来又提出了人体自身免疫缺陷及变态反应等学说。而中医又是如何认识其发病的呢?《素问》一针见血地指出,"正气存内,邪不可干","邪之所凑,其气必虚",明确地认识到"正气"是决定疾病发病的关键。明代著名医学家陈实功在《外科正宗》中提出了"积之成者,正气之虚也,正气虚而后积成"的论点,直接地把《素问》"正虚发病"观点应用于肿瘤之发病,认为只有在正气不足的情况下,邪气才能侵犯人体,从而导致脏腑功能紊乱、气血阴阳失调而形成肿瘤。此观点与西医现代免疫学说不谋而合,为现代肿瘤学的发展指明了方向。

二、扶正固本、急则治其标是恶性肿瘤基本治则

裴正学教授常引用《医宗必读》"积之成也,正气不足而后邪气踞之。"指出正虚是恶性肿瘤发生的根本原因,正虚的实质是脏腑气血功能失调和机体自身免疫功能的减退,而邪气不仅指六淫、疫毒、饮食劳伤,更是包括正虚之后产生的痰结、湿聚、气阻、血瘀、郁热等病理变化。癌症的生长只有在机体阴阳失调、正气亏虚的情况下才能发病,正所谓"邪之所凑,其气必虚"。而癌细胞及其所导致的感染、出血、梗死等反过来又影响脏腑气血功能,使正气更加虚而出现恶性循环,此系恶性肿瘤难以治愈之根本。所以现代医学认为癌的发生发展与自身免疫功能有关,因此调节机体免疫系统已成为前西医治疗肿瘤的方法之一,大量的生物制剂的涌现旨在调节改善癌症患者的免疫系统,这和中医的扶正固本有异曲同工之妙。裴正学教授认为:中医之"正虚"究其实质是脾肾两脏之虚,肾为先天之本,脾为后天之本,两脏之虚堪称本虚,扶正固本的核心

是健脾益肾。恶性肿瘤虽以"正虚"为本,但在大部分情况下"邪实"仍是主要矛盾。裴正学教授认为,应本着"急则治其标,缓则治其本"的原则放手使用西医手术、放化疗手段。就肿瘤诊断而言,应首先借助西医方法肯定诊断。随着现代肿瘤学的发展,肿瘤的治疗已经取得很大进展,目前越来越多的人主张肿瘤的综合治疗,其最佳方案是根据患者的机体状况、肿瘤病理类型、侵犯范围(病期)和发展趋势向,有计划地、合理地应用现有的治疗手段,以期较大幅度地提高有效率,改善患者的生活质量。除手术、放化疗外,现代医学把治疗癌症的视线转向细胞因子和基因治疗的研究,可通过增强或调整机体免疫力,在一定程度上提高有效率,改善患者的生活质量。裴正学认为,手术、放化疗等手段严格来说应属于"急则治其标"的范畴,生物疗法在一定程度上和中医的扶正固本不谋而合。

三、中西医结合治疗是发展趋势。

裴正学认为,西医放化疗虽然不能彻底治愈恶性肿瘤,但直接杀伤或抑制癌细胞,在解决癌症标实方面具有中药无法比拟的优势。将中药扶正固本之目的调整在减少放化疗的毒副作用方面,既可以加强放、化疗的治疗效果,又可消除其毒副作用,裴正学比喻手术、放疗、化疗是矛,中药扶正固本是盾;矛能杀癌细胞,盾能保护机体生理细胞。因此,中药扶正固本与西医放化疗相结合,是裴正学治疗恶性肿瘤的主要方法。近年来,一些免疫增强剂的应用在某些方面改善了机体的免疫状况。实验研究表明,通过中药补肾健脾,可改善机体的造血系统、免疫系统、植物神经系统和内分泌系统,从整体上根本改善机体的反应性。裴正学教授认为,补肾重在改善机体的特异性免疫系统、造血系统和内分泌系统,而健脾重在改善机体的非特异免疫系统和自主神经系统。在临床上,裴正学教授对放化疗患者拟定了中药"兰州方",它由六味地黄汤加桂枝汤、甘麦大枣汤、生脉散加太子参、北沙参、潞党参、人参须等组成。融补肾、健脾、益气、养血于一炉,使放化疗毒副作用减少,治疗效果增强,这一指导思实有想是裴正学教授治疗恶性肿瘤的主要思想,通过临床实践确很好的疗效和实用的指导意义。

2013 年 6 月 12 日收稿《内蒙古中医药》2013 年第 22 期

第二章　呼吸系统疾病

裴正学临证经验
四二平方治肺胀

董琴琴

阻塞性肺气肿是慢性支气管炎的常见并发症。中医无肺气肿病名,但按其临床表现,当属"肺胀"范畴。

甘肃省肿瘤医院裴正学教授在治疗阻塞性肺气肿方面有独到见解,总结出治疗阻塞性肺气肿的经验方"四二平"方,即:取四物汤中当归、赤芍加二陈汤、平胃散合方。疗效显著。笔者现将其经验介绍如下。

一、脾肺失调为内因

《素问·咳论》曰:"五脏六腑皆令人咳,非独肺也。"《景岳全书》云:"五脏疾病,虽俱能生痰,然无不由乎脾肾。盖脾主湿,湿动则为痰,肾主水,水泛亦为痰,故痰之化,无不在脾,而痰之本,无不在肾。"

脾为土,肺为金,土生金,即脾为肺之母,肺主气而脾益气,肺所主之气来源于脾。古人曰:"脾为生气之源","肺为主气之枢",这说明脾运化功能的强弱决定了肺气的盛衰，肺气不足多与脾气虚弱相关。脾失健运，致湿无以化，则湿聚成痰。脾胃诸虚，不能生金，谓之"母病及子"，以培土生金之法治之。

二陈汤为燥湿化痰之基本方，燥湿理气祛除已生之痰，健脾渗湿杜绝生痰之源，共奏燥湿化痰，理气和中之功。平胃散燥湿运脾，行气和胃。同有培土生金之意。

二、重视活血化瘀

裴正学认为，因阻塞性肺气肿多为慢性气管炎的并发症，在炎症的损伤和修复过程中，必然导致肺纤维化的形成，痰凝血瘀为致病关键。因此方用四物汤中当归、赤芍，旨在活血化瘀，减少肺间质纤维化，减少肺泡腔残留气体。

当归养血活血、祛瘀而不伤正；并且现代药理学研究表明，当归有抗过敏，稳定肥大细胞膜，抑制炎症介质的释放或促进炎症介质的消散，改善肺组织缺氧、缺血状态的作用。

三、随症加减

胸痛者可加紫石英、沉香、肉桂、鸡内金；胸闷者加枳壳、桔梗；气短者加生脉散；老年咳嗽、气逆痰痞者加三子养亲汤；咯痰色黄、质稠或有臭味者原方加桑白皮、地骨皮、葶苈子、大枣；喘息者加干姜、细辛、五味子、半夏；失眠者加茯苓、远志、夜交藤。

四、典型案例

蔡某，男，72岁。

诉：间断性咳嗽、咳痰20余年，加重伴胸痛、气短10余天。患者10余天前因受凉病情加重，咳嗽、咳白痰、气短、喘息。查体：T：36.2℃，P：89次/分，R：25次/分，Bp：125/80mmHg，神志清，精神差，桶状胸，双肺叩诊过清音，听诊呼吸音急促，肺底可闻及水泡音。舌胖苔白、脉浮滑。血常规示:白细胞:12.3×10⁹/L,中性粒细胞:0.8。

西医诊断:慢性支气管炎,阻塞性肺气肿。

中医辨证:寒燥犯肺,痰浊内阻。

组方:当归 10 克,赤芍 10 克,半夏 6 克,陈皮 6 克,茯苓 12 克,甘草 6 克,苍术 10 克,厚朴 10 克,紫石英 10 克,沉香 3 克,肉桂 6 克,鸡内金 10 克,枳壳 10 克,桔梗 20 克,党参 10 克,麦冬 10 克,五味子 3 克。

服上方 10 剂后,咳嗽、咳痰、气短好转,咽部仍略有不适、气喘,上方中去掉紫石英、沉香、肉桂、鸡内金,加干姜 6 克、浙贝母 10 克、白芍 10 克、生地 12 克。继服 20 余剂,诸症消失。

五、讨论

现代医学对于阻塞性肺气肿的治疗通常给予平喘、止咳、化痰。治标固然重要,但治本才是防治疾病复发,延长病人生存时间,降低病死率,提高患者生存质量的根本措施。

究其发病根本,脏腑功能失调为其内因。脾运之强弱决定肺气之盛衰,肺气不足多与脾气虚弱有关。故方中给予二陈汤加平胃散,培土生金法治之。"气为血之帅,气行则血行",肺朝百脉,主治节,阻塞性肺气肿患者肺虚为本,肺气亏虚,无力助血运行,则见血行瘀滞,造成气虚血瘀。方中给予四物汤,活血化瘀。全方共奏活血化瘀、燥湿化痰、燥湿运脾之功效,在根本上治疗阻塞性肺气肿。值得临床上推广。

2014–02–28《中国中医药报》

第三章　消化系统疾病

裴老用中药加芹菜汁治愈多发性胆结石合并胰腺炎患者一例

赵孝鹏　王鑫　陈光艳

患者刘某,兰州军区某部正团职干部。

患胆石症、胆囊炎、胰腺炎十余年,反复发作,经数十次住院治疗未愈,于 2013 年 4 月求治于裴老,裴老处方如下:

柴胡 10g,枳实 10g,白芍 15g,甘草 6g,香附 6g,川芎 6g,干姜 6g,元胡 10g,川楝子 20g,制乳没各 6g,公英 15g,败酱草 15g,大黄 10g(后下),黄芩 10g,黄连 6g,丹参 20g,木香 10g,草寇 10g,乌梅 4 个,女贞子 15g,威灵仙 10。水煎分服,每日一剂。服药期间,每日喝芹菜汁三碗(每碗约 300ml),分三次早、中、晚饭后顿服。服药至第 5 剂时连续排石,大便中排下

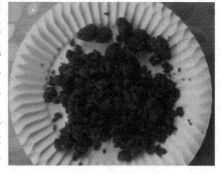

蚕豆样、豌豆样结石 100 余粒(图中所示仅为一小部分)。

从此该患者原有之两胁疼痛、胃脘胀满、便秘、口苦、苔黄腻等症状顿然若失,形同常人。裴老谓中药大黄、黄芩、黄连清热燥湿、釜底抽薪,枳实、木香疏肝理气,实则松弛 Oddis 括约肌,芹菜汁出自多纤维芹菜,促进胃肠蠕动,为中药之排石明显加分,因而出现了显著疗效。

2013-05-22 摘自裴正学新浪微博

裴正学教授治疗慢性乙型
肝炎经验介绍

冯小荣　　蒲朝晖　　冯雪芹　　李松　　黄邦荣

【摘要】中医药在我国慢性乙型肝炎的治疗中占有重要地位，裴正学教授经长期临床实践，对慢性乙型病毒性肝炎之诊治，围绕"肝气郁结、肝郁脾虚、脾虚湿盛"的病机，采用中药疏肝解郁、健脾益气、清热利湿，配合西药抗病毒为基本治疗原则，将中医辨证与西医辨病相结合，并根据疾病发展的不同阶段，辨证施治，随症灵活加减方药，充分发挥中医药整体性的独特优势，从而减轻患者症状，改善临床预后，提高生活质量，延长生存时间，每治此类患者，疗效均显著。

【关键词】慢性乙型肝炎　中西医结合　辨证论治

我国著名中西医结合专家裴正学教授在历代各家治疗慢性乙型病毒性肝炎(简称乙肝)的基础上，经过临床实践，博采众长、标新立异，将"宏观与微观、整体与局部、病原致病性与机体反应性有机结合"，提出中西医结合治疗乙肝的独到见解，使中医之宏观思想深入到现代西医之微观世界中，通过辨证论治充分发挥中医药之优势，从而使中医走向现代化。笔者有幸师从裴老，获益匪浅，深刻体会到中西医结合"十六字"方针在肝病诊治方面之重要性，现将其治疗乙肝的临床经验介绍于下，以飨读者。

一、病因病机

乙肝,属中医"黄疸"、"胁痛"等范畴,而其病毒属中医"疫毒"范畴。裴老认为,此类患者体内湿热之邪较重,正气虚弱之体不能胜邪而发病。从西医角度考虑,乙肝是由于机体免疫功能低下,病毒在体内大量复制、反复感染引起肝细胞逐渐变性和纤维组织增生,若不及时治疗则可导致肝细胞坏死,进一步演变为肝硬化。故湿热毒邪为发病之根本外因;正气不足、体质虚弱为其内因。

二、辨证论治

目前,乙肝的治疗主要包括抗病毒、调节免疫、抗炎保肝、抗纤维化和对症治疗,中医中药的治疗作用多体现在提高机体免疫力、防止肝纤维化、保护肝功能、清热解毒抗炎等方面[1];有研究表明,中药与抗病毒药物联合治疗乙肝可提高乙型肝炎病毒(HBV)感染者的治疗应答率[2]。而中药治疗乙肝应遵循其病因病机,辨证论治。

裴老在临床中抓住肝病的发病机制"肝气郁结、肝郁脾虚、脾虚湿盛"并从西医之微观角度加以联系,对肝病的认识融会了中西两种医学体系之观点。肝气郁结则肝病乃生,故其发病之根本在郁,在治疗方面,应以疏肝解郁为基本治则。《金匮要略·脏腑经络先后病脉证》曰"夫治未病者,见肝之病,知肝传脾,当先实脾,四季脾旺不受邪,即勿补之","脾实则肝自愈,此治肝补脾之要妙也"。裴老在疏肝解郁的同时不忘健脾益气之大法,在乙肝的治疗中只有将疏肝与健脾二法并驾齐驱,才能相得益彰,功效卓著[3]。越来越多的研究表明,乙型肝炎发生发展及转归与人体免疫功能有直接关系,脾胃功能与细胞、体液免疫均紧密相关,健脾益气药物可增强机体免疫力,改善蛋白代谢,利于清除乙型肝炎病毒,促进患者康复[4]。治则当选用黄芪、黄精、党参、山药等健脾补气之药。乙肝之外因为湿热邪毒侵袭肝脏,肝为藏血之脏,湿热毒邪易深入血分,瘀滞肝络,故裴老将活血化瘀法应用于乙肝之治疗,活血祛瘀,疏通肝内血液循环,从而促进肝细胞的再生和修复,抑制肝组织纤维化,改善肝功能。

三、方药组成

裴老经多年实践,将"强肝汤"(山西中药研究所研制)加减灵活应用于临床,治疗乙肝疗效显著。"强肝汤"主要成分为:当归10g、白芍10g、生地12g、黄芪30g、黄精20g、郁金6g、党参10g、泽泻10g、甘草6g、山药10g、山楂10g、丹参30g、秦艽10g、神曲10g、板蓝根15g、茵陈20g。方中之党参、黄芪、黄精、山药益气养阴、健脾补肾;当归、白芍养肝活血;丹参、郁金调达肝气、活血行滞、清心解郁;秦艽、茵陈清热、利胆退黄;山楂、神曲消食化滞、健脾和胃、活血散瘀;板蓝根凉血、清热解毒;甘草具补脾益气、调和诸药之功效。此方集扶正固本、活血化瘀、行气、清热解毒于一炉,依据中医的观点,裴老总结出治疗慢性乙型肝炎应当扶正固本与清热解毒相结合。

四、病案举例

[例1]胡某,女,26岁,汉族,农民,2013年2月因慢性乙型病毒性肝炎,在某医院住院2月,肝功能仍然异常,遂求诊于裴老门诊。初诊症见:胃脘胀痛灼热,纳差,厌食油腻之品,自觉两胁胀满,倦怠乏力,咽干口苦,小便黄,大便可,舌质红、苔黄、脉滑数。乙肝三系:乙肝表面抗原(HBsAg)阳性,e抗原(HBeAg)阳性,核心抗体(HBcAb)阳性,乙肝病毒复制(HBV–DNA):每升$5.99×10^6$;肝功能:谷丙转氨酶(ALT)80U/L,谷草转氨酶(AST)57U/L,余项正常。裴老诊断为:慢性乙型病毒性肝炎(活动性)大三阳;中医辨证属肝气郁结,肝郁脾虚,脾虚湿盛。治宜滋补肝肾,清热解毒,行气活血。处方:以"强肝汤"加"胆胰核心"(柴胡10g、枳实10g、白芍10g、大

黄 6g、黄连 6g、黄芩 10g、木香 6g)及"降酶合剂"(二花 15g、连翘 15g、公英 15g、败酱 15g、白花蛇舌草 15g、半枝莲 15g、五味子粉 (分冲)10g、汉三七(分冲)3g),共 30 剂,两日一剂,水煎服;同时配合裴氏"乙肝扫"、"乙肝康"各 1 包每日两次,口服;西药阿德福韦酯 10mg,每日一次,口服,两月一个疗程,治疗期间嘱患者禁止进食肉、蛋及奶制品。二诊,胃脘灼热减轻,纳增,两胁胀满感减轻,舌脉同前,查肝功能:ALT52U/L,AST30U/L,HBV−DNA:每升 3.5×10^4,余项正常,上方去柴胡、枳实、白芍、大黄、黄连、黄芩、木香,两日一剂,水煎服。其余治疗同前。三诊,病情稳定,患者诉无特殊不适,肝功能:ALT34U/L,AST28U/L;HBV−DNA:每升 2.7×10^2,上方不变,30 剂,两日一剂,水煎服。四诊,复查肝功能正常,HBsAg(+)、HBeAg(−)、HBcAb(−)、HBV−DNA<1.0×10^2L,上方去半枝莲、白花蛇舌草、汉三七,继服上药两月。五诊,病情稳定,无明显不适,复查 HBsAg(−)。上方去二花、连翘、公英、败酱、五味子粉,共 30 剂,两日一剂,水煎服,以巩固疗效,疗程如前。

体会:裴老对该病例之诊治以清热解毒、扶正固本、疏肝健脾为基础兼行气活血之法,并根据病因病机将中西医有机结合于一体。裴老认为转氨酶之升高为"有余",中医谓:"气有余,便是火",治疗此证当遵《内径》"损其有余"之旨,多用二花、连翘、公英、败酱、白花蛇舌草、半枝莲等清热解毒之药;初期加四逆散以疏肝健脾;大黄、黄连、黄芩泻火解毒、清热燥湿,两方相配以治两胁胀满、口苦咽干之症;因 HBV−DNA 数值较高,应用西药阿德福韦酯抑制病毒复制。治疗中期,转氨酶降至正常范围,乙肝病毒复制数值下降至 2.0×10^2L 以下,然 HBsAg(+),此时应加强扶正固本,《内径》曰"邪之所凑,其气必虚","正气存内,邪不可干",正气补而毒邪自消,故重用黄芪、黄精、党参、山药等补益之药。裴老运用此种治法,临床中每遇此类患者均取得满意疗效。

[**例2**]周某,女,30 岁,回族,农民,右上腹胀痛不适 2 月余伴

乏力、纳差,起初未引起重视,2012年3月上述症状加重而就诊于解放军第五医院,经检查,确诊为慢性乙型病毒性肝炎,遂住院治疗(具体方案不详),治疗两月症状未见明显减轻。于2012年7月求诊于裴老门诊。症见:右上腹胀痛,纳差,厌食油腻之品,倦怠乏力,口苦咽干,小便少,色黄,大便可,舌质红、苔黄,脉弦滑数。乙肝三系统:HBsAg(+)、HBeAg(+)、HBcAb(+);HBV-DNA:$4.26×10^7$/L;肝功能:ALT530U/L,AST499U/L,余项正常。腹部B超检查示:肝脏弥漫性改变,脾脏厚:48mm,门静脉内径:13mm;胆囊大小:5.8×1.7cm、壁厚:0.5cm、囊壁毛糙,内有泥沙样结石。裴老诊断为:(1)慢性乙型病毒性肝炎(活动性)大三阳,肝硬化早期;(2)慢性胆囊炎、胆石症。中医证属肝气郁结,脾虚湿盛。治宜疏肝健脾,清热解毒,佐以活血化瘀。用方以"强肝核心"(黄芪30g、丹参30g、当归10g、白芍10g、秦艽10g、板蓝根15g)和"胆胰合症方"为基础加"降酶合剂",另加茵陈20g、三棱10g、莪术10g,两日一剂,水煎服,同时配合西药阿德福韦酯10mg每日一次,服药两月。复诊,右上腹胀痛已消失,饮食佳,无倦怠乏力症状,巩膜无黄染,小便好转。查肝功能:ALT163U/L,AST140U/L;HBV-DNA:$3.10×10^5$/L,腹部B超检查:脾脏厚41mm、门静脉内径11mm、胆囊大小6.4×1.4cm、壁厚0.28cm,囊壁略毛糙。上方继服,期间因患者居地较远,未及时复诊,但持续原方服用,四疗程后,再次复诊,查乙肝三系统:HBsAg(-)、HBeAg(-)、HBcAb(-);HBV-DNA:0.00/L;肝功能:ALT23U/L,AST27U/L。腹部B超检查示:肝脏弥漫性改变,脾脏厚40mm、门静脉内径10mm,胆囊壁光滑。原方去"降酶合剂"、茵陈,继服,以巩固疗效。

体会:针对该患者之病情,裴老在治疗初期,因合并胆囊炎,故以"强肝核心"加"胆胰合症方"为基础,兼疏肝健脾、活血化瘀。"胆胰合症方"是裴老经临床实践总结而成,主要成分为:柴胡10g、枳实10g、白芍10g、甘草6g、川芎6g、香附6g、元胡10g、川楝子20g、制乳香 6g、制没药 6g、大黄 6g、黄连 6g、黄芩 10g、丹参 30g、木香 10g、草蔻 10g、公英 15g、败酱 15g、干姜 6g。方中之柴胡、白芍、枳实、甘草为四逆散，以透邪解郁、疏肝理脾，缓解右胁胀满；大黄、黄连、黄芩，清热泻火，治口苦咽干之症；丹参、木香、草蔻，行气和胃减轻纳差症状；元胡、川楝子、制乳香、制没药，活血化瘀、行气止痛消除上腹疼痛；干姜温阳散寒；加茵陈、栀子以退患者巩膜之黄染；加三棱、莪术等软坚散结药物以消散肝硬化早期之脾大；用公英、败酱等清热泻火药以降低转氨酶。另外，强肝核心之黄芪、当归、丹参等扶正固本药贯穿治疗始末。治疗末期，患者诸症消失，各项检查指标均降至正常，为防止复发，继服强肝汤，巩固疗效。

五、结论

在我国，中医药治疗乙肝已有长远的历史，历代名家积累了丰富的临床经验，但对乙肝病毒之西医微观理论认识不足，故对其治疗仅停留于中医宏观辨证论治方面，忽略了病原体的致病性；西医在抑制乙肝病毒复制方面具有绝对优势，而对机体反应性缺乏全面认识。裴老在临床中利用现代医学之先进技术，将西医诊断与中医辨证论治有机结合，使中医宏观理论深入到西医之微观体系中。在西医诊断明确的情况下进行辨证论治。病证不同而用药各有所异，转氨酶升高者用清热解毒药；若合并胆囊炎症状者选用"胆胰合症方"以清热解毒、行气活血、止痛；巩膜黄染者加茵陈以退黄。同时辅以西药降低病毒复制，从而使中西两种医学在疾病诊治方面达到高度统一。临床中每治此类患者疗效均显著，运用此法治愈乙肝患者已有多例。裴老治疗乙肝患者时，全程应用中药，充分发挥中医药之优势，从而提高患者生活质量，减缓病情发展，延长患者生存期之目的。

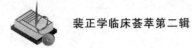

参考文献

[1]陈红云等.中医对乙型肝炎的认识及治疗应用[J].世界临床药物,2012,33(9):523~527.

[2]张清科.乙肝汤联合拉米夫定治疗慢性乙型肝炎临床疗效观察[J].中国医药指南,2010,8(10):112~113.

[3]张桂琼.裴正学临床荟萃[M].兰州:甘肃科学技术出版社,2012:84~88.

[4]邝卫红.许鑫梅教授治疗慢性乙型肝炎经验介绍[J].新中医,2006,38(9):13~14.

裴正学教授治疗溃疡性结肠炎的经验

展文国

【摘要】目的：介绍裴正学教授治疗溃疡性结肠炎的临床经验。方法：通过门诊典型病例，以用附子理中汤、参苓白术散、柴胡疏肝散、葛根黄芩黄连汤等常用方剂加减治疗。结果：中药可以有效改善患者临床症状，促进溃疡愈合。结论：辨证施治对溃疡性结肠炎的临床症状和溃疡愈合效果显著。

【关键词】溃疡性结肠炎；辨证论治；经验；裴正学

溃疡性结肠炎（UC）是结肠慢性非特异性炎症，属于自身免疫性疾病。肠镜见肠黏膜弥漫性充血、水肿、产生溃疡[1]。临床表现为持续、反复发作的腹泻，黏液脓血便，伴腹痛，里急后重和全身症状。

一、病因病机

裴正学教授认为溃疡性结肠炎多为饮食不节，或脾胃虚弱，湿热积滞，蕴结肠道，阻碍气血运行，湿热下注则成泄泻。热伤血络，化腐成脓，损伤肠黏膜形成溃疡。腹泻日久，脾肾阳虚下关不固而成"五更泻"。久病耗伤气血，溃疡久不愈合，又因饮食不但而反复发作。因此，脾胃气虚，肾阳不足，湿热下注是本病之主要病机。临床辩证应区分寒、热、虚、实。大便清稀,完谷不化属寒症;大便色黄而臭,泻下急迫,肛门灼热属热证;湿热困脾、肝脾不和属实证;脾胃气虚,脾肾阳虚属虚证;寒热互结,虚实夹杂属本虚标实之证。治疗应扶正去邪,标本兼治。

二、治法与方药

裴正学教授积多年临床经验,总结出以健脾祛湿,疏肝和胃为主的治疗方法。健脾祛湿法:参苓白术散加减。党参、炒白术、茯苓、甘草、炒扁豆,山药,砂仁,薏米。温肾固涩法:实脾散合合四神丸。常用药物:破故纸、吴茱萸、肉蔻、干姜。疏肝理气和胃法:柴胡疏肝散加减。常用药物:柴胡、枳实、白芍、甘草。清热燥湿止泻法:葛根黄芩黄连汤加减。常用药物:葛根、黄芩、黄连、甘草、苍术、厚朴,陈皮。加减:泄利清谷,加附子、干姜。口苦口渴,舌苔白黄腻加半夏、柴胡;腹痛加当归、白芍、木香、槟榔、枳实以行气活血止痛。

三、验案举例

[验案一]何某,男,46岁。间歇性腹泻2年。每次黎明前肠鸣腹泻,泄后痛减,服用思密达和补脾益肠丸症状减轻。形寒肢冷,倦怠乏力,腰膝冷痛,舌淡苔白,脉沉细。肠镜检查:肠黏膜充血水肿、糜烂。粪便常规:红细胞10个/视野,脓细胞(++)。诊断:溃疡性结肠炎。辩证:脾肾阳虚。治法:温肾健脾,固涩止泻。方用实脾散合四神丸加减。药物组成:茯苓10g,白术10g,草寇6g,附子6g,干姜6g,破故纸10g,吴萸6g,五味子3g,大枣4枚。水煎服,1剂/d。14剂。嘱饮食宜清淡。二诊,服药后腹泻减轻,怕冷腰酸好转。腹胀乏力加枳实10g。连续加减服用三月,诸证痊愈。

[验案二]李某,男,45岁,腹痛腹泻两年。两年内经常腹泻,进食油腻及辛辣饮食即泻,泻后痛减,泻下脓血样便,肛门灼热,里急后重,舌红苔黄腻,脉滑数。肠镜检查:结肠黏膜有多发性溃疡病灶

水肿。大便常规:潜血(阳性),脓细胞(++)。诊断:溃疡性结肠炎。中医辨证属湿热瘀滞肠道,气滞血瘀。治以清热燥湿,行气活血。方用葛根黄芩黄连汤加减。药物组成:葛根20g,黄芩10g,黄连6g,甘草6g,木香6g,当归10g,白芍10g,槟榔10g,枳实10g 红藤30g。水煎服,1剂/d,7剂。二诊,服药后脓细胞消失,腹痛减轻,乏力,舌苔薄黄,脉滑,症属湿热困脾,加炒白术10g健脾燥湿,上方加减服用半年余,经肠镜检查溃疡愈合,诸症好转。

四、体会

溃疡性结肠炎病程长,病情轻重不等。可见于任何年龄,但以20~30岁为多见,男稍多于女。

溃疡性结肠炎属中医的"痢疾"、"泄泻"等范畴。其病因与外邪内侵、饮食所伤、内伤七情、脾胃气虚、肾阳亏虚有关,病机为本虚标实,以脾虚为本,湿热瘀积为标,治以健脾益气,补肾温阳,清热除湿,兼以活血化瘀为总的治疗原则[2]。

溃疡性结肠炎,病初以湿热蕴滞肠道,热伤血络为主,治以清热化湿,行气活血,方用葛根芩连汤加减。病情缓解后多呈现脾肾阳虚的症候,以四神丸、附子理中汤等加减进退。本病病史缠绵难愈,病变过程复杂,往往虚实兼挟,寒热互见,以乌梅丸、半夏泻心汤、附子理中汤加减。上述治疗尤需强调行气与活血的作用,因"调气则后重自除,行血则便脓自愈"。研究表明:葛根黄芩黄连汤对大肠杆菌内毒素、痢疾杆菌所致腹泻有较强抗炎作用,能改善毛细血管通透性和渗出水肿。中药活血化瘀对溃疡性结肠炎局部结肠黏膜充血水肿、溃疡糜烂有很好的愈合作用[3]。

参考文献

[1]中国中西医结合学会消化系统疾病专业委员会.溃疡性结肠炎中西医结合诊治方案 [J]. 中国中西医结合消化杂志,2010

(16):31~34.

　　[2]李明,韩文冬.中西医结合治疗溃疡性结肠炎[J].西部中医药 2011,07:79~81.

　　[3]常宁甫.溃疡性结肠炎的中医治疗进展[J].江西中医学院学报.2009.02:67~69.

《中国实用医药》2012 年 23 期

裴正学教授治疗乙型肝炎的临床经验

展文国

【摘要】通过分析典型验案,对裴正学教授运用强肝汤、乙肝灵、乙肝康及胆胰合症方治疗乙型肝炎的经验进行总结。

【关键词】乙型肝炎;强肝汤;治疗经验;裴正学

裴正学教授是我国著名的中西医结合专家,主任医师,博士研究生导师,国家级高徒导师,中国中医药学会终身理事,甘肃省肿瘤医院首席专家。裴教授学贯中西,医学理论深厚,临床经验丰富。对于乙型肝炎他提出以扶正固本,活血化瘀,清热解毒,疏肝理气,健脾祛湿,衷中参西的治疗大法,临床治疗效果理想,值得大力推广和学习。笔者经常临诊其侧,现将裴老治疗乙型肝炎的经验报告如下:

乙型肝炎是有乙肝病毒(HBV)引起的以肝脏损害为主要临床表现的一种传染性疾病。发病率高,病程长,传染性强,部分患者及病毒携带者可发展为肝硬化、肝癌,其危害性已引起全社会的关注。乙型肝炎约有5%~15%可发展为肝硬化,有3%~4.7%可发展为肝癌。其传播途径主要为输血传播、医源性传播、母婴传播和接触传播[1]。

一、裴教授治疗乙型肝炎的基本方剂

1.强肝汤:该方是裴正学教授在山西中医药研究所"强肝汤"基础上加减而成[2],药物组成:当归10g,白芍10g,生地12g,黄精20g,黄芪30g,郁金10g,党参15g,泽泻10g,甘草6g,山楂10g,丹参30g,秦艽10g,神曲10g,板蓝根10g,茵陈20~30g等。其中当归、白芍、黄芪、丹参、秦艽、板蓝根是本方之核心药物。水煎服,1剂/2d,分四次口服。全方具有益气健脾,清热化湿,保肝退黄之功,用于乙型肝炎气血不足,肝胃两虚者。

2.乙肝灵颗粒和乙肝康丸[3]。两方均系裴正学教授经验方。乙肝灵有当归、白芍、黄芪、丹参、秦艽、板蓝根,郁金,神曲等二十余味纯中药组成,共研为末,每服10克,2次/d。具有益气健脾,活血化瘀,清热解毒之功,配合汤药服用。

乙肝康有牛膝、丹参、麦冬、甘草、生地、熟地、白芍、黄芪、板蓝根、茵陈、山楂、虎杖等二十余味纯中药组成,共为细末,炼蜜为丸,每服1丸,2次/d。

具有益气健脾,活血化瘀,清热解毒,软坚散结之功。用于乙肝、肝硬化、肝腹水患者。服药期间禁食辛辣刺激、油腻饮食。保持心情舒畅,劳逸结合,以利肝病康复。此两方均有保肝降酶,补气养血,促进肝病恢复之功,虽用于乙肝,但对于甲肝、丁肝、戊肝等肝炎均有很还的疗效。

3.胆胰合症方:柴胡10g,枳实10g,白芍10g,炙甘草6g,川芎6g,香附6g,木香6g,丹参10g,草蔻6g,大黄6~10g,黄芩10g,黄连6g,元胡10g,川楝子20g,制乳没各6g,干姜6g,蒲公英15g,败酱草15g。水煎服,1剂/d,分二次服。全方具有疏肝理气,活血化瘀,清热解毒之功,用于乙型肝炎,肝硬化,肝癌,胆汁返流性胃炎等属肝郁脾虚,湿热蕴结者。临症加减:热客少阳,往来寒热,心烦喜呕加小柴胡汤;心烦易怒,口干口苦,食欲差加柴胡疏肝散;黄疸加茵陈 20~30g、山栀子 10g、大黄 6~10g 清热利湿退黄;转氨酶升高乃邪气有余,加金银花、连翘、蒲公英、败酱草、白花蛇舌草、半枝莲等清热解毒药;A/G 倒置属正气亏虚加黄芪、丹参、当归、黄精、何首乌、旱莲草等益气滋阴药。其中黄芪、丹参用量达 30 克,益气健脾,扶正固本;腹胀纳差加厚朴、苍术、莱菔子;恶心呕吐加旋复花、代赭石、半夏、生姜等降逆和胃止呕;腹水加茯苓、泽泻、车前子、葫芦皮;病久入络肝脾肿大者三棱、莪术、鳖甲、牡蛎、红花软坚散结药[4]。

二、验案举例

[验案一]王某,男,32 岁,因厌食乏力,恶心三月来诊。患者于半年前无明显诱因自感乏力,厌食恶心,腹胀,口苦口干,小便黄溺。在某医院查肝功 ALT130mmol/L,AST80mmol/L,总蛋白 76g/L,白蛋白 50g/L,球蛋白 26g/L,A/G=1.7,0×10+6,HBSAg(+),抗 HBc(+),HBEAg(+),HBVDNA $6.5×10^6$。B 超提示:肝脏弥漫性病变,脾厚 38mm,pv 内径 10mm,查体肝脾异常,巩膜无黄染。舌质红,苔黄腻,脉弦滑。西医诊断:病毒性肝炎,乙型慢活肝,大三阳。中医辨证:肝郁脾虚,湿热蕴结。治以疏肝解郁,清热利湿解毒。方用柴胡疏肝散、小柴胡汤、五味消毒饮加减。柴胡 10g,枳实 10g,白芍 10g,甘草 6g,香附 6g,川芎 6g,陈皮 6g,半夏 6g,黄芩 10g,党参 10g,金银花 15g,蒲公英 15g,连翘 15g,败酱草 15g,白花蛇舌草 15g。水煎服,14 剂,1 剂/2d,分四次服。同时服用乙肝灵、乙肝康丸。拉米夫定,0.1,1 次/d,二诊,服药后恶心、口苦、腹胀、乏力均有好转,舌苔白,脉弦滑。投以强肝汤加五味消毒饮。当归 10g,白芍 10g,生地 12g,黄精 20g,黄芪 30g,郁金 10g,党参 15g,泽泻 10g,甘草 6g,山楂 10g,丹参 30g,秦艽 10g,神曲 10g,板蓝根 10g,茵陈 20g,金银花 15g,蒲公英 15g,连翘 15g,败酱草 15g。上方坚持服用三月以上,肝功正常,精神食欲俱佳,无明显不是,查三系统变为小三阳,

患者自己停药,三月后复查,DNA2.8×10⁴,病情反复,继以此方加减服用一年以上,并配合拉米夫定治疗,检查 HBVDNA 小于检测值,三系统转阴,病告痊愈。

[验案二]李某,女,48 岁,因右上腹部胀痛伴恶心口苦 2 月来诊。患者于 2 年前因胆囊炎住院治疗,查出患有乙肝大三阳,经治疗后病情好转。进二月因进食油腻饮食,工作劳累,出现上述症状。查体:肝肋缘下 2.5cm,剑突下 4cm,肝区扣痛(+),脾脏肋缘下 3cm,质地硬,墨菲氏征(+),腹水征(+)。刻下征:右上腹胀痛向后背放散,腹胀,口苦,乏力,纳差,消瘦,面色灰暗,舌质暗红,苔黄厚腻,脉弦细。化验:总蛋白 68g/L,白蛋白 40g/L,球蛋白 28g/L,A/G=1.43,γ23%,HBVDNA3.0×10+4,HBSAg(+),抗 HBc(+),HBEAg(+),B 超提示:肝脏弥漫性病变,脾厚 42mm,pv 内径 13mm,胆囊双边影。脉弦滑。西医诊断:病毒性肝炎,乙型慢迁肝,大三阳。中医辨证:肝胆湿热,脾虚气滞,肝脾血瘀。治则:疏肝理气,活血化瘀,清热除湿。方药:胆胰合症方加强肝汤核心加减。柴胡 10g,枳实 10g,白芍 10g,炙甘草 6g,川芎 6g,香附 6g,木香 6g,丹参 10g,草蔻 6g,大黄 6~10g,黄芩 10g,黄连 6g,元胡 10g,川楝子 20g,制乳没各 6g,干姜 6g,蒲公英 15g,败酱草 15g,当归 10g,白芍 10g,黄芪 30g,丹参 30g,秦艽 10g,板蓝根 10g。水煎服,1 剂/2d,30 剂。配合服用乙肝灵、乙肝康丸。拉米夫定抗病毒治疗。古圣Ⅰ号、古圣Ⅱ号交替服用,先服Ⅱ号,后服Ⅰ号,三天一交替。(两药系裴教授依据《金匮要略》"硝石矾石散",精心研制而成,用于治疗肝硬化腹水及其他水肿。)二诊,服药后上腹部胀痛、口苦乏力均好转,腹水消失,舌红苔白,脉弦细。症状改善以扶正固本治疗。方用强肝汤加白术 10g,茯苓 10g,陈皮 10g,半夏 6g,30 剂。三诊,服药后诸症均明显好转,以强肝汤加香砂六君子汤巩固疗效,并配合乙肝灵、乙肝康坚持服用两年余病情痊愈,后随访病情未见反复,能够参加轻微体力劳动,生活能够自理。

三、体会

乙型肝炎是由乙肝病毒(HBV)引起的传染性免疫性疾病,传染性强,潜伏期长,病毒迁延不愈,病史演变多变复杂。最新数据表明乙型肝炎10%~20%发展为肝硬化,大三阳10%发展为肝癌,小三阳约3%~4.7%发展为肝癌。乙型肝炎的发病率越来越高,严重威胁人民的生命安全,我国著名的中西医结合专家裴正学教授从事医教研50余年,对乙型肝炎的治疗有其独到的临床经验。

裴教授认为乙型肝炎属祖国医学的"胁痛"、"积聚"、"胃脘痛"范畴。乙肝病机主要是机体正气亏虚,感染乙肝病毒,邪客少阳,正虚邪恋,湿热疫毒相搏,致病势缠绵不愈,病情反复波动。《内经》云"正气内从,邪不可干","邪之所凑,其气必虚"。故裴教授以益气健脾,活血化瘀为基本治法,拟方强肝汤:当归10g,白芍10g,生地12g,黄精20g,黄芪30g,郁金10g,党参15g,泽泻10g,甘草6g,山楂10g,丹参30g,秦艽10g,神曲10g,板蓝根10g,茵陈20g,方中党参、黄芪、山药、黄精、甘草益气健脾。当归、白芍、丹参养肝活血。生地清热滋阴,郁金行气开郁,理气止痛。泽泻、茵陈清热利湿退黄。山楂、神曲以助消化。秦艽、板蓝根清热除湿解毒,调节肝脏植物神经功能紊乱。诸药合用,共奏益气健脾,养肝活血之功。研究表明,强肝汤具有保护肝细胞、抗脂肪肝、抑制肝纤维化、促进肝细胞再生、降低血清转氨酶、促白蛋白合成和抑制两种球蛋白升高的作用。还可改善肝内血流循环和门脉循环的作用。乙型慢迁肝重在和解少阳,方用小柴胡汤加强肝汤加减;乙型慢活肝肝功能受损,病毒复制活跃,此时用核苷类抗病毒药抑制病毒之复制,中药以扶正与祛邪兼顾,强肝汤加上五味消毒饮益气健脾,清热解毒。表面抗原属免疫应答反应,使之转阴需持之以恒,坚持服药,方可转阴。治疗3年以上,转阴率可达50%。通常以小柴胡汤加强肝汤疗效满意。裴老认为治疗乙肝重在疏肝健脾治其本,清热解毒以降酶,持之以恒治表抗为主要理论依据。中药配合抗病毒用药，坚持服用是取得疗效的关键，例一患者经治疗好转，停药后又复发，继续联合用药一年以上，病毒复制低于检测水平。对于急性重症肝炎，其病机为痰、热、火毒瘀结，热入营血属实证，以清热凉开，醒脑开窍为治则，方用桃核承气汤、犀角地黄汤加减；慢性重症肝炎正气不足，气血暗耗，阴阳互损，湿热羁留，清窍蒙蔽，表现为正虚邪恋，病史迁延难愈。最终导致肝脾肾多脏亏虚，阴阳俱损的危重证候。慢性重症肝炎多在慢性活动性肝炎、肝硬化的基础上发生，治疗以清热利湿，疏肝健脾为大法，常用三黄泻心汤、茵陈蒿汤、五味消毒饮、加上丹参、黄芪益气活血，茯苓、泽泻等健脾利湿，使湿邪从小便而出。

对于肝病肝脾肿大，裴老认为疏肝健脾与活血化瘀相伍，可有效改善肝纤维化。肝纤维化从中医看属瘀血证，运用活血化瘀法可使肝脏软化，脾脏缩小，血小板上升，改善瘀血症状。三棱、莪术、延胡索、川楝子、制乳香、丹参、土鳖虫、水蛭、大黄等均可酌用。现代药理学研究表明，丹参等上述化瘀药有促进肝细胞再生的作用，能扩张血管，增加肝血流量，改善肝脏瘀血症状。

慢性乙型肝炎至今无有效地办法，在缓解临床症状，改善肝功能指标，延缓和逆转纤维化方面，中医药有着举世公认的疗效。

参考文献

[1]裴正学.病毒性肝炎，中西医结合实用内科学[M].兰州：甘肃科技出版社，2010，12：113~123.

[2][8]裴正学.强肝汤，新编中医方剂学[M].兰州：甘肃科技出版社，2008.02：246~247.

[3]裴正学.乙肝康，裴正学医学笔记[M].兰州：甘肃科技出版社，2008.02：316~317.

[4]裴正学.裴正学教授治疗肝病的经验，裴正学医学经验集

[M].兰州:甘肃科技出版社,2003.02:394~396.

[5]裴正学.裴正学医学经验集[M].兰州:甘肃科技出版社2003.02:350.

[6]张秋云,钱英,姚乃礼.中医药诊治慢性重症肝炎现状分析[J].陕西中医,2005.26(1):91~93.

[7]陈倩,全秋香,何泽宝.慢性肝炎病人抑郁状况分析及护理[J],护理学杂志.2001.16(8):467~469.

发表:《医药前沿》2012年5期

运用裴氏胆胰合症方治疗胆囊切除术后综合征的体会

骆世光　　党永生　　张玉洁　　刘怀刚

何建文　　张德伟　　李慧

【摘要】裴氏胆胰合症方是我国著名中西医结合专家裴正学教授积 50 年临床经验而形成的治疗胆胰疾患的经验方。以裴老"西医诊断,中医辨证,中药为主,西药为辅"的中西医结合十六字方针为指导,运用该方治疗胆囊切除术后综合征,收到了显著的疗效,通过不断的实践总结,体会到该方功能疏肝和胃、清热利湿、行气活血,恰与胆囊切除术后综合征肝胃不和、湿热中阻、气滞血瘀之病机相合,若辨证准确,运用得当,可收桴鼓之效。

【关键词】裴氏胆胰合症方;胆囊切除术后综合征;体会

文献标识码:A　文章编号:1004-2725(2014)11-0866-03

胆囊切除术后综合征(post cholecystectomy syndrome,PCS) 是指在胆囊切除术后患者原有症状未消失,或在此基础上又有新症状发生的一组症候群,包括轻型非特异性的消化道症状 (食欲减退、恶心、嗳气、腹胀等)和特异性的胆道症状(右上腹痛、胆绞痛、黄疸等)[1]。此病临床发病率较高,西医主要采取消炎、抑酸、解痉和改善胃动力等疗法,但效果不佳。大量临床实践证实,中医药在此病的治疗方面有着独特的优势[2]。现将运用裴氏胆胰合症方治疗此病的体会介绍如下。

一、裴氏胆胰合症方组方及分析

裴正学教授是我国著名的中西医结合专家，在国内首先提出"西医诊断、中医辨证、中药为主、西药为辅"的中西医结合十六字方针，并以此指导临床各科疾病的治疗，取得了显著成效，尤其在消化系统疾病的诊治方面疗效卓著。裴氏胆胰合症方是裴老积50年临床经验而形成的治疗胆胰疾患的经验方，具体组成为：柴胡10g、枳实10g、白芍10g、甘草6g、川芎6g、香附6g、丹参20g、木香10g、草蔻10g、大黄6g、黄连6g、黄芩10g、元胡10g、川楝子20g、制乳没各6g、干姜6g、蒲公英15g、败酱草15g[3]。方中柴胡入肝胆经，升发阳气，疏肝利胆，解郁升清；枳实理气解郁，泄热破结，二药相配，一升一降，调和肝胃气机。白芍酸甘，缓急止痛，与枳实相伍，可理气和血。甘草调和诸药，与白芍相伍又能缓急止痛。大黄、黄连、黄芩清热燥湿、通利胆腑。元胡、川楝子疏肝解郁、行气止痛，制乳香、制没药活血瘀，四药相伍，行气活血以止痛。丹参、木香、草蔻降气和胃，化瘀止痛。公英、败酱草清热解毒以助三黄清热燥湿之功，伍以干姜一味，防苦寒伤中。诸药相合，共奏疏肝和胃、清热利湿、行气活血之效。用于治疗胆囊切除术后所致胆汁分泌障碍引起的化功能减退、胁痛等症疗效颇佳。

二、裴氏胆胰合症方在"胆囊切除术后综合征"中的运用

祖国医学中无"胆囊切除术后综合征"病名，据其临床表现，此病属中医学"胁痛"、"胃脘痛"等病范畴[4]。胆囊切除术后或因结石残留，或因继发性胆道感染，或因oddis括约肌痉挛狭窄，胆汁粘郁阻而使湿热蕴结，肝胆气机逆乱，失于疏泄，或因手术伤及气血，耗损正气，肝胃失和，也可因术中损伤肝胆经络，血瘀气滞所致[5]。因此，肝胃不和，湿热中阻，气滞血瘀为此病病机，疏肝和胃，清热利

湿,行气活血则为其治疗大法。

(一)辨证论治根据

胆囊切除术后综合征的主要临床表现,结合其病机特点分为以下四个证型辨证论治①肝胃不和型:主要表现为胸肋胀满,胃脘胀痛,泛酸烧心,嗳气呃逆,食少纳差,口苦口干,舌红,苔薄白,或薄黄,脉弦,或滑数。治以疏肝和胃,理气止痛。方用裴氏胆胰合症方加减。胸脘闷胀者,合用越鞠丸;嗳气呃逆甚者,加旋覆花10克,生赭石15克,丁香6g,柿蒂10g;泛酸烧心者,加生龙骨15g、生牡蛎15g、乌贼骨15g;泛酸烧心明显且伴有胃黏膜糜烂者,加明矾3g(烊化),煅瓦楞子15g。②肝胆湿热型:主要表现为胁肋胀痛,痛彻右肩背,腹胀纳差,厌食油腻,或寒热往来,或高热不退,身目发黄,小便黄赤,大便干结,或溏泄,舌红,或暗红,苔黄腻,或厚,脉弦滑数。治以疏肝利胆,清热化湿。方用裴氏胆胰合症方加减。湿热毒盛,高热不退者,加二花、连翘、白花蛇舌草、半枝莲;身目发黄、小便黄赤者,合用茵陈蒿汤;大便干结者,去干姜,大黄加至10g,如不济合用大承气汤或小承气汤。③肝郁脾虚型:主要表现为脘胁胀痛,痛势绵绵,腹胀纳呆,神疲乏力,少气懒言,面色萎黄,大便溏薄。舌淡苔白,脉弦细,或缓弱。治以疏肝理气,健脾和胃。方用裴氏胆胰合症方加减。肠鸣泻加川椒6g,甚者合用附子理中汤;胃胀纳差、神疲乏力者,合用半夏泻心汤、香砂六君子汤。④肝胃阴虚型:主要表现为脘胁灼痛或隐痛,泛酸嘈杂,饥不欲食,腹胀便干,急躁易怒,口苦咽干,舌红少苔,或无苔,少津,脉弦细数。治以疏肝和胃,滋阴清热。方用裴氏胆胰合症方合叶氏养胃汤加减。胸背或手足心热者,合用清骨散。

(二)用药心得

胆囊切除术后综合征的基本病机为肝胃不和,湿热中阻,气滞血瘀,前述四型治法虽异,但总不离疏肝和胃,清热利湿,行气活血之大法。胆为六腑之一,以通为用,以降为和,肝胃不和,湿热中阻每致胆气不利,通降失职,"三黄"清热燥湿,又可通降胆腑,其中大黄之用尤为关键,大便干者必加致10~20g后下以通之。若脾虚不任攻伐者,伍以肉苁蓉20g,制性存用,攻补兼施。初病在气,久病及血,气滞血瘀,故见脘胁胀痛,如《临证指南医案》云:"凡气既久阻,血亦应病,循行之脉络自痹"[6]乳香、没药化瘀止痛,疼痛轻者各用6g,重者必用致10g方效。元胡、川楝子行气止痛,其中川楝子入肝经,清肝胆之热,行肝胆之滞,湿热明显者,尤为要药。临床见症以胃脘胀满、嗳气反酸为主,胃镜提示慢性胃炎或胆汁反流性胃炎者,可用胆胰合症方核心(柴胡10g、枳实10g、白芍10g、甘草6g、木香10g、大黄6g、黄连6g、黄芩10g)合用香砂六君子汤、半夏泻心汤。

三、病案举例

[病例1] 李某,男,66岁,武威市凉州区四十里堡农民。于2013年3月来我院就诊。因"结石性胆囊炎"于2012年12月在本院行"胆囊切除术",术后反复出现两肋胃脘胀痛,口苦纳差,腹胀便秘,曾多次经腹部B超检查未见异常。五天前上述症状加重,并感全身困重,口干口腻,恶心欲吐,烦躁易怒,全身潮热,小便色黄,在本院普外科住院输液治疗未见好转,隧转我科,查看病例:上腹部彩超、CT及肝功能检查未见异常;胃镜示:轻度浅表性胃炎。查体:身体消瘦,精神差,双侧巩膜及全身皮肤无黄染,浅表淋巴结无肿大,心肺无明显阳性体征,腹平软,上腹部及双肋下有轻压痛,肝脾不大,肝区叩击痛呈弱阳性,无移动性浊音,肠鸣音活跃,舌质红,苔黄厚腻浊,脉弦滑数。西医诊断:胆囊切除术后综合征。中医辨证:肝胃不和,湿热中阻。治以疏肝和胃,清热祛湿,行气活血。方用:裴氏胆胰合症方加减:柴胡10g、白芍15g、枳实10g、甘草6g、香附6g、川芎6g、丹参20g、木香10g、草豆蔻10g、元胡6g、川楝子20g、制乳没各6g、蒲公英15g、败酱草15g、大黄6g、黄连3g、黄芩

9g、半夏6g、陈皮6g、茯苓10g。服药7剂,水煎服,三日两剂,每剂煎300ml,分三次服用,一日两次。服七剂后上述症状明显减轻,大便通畅,食欲增加,自诉汗多,胃酸,舌质淡红,苔薄腻微黄,脉弦滑稍数。原方减干姜、川椒,加生龙骨15g、生牡蛎15g、乌贼骨15,黄芪30g,续服10剂,诸症悉除,随访至今未复发。

[病例2]赵某某,女,47岁,武威市凉州区清水乡王庄村农民,于2013年6月5日前来本科就诊。因"胆囊炎并胆囊多发性结石",于2013年2月2日在武威市人民医院胸外科行"腹腔镜胆囊切除术",术后出现间断性两肋胀满疼痛不适,腹胀纳呆,少气懒言,大便稀薄,乏力纳差,腹痛。在武威市各大医院检查:血、尿、便常规、血淀粉酶、肝肾功电解质、腹部彩超、胃镜均正常。西医给予输液抗炎、抑酸止痛等对症治疗,仍不见好转,上述症状反复出现,随来本科治疗。翻阅患者各医院所做检查:未发现明显异常。查体:患者精神差,面色苍白,舌淡苔薄,脉缓弱,口苦口干,左右两肋下轻压痛,余未见阳性体征。诊断为:胆囊切除术后综合征。中医辨证:肝胃不和,肝郁脾虚。治以疏肝和胃,健脾益气,佐以清热化湿,行气活血。方用裴氏胆胰合症方加减:柴胡10g、白芍15g、枳实10g、甘草6g、香附6g、川芎6g、丹参20g、木香10g、草豆蔻10g、元胡6g、川楝子20g、制乳没各6g、蒲公英15g、败酱草15g、砂仁6g、党参10g、陈皮6g、白术15、茯苓10g、干姜6g、制附片6g。水煎服,一日一剂,连服十剂,诸症皆除,随访至今未复发。

四、体会

胆囊切除术后综合征多见于胆囊炎并胆囊结石行胆囊切除术后,因胆囊炎并胆囊结石多并发胆汁反流性胃炎或胆源性胰腺炎,影响食物的消化和吸收,出现腹痛、腹胀、反酸、嗳气、恶心、呕吐,术后胆囊浓缩胆汁功能缺失,大量的原胆汁直接进入肠道,改变了肠道正常的酸碱度和生理功能,使消化不良的症状进一步加重[7]。

目前，西医对此病的治疗多用消炎抑酸，解痉和改善胃动力等方法，但临床疗效欠佳。中医药学历史悠久，博大精深，认为此病属"胁痛"、"胃脘痛"范畴，病机为肝胃不和，湿热中阻，气滞血瘀。近年来中医药临床工作者在此病的辨论治方面积累了丰富的经验，突显出了大量的有效方剂，裴氏胆胰合症方就是其中之一。裴氏胆胰合症方是我国著名中西医结合专家裴正学教授积50年临床经验而形成的治疗胆胰疾患的经验方。方中柴胡疏肝散疏肝解郁，行气止痛；三黄泻心汤配合丹参、木香、草豆蔻清热燥湿，和胃降逆；初病气滞，病久血瘀，故以乳香、没药活血化瘀，元胡、川楝子行气止痛；久病中虚，肠鸣腹泻，以干姜温中散寒，健脾止泻；蒲公英、败酱草清热利湿，以助三黄燥湿和胃之功，诸药并用，功能疏肝和胃，清热利湿，行气活血，恰与胆囊切除术后综合征之病机相合，经过大量临床实践，认为以该方加减治疗胆囊切除术后综合征，若辨证准确，运用得当，可收桴鼓之效，值得临床推广运用。

参考文献

[1]郑树国,王小军.胆囊切除术后综合征[J].中国实用外科杂志,2008,28(6):510~512.

[2]孙飞,彭海燕.胆囊切除术后综合征的中医认识和治疗进展[J].世界华人消化杂志,2010,18(16):1694~1700.

[3]裴正学.裴正学医话医案集[M].兰州:甘肃科学技术出版社,2008:56.

[4]尹哲,臧海洋.胆囊术后综合征证治规律探讨[J].光明中医,2011,26(8):1683.

[5]王会丽.中西医结合治疗胆囊切除术后综合征临床观察[J].中国中医药现代远程教育,2013,11(9):34.

[6]清·叶天士.临证指南医案[M].北京:人民卫生出版社,2006:385.

[7]饶芳,肖艳霞,苗红宇.胆囊切除术后综合征的临床观察与分析[J].

《甘肃医药》2014 年第 33 卷第 11 期

裴正学教授治疗胆囊切除术后综合征的临床经验

展文国

【摘要】裴正学教授认为胆囊切除术后综合征的主要病因病机为肝郁脾虚,湿热内蕴,气血瘀滞。他提出病症结合,突出脏腑辨证,重视调理脾胃,培土荣木,健脾不忘化瘀,扶正祛邪,标本兼治的治疗思路。在长期的临床实践当中总结出"胆胰合症方"是治疗此病的有效方剂,并对2例验案进行分析。

【关键词】胆囊切除术后综合征;学术思想;裴正学

裴正学教授是我国著名的中西医结合专家,主任医师,博士研究生导师,国家级高徒导师,中国中医药学会终身理事,甘肃省肿瘤医院首席专家。裴教授学贯中西,医学理论深厚,临床经验丰富,对消化系统疾病辨证论治,效果显著。

胆囊切除术后综合征指胆囊切除术后所出现的与胆系病变有关的临床症候群,临床表现反复右胁部或上腹部不适,疼痛伴恶心、呕吐、消化不良、畏寒发热等。胆囊切除术后一般有25%~30%可出现一过性症状,有2%~8%可因症状持续,而需要积极治疗[1]。

一、病因病机

裴教授认为胆囊切除术后综合征中医无此病名,属于中医学

"胁痛"、"胃脘痛"等范畴。其病因病机为胆囊切除术后或因结石残留，或因继发性胆道感染，或因 Oddis 括约肌痉挛狭窄、胆汁黏稠郁阻，而使湿热蕴结，肝胆气机逆乱，失于疏泄所致[2]。或因手术伤及气血，正气耗伤，脾胃升降失和，肝郁脾虚。亦可因术中金刃伤及肝胆经络，血瘀气滞停于胁下而见胁痛[3]。裴教授认为此病与肝气郁结，胆失疏泄，肝胃不和，脾虚不运，湿热内蕴等有关。因手术伤及肝胆，驱邪未尽，加之术后生活失节而诱发，故病位在肝、胆涉及脾胃、胰腺及胃肠。

二、辨证施治思路

(一)病症结合，突出脏腑辨证

裴教授认为胆囊切除术后综合征，是指胆囊切除术后所表现的一组症候群，与胆囊术前症状相似，主要表现在以下几个方面。①慢性胆囊炎，系胆囊切除术后残端炎症。现代医学认为胆囊切除术后残留的胆囊管形成小胆囊，加之术后 T 型管引流不畅，感染导致炎症发作[4]。②胆汁返流性胃炎，系胆囊切除术后胃肠自主神经功能紊乱，胆汁反流入胃，胆酸破坏胃黏膜屏障，导致胃黏膜出现充血、水肿、糜烂等病理表现。临床以上腹灼痛，口干口苦，呕吐胆汁，嗳气泛酸为特征。西医以促胃动力、保护胃黏膜、抑制胃酸分泌等药物治疗，虽有效，但易反复发作[5]。《灵枢·本输篇》谓："胆随胃降"，若胃失和降，气机上逆，可引起胆汁反流。胆胃同为六腑，以通为用，胆囊术后中医以协调枢机、疏肝和脾、均衡中焦为主要治法[6]。③慢性胃炎，胃肠综合征。胆囊切除术后有 10%~30% 的患者出现胃肠道症状，大多数患者出现一过性症状，而只有不足 5% 的患者因症状重而需要再次手术或内镜治疗，胆囊术后胆道动力障碍(PCBD)是胆囊切除术后症状复发的重要原因之一[7]。④慢性胰腺炎。胆囊切除术后并发胰腺炎，呈胆胰合症。由于胆囊炎术后十二指肠乳头水肿、壶腹部括约肌痉挛、狭窄、胆肠通路梗阻，胆汁返流入胰腺管诱发炎症;或暴饮暴食刺激胰液过量分泌,自身消化及渗出液等炎性物质释放,使胰腺水肿、假性黏液瘤形成。临床见上腹部隐痛向两胁、前胸后背、腰部放散、胰源性腹泻、糖尿病等。以胆胰合症方加减。⑤肠粘连。术后若肠道不通气,引流液长时间停留腹中,与肠黏膜粘连,腹痛腹胀,呕吐便秘反复发作,肠鸣音亢进,形成粘连性肠梗阻,以大小承气汤,乌铃郁云合剂加减。(裴教授经验方,药物组成:乌药、金铃子、郁金、肉苁蓉、延胡索、大黄、姜黄、木香、檀香、沉香、陈皮、当归。)

(二)重视调理脾胃,培土荣木

胆囊切除术后正气受损,腹腔瘀血未去,脾气虚怯,体质较弱,因缺乏胆汁,消化不良,上腹胀满、恶心呕吐、气短等症状,则宜调理脾胃,培土荣木[8]。中药以香砂六君子汤、半夏泻心汤、平胃散等加减进退。俟脾气健旺,则木不乘土,肝气自疏,肝脾调和,气机通畅。

(三)健脾不忘化瘀,扶正祛邪,标本兼治

胆囊切除术后综合征因腹腔瘀血未去,引流不畅有关。临床见腹部剧烈疼痛,或见包块,唇舌紫暗有瘀斑等属中医"瘀血证"。《内经》云"血实者宜决之","疏其气血,令其调达,以致和平"。依据其理论,在健脾和胃的同时酌加活血化瘀药,可促进血液循环,改善瘀阻,通畅经络,从而改善瘀血造成的生理障碍和病理改变[9]。裴老著名的胆胰合症方中元胡、川楝子、制乳没、川芎活血化瘀,丹参、木香、草寇健脾开胃,正是来源于此理论。

三、治法与方药

裴教授依上述辨证思路,在长期的临床实践当中,针对胆囊切除术后综合征,总结出以疏肝和胃,活血化瘀为主的治疗方剂。疏肝和胃法:方用胆胰合症方[10]加减,常用药物有柴胡、枳实、白芍、甘草、川芎、香附、丹参、木香、草寇、大黄、黄芩、黄连、延胡索、川楝子、制乳没、干姜、蒲公英、败酱草等。益气健脾法：方用香砂六君子汤加减，药物有木香、砂仁、草蔻、陈皮、半夏、白术、茯苓、党参、甘草等。活血化瘀法：方用失笑散、小活络丹加减，常用药物五灵脂、蒲黄、制乳没、丹参、当归、白芍等。辛开苦降法：半夏泻心汤加减，药物有半夏、黄芩、黄连、柴胡、党参、干姜等。清热解毒法：五味消毒饮：金银花、连翘、蒲公英、败酱草、白花蛇舌草、半枝莲、重楼等。

四、典型验案

[案1]王某，男，45岁，患者于半年前在某医院行胆囊切除术。术后自感乏力，恶心腹胀，口苦口干，右上腹部胀痛向后背放散，小便黄溺。查肝功 ALT60mmol/L，AST80mmol/L。B超提示：胆总管结石。查体肝、脾无异常，巩膜无黄染。舌质红，苔黄腻，脉弦滑。西医诊断：胆囊切除术后综合征。中医辨证：肝郁脾虚，湿热蕴结。治以疏肝理气，清热利湿。方用胆胰合症方加减。柴胡10g，枳实10g，白芍10g，甘草6g，川芎6g，香附6g，丹参20g，木香6g，草蔻6g，大黄6g，黄连6g，元胡10g，川楝子20g，制乳没各6g，金银花15g，海金沙10g，金钱草15g。水煎服，14剂，1剂/d，分2次服。服药期间忌食肉、蛋、奶等。二诊，服药后口苦腹胀、乏力均有好转，舌苔白，脉弦滑。湿热已去，肝郁脾虚，上方去清热解毒药加半夏、陈皮、白术、茯苓各10g，坚持服药三月余，诸证均明显好转。

按 胆胰合症方重在疏肝和胃，活血化瘀，清热解毒。方中柴胡、枳实、白芍、甘草为四逆散透邪解郁，疏肝理脾。四逆散、柴胡疏肝散为治疗胆囊切除术后综合征之基础方[11]。川芎活血行气，香附理气止痛。大黄、黄芩、黄连为泻心汤。唐容川《血证论》云："方名泻心，实则泻胃，泻心即是泻火，泻火即是止血"。丹参、木香、草蔻为小丹参饮，行气止痛。元胡、川楝子、乳香、没药活血化瘀，行气止痛。干姜温阳散寒止痛。蒲公英、败酱草清热解毒。胆囊术后正虚邪恋，肝郁脾虚，以小柴胡汤，香砂六君子汤，半夏泻心汤善后。

[案2]程某,女,38岁,因右上腹部胀痛伴恶心口苦两月来诊。患者于2年前因胆囊炎胆结石手术治疗,术后每因进食油腻饮食及劳累上腹胀痛加重。既往患有乙肝大三阳。现右上腹胀痛向后背放散,腹胀纳差,口苦泛酸,乏力消瘦,舌质暗红,苔黄厚腻,脉弦细。化验:肝功能正常,HBVDNA4.0×10+3,三系统示大三阳。B超提示:肝脾未见异常,胆囊缺无。西医诊断:病毒性肝炎,胆囊切除术后综合征。中医辨证:肝胃不和,气滞血瘀。治以疏肝理气,活血化瘀。方用胆胰合症方加减。柴胡10g,枳实10g,白芍10g,炙甘草6g,木香6g,丹参10g,草蔻6g,大黄6g,黄连6g,元胡10g,川楝子20g,制乳没各6g,干姜6g,蒲公英15g,煅瓦楞15g,乌贼骨15g,明矾2g。水煎服,1剂/2d,30剂。配合服用拉米夫定抗病毒治疗。2月后患者上腹部胀痛好转,口苦泛酸减轻,舌苔薄白,脉弦滑。以胆胰合症方核心加强肝汤治疗。柴胡10g,枳实10g,白芍10g,炙甘草6g,当归10g,白芍10g,黄精20g,黄芪30g,郁金10g,党参15g,泽泻10g,甘草6g,山楂10g,丹参30g,秦艽10g,神曲10g,板蓝根10g,茵陈20g。上方坚持服用1年以上,精神食欲俱佳,无明显不是,三系统为小三阳,继以此方加减服用以巩固疗效。

按 乙肝合并胆囊炎、胆石症,手术后失于调摄,正气亏虚,邪气迷恋。肝胆湿热蕴结乃标实,脾胃亏虚是本,本虚而标实是本病之特点。肝性喜条达而恶抑郁,肝气郁结则横逆犯胃而出现胃失和降,多见心下痞硬,两胁胀痛,口苦嗳气。以胆胰合症方加味治疗病情好转。后用强肝汤益气健脾,清热利湿治疗乙肝,守方服用,方见奇功。

参考文献

[1]尹哲,臧海洋.胆囊术后综合征诊治规律探讨[J].光明中医,2011,26(08):1683.

[2]李祥林,南晋生.畅达治疗胆囊术后综合征临证经验[J].山

西中医,2000,24(01):66.

[3]郑翔,杨来.胆囊术后综合征辨证论治概况[J].甘肃中医 2009,22(08):42~43.

[4]高志林.胆囊术后综合征治疗经验[J].中医杂志 2002,43 (07):30~31.

[5]赵炜,莫智珍,姚春.中医治疗胆汁反流性胃炎的研究近况 [J].中国民族民间医药,2007,89(06):23~24.

[6]崔闽鲁.疏和饮治疗胆囊术后综合征 30 例[J].福建中医学院学报,2005,05:11~12.

[7]张海军,冯华.柴平汤治疗腹腔镜胆囊术后胆道动力障碍临床观察[J].甘肃中医 2010,23(07):44~45.

[8]许吉萍.中医药治疗胆囊术后综合征 36 例[J].中医临床研究,2011,03(16):104~106.

[9]陈红英.中医活血化瘀法的应用体会[J].光明中医.2008.23 (05):750.

[10]裴正学.裴正学医学笔记[M].兰州:甘肃科学技术出版社,2008.02:355.

[11]程文章.疏肝活血汤治疗胆囊术后综合征 62 例[J].中医药临床杂志,2010,25(05):424.

《光明中医》2013 年 07 期

膈下逐瘀汤治疗肝硬化脾肿大的作用机理探讨

展文国

【摘要】目的:探讨膈下逐瘀汤治疗肝硬化脾肿大的作用机理。方法:通过认识肝硬化的病因病机、活血化瘀法治疗血瘀证、肝硬化病理表现以及典型验案分析阐述其作用机理。结果:膈下逐瘀汤活血化瘀,行气止痛,治疗肝硬化方证合拍,药证相符。结论:膈下逐瘀汤治疗肝硬化效果显著。

【关键词】膈下逐瘀汤;肝硬化;病因病机;探讨

肝硬化(hepatic cirrhosis)是临床常见的慢性进行性肝病,是有多种病因长期作用形成的弥漫性肝损害。早期肝功损害较小,肝脏代偿能力尚可,可无明显症状,后期肝功能损害和门脉高压为主,并伴有多系统受累,晚期常出现上消化道出血、肝性脑病、继发感染、脾大腹水、癌变等并发症。

一、肝硬化脾肿大的病因病机

(一)中医文献中有关肝硬化脾肿大的记载

中医文献中没有肝硬化脾肿大此病名, 但就其临床表现和体征可属于中医"胁痛""积聚""鼓胀"的范畴[1]。《证治准绳·胁痛》云"积聚左胁多因留血作痛,右胁悉是痰积作痛,凡外之六淫,内之七情,劳役饮食,皆足以致痰气积血之病。痰气与血相搏而痛,不似右胁之痛无关于血也"。《辨证录·胁痛》云"夫胁虽为肝位,而肝必克脾,脾受肝克,则脾亦能随肝而作痛"。《证治汇补·积聚》云"壮实人无积,虚人则有之,皆因脾胃虚衰,气血俱伤,七情悒郁,痰挟血液凝结而成"。《医门法律·胀病论》云"胀病亦不外水裹、气结、血凝"。《症因脉治·内伤胁痛》云"内伤胁痛之因,或痰饮、悬饮凝结两胁,或死血停滞胁肋……皆成胁肋之痛矣"。

(二)肝硬化的病因病机

本病因为七情郁结,嗜酒过度,饮食不节,黄疸积聚失治及血吸虫感染等,导致肝、脾、肾三脏功能障碍,气、血、水瘀积腹内,腹部日渐胀大,而成鼓胀。病久入络,肝脾血瘀,胁下成积,肝脾肿大。肝气郁结,脾失健运,中气下陷则内脏下垂,或脾失统摄,脏器出血,血瘀腹中则成积聚,均致肝脾肿大。湿热毒邪侵袭肝经,阻滞胆道则成黄疸;肝脾久病及肾,形成肝肾亏虚或脾肾亏虚证。病久损及脾肾二脏,脾失转输,肾失开阖,三焦气化失司,终致水邪泛滥。导师裴正学教授认为瘀血阻络伴随于肝硬化病情全过程,治疗应以活血兼顾理气,活血化瘀应贯穿于整个病程当中。

二、膈下逐瘀汤治疗肝硬化的作用机理

(一)活血化瘀的治法探讨

《金匮要略》云"见肝之病,知肝传脾,当先实脾。"实脾即调理脾胃之意。肝硬化之主要病机为气滞血瘀,肝脾失调,水湿停聚。又因气为血帅,血为气之母。气行则血行,气滞则血瘀。故活血化瘀,理气健脾是其主要治法。《内经》云"血实者宜决之"。"坚者削之","客者除之,留者攻之"。历代医家用活血化瘀的方法治疗瘀血证。《医林改错》云:"凡肚腹疼痛总不移动是血瘀"。唐容川《血证论》说:"瘀血在经络脏腑之间,则周身作痛结为癥瘕;瘀血在上焦,或骨膊胸膈顽硬刺痛;瘀血在中焦则腹痛胁痛,腰脐间刺痛;瘀血在

下焦则季胁少腹胀满刺痛"，并提出治血四法："止血、消瘀、宁血、补血"。张仲景《伤寒论》《金匮要略》对瘀血内阻病因论述和治法方剂颇多。如抵挡汤(水蛭、芒虫、桃仁、大黄)治疗瘀热互结之上焦蓄血证;下瘀血汤、桃核承气汤治疗下焦蓄血证;大黄䗪虫丸、鳖甲煎丸治疗癥瘕积聚等。王清仁《医林改错》中血府逐瘀汤、身痛逐瘀汤、膈下逐瘀汤、少腹逐瘀汤均用于治疗腹腔瘀血证;张锡纯《医学衷中参西录》有活络效灵丹、化瘀理膈丹治疗跌打损伤和腹腔瘀血证。现代研究表明[2]·活血化瘀药如赤芍、川芎、红花、降香、丹参、三七、水蛭等有抗血小板聚集，抗血栓形成和改变血流变性的作用，又可改善肝脏微循环，减轻肝细胞变性坏死，抗胶原形成，促进胶原吸收。因此，导师裴正学教授提出了活血化瘀法治疗肝硬化的看法。

(二)相关现代研究

从病理上看，肝硬化是由于多病因引起的慢性、进行性、弥漫性病变，广泛的肝细胞变性坏死，再生结节形成，结缔组织增生，肝脏血液循环障碍等"血瘀"表现，"血瘀"在肝硬化的病理上就是肝纤维化形成，符合中医"久病入络"、"久病多瘀"的理论。从临床表现看，肝脾肿大、腹水、肝掌、蜘蛛痣、毛细血管扩张、腹壁静脉曲张或吐血衄血、面色暗红，或有瘀点属中医"瘀血证"范畴。实验研究表明[3]肝硬化患者血流变学呈"低凝高聚"状态，膈下逐瘀汤治疗后，全血高切黏度、血浆纤维蛋白原、红细胞比积明显增加，血沉、血小板聚集率、红细胞聚集指数明显下降。膈下逐瘀汤有效改善血流变学的各项异常改变，促进蛋白质合成，胶原蛋白降解，保护肝功能，抑制胶原纤维增生，改善肝脏微循环，从而达到治疗肝硬化之目的。膈下逐瘀汤阻止和逆转肝纤维化是防止肝硬化发生和改善肝脏疾病预后的关键[4-5]·由此可见其治疗肝硬化的疗效确切。

三、典型病例

高某,男45岁。因腹胀,乏力,食欲差就诊。现病史:患者乙型肝炎病史十余年。近三月腹胀、小便少、食欲差。B超:脾厚42厘米,PV13mm,腹水深度30mm。CT检查:肝脏弥漫性病变,肝硬化失代偿期。化验:ALT135mmol/L,AST120mmol/L,TB28mmol/L,总蛋白65g/L,A30g/L,G35g/L,A/G=0.85。伽马球蛋白22。西医给予速尿、白蛋白等对症支持治疗,腹胀好转。刻下症:神志清晰,两胁下胀痛,腹胀乏力,面色黧黑,消瘦,舌质紫黯,苔白腻,边有瘀斑,脉弦细。查体:巩膜轻度黄染,心肺无异常。腹部膨隆,移动性浊音(+),腹壁静脉显露。BP:16/10.5kPa。西医诊断:乙型慢活肝,肝硬化失代偿期。中医辨证:鼓胀,肝脾血瘀,脾虚湿热蕴结。治则:活血化瘀,健脾化湿。方药:膈下逐瘀汤加茵陈五苓散加减。当归10g,川芎10g,桃仁10g,延胡索10g,乌药10g,甘草6g,枳壳10g,香附6g,赤芍10g,茵陈15g,茯苓10g,泽泻10g,白术10g,桂枝10g,车前子30g,大腹皮15g。水煎服,1剂/d。二诊,服药14剂,腹水减少,两胁胀痛减轻,黄疸消失,胃纳欠佳,舌红苔白,脉弦细。症属肝郁脾虚,疏肝健脾治之。柴胡10g,枳实10g,白芍10g,甘草6g,丹参20g,木香6g,草寇6g,制大黄6g,当归10g,黄芪30g,白术10g,党参10g,茯苓10g,泽泻10g,车前子10g。上方连续加减服用1年余,病情好转,腹水消失,肝脾肿大缩小,精神食欲俱佳,随访2年未见复发,能够参加轻体力劳动。

四、体会

依据肝硬化气滞血瘀,肝脾失调,水湿停聚之病机特点,临床选用膈下逐瘀汤辨证施治,病机和拍,药证相符,是临床治疗肝硬化较为理想的方药。

膈下逐瘀汤为清代医家王清仁《医林改错》之名方。药物组成:

五灵脂、当归、川芎、桃仁、丹皮、赤芍、乌药、延胡索、甘草、香附、红花、枳壳。功效:活血祛瘀,行气止痛[6]。主治膈下瘀阻气滞,形成痞块,痛处不移,卧则腹坠或肾泻久泻。方中当归、川芎、桃仁、红花活血祛瘀,通利血脉;延胡索、五灵脂行气活血,化瘀止痛;乌药、香附、枳壳增强疏肝行气止痛之功效;牡丹皮、赤芍清热凉血,活血散瘀;甘草调和诸药,益气和中。诸药合用,气行则血活,瘀消则块散。用于治疗肝硬化、肝癌以及腹腔其他肿瘤,均有显著疗效。临床加减:肝脾肿大,两胁疼痛加青皮、姜黄;质硬加三棱、海藻消痰软坚;脾胃气滞,胃脘胀满加苍术、厚朴健脾燥湿;小便不利加大腹皮、葫芦皮、车前子;舌苔厚腻加藿香、佩兰化湿利水;白球比例倒置,属正气不足,加黄芪、丹参、旱莲草健脾补血;转氨酶升高属邪气有余,加金银花、败酱草等清热解毒药;消化道出血加大黄、黄芩、黄连泻心以止血。现代药理研究表明[7]:丹参有改善肝脏纤维化、抑制胶原纤维增生、减轻血瘀症状、肝脾回缩、降低门静脉压力的作用;当归可提高慢肝患者的红细胞、血小板及血浆蛋白水平,具有抗贫血、抗血小板聚集、抗血栓形成及免疫调节作用;黄芪能保护损伤的肝细胞,促进蛋白质合成,纠正白球蛋白比例,可增强细胞免疫,改善肝脏功能;《本草纲目》记载"延胡索能行血中之气滞,气中之血滞,故专治一身上下诸痛"。延胡索含多种生物碱,有明显的镇痛、镇静、抗惊厥作用,临床常用于心血管、妇科、消化及外伤等病症[8]。赤芍有抗血小板凝集、抗血栓形成、解痉抗炎和降压作用,并对多种病原微生物有不同程度的抑制作用[9]。导师裴正学教授将其加减用于治疗肝脾血瘀之肝硬化脾肿大,体现了裴正学教授"十六字方针"的重要性。

参考文献

[1] 周仲英. 中医内科学 [M]. 北京：中国中医药出版社,2010.10:192.

[2]陈可冀.血瘀证与活血化瘀研究[M].上海:上海科技出版社,1990,07:156.

[3]武荣芳,张俊平,曹银秀等.膈下逐瘀汤对实验性肝硬化大鼠血流变学的影响[J].河北中医,2008,30(8):877.

[4]刘宏,贾彦,杨婧.膈下逐瘀汤对免疫性肝纤维化大鼠肝组织 MMP-9 和 TIMP-2 表达的影响[J].中华中医药杂志,2012,02:85.

[5]张爱民.膈下逐瘀汤治疗肝炎后肝硬化的临床研究[J].第一次全国中西医结合传染病学术会议论文汇编,2006:224.

[6]刘中勇,邓鹏,胡丹.膈下逐瘀汤现代临床应用研究[J].江西中医药,2012,01:75-76.

[7]赵大国.当归、黄芪、丹参注射液治疗肝硬化门脉高压20例观察[J].中原医刊,2000,12:26.

[8]张丰强.临床大本草[M],北京:华夏出版社,2000:119.

[9]高雪敏.中药学[M].北京:中国中医药出版社,2002:78.

'2012 年 第 9 期《甘肃医药》

裴正学教授治疗慢性胰腺炎的临床经验介绍

展文国　张琦胜　赵孝鹏

【摘要】裴正学教授认为饮食积滞,脾胃湿热,肝郁气滞,脾胃虚弱,肝肾阴亏是慢性胰腺炎之主要病因,临诊以疏肝理气,活血化瘀,清热解毒,健脾和胃为治则,自拟"胆胰合症方"加减治疗慢性胰腺炎临床疗效显著,值得临床推广应用。

【关键词】慢性胰腺炎;辨证论治;名中医经验;裴正学

裴正学教授是我国著名的中西医结合专家,主任医师,博士研究生导师,国家级高徒导师,中国中医药学会终身理事,甘肃省肿瘤医院首席专家。裴教授学贯中西,医学理论深厚,临床经验丰富,对慢性胰腺炎等消化系统疾病辨证论治,效果显著。

胰腺炎可分为急性和慢性,急性胰腺炎是由于胰酶消化胰腺本身组织而引起的化学性炎症;慢性胰腺炎(CP)是指胰腺的复发性或持续性炎性病变。临床表现以反复发作的上腹部剧烈疼痛,常伴有恶心呕吐,进食油腻食物后疼痛加重。其病因与胆道疾病或过量饮酒有关。调查显示 CP 病因与酒精相关者占 34.58%,合并慢性胆管系统疾病者占 31.15%[1]。

一、病因病机

裴正学教授认为慢性胰腺炎其病因病机多由饮食不节,暴饮暴食,或饮酒过量,损伤脾胃,胃失和降,致恶心呕吐,胃脘疼痛;或情志郁结,肝失疏泄,横逆犯胃,气机郁滞,不通则痛,则两胁胀痛;肝胆不利,气滞血瘀,瘀血内阻,形成癥瘕积聚;《灵枢·五邪》篇云:"邪在肝,则两胁中痛,恶血在内"。《素问·痹论篇》指出"饮食自倍,肠胃乃伤"。饮食所伤,脾失健运,痰湿中阻,湿热蕴结胃肠,上腹胀痛呕逆;湿热蕴蒸肝胆,而见黄疸,大便秘结;胆结石术后创伤、胆胰梗阻等亦可加重黄疸;久病不愈,反复发作,致气血亏虚,中阳不振,运化失司,大便稀薄,泄利不止,形成胰源性腹泻;脾失统摄,水谷精微流失而为糖尿;久病或劳欲过度,精血亏损,肝肾阴亏,变证丛生。故实证为肝郁气滞,横逆犯胃,湿热郁结,气滞血瘀;虚证为脾胃虚弱,肝郁脾虚、肝肾亏虚。虚实夹杂,本虚标实。本病病位在脾,与心、肝、胆、肾、胃肠有关,辨证治疗应以实证为纲,兼顾其虚[2]。

二、辨证施治

(一)病症结合,审因论治

裴正学教授认为慢性胰腺炎首辨虚、实。饮食积滞、脾胃湿热、肝郁气滞属实证;脾胃虚弱、肝郁脾虚、肝肾阴亏属虚证。前者以消食导滞、清热除湿、疏肝理气为主,常用保和汤、甘露消毒丹、胆胰合症方(裴教授经验方)加减;后者以健脾益气、疏肝和胃、滋补肝肾为治疗法则。常用香砂六君子汤、一贯煎、柴胡疏肝散等加减进退。其次重视病因,因势利导。慢性胰腺炎主要与饮酒和胆道疾患有关。饮酒后乙醇可直接损害胰腺细胞,刺激胰液分泌,并增高其中蛋白含量而使在胰管内沉积成块,常伴胰管结石或钙化。常见病因有:①胆道病变。如胆囊炎、胆结石、胆道蛔虫症、Oddi 括约肌痉挛或狭窄,多数与胆汁逆流入胰管有关。临床可见右上腹部疼痛,胃脘胀满,恶心呕吐,大便干结,目黄溲赤,舌质红,边有瘀点,苔黄腻,脉弦紧。治以疏肝和胃,清热解毒。方用胆胰合症方加减。柴胡10g,枳实10g,白芍10g,甘草6g,丹参20g,木香6g,大黄6g,黄芩10g,黄连6g,元胡10g,川楝子20g,制乳没各6g,干姜6g,蒲公英15g,败酱草15g。胆结石加金钱草15g,海金沙10g;②胰腺炎性假瘤或假性囊肿。慢性胰腺炎可合并有胰腺内分泌功能不全、胰腺实质钙化、胰管结石、胰腺假性囊肿形成[3]。临床见中上腹部胀痛,可触及包块,皮肤巩膜黄染是胰腺炎性假瘤的主要症状。裴教授认为,炎性假瘤是一种自身免疫反应性疾病,其病机多与湿热瘀滞,气滞血瘀有关。常用胆胰合症方加茵陈、山栀子、大黄、三棱、莪术、水蛭等清热利湿,活血化瘀治疗。③胆胰通路梗阻。由于胆囊结石术后十二指肠乳头水肿,壶腹部括约肌痉挛、狭窄,胆肠通路梗阻、胆胰通路梗阻,使胆汁返流入胰腺管诱发炎症[4]。《伤寒论》云:"太阳病不解,热结膀胱,其人如狂,小便自利,血自下,下者愈。外解已,但少腹急结者,乃可攻下,宜桃核承气汤"。慢性胰腺炎腹痛,黄疸,大便干结以通腑泄热之大承气汤、桃核承气汤加减治疗可获良效。再次,注重饮食疗法。胰腺炎患者饮食宜清淡为主,避免过食油腻、辛辣食物。因进食油腻、辛辣食物时,胆汁分泌增加,可刺激胰液的过量分泌,从而引起胰腺组织水肿甚而坏死。

(二)胰病从肝脾论治

慢性胰腺炎胁肋胀痛腹泻,纳差乏力,恶心呕吐,腹胀黄疸,舌质红,苔薄白,脉弦细等症状属脾胃虚弱,肝木克土。肝主疏泄,脾主运化,主四肢肌肉,主升清降浊。脾胃为气血生化之源。肝失疏泄,横克脾土,脾失健旺,气机郁滞,治以疏肝和胃,健脾益气。肝脾调和,胆胰自安,故裴教授对胰腺炎多存肝脾调治。以柴胡疏肝散、逍遥散等加减进退。

(三)活血化瘀,改善粘连

慢性胰腺炎腹痛,炎性假瘤或腹部包块,粘连梗阻,舌质紫暗有瘀斑,属中医学"瘀血证"。"久病入络","久病多瘀",导致脏腑经络气血瘀滞。现代血液流变学研究也证实:久病患者血流变缓,新陈代谢减退,血液黏度增高,血循环减慢,此皆为久病多瘀之理论依据。以膈下逐瘀汤、失笑散加减治疗。

三、治法

慢性胰腺炎依上述辨证思路,常用以下中医辨证治疗方法及方药。疏肝和胃法:方用胆胰合症方[5]加减,常用药物有柴胡、枳实、丹参、延胡索、蒲公英等。通里攻下法:方用大承气汤。常用药物:大黄、枳实、厚皮、芒硝、桃仁等;消积化滞法:方用保和汤加减。常用药物:山楂、神曲、陈皮、莱菔子、枳实;理气化瘀法:方药四磨饮子。乌药、槟榔、沉香、党参、陈皮等;益气健脾法:方用香砂六君子汤加减,药物有木香、砂仁、陈皮、白术、党参等;活血化瘀法:方用少腹逐瘀汤加减常用药物五灵脂、蒲黄、制乳没、丹参、当归等。辛开苦降法:半夏泻心汤加减,药物有半夏、黄连、柴胡、党参、干姜等。清热解毒法:五味消毒饮:金银花、连翘、蒲公英、败酱草等。

四、典型病例

[例1]丁某,男,60岁,因反复发作右上腹部疼痛伴恶心呕吐,在兰大一院诊断为慢性胆囊炎,胆石症,并行胆囊切除术,术后恢复正常出院。2年后因进食羊肉后自觉上腹部不适,腹胀腹痛向左胁下及后背放散,进食油腻生冷饮食加重,大便希溏,腰酸背痛,乏力纳差,干呕泛酸,口干口苦。舌质红,舌体胖大,苔白厚腻,脉弦滑。入院查血清淀粉酶为220U/L。白细胞 $12.8×10^9$/L,中性粒细胞79%,淋巴细胞21%,血红蛋白128g/L,血小板 $115×10^9$/L。上腹部CT示:胰腺弥漫性肿大,未见占位性病变。诊断:慢性胰腺炎,胆囊切除术后综合征。中医辨证:肝郁脾虚,湿热蕴结中焦。治以理气健脾,清热除湿。方用胆胰合症方加减。药物组成:柴胡10g,枳实

10g,白芍 10g,甘草 6g,丹参 20g,木香 6g,草寇 6g,大黄 6g,黄连 6g,元胡 10g,川楝子 20g,制乳没各 6g,干姜 6g,金银花 15g,连翘 15g,藿香 10g,白蔻仁 6g。水煎服,7 剂,1 剂/d。属其忌食生冷油腻饮食。二诊,服药后泻下物臭秽难闻,腹痛腹胀减轻,乏力纳差。舌质红,苔白腻,脉弦滑。上方去金银花、连翘加陈皮、半夏、白术、茯苓各 10g 理气健脾。服用 14 剂。三诊,服药后精神食纳好转,腹痛消失,大便稀薄,舌质红,苔薄白。上方去三黄加附子 6g,党参 15g 温运脾阳,重振中焦。上方连续加减服用 3 月,病情好转,CT 检查上腹部未见异常。以香砂六君丸、附子理中丸善后调理。

[例 2]杨某,男,38 岁,间歇性上腹部疼痛 5 年加重伴恶心呕吐一周。患者近 5 年来每因饮食不当即出现左上腹部隐痛,未作检查,自己服用抗炎药及中成药症状减轻。本次因饮酒后上腹部剧烈疼痛,服用消炎药和止痛药症状不能缓解,腹胀纳差,恶心呕吐,大便秘结,口干烦躁,舌质黯红,苔黄腻,脉滑数。入院 CT 检查示:胰腺弥漫性肿大,胰腺头部可见 5 厘米×5 厘米占位性病变。肿瘤标志物均正常,血清淀粉酶为 280U/L,K+3.0mol/L。查体:急性痛苦面容,肝脾未触及,腹肌紧张,左上腹部压痛阳性,反跳痛阳性,墨菲氏征阴性。西医诊断:慢性胰腺炎急性发作,胰腺炎性假瘤。中医辨证:饮食积滞,气滞血瘀。治则:消食化积,疏肝理气,活血化瘀。方药:胆胰合症方加减。药物组成:柴胡 10g,枳实 10g,白芍 10g,甘草 6g,香附 6g,丹参 20g,大黄 20g(后下),黄芩 10g,黄连 10g,元胡 10g,川楝子 20g,制乳没各 6g,干姜 6g,金银花 15g,连翘 15g,焦三仙各 10g,鸡内金 10g。西医给予抗炎对症支持治疗。水煎服,7 剂。饮食宜清淡为主。二诊,服药后腹痛减轻,呕吐停止,精神食纳稍好,上方加三棱、莪术各 10g,鳖甲 15g 化瘀散结,大黄减量 6g。三诊,患者坚持服药 3 月余,腹胀腹痛已完全消失,精神食纳俱佳,二便正常。CT 复查胰腺肿块缩小 2 厘米×2 厘米,将二诊方剂取 5 剂,共为细末,用蜂蜜为丸,每服一丸(9 克),一日二次,以巩固疗

效。后随访患者服药丸药 1 年多,经 CT、B 超检查胰腺肿块消失,病情痊愈。

五、体会

慢性胰腺炎多由胆道疾病,暴饮暴食或酒精中毒等因素所致胰腺慢性纤维化损害,病史较长,反复发作,迁延不愈。

慢性胰腺炎属中医学之"胃脘痛"、"胁痛"、"腹痛"范畴。裴老认为本病多由饮食不节,肝气郁结,横逆犯胃,损伤脾胃,气机郁滞,胃失和降所致。病久入络,气滞血瘀,瘀血阻络,则胁下成积。肝郁气滞,瘀血阻络是其病理演变结果。裴教授以此病机特点,以疏肝理气,活血化瘀,清热解毒为主要治疗法则,总结出"胆胰合症方",用于治疗慢性胆囊炎、慢性胰腺炎、胆汁返流性胃炎、肝胆胰腺之肿瘤效果显著。方中方中柴胡、枳实疏肝理气,透邪解郁为君药;香附、木香、川楝子行气健脾,理气止痛为臣药;芍药、甘草酸甘化阴,助臣药缓急止痛;川芎、元胡、丹参、制乳没、大黄活血化瘀,消肿止痛为佐药;蒲公英、败酱草清热解毒为使药;黄芩、黄连苦寒清热燥湿,消炎抑菌亦为佐使。干姜温阳散寒,防苦寒药伤胃。诸药合用,共奏疏肝理气,活血化瘀之功。实验研究表明:柴胡疏肝散可干预慢性胰腺炎肝脏胰岛素抵抗,其治疗机制可能与抗炎、保肝、清除氧自由基及改善微循环等作用有关[6]。生大黄有促进大肠蠕动,维护肠道屏障功能,利胆保肝,松弛 oddi 氏括约肌,抑制胰酶分泌,改善微循环的作用,故应用大黄已经成为治疗胰腺炎的重要手段[7-8]。元胡、乳香等活血化瘀药对胰腺炎所致的肝损伤有保护作用,对胰管梗阻、oddi 氏括约肌有扩展作用,并能改善微循环[9]。蒲公英等清热解毒药可降低血中炎性细胞因子,减轻胰腺的病理损伤,降低血淀粉酶的作用[10]。

参考文献

[1]黄恒青,骆云丰.慢性胰腺炎的中医认识及治疗现状[J].现代中西医结合杂志,2007,16(25):3762~3763.

[2]陈太福,赵谦知.浅谈急性胰腺炎之病因病机[J].贵阳中医学院学报,2008,01:3~4.

[3]王海全,李昭宇.胰腺炎性假瘤1例报告[J].宁夏医学杂志,2011,33(05):20~21.

[4]展文国.裴正学教授治疗胆囊术后综合征的临床经验[J].光明中医,2013,28(01):55~56.

[5]白丽君,梁恬.裴正学教授治疗慢性胰腺炎的经验[J].甘肃中医学院学报,2005,22(06):3~5.

[6]周晓磊,尤胜义.柴胡疏肝散对慢性胰腺炎大鼠肝脏核因子-κB活性的干预[J].天津医科大学学报,2012,3(01):28~30.

[7]夏炳涛,图雅.大黄在急性胰腺炎治疗中的作用[J].临床医药实践,2010,19(06):719~720.

[8]王婧,阴赪宏,张淑文.大黄类药物治疗重症急性胰腺炎的进展[J].中国中西医结合急救杂志,2005,12(05):40~42.

[9]李钢,王凯诚,陈海平.活血化瘀药对实验性急性出血坏死性胰腺炎肝损伤的保护作用[J].中国中西医结合外科杂志,2001,9(06):44~46.

[10]剑秋,李勇,田素丽.清胰泻下汤对急性胰腺炎的辅助治疗作用[J].临床误诊误治,2005,18(07):37.

发表:《中国中医药现代远程教育》2013年 第10期

裴正学教授治疗消化性溃疡经验举隅

展文国

【摘要】从消化性溃疡的病因病机和临床型辨分型论治,介绍了裴正学教授治疗消化性溃疡的临床经验,在辨证施治中分清虚、实、寒、热,以益气健脾,疏肝和胃,活血化瘀为主要治则,尤其注重活血化瘀的应用,并对三则验案加以分析。

【关键词】消化性溃疡;辨证论治;经验;裴正学

消化性溃疡(peptic ulcer)主要指发生于胃和十二指肠的慢性溃疡,是有各种原因引起的消化系统疾病。临床表现为长期性、周期性、节律性的腹疼,伴有烧心、反胃、泛酸、嗳气、恶心、呕吐等胃肠道症状。西医主要采取制酸,保护胃黏膜,抗幽门螺旋杆菌(Hp)治疗裴正学教授是我国著名的中西医结合专家,主任医师,博士研究生导师,国家级高徒导师,中国中医药学会终身理事,甘肃省肿瘤医院首席专家。笔者经常临诊其侧,现将裴教授治疗消化性溃疡的临床经验报告如下:

一、消化性溃疡的病因病机

裴正学教授认为消化性溃疡多因饮食不节, 过食肥甘厚味及烟酒,胃腑燥热,伤津耗液;或忧思伤脾,脾运失司,气机升降失常,中焦受损； 脾胃虚弱,劳倦太过,失血过,或久病不愈,伤及脾胃,气机阻滞,不通则痛;脾胃阳虚,阴寒内生,则拘急作痛。肝胆疏泄失职,横克脾胃,致肝胃不和,气滞血瘀。久病入络,久病多瘀,胃络瘀阻则胃脘疼痛,则溃疡丛生。综上所述脾胃虚弱,气机阻滞,气滞血瘀,胃失降为消化性溃疡主要病机。本病病位主要在胃及十二指肠,但与肝、胆、脾关系密切。

二、辨证施治特点

(一)病症结合,审因论治

裴正学教授认为消化性溃疡临床辨证首先需辨明虚、实、寒、热异。脾胃气虚、脾胃虚寒、胃阴亏虚,多属虚证;肝胃不和、脾胃湿热、瘀阻胃络多属实证;久病因虚致实而至气滞血瘀者为本虚标实。胃痛隐隐,喜温喜按,喜食热饮为寒证;胃脘疼痛,口干口苦,便干溲赤者为热证;病初起在胃,在气分,表现为气滞、寒凝、食积、湿热等;病情迁延,久病入络,血瘀气滞。其次,腑以通为用,重视通利。

(二)重视胃气,扶正固本

消化性溃疡脾胃气虚(虚寒)是病变之基础,瘀血阻络是病理演变的结果,二者贯穿于整个病程。《内经》云"邪之所凑,其气必虚"。"虚则补之",故裴教授以益气健脾,或健脾补肾的方法治疗胃溃疡。经常选用香砂六君子汤、补中益气汤、归脾汤、四神丸加减治疗。实验研究表明,健脾补肾等扶正固本法可提高机体免疫力,改善骨髓的造血功能。

(三)久病入络,活血化瘀是基本治法

胃痛日久入络,疼痛固定,腹胀嗳气,舌红苔白,脉弦涩。胃镜检查示胃黏膜充血、水肿、糜烂、穿孔以及肠化和不典型增生等均属"瘀血"范畴,"久病多瘀","从瘀论治"是中医治疗的特色。裴教授多用桃红四物汤、失笑散、活络效灵丹等加减。

三、治法与方药

裴教授将此病分为以下六型辨证施治。

1.脾胃虚寒型　胃痛隐隐,喜温喜按,喜食热饮,劳累或受寒后加重,泛吐清水,神疲纳差,乏力倦怠,四肢怕冷,便溏肠鸣,舌淡红,苔薄白,脉迟缓。治则:温中健脾,和胃止痛。方用黄芪建中汤,附子理中汤,香砂六君子汤加减。黄芪10g,桂枝10g,白芍10g,炙甘草6g,生姜6g,大枣4枚,饴糖20g,附子6g,炒白术10g,干姜6g,党参15g,木香6g,砂仁3g,茯苓10g,半夏6g。泛酸水加生龙牡各15g、乌贼15g。暖腐吞酸,纳食不化加保和丸消食导滞。寒邪客胃加良附丸温胃散寒,行气止痛。

2.脾胃气虚,寒热错杂型　胃脘隐痛,久治不愈,胃脘痞硬,嗳气食臭,腹中雷鸣下利,纳差乏力,舌红苔黄或白,脉弦数。治则益气健脾,和胃消痞。方用香砂六君子汤,半夏泻心汤加减。木香6g,砂仁3g,茯苓10g,半夏6g,陈皮6g,甘草6g,大枣4枚,炒白术10g,党参15g,黄芩10g,黄连6g,干姜6g,枳实10g,白芍10g,生龙牡各15g,乌贼15g。泛酸烧心加煅瓦楞子15g、明矾2g。

3.肝胃不和型　胃脘胀痛,向两胁放散,烦躁易怒,嗳气叹息,口苦便干,或吐血便黑,舌红苔白,脉弦。症属肝气郁结,横逆犯胃,郁而化热。治法:疏肝解郁,理气止痛。方药:胆胰合症方。柴胡10g,枳实10g,白芍10g,甘草6g,川芎6g,香附6g,丹参10g,木香6g,草蔻6g,大黄6g,黄芩10g,黄连6g,元胡10g,川楝子20g,制乳没各6g,干姜6g,蒲公英15g,败酱草15g。恶心呕吐加旋覆花10g、代赭石10g;口苦口干加半夏6g、党参15g和解少阳;胃脘痛甚加五灵脂6g、蒲黄6g。

4.脾胃湿热型　胃脘疼痛,胸闷呕恶,口干口苦,出汗粘腻,便干溲赤,舌红苔黄腻脉滑数。症属湿热中阻,气机不通。治则:清热化湿,理气和胃。方药三仁汤加减。生薏米15g,白蔻仁10g,杏仁

10g,厚朴10g,陈皮6g,半夏6g,白术10g,黄连6g,藿香10g,茵陈10g,滑石10g,苍术10g,甘草6g。恶心呕吐加橘皮、竹茹。

5.胃阴亏虚型 胃脘隐痛,口干咽干,便秘,消瘦,舌红少苔,脉细数。滋阴养胃,缓急止痛。叶氏养胃汤,半夏泻心汤。北沙参10g,麦冬10g,玉竹10g,石斛10g,半夏6g,黄芩10g,黄连6g,干姜6g,党参10g,甘草6g,大枣4枚,丹参10g,木香6g,草寇6g。大便干燥加大黄5~10g、火麻仁30g、郁李仁30g;胃脘灼热,嘈杂泛酸加吴萸6g,黄连6g。

6.瘀阻胃络 胃痛日久入络,疼痛固定,腹胀嗳气,舌红苔白,脉弦涩。治以活血化瘀,理气止痛。方药化瘀敛疡汤加味。当归10g,白芍10g,川芎10g,黄芪10g,高良姜6g,制乳没各6g,三棱10g,莪术10g,吴芋6g,乌药10g,蒲黄6g,五灵脂10g,肉桂6g,枳实10g,丹参10g,木香6g,草寇6g。上述各证型往往相互兼夹,气滞血瘀表现在整个病程之中,故活血化瘀药贯穿于治疗的始终。

四、验案举例

[验案一]黄某,男,42岁,因上腹部胀痛伴恶心呕吐两天来诊。胃脘胀痛,向两胁放散,烦躁易怒,口苦便干,平常嗜好烟酒,进食油腻厚胃脘疼痛加重,舌红苔黄腻,脉弦滑。上消化道胃镜检查:胃及十二指肠溃疡,Hp(+)。B超:急性胆囊炎。中医辨证属肝气郁结,横逆犯胃,郁而化热。治法:疏肝解郁,理气止痛。方药:胆胰合症方加减。柴胡10g,枳实10g,白芍10g,甘草6g,川芎6g,香附6g,丹参10g,木香6g,草寇6g,大黄6g,黄芩10g,黄连6g,元胡10g,川楝子20g,制乳没各6g,干姜6g,蒲公英15g,败酱草15g,旋复花10g,代赭石10g。水煎服,1剂/d,7剂。二诊,服药后上腹部疼痛减轻,大便通畅,舌质红,苔薄黄,脉弦滑。上方取旋复花、代赭石加半夏6g,陈皮6g,生龙牡各15g,连续加减服用三月余病好转,后经胃镜检查溃疡基本愈合。

[验案二]李某,女,49岁,因上腹部疼痛伴乏力一年求诊。患者经常性上腹痛,腹泻,怕冷畏寒,喜食热饮,泛酸嗳气,纳差乏力,睡眠欠佳,服用奥美拉唑和果胶铋肠溶胶囊后胃痛减轻,但停药后复发。舌质红,苔薄白,脉沉迟。纤维胃镜检查示:胃窦部溃疡。诊断:慢性胃炎合并溃疡。中医辨证属脾胃虚寒,胃络瘀滞。治则:温中散寒,化瘀止痛。方用黄芪建中汤,附子理中汤,香砂六君子汤加减。黄芪10g,桂枝10g,白芍10g,炙甘草6g,生姜6g,大枣4枚,饴糖20g,附子6g,炒白术10g,干姜6g,党参15g,木香6g,砂仁3g,茯苓10g,半夏6g,枳实10g,生龙牡各10g,乌贼15g。水煎服,1剂/d,14剂。复诊,服药后胃胀、泛酸、乏力、腹泻减轻,舌红苔白,脉细弱。上方加五灵脂、炒蒲黄各10g,加减服用半年余,病情好转,胃镜检查未见复发。

[验案三]王某,男,45岁,因上腹部疼痛10年加重半月来诊。患者胃溃疡病史十年余,口服制酸止痛药物治疗,病情时好时坏。近半月因饮酒后恶心呕吐咖啡色物,上腹部疼痛加重,泻下黑便,口干口渴,疲乏无力,头昏头晕,出汗多,舌质红,苔少,边有瘀点,脉细弱。血压:90/60mmHg,大便潜血(+),WBC2.2×10⁹/L,Hb70g/L,PLT45×10⁹/L。诊断:慢性胃炎合并溃疡,上消化道出血,失血性贫血。中医辨证属久病入络,气阴两虚,热迫血行。急则治标,缓则治本。治以清胃泻火止血。方药:三黄泻心汤,半夏泻心汤加减。大黄6g,黄芩10g,黄连6g,花蕊石15g,代赭石10g,汉三七3g,半夏6g,干姜3g,党参15g,黄芪15g,甘草6g,灶心黄土100g(加水3000ml,煎5分钟,用此水煎药。)水煎服,1剂/d,7剂。二诊,服药后呕血及黑便好转,头晕出汗减少,胃脘疼痛减轻,血压100/60mmHg,舌红苔少,边有瘀点,脉细弱。症属气阴两虚,胃络瘀阻。益气养阴,兼化瘀行气止痛。北沙参10g,麦冬10g,黄连6g,当归10g,白芍10g,黄芪10g,高良姜6g,制乳没各6g,蒲黄6g,枳实10g,丹参10g,木香6g,草蔻6g,甘草6g,大枣4枚。上方加减服用

半年余,病情好转,经胃镜检查溃疡大部分愈合,原方加蜂蜜为丸,缓图治疗。

五、讨论

消化性溃疡是消化系统常见病和多发病,以青壮年发病为多见,男性发病率较高,主要是发生在胃和十二指肠的慢性溃疡。溃疡的形成和发展与发病与幽门螺杆菌感染、非甾体抗炎药、胃酸和胃蛋白酶等因素有关。

消化性溃疡属于祖国医学的"胃脘痛"范畴。中医学认为其发病与寒邪侵胃,饮食伤胃,肝气犯胃,脾胃虚弱有关[5]。每因饮食、情志、劳倦、寒湿等诱发使溃疡加重。临床表现为:上腹部疼痛不适,呈慢性、周期性、节律性,胃溃疡疼多为饮食后痛;十二指肠溃疡多为饥饿痛,夜间痛或伴泛酸、呕吐。

辨证施治以上述六个证型加减为主。裴正学教授特别注重胃溃疡久病入络,胃络瘀滞,虚实兼夹,或兼胃阴虚、气虚、脾阳虚、肾气虚等症状,强调活血化瘀治疗胃炎、胃溃疡。消化性溃疡"久病入络","久病多瘀"的病理特点,以活血化瘀,行气止痛为主,拟方"化瘀敛疡汤"治疗胃溃疡。处方组成:当归10g,白芍10g,川芎10g,黄芪10g,高良姜6g,制乳没各6g,三棱10,莪术10g,吴芋6g,乌药10g,蒲黄6g,五灵脂10g,肉桂6g,枳实10g,丹参10g,木香6g,草寇6g,生龙牡各15g,乌贼骨15g,段瓦楞15g、明矾2g。方中当归、白芍、川芎活血化瘀,补血养血为君药;制乳没、丹参、蒲黄、三棱、莪术化瘀软坚为臣药;当归、黄芪为补血汤,益气健脾不后天资助气血生化之源。高良姜、香附为良附丸,散寒行气止痛。吴萸、黄连为左金丸,一寒一热,辛开苦降,燥湿健胃,三对药合为佐药;乌药、枳实行气消胀,助君药活血化瘀止痛,"气行则血行,气滞则血瘀"。生龙牡、乌贼骨、段瓦楞、明矾制酸止痛,共为使药。诸药合用共奏活血化瘀,行气止痛之功。

研究表明丹参、当归、白芍、川芎等活血化瘀药物,具有改善微循环,消除胃黏膜病损处的代谢障碍,使溃疡愈合的作用,并有促进增生性病变软化和促进吸收之功能。小剂量黄连,苦寒健胃,有抑制幽门螺旋杆菌作用。三棱、莪术抑制胃黏膜不典型增生和肠化的作用。

参考文献

[1]裴正学.中西医结合实用内科学[M].兰州:改善科学技术出版社,2011,10:384~386.

[2]罗英清.中医辨证论治消化性溃疡98例临床观察[J].河南中医,2003,02:45.

[3]裴正学.裴正学医学笔记[M]兰州:甘肃科学技术出版社,2008,02:355.

[4]万国兰.消化性溃疡药物治疗及进展[J].中国医药导报,2007,4(27)5~6.

[5]裴正学.实用中西医结合内科学[M].兰州:甘肃科技出版社,2011,8.

[6]杨丽,张洪泉.丹参饮对实验性胃溃疡的防治作用[J].中西医结合学报,2005.03;55~56.

[7]刘士良,郑德林,蔡至道.复方丹参水煎剂治疗消化性溃疡的临床研究[J].中国医科大学学报,1998,06(27):78~79.

[8]黄秀琛.黄芩黄连配伍对幽门螺旋杆菌所致胃炎的研究[J].中华中医学方剂学分会2007年会以文集.2007,02:58~60.

[9]许自诚.胃黏膜癌前病变中医药治疗的临床研究[M].中医脏腑学说的研究与应用.兰州:甘肃科技出版社,1995.05:218~220.

2012年8期《甘肃医药》

应用裴正学教授古圣系列验方治疗肝癌腹水 36 例临床观察

蔡正良　　瞿平元　　曹玲玲　　万强

鲁维德　　刘辉　　边芳

【摘要】目的：肝癌腹水属于临床难治性腹水，是肝癌临床治疗中的棘手问题，严重影响患者的生存质量。我科应用裴正学教授经验方古圣系列药物古圣Ⅰ号、古圣Ⅱ号、软肝消痞丸，治疗肝癌腹水疗效显著。方法：古圣Ⅱ号2粒口服，一日三次，软肝消痞丸9g口服，一日三次；服用3天后，换服古圣Ⅰ号2粒口服，一日三次，软肝消痞丸9g口服，一日三次；10天一疗程。结果：36例肝癌腹水患者，1疗程后，临床痊愈率达19.44%，显效率达66.67%，总有效率达100%；患者腹水消失或减轻，生活质量得到了明显改善。

【关键词】裴正学教授；验方；治疗肝癌腹水

裴正学教授是我国现代著名的中西医结合学家，他治学严谨，学贯中西，博古通今，行医50余载，临床经验颇丰。他总结的古圣系列验方，治疗肝硬化、肝癌腹水疗效显著。2010年9月至2011年9月，我科应用古圣系列药物治疗肝癌腹水36例，现总结如下：

一、临床资料

(一)一般资料

36 例均为我科住院的肝癌患者。其中男性 29 例,女性 7 例;年龄<35 岁 2 例,36 岁~60 岁 26 例,年龄>60 岁 8 例;首次出现腹水者 8 例,经其他方法治疗后腹水复发者 28 例。

(二)入选条件

36 例患者均符合以下条件:①经西医诊断确诊原发性肝癌;②经 B 超诊断腹水少量至大量不等;③经患者家属签署知情同意书,同意停止使用其他消除腹水的药物或治疗方法。

二、治疗方法和结果

(一)治疗方法

36 例患者,均采用裴老经验方古圣 I 号、古圣 II 号、软肝消痞丸,服用方法:古圣 II 号 2 粒 p.o t.i.d,软肝消痞丸 9g p.o t.i.d;服用 3d 后,换服古圣 I 号 2 粒 p.o t.i.d,软肝消痞丸 9g p.o t.i.d,古圣 I 号、古圣 II 号两种药物每 3 天交替 1 次。10d 一疗程。

(二)注意事项

服用本制剂期间,饮食以清淡低脂流食为主,禁食肉、鸡蛋、牛奶及辛辣腥发食物。

(三)治疗结果

疗效标准:参照《中药新药临床研究指导原则》[1]。临床痊愈:腹水腹胀消失或基本消失,B 超检查腹水阴性,24h 尿量 1500ml 以上,大便通畅,纳食正常。显效:腹水腹胀明显减轻,B 超检查腹水减少≥50%,24h 尿量 1000ml 以上,大便通畅,纳食较前增加。有效:腹水腹胀有所减轻,B 超检查腹水 50%,24h 尿量不足 1000ml,大便干结或溏薄改善,纳食一般。无效:腹水腹胀未见减轻,B 超检查腹水未见减少,24h 尿量不足 500ml,便秘或便溏未见改善,纳食差。

表 1　36 例患者治疗前后症状变化表　例

n	腹水		腹胀		食欲	
	治疗前	治疗后	治疗前	治疗后	治疗前	治疗后
19	大量	少量	较重	减轻	差	好转
10	中等量	少量	较重	减轻或消失	较差	好转或正常
7	少量	无	轻度	消失	一般	正常

从表 1 看出,19 例大量腹水患者,经服用古圣系列药物后腹水明显减少,腹胀减轻,食欲增加;10 例中等量腹水患者,服药古圣系列药物后腹水明显减少,腹胀明显减轻,食欲增加;7 例少量腹水患者,经服用古圣系列药物后,腹水消失,腹胀消失,食欲正常(以上结果见表 1)。

表 2　36 例患者治疗效果统计表　例(%)

痊愈	显效	有效	无效	总有效率
7(19.44)	24(66.67)	5(13.89)	0	36(100)

从表 2 看出,经服古圣系列药物后,临床痊愈率达 19.44%,显效率达 66.67%,总有效率达 100%,疗效显著(以上结果见表 2)。

四、讨论

原发性肝癌(Primary liver cancer PLC)是指原发于肝脏的癌肿,包括肝细胞癌(HCC)、胆管细胞癌和混合性癌三种组织类型。我国属肝癌高发地区,肝癌发病居恶性肿瘤死亡的第二位,病程短,发展迅速,中位生存期 3~6 个月,中晚期均合并腹水形成,癌性腹水属难治性腹水,腹水导致腹部膨胀、纳差、呼吸困难等严重并发症状,使患者十分痛苦。

肝癌所致腹水是由于癌组织压迫门静脉,或癌组织扩展形成癌栓,或癌组织转移至腹腔淋巴结,致腹腔内脏器功能受到影响而产生,以腹部胀大如膨为特点,可伴有四肢面目轻度浮肿,或仅伴下肢轻度浮肿。腹水形成,标志着病情已发展到中晚期,往往失去了手术机会。针对腹水这一并发症状,临床上没有特效药物治疗,口服利尿药效甚微,反复抽取腹水,腹腔注射化疗药物仅仅暂时缓解症状。

祖国医学认为,肝癌腹水属于"臌胀"范畴,邪毒导致肝失条达、肝郁气滞、肝木克土、瘀血内阻[2],而出现肝脾肾三脏水湿运化失常,水液停留于中下焦的症候[3]。

裴老集50余年临床经验,总结出治疗肝硬化、肝癌腹水的系列药物—古圣Ⅰ号、古圣Ⅱ号、软肝消痞丸[4],该方药主要针对肝郁邪实,脾肾阳虚,水湿运化失常的"本病"和腹水腹胀的"标病"而设,软肝消痞丸扶正固本,软坚散结,活血化瘀,古圣Ⅰ号、古圣Ⅱ号利水消肿,燥湿健脾,两药交替,不致利散太过[3]。裴老总结的古圣系列方药,解决了肝癌腹水这一临床上难以治疗的症状,延长患者生存期,提高患者生存质量。

裴老30年前就提出了"西医诊断,中医辨证,中药为主,西药为辅"的中西医结合"十六字方针",完全符合当前中西医结合治疗肿瘤的理念,具有前瞻性和可行性[4]。有研究认为,早期肝癌,术前术后进行中医药扶正治疗,对改善手术创伤、全身功能失衡、消化失司、减少血氨增高及其他并发症、防止复发、提高五年生存率都有显著的疗效[5]。腹水是肝癌发展到中晚期的标志,往往已失去了手术机会,但中药与化疗结合,有减轻化疗副作用,提高疗效,延长生存期的作用[3]。

基于以上思路,我们以裴正学教授工作室为中心,进一步整理裴老治疗肝癌的宝贵经验,积极开展横向协作,观察大样本病例,同时开展实验研究,总结资料,为开发治疗肝癌新药奠定基础。

参考文献

[1]郑筱萸.中药新药临床研究指导原则[M].北京:中国医药科技出版社,2002:152.

[2]裴正学.裴正学医学经验集[M].兰州:甘肃科技出版社,2003:405~408.

[3]裴正学著.裴正学医学笔记[M].兰州:甘肃科技出版社,2008:210~250.

[4]裴正学.裴正学医案医话集[M].兰州:甘肃科学技术出版社,2004:239~240.

[5]郭岳峰等.肿瘤病诊疗全书[M].北京:中国医药科技出版社,2001:303.

《甘肃医药》2012年01期

第四章 循环系统疾病

裴正学教授治疗高血压的经验

展文国

　　甘肃省肿瘤医院著名中西医结合专家裴正学教授从事临床工作 50 多载,治疗心脑血管疾病疗效显著,尤其对高血压、冠心病,以"西医诊断,中医辨证,中药为主,西药为辅"的十六字方针的治疗模式,辨证论治,选方用药,疗效独特。笔者有幸侍诊其侧,跟师临床学习多年,获益匪浅。现将其治疗高血压之临床经验,介绍如下。

　　高血压是一种常见的心、脑血管疾病,表现为心、脑、肾靶器官之损害。有原发和继发之分,一般临床血压超过 140/90mmHg,即可诊断此病。裴正学教授认为高血压病属中医之"眩晕""头痛"范畴,与肝肾亏虚、肝阳上亢、阴虚风动、痰湿中阻、瘀血阻络有关,临床可分为五型辨证治疗。

一、肾虚型

　　裴正学教授认为肝肾亏虚是本,瘀血阻络是标,本虚而标实是本病之病机特点。用西医的观点看就是肾素—血管紧张素—醛固酮系统对血压之调节作用减弱和动脉硬化有关。肾阴虚者用杞菊地黄汤加味，肾阳虚者用真武汤、苓桂术甘汤加味。

[**病案**]王某,男,45 岁,2013 年 12 月 28 日初诊。

患者近三月明显感觉头晕眼花,耳鸣耳聋,腰膝酸软,盗汗乏力，心烦急躁。舌红苔少,脉沉细。化验血脂增高。血压:140/90mmHg(1mmHg=0.133kpa)。西医诊断:原发性高血压。方用:杞菊地黄汤,四物二黄钩加味。处方组成:枸杞子 10g,菊花 10g,生地12g,山药 10g,山萸肉 10g,茯苓 10g,丹皮 6g,泽泻 10g,当归 10g,白芍 10g,川芎 10g,黄芩 10g,黄连 6g,钩藤 15g。水煎服,一日一剂。服用 14 剂后血压下降至 120/80mmHg。头晕减轻,食纳较差,原方加陈皮、砂仁各 6g,继续调理服用。

按:本方位杞菊地黄汤滋阴补肾,加四物汤补血滋阴;黄芩、黄连清热泻火;钩藤平肝潜阳而降压。

二、肝肾阴虚型

裴正学教授认为肝肾亏虚是本病之关键病机，是形成动脉硬化之基础。在本病之发展过程中,瘀血阻络伴随整个病情之始终，故在治疗时常需加入活血化瘀药。故滋补肝肾,活血化瘀是治疗本病之大法。

[**病案**]高某,女,48 岁,2013 年 10 月 12 日初诊。

患者近 2 年不时头痛头晕,耳鸣眼花,腰膝酸软,五心烦热,潮热盗汗,失眠健忘,心悸气短,舌红苔少,脉弦细数。测血压:160/110mmHg。甘油三酯 3.8mmol/L,总胆固醇 5.8mmol/L。西医诊断:原发性高血压。方药:杞菊地黄汤,冠心二号加味。组成:枸杞子 10g,菊花 10g,生地 12g,山药 10g,山萸肉 10g,茯苓 10g,丹皮 6g,泽泻10g,赤芍 10g,川芎 10g,红花 6g,绛香 10g,丹参 20g,黄连 6g,钩藤20g,夏枯草 10g。水煎服,一日一剂。患者服用 14 剂后血压下降正常。

按：本方为杞菊地黄汤滋补肝肾，赤芍、川芎、红花、降香、丹参为冠心二号，功擅活血化瘀治疗冠心病；黄连清心火而燥湿；夏枯草清泄肝热；钩藤平肝潜阳。

三、肝阳上亢型

裴正学认为肝肾阴亏，阴虚阳亢，水不涵木，化火生风，则肝阳上亢。《内经》云"诸风掉眩，皆属于肝"。此型之实质为动脉硬化，已经合并有心、脑、肾等靶器官之并发症。肝阳上亢用镇肝熄风汤加减。阴虚风动用裴氏建瓴汤加减。

病案 李某，男，55岁，2013年9月10日初诊。

患者高血压病史5年，近1周头昏头晕。头昏胀痛，心烦急躁，夜寐不宁，口苦面红，手抖心慌，舌红苔白，脉弦大数。诊断：高血压病。方用：镇肝息风汤，冠心二号加减。组成：生龟板15g，生龙牡各15g，生白芍15g，生赭石15g，怀牛膝60g，元参10g，天冬10g，川楝子20g，生麦芽10g，茵陈15g，甘草6g，赤芍10g，川芎10g，红花6g，绛香10g，丹参20g，炒枣仁15g，夜交藤30g。水煎服，一日一剂。服用14剂后，头晕疼痛明显减轻，血压下降。

按：本方为镇肝息风汤平肝熄风，加冠心二号活血化瘀；炒枣仁、夜交藤养血安神。裴氏建瓴汤(生龟板、生龙牡、生赭石、生白芍、怀牛膝、生地、山药)加冠心二号是裴老治疗高血压的常用方剂。生龟板、生龙牡、生赭石、生白芍各15g，重在滋阴潜阳，怀牛膝60g引血下行。

四、痰湿中阻型

裴正学认为自主神经功能最敏感的部位是在胃肠，故固护脾胃显得至关重要。建瓴汤方中加入半夏泻心汤意在调理脾胃气机之升降功能，此为治疗高血压病从胃肠着手提供了借鉴。

[病案]张某，女，40岁，2013年6月10日初诊。

患者近 1 月头痛伴恶心呕吐 2 次。胸闷气短,恶心胃胀,纳差乏力,舌红苔白腻,脉弦滑。血压:140/90mmHg。心电图提示 T 波改变,ST–T 移位。诊断为高血压病。方用半夏白术天麻汤,橘皮竹茹汤加味。组成:半夏 6g,白术 10g,天麻 10g,陈皮 6g,茯苓 10g,甘草 6g,大枣 4 枚,竹茹 10g,钩藤 15g,莱菔子 10g。水煎服,一日一剂。服用 14 剂后好转诸症好转,血压下降。

按:此方为半夏白术天麻汤健脾化痰,清热止呕;橘皮竹茹汤清热降逆止呕;加钩藤平肝潜阳;莱菔子消食化痰。

五、瘀血阻络型

裴正学认为瘀血阻络是本病病理演变之必然结果，故以化瘀活血为主要治疗举措。

[病案]刘某,男,50 岁,2012 年 4 月 6 日初诊。

患者头痛伴胸闷气短 1 月。既往有高血压病史 3 年。查血压:150/95mmHg。甘油三酯 4.0mmol/L。饮酒或劳累后头痛较剧,头痛如针刺,眩晕恶心,失眠头昏,胸闷气短,胸痛憋气,面部烘热。舌质紫,苔薄白,脉细涩。诊断:高血压病,冠心病。方用:血府逐瘀汤加味。组成:桃仁 10g,红花 6g,当归 10g,赤芍 10g,川芎 10g,柴胡 10g,枳壳 10g,怀牛膝 10g,桔梗 20g,甘草 6g,蜈蚣一条,僵蚕 10g,白芷 6g,细辛 3g,羌活 10g,独活 10g,防风 10g,钩藤 15g,绛香 10g,丹参 15g。水煎服,一日一剂。服用 14 剂后头痛明显好转,血压下降。继续服药巩固疗效。

按:本方为血府逐瘀汤活血化瘀,疏肝解郁,引血下行;加冠心二号加强活血化瘀之力以治疗冠心病;加僵蚕、蜈蚣搜风通络以止痛;巅顶之上,唯风能到,故加白芷、细辛、羌活、独活、防风等祛风药以治疗头痛;钩藤平肝潜阳以降压。

[体会]

裴正学教授谓:"高血压病肝肾亏虚是本,肝阳上亢,阴虚风动是标,瘀血阻络是病理结果"。故治疗本病以滋补肝肾,活血化瘀,平肝潜阳,健脾和胃为常用之法。

滋补肝肾法。从西医的角度看就是肾素—血管紧张素—醛固酮系统对血压之调节作用减弱和动脉硬化。高血压可引起肾功能损害,进而肾动脉硬化。从中医角度看高血压与肝肾亏虚,瘀血阻络有关。

活血化瘀法。从西医的角度看血脂增高,动脉管壁增厚,管腔狭窄,血流缓慢,久而形成瘀血,故需活血化瘀。从中医角度看久病入络、冠脉瘀阻、脑络阻塞、肾脉瘀滞均属于"瘀血"之范畴,应用活血化瘀法可改善心、脑、肾等靶器官的血液循环,消散硬化斑块,从而降低血压。

平肝潜阳法。从西医的角度看高血压头痛头晕乃血管痉挛,缺血、缺氧,脂质沉积,动脉血管硬化。从中医角度看此病为肝阳上亢,风火相煽,动风动血之结果。故平肝潜阳可软化血管,改善痉挛,减轻疼痛。

健脾和胃法。从西医的角度看高血压头晕、恶心呕吐、怕冷怕热属胃肠自主神经功能紊乱之表现。从中医角度看此病为脾胃升降功能失调所致。《伤寒论》经云:"心下有痰饮,胸胁支满,目眩,苓桂术甘汤主之"。"太阳病发汗,汗出不解,其人仍发热,心下悸,头眩身𥆧动,振振欲擗地者,真武汤主之。"从两条经文中头晕、目眩、心下悸均是高血压的表现可为佐证。

甘肃省肿瘤医院裴正学名中医工作室 展文国整理

2015 年 1 月《中国中医药报》

裴正学教授从脾胃论治
冠心病经验

金龙 鲁维德

【摘要】本文从生理上对心与脾胃的脏腑、经络相关性进行了分析,从理论、临床两方面探讨了冠心病的发生、发展与脾胃的关系,从而提出从脾胃论治冠心病才是治病求本之法。

【关键词】脾胃论治;冠心病

冠心病属于祖国医学中的胸痹、心痛范畴,为临床常见病、多发病,临证发现很多冠心病患者同时表现有胃肠道症状,亦有冠心病患者常因饮食失调而加重病情甚至引起死亡者。裴正学教授常言:自主神经功能最敏感部位在胃肠道,而胃肠功能失调则通过自主神经系统影响心脏功能,所以老师提出心胃同治,提出从脾胃论治冠心病。本人师从老师多年,对老师心胃同治理论略有体会,并加以总结以期抛砖引玉之效,共同探讨中医治疗冠心病的独特优势。

一、脾与心脏腑相关,经脉相连

脾胃与冠心病的发病及治疗关系密切。中医学认为,人体是一个有机的整体,各脏腑之间有着密切的联系,生理上相互生克制约,病理上互相乘侮影响。五行属性上,心属火,脾属土,心脾乃母子之脏,子病可及母,脾气虚弱,子盗母气则病及心。另外,脾胃与心有经络相连,《灵枢·经别》篇载"足阳明之正,属胃,散之脾,上通于心";《灵枢·经筋》篇记载"足太阴之筋,结于肋,散于胸中"。脾胃与心,脏腑相关,经脉相连,因此脾胃失调可以导致心病,发生胸痹。其三,脾胃为气机升降之枢纽,脾主升,胃主降,二者互为表里,升降相因,若脾胃枢机不利,则气机不调,导致心主血的功能失调。冠心病从脾胃论治,首载于《金匮要略·胸痹心痛短气病脉证治第九》:"胸痹,心中痞气,气结在胸,胸满,胁下逆抢心,枳实薤白桂枝汤主之;人参汤亦主之。"人参汤即理中汤,是温补脾胃代表方剂。"胸痹,胸中气塞,短气,茯苓杏仁甘草汤主之,橘枳姜汤亦主之",橘枳姜汤温胃散痞,行气消食,功用在胃。后来,唐代孙思邈亦提出从脾治心的法则,《备急千金要方》中说:"心劳病者,补脾以益之,脾王则感于心矣"。临床上遵仲景之法,从调理脾胃入手,治疗冠心病每获良效。

二、冠心病从脾胃论治的辨证分型

脾胃虚弱型症见 心前区隐痛,时作时止,心悸气短,动则尤甚,倦怠乏力,食少纳呆,舌淡胖有齿痕,苔薄白,脉细弱或结代。治以健脾胃,补中气,方用香砂六君子汤合补中益气汤:党参、白术、茯苓各、陈皮、半夏、木香、草寇、瓜蒌、薤白、丹参。心脾气虚型症见胸部隐痛,胸闷,心悸,怔忡,气短乏力,多梦易醒,眩晕,健忘,面色无华,舌淡,苔薄白,脉细弱。治以健脾益气,养心安神,方用方用归脾汤、生脉散、冠心Ⅱ号加减:党参、黄芪、白术、当归、炙甘草、酸枣仁、木香、龙眼肉、远志、菖蒲、赤芍、川芎、降香、丹参、红花、三七粉、水蛭、麦冬、五味子。痰瘀互结型症见 胸闷、胸痛,伴见形体肥胖,苔腻脉滑。治以化湿祛痰,活血化瘀,方用瓜蒌薤白半夏汤、小陷胸汤、平胃散燥湿化痰,冠心Ⅱ号加汉三七、水蛭活血化瘀。杨徐行等[1]调查418例冠心病患者,中医辨证分型以心血瘀阻证、痰浊内阻证为多见。脾阳虚衰型 平素畏冷,大便溏薄,食少,腹胀,形寒肢冷,神疲,舌淡苔白,脉沉迟,胸痛每因寒冷诱发。治以温中散寒,活血化瘀,方用附子理中汤、苓桂术甘汤、真武汤加味:党参、白术、干姜、附子、生地、炙甘草、茯苓、桂枝、丹参、红花、降香、赤芍、川芎、三七粉、水蛭。《脾胃论.脾胃盛衰论》曰:"脾胃不足之源,乃阳气不足……此类胸痹治当补脾胃建中气,清升而浊降,胸痹方愈"。盛辉[2]用温中健脾,升清降浊之法治疗冠心病心绞痛200例疗效显著。

三、典型病例

患者,45岁,因"心悸、乏力、失眠半年"就诊。症见:心前区时有隐痛,伴胸闷,心悸,乏力,多梦易醒,健忘,舌淡,苔薄白,脉细弱,偶有结代。心电图:大致正常心电图。血压:90/60mmHg。西医诊断:冠心病(冠状动脉痉挛型)。中医辨证:心脾气虚。治则:健脾益气,养心安神、活血化瘀。处方:归脾汤、生脉散、冠心Ⅱ号加减:党参10g、黄芪15g、白术10g、当归12g、炙甘草6g、酸枣仁20g、木香3g、龙眼肉10g、远志6g、菖蒲10g、赤芍10g、川芎6g、降香10g、丹参15g、红花6g、麦冬10g、五味子6g,一日一剂,水煎分两次服用。复诊:服药7剂后,胸闷、心悸、乏力消失,睡眠明显好转,舌淡白,脉细。血压:110/70mmHg。药中病的,原方去活血化瘀之品:赤芍、川芎、降香、丹参、红花,继续服用14剂后,诸症皆除。患者脾胃素虚,气血生化乏源,使得心失所养,所以产生乏力、心悸、胸闷、心前区隐痛;气血不足则舌淡、脉细无力;心失所养则心主血的功能失常,无力行气血则出现结代脉;心主神志,心气虚则失眠多梦、健旺。四诊和参,中医辨证属于心脾气虚,方用归脾汤、生脉散益气健脾、复脉,从本论治,结合冠心病心肌缺血缺氧的病理基础,加冠心Ⅱ号活血化瘀,以治其标。组方严谨,标本兼治,患者症状解除后,抓住调理脾胃这个核心,益气健脾、从本论治,所以收效显著。

按:冠心病基本病机特点为本虚标实,痰瘀为标,脾虚为本,脾胃损伤是冠心病发病的重要因素, 所以调理脾胃是冠心病治疗与预防的重要大法[3]。急则治其标,缓则治其本,冠心病急性发作以治标为主,主要发挥现代医学优势,尽快控制病情。而在缓解期,则要治本为主,主要调理脾胃,使得气血生化有源,心有所养,心主血的功能才能得以正常发挥;脾胃运化正常则减少了痰湿、气滞、血瘀等病理产物的产生。所以调理脾胃是中医早期预防冠心病的重要措施之一,也体现了中医治疗未病的思想。裴正学教授治疗冠心病是在西医诊断明确的前提下,明确了西医的发病机理,再运用中医理论辨证施治的优势,实现冠心病的个体化治疗。考虑到冠心病的西医病理表现是心肌供血不足,所以无论何种证型都酌加赤芍、红花、川芎、降香、丹参、汉三七、水蛭等活血化瘀之品,标本兼治,所以临床疗效显著。裴正学教授通过大量临床观察发现:胃肠功能失调通过自主神经系统影响心脏功能, 而自主神经功能最敏感部位在胃肠道,而所以老师提出心胃同治,提出从脾胃论治冠心病。中医从脾胃论治冠心病,丰富了疾病治疗模式,是防治冠心病的重要手段。现代医学认为冠心病是心脏冠状动脉狭窄或痉挛导致心肌供血不足,心肌缺氧而产生胸前区疼痛不适。李江山等[4]认为,心胃感觉传入信息可能在孤束核内发生汇聚、整合,而孤束核的功能及与其他中枢核团的联系可为中医学对心与脾胃相关性的认识以及从脾胃论治冠心病提供现代医学的理论依据。

参考文献

[1]杨徐杭,汶医宁,王军威.痰、瘀体质与冠心病痰、瘀证探析[J].天津中医药,2011,28(4):320~322.

[2]盛辉.心胃同治法治疗冠心病心绞痛200例[J].中医临床研究,2009,1(1):54~55.

[3]董美玲,徐云生.从脾胃论治冠心病[J].贵阳中医学院学报

2009,31(6):7.

　　[4]李江山,严洁.孤束核与心胃相关初探[J].中医药导报,
2005,11(4):1.528

《甘肃医药》2013 年第 32 卷第 7 期

裴正学教授用苓桂术甘汤加减治疗慢性心力衰竭的临床经验

展文国

【摘要】裴正学教授认为慢性充血性心力衰竭的病机特点是心气亏虚,心阳不振,血瘀水停,气虚血瘀。临床以苓桂术甘汤、瓜蒌薤白半夏汤加桂枝、附子、人参、丹参、水蛭、红花临床效果显著,并附一例病案以阐述其作用机理。

【关键词】心力衰竭;苓桂术甘汤;中医辨证;裴正学

裴正学教授是我国著名的中西医结合专家,主任医师,博士研究生导师,国家级高徒导师,中国中医药学会终身理事,甘肃省肿瘤医院首席专家。裴教授从医 50 年,擅长治疗肿瘤及各种疑难杂症,在心血管疾病方面有着独特的临床经验。我们有幸随诊学习,聆听教诲,受益匪浅,兹将裴教授治疗慢性心力衰竭的临床经验报道如下。

慢性充血性心力衰竭(CHF)是各种心脏病缓慢发展的一个临床综合征,组织、器官血液灌注不足,同时出现肺循环和体循环瘀血。其临床表现为呼吸困难,胸闷气短,体液潴留,心悸乏力等症状。

一、心力衰竭的认识

裴正学教授认为本病属中医之"心悸""喘证""胸痹"范畴,为各种心脏病迁延日久之心气衰微,心肌损伤而成。心主血脉,心阳不振,则阴寒凝滞,心脉郁阻而成胸痹;心气亏虚则心跳无力,心悸气短;饮食不节损伤脾胃,运化失调,痰湿内阻,痰瘀互结,而成胸痹;情志不畅,郁怒伤肝,气机郁结,心脉闭阻而为胸痹;年迈体虚,肺肾气虚,胸阳不振,发生胸痹。其病机特点为本虚标实,心气亏虚,心阳不振,气虚血瘀为本,血瘀水停为标,气虚血瘀贯穿疾病的整个过程。

二、裴正学教授治疗经验

裴正学教授以此病机特点,提出温阳化痰,活血化瘀的治疗法则,用苓桂术甘汤、瓜蒌薤白半夏汤为治疗心力衰竭的基本框架,拟方如下。茯苓 10g,桂枝 10g,白术 10g,炙甘草 6g,附子 6g,黄芪 20g 人参 15g,瓜蒌 10g,薤白 10g,半夏 6g,赤芍 10g,川芎 10g,红花 6g,降香 10g,丹参 20g,汉三七 3g,水蛭 6g 等。方中黄芪甘温,补气升阳,益卫固表,利水消肿为君药;桂枝、附子、人参、炙甘草温阳益气,通心脉而补血,助君药补气之力为臣药;瓜蒌、薤白、半夏、茯苓温阳化痰共为佐药;赤芍、川芎、降香、丹参、红花、汉三七、水蛭活血化瘀为使药。临床加减:胸闷气短加茯苓、杏仁化痰降气;胸胀满喘气者加枳壳、桔梗开胸理气;咳痰多加橘红、浙贝母;心前区疼痛加元胡、川楝子活血化瘀;心律不齐者加丹参、苦参、生地、麦冬、元胡;出汗多加浮小麦、麻黄根、牡蛎收敛止汗;头晕头昏加钩藤、天麻降逆平肝;头痛加细辛、白芷、蜈蚣;心包积液加车前子、泽泻、木通利水渗湿;食欲不振加鸡内金、木香、山楂消食化积。汗出身热,两颧发红,口干口渴属虚阳外越之戴阳证,加龙骨、牡蛎镇摄浮阳。

三、典型病案

高某,男,58 岁。初诊,2012 年 4 月 28 日。

患者心慌、胸闷、气短 1 月。既往有慢性支气管炎、肺气肿病史 10 余年。近一月由于外感出现咳嗽气喘,夜间不能平卧入院治疗。入院查体:两肺呼吸音增粗,可闻及少量湿性罗音及喘鸣音。心率 120 次/分, 血压:130/80mmHg, 白细胞 $12.3×10^9$/L, 中性粒细胞 80%。X 线拍片示左肺下叶感染,胸膜粘连。

刻下症:咳嗽气喘,咳痰黄稠,口唇发绀,身热怕冷,出汗多,小便少,下肢浮肿,舌质紫黯,苔薄白而腻,脉浮数细。诊断:上呼吸道感染,慢性支气管炎,肺气肿,肺心病,心力衰竭。入院后给予抗炎、止咳、吸氧治疗,咳嗽好转,胸闷气短、下肢浮肿减轻,遂出院求治于中医。裴正学教授辨证为心阳亏虚,痰瘀互结,外感引发痰饮。急则治标,以宣肺止咳,平喘化痰,泻肺清热解毒。方以小青龙汤,泻白散,葶苈大枣泻肺汤加减。

组成:麻黄 10g,苦杏仁 10g,生石膏 30g,炙甘草 10g,干姜 6g,细辛 3g,半夏 6g,五味子 3g,桑白皮 15g,地骨皮 15g,葶苈子 10g,车前子 10g,大枣 4 枚,金银花 15g,连翘 15g,枇杷叶 15g。水煎服,一日一剂。7 剂。二诊,服药后咳嗽胸闷气短均明显好转,乏力纳差,舌质红黯,舌边有瘀斑,口唇紫绀,脉细数。治以温阳化痰,活血化瘀,方药以苓桂术甘汤、瓜蒌薤白半夏汤加减。黄芪 20g,桂枝 10g,附子 6g,人参 15g,炙甘草 12g,葶苈子 10g,大枣 4 枚,瓜蒌 10g,薤白 10g,半夏 6g,茯苓 10g,丹参 20g,红花 6g,水蛭 6g,山楂 15g,炒麦芽 10g,白术 10g,杏仁 10g。水煎服,一日一剂。上方加减服用 2 月余,病情痊愈,能够参加轻微体力活动。

四、体会

心力衰竭的治疗,西医以强心、利尿、扩血管为综合治疗措施。

裴教授以病证结合,脏腑辨证,气血同治,重视微观病理结果。心力衰竭以心肺气虚为主要病机,痰饮伏肺,瘀阻脉络为其病理演变的结果。以苓桂术甘汤为主方进行中医辨证施治。针对病因治疗,兼有外感者以麻黄汤、小青龙汤、葶苈大枣泻肺汤加减;高血压者加真武汤、镇肝熄风汤等;高血脂者加山楂、水蛭、桑寄生、茵陈等;水肿加五苓散、猪苓汤等;瘀血阻络者加补阳还五汤;胸膜粘连、胸腔积液者加小柴胡汤、小陷胸汤加减。

《内蒙古中医药》2014 年 16 期

裴正学教授治疗冠心病
的经验特色

展文国

【摘要】目的：介绍裴正学教授治疗冠心病的临床经验。方法：通过门诊典型病例加以分析阐述。结果：温阳化痰，活血化瘀，健脾益气，滋阴补肾等对冠心病治疗效果理想。结论：裴教授辨证论治对冠心病效果显著。

【关键词】冠心病；辨证论治；经验；裴正学

甘肃省肿瘤医院著名中西医结合专家裴正学教授从事临床工作50多载，治疗心脑血管疾病疗效显著，尤其对高血压、冠心病，以"西医诊断，中医辨证，中药为主，西药为辅"的十六字方针的治疗模式，辨证论治，选方用药，疗效独特。笔者有幸侍诊其侧，跟师临床学习多年，获益匪浅。现将其治疗冠心病之临床经验，介绍如下。

冠心病是冠状动脉粥样硬化性心脏病，又名缺血性心脏病。是由于冠状动脉痉挛、狭窄或梗死致心肌缺血、缺氧的病理变化。本病多发于40岁以上的中老年人，我国冠心病的发病率呈逐年上升的趋势，据不完全统计，我国约有冠心病患者2.3亿人，是心血管疾病中发病率及死亡率较高的。

一、病因病机

心主血、主脉,心阳和心阴共同维持心血的运行。胸阳不足,阴寒凝滞,痹阻心阳,寒凝血瘀责成胸痹;心阴亏虚则不能濡养心脏,则心悸气短;饮食不当过食肥甘生冷、饮酒等损伤脾胃,脾虚运化失职,聚湿成痰,痰瘀互结,痹阻心脉,而成胸痹;情志失调,忧思伤脾,郁怒伤肝,气机郁结,气血瘀滞,心脉闭塞不通而为胸痹。年迈体虚,肺肾气虚,胸阳不振,发生胸痹。故五脏气血阴阳虚损是发病之基础,心阳不振,心气(阴)亏虚为本,寒凝痰阻、气滞血瘀为标,饮食、情绪、寒邪为诱因,本虚而标实,虚实错杂是其演变过程[1]。

二、辨证施治

(一)病症结合,审因论治

裴正学教授认为冠心病首先辨明虚、实,分清标本。实证为寒凝痰阻、气滞血瘀;虚证为心脾肝肾亏虚,心脉失养。本虚标实,虚实夹杂贯穿整个病程。前者以温阳化痰,活血化瘀,以治标为主,常用瓜蒌薤白半夏汤,枳实薤白桂枝汤加减;后者以益气健脾,滋阴补肾,以治本为主,常用生脉散、炙甘草汤,人参养荣汤;痰凝血瘀,冠脉瘀阻是病理演变结果,"气行则血行,气滞则血瘀"。故活血化瘀与理气止痛并用可提高疗效。常用冠心Ⅱ号(赤芍、川芎、红花、降香、丹参)木香、檀香、沉香;气阴两则胸闷心悸气短,头晕出汗,常用党参、麦冬、五味子;心肾阴虚则心悸盗汗,腰酸头晕,用熟地、山药、山萸肉;心阳虚多用人参、附子、干姜。其次,注重对高血压、高血脂的治疗。大部分高血压合并有冠心病。高血压之病因病机是肝阳上亢,阴虚火旺,水不涵木。肾阴亏虚是本,肝阳上亢是标。病理基础是血瘀。常用镇肝熄风汤、建瓴汤、杞菊地黄汤、真武汤等均可斟酌使用。高血脂之病理基础是痰凝血瘀,常用茵陈、泽泻、山楂、桑寄生、枸杞子、何首乌等降脂化瘀。再次,对心律失常的治疗。

裴正学教授认为心气不足,则无力推动血液运行,心阳衰微则血脉运行缓慢,心跳无力。临床常见窦性心动过缓和窦性心动过速。前者之主要病机是心阳亏虚,气滞血瘀,痰饮留心。方用麻黄附子细辛汤,苓桂术甘汤,真武汤,冠心Ⅱ号方,整律汤(丹参、苦参、生地、麦冬、元胡)加减进退。后者之病机为气阴两虚,痰火扰心,瘀血内阻。方用炙甘草汤,苓桂术甘汤、瓜蒌薤白半夏汤、冠心Ⅱ号方、桂川合剂[2](桂枝、川芎、葛根、党参、麦冬、五味子、生龙牡、珍珠母、灵磁石、紫石英、甘草)。最后,饮食疗法。高血压、冠心病患者饮食宜清淡为主,少食食肥甘生冷,戒烟酒,多运动。

(二)顾护脾胃,心脾同治

冠心病日久或年老体弱者,劳倦伤脾,脾胃运化失常,心血亏虚;或中阳虚损,寒饮内生;或痰湿素盛,痰瘀互结,瘀滞心脉均可见胸闷气短、头晕心悸,面色萎黄等症候。脾胃气虚者可用香砂六君子汤、附子理中汤、苓桂术甘汤合蒌薤白半夏汤加减;痰瘀互结者加十味温胆汤;心脾两虚者归脾汤加减;气阴两虚者生脉散加减。裴正学教授认为自主神经功能最敏感的部位在胃肠。心与脾胃的关系早在《内经》中已有论述。《灵枢·经脉》云:脾经"其支者复从胃,别上膈注心中。"《素问·平人气象论》云"胃之大络曰虚里,贯膈络肺,注于心前。"《金匮要略·胸痹心痛短气篇脉证并治篇》云:"胸痹,心中痞气,气结在胸,胸满,胁下逆抢心,枳实薤白桂枝汤主之,人参汤亦主之"。说明通过调理脾胃治疗胸痹是有其理论依据的。

(三)活血化瘀,改善微循环

冠心病心绞痛可见胸闷胸痛,或痛如针刺,心痛彻背,背痛彻心,舌质黯红或紫黯,均为血瘀证的症状。现代医学的微循环障碍,如血管痉挛、狭窄、脆性及通透性增加,血流缓慢,血细胞聚集,血栓形成或出血等病理变化,其实质是中医血瘀证的体现。在上述方剂当中加入活血化瘀之冠心Ⅱ号,临床症状明显好转,说明冠心Ⅱ号对冠心病心绞痛确有疗效[3]。

三、典型病例

1.刘某,男,58 岁,因胸闷心慌、气短伴头晕一周求诊。患者平素饮酒、吸烟多,体胖多脂。进一周因劳累及饮酒后出现头晕,心悸胸闷气短症状,出汗多,咳嗽痰多,睡眠欠佳,无心前区疼痛及恶心症状。舌质红,苔白腻,舌体胖大,边有齿痕及瘀斑,脉弦滑。心电图示:部分 ST-T 改变,T 波倒置。心脏彩超示:左心室肥厚,左室舒张功能差。BP:140/90mmHg(1mmHg=0.133kPa)。甘油三酯 2.7mmol/L,总胆固醇 5.3mmol/L。西医诊断:高血压动脉硬化,冠心病,高脂血症。中医辨证:胸痹症属痰浊瘀阻,心阳亏虚。治以温阳化痰,活血化瘀。方药:瓜蒌薤白半夏汤和冠心Ⅱ号加减。瓜蒌 10g,薤白 10g,半夏 6g,赤芍 10g,川芎 10g,红花 6g,降香 10g,丹参 20g,汉三七 3g(分冲),水蛭粉 6g(分冲)。茯苓 10g,桂枝 10g,白术 10g,甘草 6g,党参 10g,麦冬 10g,五味子 3g。水煎服,1 剂/d。辛伐他丁片 10mg/d,口服。二诊,服药 14 剂后胸闷、心慌气短症状减轻,出汗减轻,血压 130/80mmHg,睡眠不安,于上方中加入炒枣仁、柏子仁各 20g。加减服用 3 月余,诸证均好转,心电图显示 ST-T 正常。病情告愈。

2.李某,女,60 岁,胸闷心慌气短伴心前区疼痛半月。在当地医院查血压 140/90mmHg。诊断为高血压、冠心病心绞痛,给予硝酸甘油舌下含服后心绞痛缓解,依那普利及硝苯地平缓释片口服,血压下降。刻下症:胸闷气短,怕冷出汗乏力,夜间失眠,头昏头晕,腰酸腿软,上三楼胸闷加重。舌质红,苔白腻胖大,脉弦滑。心电图:ST-T 改变,部分 T 波倒置。心脏彩超示:左心室肥厚,左、右室舒张功能差,二尖瓣返流。西医诊断:高血压动脉硬化,冠心病,心绞痛。中医辨证:胸痹,心阳不足,肝肾亏虚,瘀血阻络。治则:温阳益气,活血化瘀。方药:瓜蒌薤白半夏汤和冠心Ⅱ号、真武汤加减。瓜蒌 10g,薤白 10g,半夏 6g,赤芍 10g,川芎 10g,红花 6g,降香 10g,丹参

20g,汉三七 3g(分冲),水蛭粉 6g(分冲),茯苓 10g,附子 6g,白术 10g,白芍 10g,甘草 6g,生姜 3 片。水煎服,1 剂/d,7 剂。杞菊地黄丸配合服用,二诊,服药后胸闷气短出汗减轻,心前区疼痛明显缓解。效不更方,上方继续服用 30 余剂诸证好转,将此药共为细末,每服用 6 克,一日三次,巩固疗效。

四、体会

冠心病属中医"真心痛"、"胸痹"范畴。《金匮要略》"胸痹心痛短气病脉证治篇"中说:"胸痹不得卧,心痛彻背,瓜蒌薤白半夏汤主之"。用于治疗阳虚寒凝,痰浊瘀阻之胸痹证[4]。阴寒凝滞,胸阳不振,则胸痛彻背,胸闷、心悸气短。痰浊痹阻,胸阳失展,则胸闷气喘。瓜蒌薤白半夏汤与冠心Ⅱ号(中科院院士陈克冀为首的北京地区协作组科研成果)两方相配,具有化瘀活血之功,可以调节血脂,防治动脉粥样硬化[5]。裴正学教授擅用瓜蒌薤白半夏汤合冠心Ⅱ号组方治疗冠心病。药物组成:瓜蒌 10g,薤白 10g,半夏 6g,赤芍 10g,川芎 10g,红花 6g,降香 10g,丹参 20g,汉三七 3g(分冲),水蛭粉 10g(分冲)。其功效为温阳化痰,活血化瘀。用于痰浊内阻,心血瘀阻之冠心病[6]。方中瓜蒌降肺气以利膈宽胸;薤白通阳化浊;半夏辅瓜蒌降逆化饮;赤芍活血化瘀,清热凉血;川芎、红花、丹参活血化瘀,行气止痛;降香气香辛散,温通行滞;汉三七,味苦,甘温入肝胃经,活血散瘀,功擅定痛,用于各种出血症证,有止血而不留瘀,化瘀而不伤正的特点;水蛭,咸寒,活血化瘀,破瘀散结。诸药合用共奏温阳化痰,活血化瘀之功。气虚乏力加党参、黄芪有益气补虚,养心通络之功[7]。药理研究表明:丹参、红花具有活血化瘀,通络止痛之功。丹参有扩张冠状动脉,增加冠脉血流量,改善微循环,抑制血栓形成,降血脂,提高机体抗缺氧能力[8]。丹参、汉三七药对扩张冠状动脉,有明显改善心肌缺血的中作用,用于治疗冠心病、心绞痛有良好的化瘀止痛作用[9]。川芎、红花、丹参微循环血流加

速,毛细血管开放增加,溶栓、降低血浆纤维蛋白原的含量,延长凝血酶原时间,从而抑制血小板聚集[10]

参考文献

[1]徐莺,杨俊艳,杜景柏.冠心病患者中医辨证分型于冠脉造影结果的关系研究[J].西部中医药,2011,24(8):69~70.

[2]裴正学.裴正学医学笔记[M].兰州:甘肃科技出版社,2008,02:414.

[3]陈可冀.心脑血管病研究[M].上海:上海科技出版社,1998:318.

[4]范永升.普通高校教材金匮要略[M].北京:中国中医药出版社,2011,06:112.

[5] 代会容.活血化瘀方对动脉粥样硬化大鼠血脂及其高敏CRP的影响[J].甘肃中医,2009,22(11):61~62.

[6]1984年国家中医药管理局颁布的《中医症候疗效标准》[M].南京:南京大学出版社,1994:18.

[7]魏聪聪,朱明丹,杜武勋.参芪益气滴丸临床应用研究进展[J].西部中医药,2011,24(10):102~104.

[8]周兆玲,李妍怡,王晓萍.丹参与活血化瘀药的配伍应用研究[J].甘肃中医,2010,23(11):60~61.

[9]商洪才.丹参、汉三七不同配比药效学比较研究[D].天津中医学院硕士学位研究生论文,2004:207.

[10]李建辉,张秀芳,刘芳.参芪宁心胶囊治疗冠心病118例临床观察[J].甘肃中医,2010,23(3):23~24.

《中国中西医结合心脑血管病杂志》2013年第10期

裴正学教授自拟当川留灵合剂治疗血栓性浅静脉炎

展文国

【摘要】目的:介绍裴正学用自拟当川留灵合剂治疗血栓性浅静脉炎的临床经验。方法:通过门诊案例加以分析总结。结果:中药活血化瘀可以减轻患者症状,提高生活质量,对血栓性浅静脉炎效果满意。结论:当川留灵合剂治疗血栓性浅静脉炎效果显著。

【关键词】验案;血栓性浅静脉炎;当川留灵合剂;裴正学

血栓性浅静脉炎是发生于肢体浅静脉的血栓性炎性病变,属于周围血管病的常见病。血栓性浅静脉炎发生于下肢,多见沿浅静脉走行的条索状肿物,红肿病因病机。裴正学教授认为外感湿热或饮食辛辣厚味,湿热内生,瘀而化热,蕴结筋脉,或因情志郁结,气机不畅,气滞血瘀,瘀毒内结。故湿热蕴结,气血瘀滞,痹阻脉络是本病之主要病机。

一、裴正学教授辨证施治经验

湿热蕴结,瘀血内阻是本病之主要病机,以此为立法依据,进行遣方用药。临床可见筋脉红肿热痛,上下游走,肢体活动不利,可沿筋脉触及条索状物,舌质红,苔黄腻,脉滑数。治以清热除湿,活血化瘀。方用自拟"当川留灵合剂"加减。当归、川芎、王不留行、威灵仙、炮山甲、丹参、郁金、赤芍、玄参、夏枯草、茯苓、甘草。下肢溃疡感染疼痛着加四妙勇安汤。下肢拘急疼痛属阳虚寒凝者加当归四逆汤、阳和汤；形体肥胖，下肢肿胀疼痛属痰湿凝聚加指迷茯苓丸；下肢静脉硬结疼痛乏力属气血两虚加托里透脓散。

二、病案举例

[**案一**]王某，女，24岁，双下肢浮肿疼痛半月，皮肤灼热，下肢活动不便，诊查下肢静脉可触及条索状肿物，下肢酸困，阴雨天加重，舌苔白腻，脉滑数。诊断：血栓性浅静脉炎。中医辨证：湿热蕴结，血脉淤阻。治则清热除湿，活血化瘀。方用当川留灵合剂加四妙散。当归10g，川芎10g，王不留行10g，威灵仙10g，炮山甲10g，丹参20g，郁金10g，赤芍10g，玄参10g，夏枯草10g，茯苓10g，甘草6g，生薏米30g。水煎服，1剂/d。服药14剂后下肢肿胀疼痛减轻，上方加鸡血藤20g，乌蛇9g。连续加减服用三月余，病情好转，下肢静脉红肿消失，活动便利。

[**案二**]安某，男，30岁，左下肢筋脉疼痛，形寒怕冷，肢体活动不便，舌质红，苔薄白，脉弦紧。下肢内侧可触及条索状肿物。诊断：血栓性浅静脉炎。辩证：阳虚寒凝，血脉淤阻。方用当川留灵合剂加阳和汤。当归10g，川芎10g，王不留行10g，威灵仙10g，炮山甲10g，丹参20g，郁金10g，赤芍10g，玄参10g，茯苓10g，甘草6g，麻黄10，白芥子10，鹿角胶10，干姜6g。水煎服，一日一剂，30剂。服药后下肢疼痛减轻，肢体温度上升，硬结肿物消失，自觉乏力，食纳差。前方加党参、黄芪各15g益气健脾。治疗三月余，精神好转，下肢疼痛好转，条索状物消失，无任何自觉症状。

三、小结

血栓性浅静脉炎是发生于人体浅表静脉的血栓性炎症，是临床上常见疾病。血栓形成与静脉血流瘀滞，静脉壁损伤及血液黏稠度增高有关。

血栓性浅静脉炎属于中医"脉痹"、"血瘀"的范畴。气血亏虚是本，湿热蕴结、寒凝血瘀、痰湿凝聚是其标。以活血化瘀为主，辅以清热解毒，渗湿通络立法，裴正学教授自拟"当川留灵合剂"。当归10g，川芎10g，王不留行10g，威灵仙10g，炮山甲10g，丹参20g，郁金10g，赤芍10g，玄参10g，夏枯草10g，茯苓10g，甘草6g。方中当归，川芎活血化瘀，行气补血，为君药；丹参、赤芍、炮山甲、王不留行四药为臣，养血滋阴，活血通络，助君药之力；元参清热解毒滋阴；茯苓健脾渗湿；威灵仙祛风除湿；郁金行气止痛，四药为佐，助君药活血化瘀，通络止痛；甘草调和诸药是为引和。以上诸药合用，共奏活血化瘀，清热解毒，消肿止痛之功。适用于血栓性浅静脉炎，闭塞性脉管炎，溃疡性脱骨疽，骨髓炎等属瘀血阻络者均可选用。随症加减：血瘀静脉曲张加水蛭、血竭；下肢冰冷加麻黄、白芥子。现代药理研究：当归补血活血，可改善微循环，降低血管通透性，有抗炎、抗损伤作用[2]。川芎辛温，为血中之气药，有活血化瘀，通阳散结之功。川芎与赤芍、桃仁、红花、虻虫、水蛭相药对时，可改善血瘀模型大鼠的血液流变学指标[3]。丹参能明显抑制血小板聚集并延长凝血时间，丹参配伍血竭、鸡血藤、川牛膝、土鳖虫等可有效抑制体内或体外血栓形成。

参考文献

[1]侯玉芬，刘明，周黎明.实用中医周围血管病学[M].北京：金城出版社，2005：303~305.

[2]雷载标，张廷模.中华临床中药学(上下卷)[M].北京：人民卫生出版社，1998，06：210.

[3]刘剑刚，徐凤芹，史大卓等.川芎、赤芍提取物不同配比的活血化瘀研究[J].中药新药与临床药理.2005，16(5)：315~317.

《中国实用医药》2012年第26期

第五章　泌尿生殖系统疾病

裴正学临证经验　温阳利水化瘀治肾衰

展文国

一、迁延而成　温阳为治

慢性肾功能衰竭(CRF)是由多种慢性肾脏疾病或全身性疾病累及肾脏所致的慢性肾功能减退或衰竭的临床综合征。慢性肾衰竭发病原因很多,如各种肾脏病变持续发展,最终均会导致慢性肾衰,其中首要疾病是慢性肾小球肾炎,约占 64.4%,其次为慢性间质性肾炎,占 19%,其余为高血压性肾动脉硬化、先天性多囊肾、狼疮性肾炎、梗阻性肾脏疾病、糖尿病性肾病等。

甘肃省肿瘤医院教授裴正学是我国著名的中西医结合专家,以擅治糖尿病、肾病、白血病著称。笔者现将他治疗慢性肾功能衰竭的经验介绍如下。

裴正学认为,慢性肾炎、糖尿病肾病均可导致慢性肾功能衰竭,其病机以肾虚为本,湿邪潴留,气血瘀滞为标。在治疗上,他主张温阳利水法治疗此病,若阳虚阴盛,阳气之愈虚,湿浊之愈盛,故温阳补肾中,需加入大黄、附子、牡蛎、龙骨等降浊之品。

若寒凝血瘀,则需加入当归、红花、桃仁、川芎、丹参、益母草、三七、泽兰叶等化瘀之药;若湿郁化热,湿热相合,则需加入清热解毒药如金银花、连翘、蒲公英、败酱草、板蓝根等。笔者以下将通过病案简述之。

二、典型病案

[案例1]

王某,男,42岁。

主诉:浮肿伴恶心2月。患者既往有慢性肾炎病史10余年。曾使用强的松片和免疫抑制剂等治疗,病情基本稳定。近2月由于劳累及外感等原因使浮肿、尿少再次加剧,伴有头晕、心悸、气短。在兰州某三级医院检查:尿蛋白(3+),尿潜血(−),24h尿蛋白定量4.0g,尿素氮26mmol/L,血肌酐650umol/L,甘油三酯3.0mmol/L,总胆固醇5.0mmol/L;血压:130/80mmHg。诊断:肾功能衰竭,氮质血症。欲收患者住院透析治疗,未能入院,患者转求中医治疗。

刻诊:小便量少,腹胀乏力,头晕,神倦欲睡,恶心呕吐,口有尿味。舌质淡胖,苔白腻,脉沉细无力。

西医诊断:肾病综合征,肾功能衰竭。

中医辨证:肾阳虚衰,湿浊上泛,久病入络,瘀毒内结。治以补肾温阳,活血化瘀,兼清热解毒,降浊解毒。

方药:用桂附八味丸、复方益肾汤加减。

组方:桂枝10g,附子6g,生地10g,山茱萸6g,山药10g,茯苓10g,丹皮6g,泽泻10g,桃仁10g,红花6g,当归10g,白芍10g,川芎10g,苏梗20g,蝉蜕6g,益母草15g,金银花15g,连翘15g,蒲公英15g,败酱草15g,板蓝根10g,大黄10g(后下),生牡蛎20g,三七3g(分冲),水蛭10g(分冲)。20剂,水煎服,两日1剂。

二诊:服药后腹胀、恶心呕吐、头晕减轻,24小时小便1400ml,

乏力纳差,舌质红,舌苔白腻厚,脉沉细。证属中焦湿邪瘀滞,脾虚不运,上方加丹参20g、木香10g、草豆蔻10g,振奋中焦,化气行水。20剂。

三诊:患者服药2月效果显著,腹胀浮肿尽消,精神食纳好转,尿蛋白(2+),尿潜血(-),尿素氮14mmol/L,血肌酐240umol/L,甘油三酯2.5mmol/L,总胆固3.5mmol/L;血压:120/70mmHg。舌质红,舌苔白腻,脉弦滑。

肾阳逐步得到回复,脾阳日渐得到温煦,先后天相互滋生,健脾祛湿,固精培本治疗,方用芡实合剂、复方益肾汤、丹参饮加减。

组方:枇杷叶10g,山药10g,黄精20g,黄芪15g,菟丝子15g,女贞子15g,旱莲草15g,芡实30g,金樱子30g,百合10g,党参15g,白术10g,茯苓10g,炙甘草6g,苏梗20g,蝉蜕6g,益母草20g,桃仁10g,红花6g,当归10g,白芍10g,川芎10g,金银花15g,大黄6g(后下),生牡蛎20g,三七3g(分冲),水蛭6g(分冲),丹参20g、木香10g、草豆蔻10g。30剂,水煎服,两日1剂。

四诊:中药治疗半年余,患者病情好转。尿蛋白(-),尿潜血(-),尿素氮8.2mmol/L,血肌酐90umol/L,甘油三酯1.5mmol/L,总胆固3.0mmol/L,血压:120/70mmHg。舌质红,苔薄白,脉弦滑。病情好转,配制丸药以巩固疗效。

组方:桂枝50g,附子30g,生地50g,山茱萸50g,山药50g,茯苓50g,丹皮30g,泽泻50g,车前子50g,桃仁50g,红花30g,当归50g,白芍50g,川芎50g,苏梗50g,蝉蜕30g,益母草75g,丹参100g,金银花75g,连翘75g,蒲公英75g,败酱草75g,板蓝根50g,大黄50g,生牡蛎100g,三七30g,水蛭100g,枇杷叶50g,黄芪100g,菟丝子15g,女贞子75g,旱莲草75g,芡实100g,金樱子100g,百合50g,党参75g,白术50g,炙甘草30。共为细末,水丸,每服6g,1日2次。

[案例 2]

赵某,女,50 岁。

主诉:浮肿尿少 1 月。患者有慢性肾炎病史 10 余年,近期因感冒未及时治疗,出现下肢浮肿,尿少,24h 尿量不足 500ml,24 小时尿微量白蛋白 2.0g。尿蛋白(3+),尿素氮 24.0mmol/L,血清肌酐 588umol/L,空腹血糖 10.0mmol/L。西医诊断:2 型糖尿病合并肾病;慢性肾功能衰竭。在某医院透析治疗 1 月,效果不佳,遂请中医诊治。

刻诊:四肢不温,面色白,气短乏力,少气懒言,舌淡苔白胖大,脉沉迟无力。

证属脾肾阳虚,水湿泛溢,湿浊瘀毒。治以补肾温阳化气行水,活血化瘀,清热解毒。方用桂附地黄汤,复方益肾汤加减。

组方:桂枝 10g,附子 10g,生地 10g,山药 10g,山茱萸 10g,茯苓 10g,丹皮 6g,泽泻 10g,桃仁 10g,红花 6g,当归 10g,白芍 10g,川芎 10g,益母草 30g,丹参 30g,金银花 15g,蒲公英 15g,连翘 15g,板蓝根 15g,苏梗 20g,蝉蜕 6g,水蛭 10g(分冲)。日 1 剂,水煎服。

患者回家坚持服药 120 余剂,诸症明显好转。4 个月后来兰州复诊。查尿素氮 15.8mmol/L,肌酐 177.9umol/L。尿蛋白(+),尿潜血(-),尿糖(-)。肾功能明显好转,此时肾衰是主要矛盾,以温阳益肾,活血化瘀改善肾功能。

组方:桂枝 10g,附子 10g,生地 10g,山药 10g,山茱萸 10g,茯苓 10g,丹皮 6g,泽泻 10g,大黄 10g,黄芪 30g,益母草 30g,丹参 30g,金银花 15g,白花蛇舌草 15g,车前草 15g,枸杞子 15g,桑葚子 15g,水蛭 10g(分冲)。日 1 剂,水煎服。

另服裴正学自己研制的消风 II 号、古圣 II 号、泻火冲剂。服用 150 剂,精神病情均见好。于 2010 年 1 月 9 日复查肾功能:尿素氮 9.07mmol/L,肌酐 110umol/L。尿蛋白(-),尿潜血(-),尿糖(-),效果显著,效不更方,继续服用中药巩固疗效。

后随访患者，其坚持服用本方达 2 年以上，如今尿素氮 8.0mmol/L,肌酐 90umol/L,病情稳定,仍在服药中。

文章来源 2014 年 4 月 28 日《中国中医药报》

裴正学临证经验 辨病与辨证结合治疗慢性前列腺炎经验网中捕鱼 每劳必获

齐雪婷　董琴琴

　　慢性前列腺炎是青壮年男性常见的前列腺非特异性感染所致的慢性炎性疾患,属于精浊病。常见腰困痛、小腹胀、小便不利或尿不尽、尿道溢液等症,前列腺液检查白细胞超过每高倍视野10个,或满视野,磷脂小体减少,其病情反复,缠绵难愈,且近年来该病发病年龄有年轻化倾向。属中医"癃闭"、"白浊"、"淋证"、"精浊"等范畴。本病的病因复杂,病机尚不十分清楚,西医疗效不甚理想,中医治疗慢性前列腺炎具有一定的特点和优势。导师裴正学教授是我国著名的中西医结合专家,具有50余年的临床经验,擅长治疗各种疑难病症,疗效显著。对于慢性前列腺炎的治疗经验颇丰,笔者有幸侍诊其侧,得以对老师的经验管窥一二,受益匪浅,现对其经验总结如下。

一、脾肾阳虚,湿热瘀阻为其病机特点

　　《素问·至真要大论篇》指出:"诸淋反戾,水液混浊,皆属于热。"巢元方《诸病源候论》曰:"诸淋者,由肾虚而膀胱热故也,……肾虚则小便数,膀胱热则水下涩,数而且涩,则淋漓不宣。"裴老认为现代生活的节奏快,压力大,男性因过劳而正气亏损,脾肾阳虚,

加之许多不良的生活习惯易致邪毒乘虚而入,则湿热结于膀胱,湿热缠绵,日久致阻遏气机,气血瘀滞,因气血失和损及脏腑功能。下焦为肾之所主,湿热相合损及肾气,肾气伤则肾精下泄。另有青壮年男性因房事无度也致肾精亏损者;多数患者病程缠绵难愈,会长期服用清热解毒药物及抗生素治疗,脾胃运化功能受损,"脾旺四季不受邪",脾胃为气血生化之源泉,伤及脾胃则肾之精气无以充养,本病故而虚实夹杂。本病发病之标是湿热之邪,贯穿于疾病全程,日久阻遏气血,伤及脾肾,致肾虚为病之本,是病之关键。正如《类证治裁·淋浊》所载:"浊在精者,由相火妄动,精离其位,不能闭藏,与溺并出或移热膀胱,溺孔涩痛,皆白浊因与虚也。"

二、"十六字"诊治指导思想

"西医诊断,中医辨证,中药为主,西药为辅"是裴老提出的中西医结合学术观点,被誉为十六字方针。裴老认为治疗此病时应汲取中西医之所长,由于慢性前列腺炎病机复杂,症候多种多样,首先要利用现代医学前列腺液化验、前列腺液培养、前列腺B超等手段来确诊,再辨中医之湿热互结、气血瘀阻、脾肾亏虚等证,西医诊断下的中医辨证,大大增强了其准确性,使诊疗过程认准方向,直中疾病要害,正如裴老常说"我们不能在大海中捕鱼,十劳不获,而是要在渔网捕鱼,每劳必获",这就是辨病与辨证结合的优势;其次治疗上裴老通过辨证论治应用中药调节脏腑功能,改善了局部的循环,对个别感染病人也常应用头孢哌酮加舒巴坦等抗生素消炎,中西医治疗取长补短,可以有效地减轻症状,防止复发,这就是中药与西药的相互协同,也实为慢性前列腺炎患者求医于裴老的主要原因。

三、治疗经验

裴正学集数十年理论和临床实践,总结出适用于该病的病理特点的方药,以健脾益肾为主,佐以清热利湿、活血化瘀之法,应用桂附八味合小子参芪合剂,即小茴香、菟丝子、党参、黄芪、丹参、山药、泽泻、土鳖虫、车前子、王不留行;方中桂枝、附子、生地、山药、山萸肉、菟丝子大补肾阳,用党参、黄芪补气固表、顾护中州,谓之"正气存内,邪不可干",又可改善血液循环,泽泻、车前子具有清热利尿、渗湿之功,清热通淋药物有良好的抗菌和抗病毒作用;而土鳖虫、丹参、王不留行为活血化瘀之用,又有利尿通淋之效,从而形成了标本兼顾之方,共凑清热利湿、活血化瘀、补益脾肾之功。临证加减:若症见小便灼热涩痛、尿黄短赤、用清利湿热之八正散;若尿短黄,伴少腹胀痛、心烦易怒则为肝经湿热下注,宜加用龙胆泻肝汤;若为尿浊或有溢液,用萆薢分清饮;腰痛着加杜仲、川断、薏苡仁、淫羊藿;若兼少腹痛,用元胡、川楝子、乳香、没药行气活血;睾丸坠胀者,多加荔核、橘核理气散结,痛甚者加蜈蚣一条。

四、验案两则

[病例一]刘某,男,39岁,"尿频急一月"于2011年5月于某医院检查诊断为慢性前列腺炎,治疗多次,病情一直缠绵难愈,遂而来裴老门诊处就诊。查体:患者夜尿多、尿频、尿急、尿道口有灼热感、腰困痛、睾丸坠胀不适、浑身乏力、食欲不佳,舌淡苔黄,脉细滑。前列腺液常规:卵磷脂小体少许,白细胞(+++),根据病史、症状及实验室检查,西医诊断为:慢性前列腺炎。中医辨证:淋症,湿热蕴结,脾肾亏虚,治法:清热利湿,补益脾肾。方药:小子参芪合剂合桂附八味加味。小茴香10g、菟丝子15g、党参10g、黄芪20g、丹参20g、山药10g、泽泻10g、土鳖虫10g、车前子10g、王不留行10g、桂枝10g、附子6g、生地12g、山萸肉6g、茯苓12g、橘核15g、荔核15g、萹蓄10g、瞿麦10g。水煎服,一日一剂,14剂,还配合抗生素滴注。14日后复诊,患者自述尿频尿急减轻,睾丸坠涨好转,复查前列腺液常规示正常。后患者在门诊以此方为基础进行临症加减治疗而

愈。

[病例二]李某,男,35岁,常感尿频,尿不尽,曾在多家医院诊断为"慢性前列腺炎",给予多种抗生素及中药治疗(具体情况不详),病情时有反复。此次病情加重,尿道口灼热,尿液浑浊,出现阳痿症状,遂来裴老处就诊。前列腺液常规检查:WBC(+++),卵磷脂小体中量。舌红苔黄,脉滑数。西医仍诊断慢性前列腺炎,中医辨证:湿热缠绵,气血瘀滞。治法:清热利湿,活血化瘀。方药:小子参芪合剂合八正散加味。小茴香10g、菟丝子15g、党参10g、黄芪20g、丹参20g、山药10g、泽泻10g、土鳖虫10g、车前子10g、王不留行10g、当归10g、滑石15g、生地12g、木通6g、甘草梢6g、萹蓄10g、瞿麦10g、白芍10g、水蛭10g分冲、蜈蚣1条,水煎服,一日一剂,14剂,还配合正规滴注头孢哌酮加舒巴坦。半个月后复诊。尿后余沥不尽及尿频已消失,阳痿症状减轻。停药1月后复查,前列腺液常规:卵磷脂小体多量。

按:裴正学教授治疗本病充分显示了"十六字方针"的病证结合,中药为主,这也是中西医结合模式的精髓所在。只有充分发挥中西医所长,从整体出发,扶正与祛邪兼顾,重视调理脏腑等综合治疗手段,才能更好地提高疗效,减轻症状。裴老的小子参芪方合桂附八味加减在应用于临床中取得了显著疗效。

文章来源2014-01-18《中国中医药报》

裴正学教授治疗急性肾小球肾炎新论

刘媛　冯永笑　裴正学

【摘要】裴正学教授积五十年临床经验,擅长治疗各种疑难杂症,尤其对急性肾炎有独到见解.笔者以裴正学教授提出的"西医诊断,中医辨证,中药为主,西药为辅"的十六字方针作为指导思想,治疗此病取得了显著疗效。

【关键字】裴正学;急性肾炎;风水;新论

【中图分类号】R 249.1　【文献标识码】B

【文章编号】1672-0571(2012)01-0007-02

急性肾小球肾炎[1],简称急性肾炎,可发生于任何年龄,以儿童为多见,多数有溶血性链球菌感染史。祖国医学认为急性肾炎属"风水"、"皮水"、"血尿"等范畴,裴正学教授根据多年临床经验,提出了治疗急性肾炎的辨治方法和有效方药,现将其经验共享与同道。

一、辨治思略

(一)西医诊断

裴老指出,治疗首要任务是明确西医诊断,确定慢性肾小球肾炎的病因及发病机理。而不能一味的从"水肿"、"血尿"等去认识。

"水肿"之病千差万别,诸多疾病都会出现水肿的表现,因此把"水肿"这一症状当成疾病名称是抽象、笼统的概念。"血尿"的认识也是如此,如血尿也可见于尿路结石、尿路感染等,其治法各异,结石当利尿排石,尿路感染当利尿通淋、清热解毒。

(二)中医辨证

1.标实为主、本虚为辅　裴老认为急性肾炎多病势急剧,其仍以本虚标实为基本病机,但以标实为突出表现,遵"急则治标、缓则治本"之法。标实又有湿热浸淫、风水相搏、瘀血内生等不同。本虚主要表现为肾、肺、脾等脏腑的虚损,而以肾虚最为明显。

2.分型辨治　①风水相搏[2]:患者见眼睑浮肿,皮肤光亮,按之不凹陷,发热恶风,苔薄白,脉浮,当辨为风水袭肺,当开鬼门、宣肺气以利水,选用越婢加术汤疏风利水。②湿毒浸淫:患者多尿中见白细胞,又有小便短赤、舌红苔黄等表现,故当洁净腑、清热毒,利尿通淋,以五味消毒饮合龙胆泻肝汤为主方。③兼以治本。肺气不足当健脾益肺,予玉屏风散;脾肾不足,当健脾温肾,予真武汤、实脾饮。

3.注意治则

(1)治肺为先,兼顾脾肾。风邪、湿毒闭肺,肺气不宣,气机郁滞不能运化水液,上焦通调失职,则水饮停聚,外溢肌腠,则为水肿。对于急性肾炎,以肺脏的表现为主,亦有脾肾之变,当顾及。脾阳不运,不能使津液之精上散而归于肺。清津不升,浊液不降,水湿瘀滞于中焦而不化,弥漫全身,则为肿。肾阳虚衰则水液失于蒸腾气化,清浊不分,精微混杂于尿液之中排出体外,或膀胱开阖不利,水湿外泄不畅,停聚成肿。

(2)温药和之,水为阴邪,得阳则化,体内津液的气化、输布和排泄有赖于肺之通调,脾之转输和肾之蒸腾气化,而这些功能都是阳气在各脏腑的体现。《金匮要略》提出"病痰饮者,当以温药和之",故裴老选用炒白术、干姜、附子、桂枝之类以化饮利水。

(3)去瘀陈莝《黄帝内经》明确提出了治水三法:开鬼门、洁净腑、去菀陈莝。《血证论》指出:"瘀血化水是血病而兼水也"。故裴正学老师认为活血以利水,利水当活血,予益母草、当归、丹参之属。

(4)高原导水急性肾炎以肺脏病变为主,故其治在肺。高原导水指宣肺利水之法,升肺气以降肾气,开鬼门才能洁净府,水流才能通畅。津液的生成、输布和排泄离不开肺的功能,肺失宣肃,则气不化精而化水。常选用苏梗、蝉衣、麻黄、杏仁、白茅根宣肺利水。

(三)中药为主

裴老临床常结合患者症状之不同,而"中药为主,西药为辅"。见血尿者当活血凉血止血,予阿胶、当归、血余炭、凤尾草等。见尿蛋白者当收涩蛋白,予蝉蜕、苏梗宣肺收涩,水陆二仙(金樱子、芡实)固肾收涩。见膀胱刺激征(尿频、尿急等)者,予龙胆泻肝汤清利湿热。尿常规见白细胞者,予五味消毒饮清热解毒。尿少者,予五皮饮合五苓散通腑利尿[3]。

(四)西药为辅

感染严重者(舌红,苔黄或白但必厚者),予以抗生素抗感染治疗。

二、病案举例

石某,女,16岁,甘肃景泰人。2009年12月16日鼻塞流涕,咽喉肿痛,自服伤风感冒胶囊。2010年1月7日因眼睑及双下肢浮肿就诊。症见:眼睑及双下肢浮肿,小便短少,色黄,伴咽喉肿痛,咳嗽,舌淡红,苔薄黄,脉浮数。BP:146/95mmHg。尿常规:潜血(3+),蛋白(+)。生化检测:尿素氮6.18mmol/L,肌酐159.6μmol/L。血生化:总蛋白63.48g/L,白蛋白37.8g/L,球蛋白25.68g/L。总胆固醇4.15mmol/L,甘油三酯1.08mmol/L。根据病史、症状、体征及实验室检查,西医诊断:急性肾小球肾炎;中医诊断:风水,风水相搏证。处方:炙麻黄10g,生石膏30g,甘草6g,白术10g,阿胶10g(烊化),血余炭 10g,生地 12g,当归 10g,麦冬10g,山栀10g,丹参20g,丹皮 6g,苏梗 20g,蝉蜕 6g,益母草 30g,生姜 6g,大枣 4 枚。水煎服,一剂/d。并嘱其禁食肉、蛋、奶、海鲜等。服 15 剂,小便量增多,肿势顿挫,咽喉肿痛,咳嗽已不明显,尿常规:潜血(+),蛋白(+-)。患者略感疲乏,余无明显不适,前方加四君子汤,服 30 剂,水去肿消,诸羔皆瘥,尿常规正常。随访半年未复发。

三、小结

《景岳全书·肿胀·水肿论治》言:"凡水肿等证,乃肺脾肾三脏相干之病。盖水为至阴,故其本在肾;水化于气,故其标在肺;水惟畏土,其治在脾……"而急性肾炎多以肺实为标,脾肾虚损为本,故临床采用宣肺利水,补脾益肾之法,并随症加减,每收佳效。

参考文献

[1]凌锡森,王行宽,陈大顺.中西医结合内科学[M].北京:中国中医药出版社,2002:481.

[2]裴正学.裴正学医学笔记[M].兰州:甘肃科学技术出版社,2008:208~209.

[3]李薇,李象霖.裴正学治疗慢性肾炎经验介绍[J].中国中医药信息杂志,2004,9(11)11:831.

《现代中医药》2012 年 01 月第 32 卷第 1 期

应用裴正学教授经验方治疗激素依赖性过敏性紫癜肾炎临床观察

蔡正良　瞿平元　倪红　李亚琴

【摘要】目的:观察全国著名中西医结合专家裴正学教授的经验方三味消土方加减治疗激素依赖性过敏性紫癜肾炎疗效,探讨该方的作用机理。方法:本文用裴正学教授的经验方三味消土方加减,旨在疏风散热,清热解毒,活血化瘀,既抑制了病原的致病性,又调节了机体的反应性,不但逐步减轻过敏性紫癜肾炎的临床症状,而且使激素逐步减量,直至停止。结果:服用三味消土方治疗前后 IgA、IgG、IgM、IgE 测定结果比较显示,治疗 8 周后,患者血清IgA、IgM、IgE 水平明显下降,与治疗前相比,差异有统计学意义($P<0.05$)。

治疗前后 TGF 及 D-D 测定结果为,治疗后 TGF、D-D 数值较治疗前有所降低,差异有显著性($P<0.05$)。于 2010 年 10 月至 2012年 10 月治疗 16 例患者,临床总有效率 100%,临床治愈率95.75%。结论:该方药具有活血祛瘀、清热凉血、引血归经功效,有恢复肾功能、消除尿蛋白及潜血的作用,值得进一步推广应用。

【关键词】裴正学;验方;三味消土方;激素依赖性;过敏性紫癜肾炎

【文献标识码】A　【文章编号】1004-2725(2013)02-0090-03

激素依赖性过敏性紫癜肾炎是临床常见疑难疾病之一，常见于儿童、青少年，成人也有发病，疾病的预后主要与肾脏受累及严重程度相关[1,2]。病程长，治疗非常棘手，西医常用糖皮质激素治疗，病情易复发，激素很难停止，激素的副作用随服用时间的延长而逐渐加重，给患者及家庭带来严重的心理压力及沉重的经济负担。我国著名中西医结合专家裴正学教授临床经验丰富，治疗该病临床疗效十分显著，现介绍如下。

一、材料和方法

（一）一般资料

16 例患者均为 2010 年 10 月至 2012 年 10 月甘肃省肿瘤医院中西医结合科门诊、病房收治的激素依赖性过敏性紫癜肾炎患者，均符合纳入标准。年龄 7~23 岁之间，平均年龄（19.5±1.0）岁，其中男性 10 例，女性 6 例。全部患者均有典型皮疹，伴关节肿痛 12 例，伴腹痛 14 例，伴血尿 10 例，伴便血 10 例。

（二）诊断标准

激素依赖性过敏性紫癜肾炎符合新版《内科学》过敏性紫癜肾炎的诊断标准；中医辨证参照十二五规划新版《中医内科学》教材，分血热妄行、血不归经证和气滞经脉、血瘀不畅证，肾脏受损害的程度判断标准：测定 2 次以上尿液分析出现异常；显微镜检测可见尿蛋白>微量，红细胞>3/HP，和（或）检测到尿酶升高及尿微量蛋白高于正常值者。

（三）纳入的标准

①符合激素依赖性过敏性紫癜肾炎诊断标准；②年龄 7~23 岁；③病程<3 周，尿液分析检查异常者；④激素（强的松）依赖者；⑤签署了同意书者。

（四）排除标准

①不能接受中药治疗者；②饮食不忌口者。

（五）治疗方法

①治则：活血祛瘀，清热凉血，引血归经，有恢复肾功能，消除尿蛋白及潜血的作用。②方药：三味消土方加减：银花 10g、连翘 10g、蒲公英 15g、土茯苓 15g、白藓皮 15g、生地 12g、地肤子 10g、防风 10g、草 10g、赤芍 10g、丹皮 6g、蝉衣 6g、甘草 6g。③加减：出血点多加侧柏叶 10g、野菊花 6g、仙鹤草 6g、紫草 10g、车前草 6g、旱莲草 6g；肾功能异常者加苏梗 10g、益母草 30g、桃仁 10g、红花 6g、鸡血藤 30g、丹参 15g、香附 10g；小便不利尿血加龙胆草 10g、山栀子 10g、木通 6g、甘草梢 10g、大蓟炭 10g；尿中有蛋白加桂枝 10g、板蓝根 20g；恢复期加枇杷叶 10g、山药 15g、黄精 15g、菟丝子 15g、金樱子 15g、百合 10g、党参 10g、白术 10g、茯苓 10g、甘草 6g。

（六）观察项目及方法

①D-二聚体（D-D）、转化生长因子（TGF）检测：D-D 检测试剂盒购自深圳晶美生物技术所，TGF-ELISA 试剂盒购自英国 ARM 公司，检测由我院检验中心完成。②免疫球蛋白（IgM、IgE、IgA、IgG）检测：用免疫散射速率比浊法，采用深圳迈瑞公司的 520 型散射免疫比浊仪检测，由我院检验中心完成。

（七）统计方法

用 SPSS14.0 分析软件，数据符合正态分布者采用 t 检验和秩和检验，技术资料采用 $\chi 2$ 检验，以 $P<0.05$ 有显著性差异。

二、结果

（一）IgA、IgG、IgM、IgE 测定结果

比较服药治疗 8 周后，患者血清 IgG、IgA、IgE、IgM 数值显著降低，与治疗前数据相比，差异有显著性意义（$P<0.05$），见表 1。

表 1　gA、IgG、IgM、IgE 测定结果比较（g/L，x±s）

时间	n	IgA	IgM	IgE
治疗前	16	3.1±0.4	2.9±0.1	150±45.0
治疗后	16	2.3±0.1	1.5±0.3	92±21.0

（二）治疗前后 TGF 及 D-D

检测数据比较治疗后 TGF、D-D 数值较治疗前降低，差异有显著性意义（P<0.05），见表 2。

表 2　治疗前后 TGF 及 D-D 检测数据比较（x±s）

时间	n	D-D（μg/l）	TGF（pg/l）
治疗前	16	1.9±0.4	0.08±0.01
治疗后	16	0.8±0.3	0.05±0.03

三、讨论

近年来，过敏性紫癜性肾炎发病率有逐年增加的趋势。研究表明，人体受致病因素的影响，该病发生时，与人体内免疫系统，尤其是细胞免疫紊乱、血液处于高凝的状态及 IgA 分泌的增多有密切的关联，TGF 在肾功能损害过程中起着非常重要作用[3]。裴老拟定的三味消土方，针对激素依赖性过敏性紫癜肾炎的致病性，有活血祛瘀、清热凉血、引血归经功效，有恢复肾功能、消除尿蛋白及潜血的作用，改善机体的反应性，不但可使 D-D 数值下降、还可疏通体液循环状态，解除体内高凝的状态、降低 IgA 分泌水平、减少 TGF 数量，表明活血祛瘀可能有抑制 TGF 产生，从而减轻来自肾小球免疫复合物的过度凝集，使肾小球病变、增生、炎性改变减轻，且还可以减低 TGF 数值，从而使 D-D 和 IgA 的数值减低[4]。体内的含量减少。裴老治疗激素依赖性过敏性紫癜肾炎经验颇丰富，认为此病风热犯肾加湿加瘀，以三味消土方为基本方，加桃红四物汤、复方益肾汤、汉三七、水蛭粉等以祛瘀活血止血，引血归经，恢复肾功能、消除尿蛋白及潜血的作用[5]。其中红花、丹参、川芎、三七、水蛭均具有活血祛瘀、减低血液粘稠度之效，可保护损伤的肾小管上皮细胞[6]；还可显著改善梗阻侧肾组织病理的炎性变化，降低 TGF、mRNA 及蛋白的表达效应，减低平滑肌抗体（SMA）表达水平及减低 1 型胶原沉积的聚体[7]；还可对梗阻性大鼠肾间质纤维化有改善作用[8];显著减少患者尿红细胞及尿蛋白的排泄,降低血清IGA含量,减轻肾小球病理改变进程[9],还可降低体内总胆固醇和D-D及尿蛋白,抑制血小板聚集,使血浆白蛋白升高[10]。川芎嗪能减低血清TGF-B数值,降低TGF-B表达反应,减低胶原分泌水平,从而延缓糖尿病微循环恶化进程[11]。汉三七所含三七总苷能抑制人肾小管上皮细胞TGF-B、CTGF的基因表达和蛋白分泌的功能,抑制致纤维化细胞因子产生,从而可以推迟肾小管间质纤维化的病程发展[12]。三七总苷还可减低血液中D-D含量,抑制微循环血栓的形成。

参考文献

[1]Calvino MC,Lorca J,Garcia -porrua C,et al. Henochs chonlein purpura in children from Northwestern Spain:a 20yeare pidemiologic and clinical study [J]. Medicine(Baltimore),2001,80 (5):279~290.

[2] Huber AM,King J,Mclaine P,et al. A randomized, placebo -controlled trial of prednisone in early Henoch -Schonlein purpura [J]. BMC Med,2004,2(7):241~247.

[3] Strehlau J,Schachter AD,Pavlakis M,et al. Activaed intra renal ranscipition of CTL-effecors and TGF-betal in children with focal segmental glomerulosclerosis[J]. Kidney Int,2002,6(1):901.

[4]王子威,卢燕,甄小芳.中药对儿童过敏性紫癜肾炎早期干预的影响[J].中国中西医结合杂志,2011,31(4):504~507.

[5]裴正学.裴正学医学笔记[M].兰州:甘肃科技出版社,2008:366~367.

[6]李燕林,安敏,凌小浩.中药尿毒康对急性肾小管坏死初发起保护作用的研究 [J]. 中国中西医结合急救杂志,2008,15(4):260-262.

[7]林琼真,于洁,邓英辉等.丹参注射液对大鼠梗阻性肾间质纤维化的保护作用[J].中国中西医结合肾病杂志2003,4(2):71~73.

[8]丁跃玲,赵玉庸,陈志强等.红花对阿霉素诱导的肾小管间质纤维化大鼠的保护作用[J].河北中医药学报,300318(4):4~6.

[9] 血清诱导的人肾小管上皮细胞TGF-β1、CTGF基因表达和蛋白分泌的影响[J].中国药理学通报,2005,21(11):1366~1369.

《甘肃医药》2013年第32卷第2期

裴正学教授治疗肾炎经验撷英

展文国

【摘要】以具体验案为例,介绍裴正学教授治疗肾炎的经验:一为开鬼门,洁净府,适用于外感风邪,肺失通调之急性肾炎;二为健脾利湿,适用于脾虚不运,水湿内停之慢性肾炎;三为补肾温阳,适用于肾阳虚损,气不化水之慢性肾炎。

【关键词】肾炎;中医辨证;治疗经验;裴正学

【中图分类号】R249　【文献标识码】A

【文章编号】1004-6852(2011)10-0023-03

慢性肾炎常以蛋白尿、血尿、高血压、水肿为基本临床表现。本病起病方式不同,进展缓慢,病程迁延,可造成不同程度的肾功能减退,最终发展为慢性肾衰。其病理改变主要是肾小球血管基底膜抗原抗体复合物沉积,系膜增生局灶硬化,晚期肾小球纤维化,肾功能损害等病理变化。裴正学教授是我国著名的中西医结合专家,主任医师,博士研究生导师,中华中医药学会终身理事。裴老医学理论深厚,临床经验丰富。笔者有幸受业于裴老,现将其治疗肾炎的经验报道如下:

一、中医对肾炎的认识

裴老认为中医并无肾炎之病名,但《黄帝内经》"水肿""水气"之论述与肾炎相仿。他对张景岳:"凡水肿之为病,乃肺、脾、肾三脏相干之病,盖水为至阴,故其本在肾,水化于气,故其标在肺;水惟畏土,故其制在脾,今肺虚则气不化精而化水,脾虚则土不制水而反克,肾虚则水无所主而妄行"的论述非常重视,认为在肺、脾、肾三者之中,应以肾为本,以肺为标,而以脾胃为治疗之关键[1]。

二、治疗法则

裴老经常引述《素问·汤液醪醴论篇》曰:"平治于权衡,去宛陈莝……开鬼门,洁净府。"《金匮要略·水气病脉证并治第十四》"诸有水者,腰以下肿,当利小便;腰以上肿,当发汗乃愈。"认为上述论述是中医治疗肾炎之准绳,舍此则临床疗效不佳。

(一)急性肾炎

患者于外感后引起水肿,肾功能受损,尿中可见尿蛋白或潜血阳性。病机:外感风邪,肺失通调。治则:开鬼门,洁净府。方用:越婢汤、麻杏石甘汤、大青龙汤、小青龙汤。

(二)慢性肾炎

慢性肾炎多由急性肾炎失治、误治,以及患者不按时服药延误治疗所致,本病容易导致肾功能损害,严重者可出现肾功能衰竭。病因病机:脾虚不运,水湿内停。治则:健脾利湿。方用:香砂六君子汤、五苓散、五皮饮、芡实合剂。

(三)慢性肾炎久病

患者因久病不愈,出现下肢凹陷性水肿,怕冷腰酸,疲乏无力。病因病机:肾阳虚损,气不化水。治则:补肾温阳,化气行水。方用:寄生肾气汤加味。肾炎久病不愈,浮肿不消,尿蛋白长期不降,属肾阳亏虚,寒凝血瘀,应在补肾的基础方中加入活血化瘀,清热解毒药,以利于恢复。

三、典型病例

[案1]张某,男,24岁,2009年11月20日初诊。患者因咳嗽、

咽痛、发烧,晨起颜面浮肿,尿少来诊。查体:咽部红肿,扁桃体肿大,尿蛋白(++),尿潜血(−),血压 130/80mmHg(1mmHg=0.133kPa)。西医诊断:上呼吸道感染、急性肾小球肾炎。中医辨证:风水证(外感风邪,肺失通调)。治则:宣通肺气,开鬼门,洁净府。方用越婢加术汤、五苓散、四味消毒饮加减:麻黄 10g,杏仁 10g,生石膏 30g,炙甘草 6g,茯苓 10g,白术 10g,生姜 6g,大枣 4g,细辛 3g,五味子 3g,半夏 6g,泽泻 10g,桂枝 10g,猪苓 10g,金银花 15g,连翘 15g,蒲公英 15g,败酱草 15g,桔梗 20g,延胡索 10g。水煎分服。二诊:患者服用 7 剂后,咳嗽、咽痛及浮肿减轻,查尿蛋白(++),上方去桔梗、延胡索加苏梗 20g、蝉蜕 6g、益母草 20g。患者服 20 余剂后,尿常规正常,诸症痊愈。

[案 2]李某,男,30 岁,因乏力、尿少 3 个月来诊。患者面色萎黄,食欲不振,头晕恶心,下肢轻度浮肿,舌质淡红,苔白腻,脉沉细。检查:尿蛋白(+++),潜血(++),血压:110/70mmHg,肾功能正常。西医诊断:慢性肾小球肾炎。中医辨证:水肿(脾虚不运,水湿内停)。治则:健脾利湿,通利小便。方用芡实合剂加味[1]:枇杷叶 10g,山药 10g,黄精 20g,黄芪 15g,菟丝子 15g,女贞子 15g,旱莲草 15g,芡实 30g,金樱子 30g,党参 15g,白术 10g,茯苓 10g,炙甘草 6g,阿胶 10g,血余炭 15g,栀子 10g,丹参 10g,苏梗 20g,蝉蜕 6g,益母草 20g,大、小蓟各 15g。二诊:患者依照上方服 20 剂后,尿蛋白(++),潜血(+),精神见好,食欲增加,上方去阿胶,加白茅根 15g、汉三七 3g、水蛭 6g,化瘀止血。又服 30 剂后蛋白及潜血均转阴,诸症痊愈。

[案 3]张某,女,40 岁,因全身浮肿 1 周伴胸闷气短 2 天来诊。查体:患者颜面浮肿,下肢凹陷性浮肿,尿少,胸闷气短,畏寒怕冷,面色㿠白,纳差,疲乏无力。舌质红,苔白,舌体胖大,脉沉缓,心率 80 次/min。24 小时尿蛋白定量 1.5g,尿蛋白(+++),潜血(−),BUN6.0mol/L,CR140μmol/L, 血浆白蛋白 30g/L, 球蛋白 25g/L,A/

G1.2,甘油三酯 2.2mol/L,X 线片示:双侧胸腔积液。西医诊断:慢性肾炎,肾病综合征,双侧胸腔积液。中医辨证:水肿(肾阳虚损,气不化水)。治则:温肾助阳,化气行水。方用济生肾气汤、五苓散加味:桂枝 10g,附子 6g,生地黄 10g,山萸肉 6g,山药 10g,茯苓 10g,牡丹皮 6g,泽泻 10g,车前子 10g,川牛膝 10g,白术 10g,猪苓 10g,苏梗 20g,蝉蜕 6g,益母草 20g。二诊:患者服用上方 14 剂后,浮肿及胸闷气短好转,自觉倦怠乏力、纳差、腰酸腿困,血压 120/80mmHg,尿 PRO(+)。证属脾肾亏虚。治宜补气健脾,补肾温阳。方用桂附地黄丸、香砂六君子汤,加苏梗、蝉蜕、益母草,服用 30 余剂尿蛋白转阴,痊愈。

[案 4]赵某,女,50 岁,患肾炎 1 年,多方医治无效,出现全身浮肿,尿少,恶心呕吐,乏力,24 小时尿量约 500mL,尿蛋白(+++),尿潜血(-),肾功能 BUN24.0mol/L,CR488μmol/L,K+5.80mol/L,血糖(-),血压:140/90mmHg,胆固醇 6.0mol/L,甘油三酯 2.0mol/L。患者在某医院透析治疗 3 次,因经济拮据,无钱医治,出院回家休养。出院前请裴老诊治。查体:患者四肢不温,面色白光白,气短乏力,少气懒言,颜面下肢浮肿,舌红苔白,脉沉迟无力。西医诊断:慢性肾炎,肾功能衰竭,尿毒症期,高血压肾动脉硬化,高脂血症。中医辨证:水肿。证属脾肾阳虚,水湿泛溢,湿浊瘀毒。治则:补肾温阳,化气行水,活血化瘀,清热解毒。方用桂附地黄丸、复方益肾汤[2]加减:桂枝 10g,炮附子 6g,生地黄 10g,山药 10g,山萸肉 10g,茯苓 10g,泽泻 10g,牡丹皮 6g,桃仁 10g,红花 6g,当归 10g,白芍 12g,川芎 10g,金银花 10g,连翘 15g,蒲公英 15g,败酱草 15g,苏梗 20g,蝉蜕 6g,益母草 15g,板蓝根 10g,水蛭(分冲)10g。患者回家后坚持服用 100 余剂,诸症明显好转。二诊查 BUN14.80mol/L,CR177.9μmol/L,PRO(+),BLD(-),肾功能较前好转,治以温阳益肾,活血化瘀。方用桂附地黄丸、肾衰合剂[3]:桂枝 10g,炮附子 6g,生地黄 10g,山药 10g,山萸肉 10g,茯苓 10g,牡丹皮 10g,泽泻

10g,大黄 10g,黄芪 30g,丹参 30g,车前子 15g,益母草 30g,金银花 15g,白花蛇舌草 15g,枸杞子 15g,桑葚 15g,水蛭(分冲)10g。患者带药回家,坚持服药 150 剂,精神好转,小便利,浮肿全消,腰酸头晕全好。复查肾功能:BUN9.07mol/L,CR136.92μmol/L,PRO(-),效不更方,守方继续服用巩固疗效。

四、讨论

裴老认为劳倦内伤,伤及脾胃,水湿停聚,为慢性肾炎之主要病机,治则以健脾利湿,通利小便为大法。无论急性还是慢性,尿蛋白显著者加苏梗、蝉蜕、益母草、芡实、金樱子,潜血明显者加白茅根、侧柏叶、女贞子、旱莲草、大蓟、小蓟、汉三七、鸡冠花、漏芦。裴老常用补肾与健脾的方法治疗慢性肾炎。

肾主先天,脾主后天,脾肾共同维护水液的代谢。寄生肾气汤合防己黄芪汤益气健脾利之功效,治疗慢性肾炎疗效更好[4]。慢性肾炎,肾功能衰竭,尿毒症,高血压肾动脉硬化,需要透析治疗,但其医疗费用昂贵,中药可改善症状。实验研究表明肾小球动脉硬化的主要病理特征是系膜细胞增生及系膜增厚,活血化瘀可以延缓肾小球硬化[5]。

久病不愈,肾阳虚损,水湿泛溢,湿浊瘀毒之尿毒症,是以肾虚为本,以气血瘀滞为标。裴老常用桂附地黄丸加复方益肾汤、汉三七、水蛭治疗慢性肾炎之肾衰竭。裴老认为方中水蛭为全方之灵魂,该药活血化瘀,生用功专力宏,消积破癥,对肾小球基底膜有通和作用[6]，肾衰合剂由黄芪、丹参、附子、大黄、白花蛇舌草、金银花、车前子、益母草、枸杞子、桑葚、山茱萸、水蛭组成[3]。现代药理学研究表明黄芪有补气升阳,益卫固表等功效;黄芪中提取的黄芪多糖能明显增强人体免疫力抗应激能力,对机体的免疫系统有调节作用;丹参活血化瘀,益气滋阴;附子温阳救逆;大黄荡涤肠胃,可以有效减低尿素氮;白花蛇舌草、金银花清热解毒;车前子、益母草活血利水;枸杞子、桑葚、山茱萸酸涩补肾。在补肾方中加入活血化瘀药和清热解毒药物,如桃红四物、汉三七、水蛭则疗效更好,体现了中药治疗慢性肾炎的有效性[7]。

慢性肾炎"久病必有瘀",血瘀与湿热相合,则水肿加重,需活血化瘀,清热除湿,以减低血液的黏稠度,促进肾脏的血液循环,改善肾功能[8]。王栾珊等自拟补肾化瘀汤(药物组成:山茱萸、生地黄、水蛭、瓜蒌、生白芍、牵牛子、益母草、黄芪)治疗慢性肾炎有效,进一步说明补肾活血清热法在肾炎治疗中的重要作用。

慢性肾炎的饮食调护也非常关键,饮食宜低蛋白,低脂肪饮食,限制蛋白质的摄入可以减少氮质代谢产物在体内的堆积,保护肾脏,延缓病情进展[9-10]。异型蛋白质可以引起变态反应,脂肪代谢紊乱导致高脂血症,诱发动脉硬化,不利于肾功能的恢复。

参考文献

[1]裴正学.裴正学医学经验集[M].兰州:甘肃科技出版社,2004:95~103.

[2]裴正学.新编中医方剂学[M].兰州:甘肃科技出版社,2008:208~209.

[3]裴正学.裴正学医话医案集[M].兰州:甘肃科技出版社,2005:72~74.

[4]卢双运.补肾法临床应用举隅[J].甘肃中医,2009,22(11):31~32.

[5]梁贤栋,朱喜英,胡宗仁等.益肾平肝方对SHR早期肾损害组织形态学的影响[J].甘肃中医,2010,23(1):28~30.

[6]裴正学.裴正学医学笔记[M].兰州:甘肃科技出版社,2008:249~251.

[7]张季平.临床内科学[M].天津:天津科学技术出版社,2008:2133~2152.

[8]周丽娟,龚雷鸣,秦瑞君.平胃散,四妙散治疗小儿肾病综合征[J].甘肃中医,2010,23(1):52~53.

[9]朱云杰,麻金木.中医药治疗糖尿病的理论及临床概述[J].甘肃中医,2009,22(11):6~9.

[10]陈雪梅,靳方.慢性肾炎患者的饮食护理[J].甘肃中医,2010,23(12):61~62.

中国科技核心期刊《西部中医药》2011 年第 24 卷

裴正学教授治疗儿童紫癜性肾炎的临床经验

展文国　冯小荣　张琦胜

【摘要】从儿童紫癜性肾炎的病因病机、治疗法则及分型论治介绍裴正学治疗此病的临床经验,临床应用紫癜方、归脾汤、秦龙汤、济生肾气汤加减治疗儿童紫癜性肾炎效果显著,并对四例验案做简要分析。

【关键词】儿童紫癜性肾炎;分型论治;经验;裴正学

裴正学教授是我国著名的中西医结合专家,主任医师,博士研究生导师, 国家级名老中医继承人导师, 中国中医药学会终身理事,甘肃省肿瘤医院首席专家。在 20 世纪 70 年代提出"西医诊断,中医辨证,中药为主,西药为辅"的十六字方针,受到时任国家卫生部陈敏章部长的高度认可。擅长治疗各种疑难杂症。本人有幸师从于裴教授,现将其治疗儿童紫癜性肾炎的临床经验报告如下。

一、紫癜性肾炎的病因病机

裴教授认为小儿稚阴稚阳,脏腑娇嫩,形气未充,脾胃虚弱,肾气不足,腠理疏松,易受病邪侵袭。《内经》云"邪之所凑,其气必虚"。小儿正气亏虚,表虚卫外不固,风热疫疬之气郁于皮肤凝结而成紫斑;《内经》云"风善行而数变","风为百病之长"。外感风邪,卫外不固,腠理失司,邪犯肺经,肺失宣发肃降,通调失职,风遏水阻,不能下输膀胱,溢于肌肤而为水肿;素体脾胃虚弱,脾失健运,水湿内停,湿热相合,蕴于肌肤,与气血相搏,热伤脉络,血热妄行,溢于肌肤,则生紫癜;小儿为纯阳之体,易虚易实,水湿阴寒之邪易伤阳气,致小儿脾肾阳气亏虚,命门火衰,则阳虚水泛,四肢水肿;阳损及阴,阴虚火旺,热迫血行,则加重出血。湿热下注移于小肠,则小便短赤,尿频尿急,尿血。湿邪粘腻,流注经络关节则关节疼痛。小儿形气未充,禀赋不足,若寒邪客于肠胃,则腹痛腹泻。饮食积滞,则腹胀纳差。脾胃损伤,气失统摄,则血溢脉外而出血形成皮下紫癜。故儿童紫癜性肾炎正气亏虚是其本,外感六淫,湿热火毒蕴结肌肤,热迫血行是其标,急则治其标,缓则治其本,临症权变,标本兼治。胃脘痛中医辨证施治中医杂谈裴正学

二、裴正学教授辨证施治经验

(一)病机结合,审因论治

1.裴正学教授认为儿童紫癜性肾炎首先当辨明虚、实,分清标本。实证为外感风邪、热毒炽盛。虚证为气不统血、阴虚火旺、脾肾阳虚;本虚标实,虚实夹杂,病初以实证居多,病之后期虚实兼夹或虚证为主。

2.病症结合,分型论治。

①外感风热,热伤脉络型 此型发病急骤,变化多端,皮下紫癜及关节疼痛,游走不定为特点。可见患儿下肢或躯干部位紫癜或出血点,颜色鲜红,皮疹瘙痒,心烦急躁,口干口渴,关节疼痛,发热,恶心,舌红苔黄,脉滑数。治则:清热解毒,疏风散邪。方用紫癜方(裴正学经验方)加减。金银花、连翘、土茯苓、白茅根、生地、地肤子、防风、萆薢、赤芍、丹参、紫草、蝉衣。若见下肢浮肿尿少,舌质红苔黄,脉浮数者属湿热内蕴,紫癜方中加苍术、黄柏、生薏米等清热利湿药。

②气不统血挟瘀型　此型病程较久,常反复发作,紫斑色黯,面色萎黄,食欲不振,倦怠乏力,少气懒言,失眠多梦。舌淡红,苔薄白,脉细弱。治则:健脾益气,化瘀止血。方药:归脾汤加减。常用药物:人参、白术、黄芪、当归、紫草、制乳香、制没药、白蒺藜、蝉蜕、防风等。

③阴虚火旺型　紫癜色黯红,潮热盗汗,体质消瘦,乏力口干,小便短赤,大便干结,舌质红少苔,脉细数。治则:滋阴清热,凉血止血。方药:茉龙汤[1]加减。常用药物:北沙参、麦冬、玉竹、石斛、白茅根、怀牛膝、大蓟炭、丹皮炭、陈棕炭、薄荷炭、仙鹤草等。

④脾肾阳虚,肾络瘀滞型　病之后期,紫癜消退,尿常规化验尿蛋白和尿潜血阳性。浮肿少尿,形寒肢冷,面色皓白,神疲乏力,纳少便溏,关节疼痛,舌淡胖,有齿痕,苔白,脉沉细无力。治法:温阳利水,活血化瘀。方药:济生肾气汤。桂枝、附子、生地、山药、茯苓、泽泻、车前子、川牛膝、黄芪、益母草、汉三七、水蛭等。腹泻加炒扁豆,腹痛,皮下紫癜色淡红,加吴萸、小茴香、葫芦巴温阳散寒;关节疼痛加木瓜、威灵仙祛风除湿。

3.注重微观辨证。裴教授认为脾肾亏虚,气失摄纳,肾失封藏,尿蛋白等精微物质流失。宜健脾补肾,酌用芡实、金樱子、破故纸、党参、黄芪等;尿潜血乃下焦热邪伤及膀胱和肾,脉络受损所致,宜清热泻火,凉血止血药,常用白茅根、益母草、大小蓟、侧柏叶、女贞子、旱莲草、汉三七、丹皮等。

4.注意饮食调护。对于小儿紫癜性肾炎饮食宜清淡为主,低脂肪饮食,限制异体蛋白质的摄入,可以减少过敏状态及氮质代谢产物在体内的堆积,保护肾脏,延缓病情进展。

(二)顾护脾胃,治本清源

小儿形气未充,稚阴稚阳,脾胃消化功能弱,长期服用寒凉药或滋阴药易伤脾胃阳气,造成胃脘胀满,纳差厌食,泄泻腹痛等证。故使用寒凉药中病即止,不可过服或长期服用。裴师认为儿童饮食不节,食滞肠胃,湿热蕴结,热伤脉络,致肌肤发斑是发病之主因,宜消导化积,健脾祛湿,治本清源。

(三)活血化瘀,标本兼治

紫癜性肾炎肾小球毛细血管有明显的高黏滞血症,符合中医学"久病入络"的理论[2]。瘀血阻络是本病之病理基础,贯穿治疗之始终,裴师主张在辨证施治中各型均施以活血化瘀药不仅可提高疗效,而且可减轻血液的黏稠度,促进血液循环,改善肾功能,以及清除免疫复合物沉积[3]。久病必有瘀,瘀血与湿热相合既是病理产物又是致病因素,"瘀血不去,则肾气难复,""湿热不除,则蛋白难消[4]",故清热化瘀可增强疗效,裴教授常用汉三七、水蛭、丹参、金银花、连翘等。

三、典型病例

[案一]王某,男,6岁,因双下肢紫癜就诊。一周前感冒后头疼、发烧、扁桃体Ⅱ度肿大,经治疗好转。随后双下肢紫癜融合成片。自觉瘙痒,口渴,咽痛,乏力。舌质红,苔黄腻,脉浮。尿常规:尿蛋白(++),尿潜血(+++),尿离心显微镜检查:镜下红细胞每高倍视 12 个,尿红色混浊。血常规:白细胞 $12.5 \times 10^9/L$,中性粒细胞 80%,淋巴细胞 20%,血红蛋白 118g/L,血小板 $228 \times 10^9/L$。西医诊断:紫癜性肾炎。中医辩证:热毒炽盛,复感风邪,营血被扰,热迫血行。治则:清热解毒,活血化瘀,凉血止血。方用紫癜方(裴正学经验方)加减。药物组成:金银花 15g,连翘 15g,土茯苓 15g,白茅根 30g,白蒺藜 15g,生地 10g,地肤子 10g,防风 10g,萆薢 10g,赤芍 10g,丹参 15g,丹皮 6g,蝉衣 6g,紫草 15g,甘草 6g。水煎服,1 剂/d,7 剂。二诊,服药后,发烧及扁桃体肿大好转,下肢出血点减轻颜色变淡,腹胀纳差,舌红苔黄稍腻,脉滑数,邪热势减,证属湿热毒瘀,原方加苏梗 15g 行气宽中,益母草 15g 利水化瘀,14 剂,1 剂/d。三诊,服药后紫癜消失,精神渐好,胃脘胀,食纳稍差,查尿常规:尿色

正常,尿蛋白(+),尿潜血(-),镜下未见红细胞。加枳壳10g、陈皮6g健脾行气消食,连续加减服用三月,病情痊愈,尿常规正常,未见复发。

[案二]李某,女,10岁,因反复发生双下肢紫癜三月加重一周求诊。服用西替利嗪及防风通圣丸病情好转,但每因进食辛辣及刺激性食物而诱发。本次犯病前一周因进食火锅后患儿紫癜加重,皮肤瘙痒,腹胀纳差,胃脘疼痛,疲乏无力,大便稀溏,下肢关节疼痛。尿常规:尿蛋白(++),尿潜血(++),尿离心显微镜检查:镜下红细胞每高倍视野8个,肉眼血尿,红色混浊。舌质红,苔薄黄,脉滑数。西医诊断:儿童紫癜性肾炎。中医辨证:脾虚食滞,湿热蕴遏肠胃,湿热下注,热伤脉络。治则:健脾消积,清热化瘀。方用三仁汤加保和丸加减。药物组成:白蔻仁10g,苦杏仁10g,生薏米15g,苍术6g,厚朴6g,陈皮6g,半夏6g,甘草6g,神曲10g,莱菔子10g,连翘15g,土茯苓10g,丹参10g,赤芍10g,白蒺藜15g,蝉衣6g。水煎服,1剂/d,7剂。二诊,服药后腹胀纳差好转,下肢紫癜减轻,疹斑红黯,关节疼痛,皮肤痒好转,证属脾虚血瘀,上方加党参15g,黄芪15g,桑枝10g益气化瘀通络。加减服用一月余,病情好转,查尿常规正常,镜下血尿消失。

[案三]高某,女,12岁。双下肢紫癜一月加重伴鼻衄2天。紫癜色黯红,呈粟粒样密集分布,夜间瘙痒疼痛,口干口渴。舌质红,苔少,脉细数。尿常规:尿蛋白(++),尿潜血(++)。镜下红细胞每高倍视野6个。血常规:白细胞12.5x10⁹/L,血红蛋白126g/L,血小板209×10⁹/L。血压诊断:儿童紫癜性肾炎。中医辨证:阴虚火旺,迫血妄行。治则:滋阴清热,凉血止血。方用紫龙汤加减。药物组成:北沙参15g,麦冬10g,玉竹10g,石斛10g,白茅根30g,怀牛膝10g,大蓟炭10,丹皮炭10g,陈棕炭10g,薄荷炭10g,女贞子10g,旱莲草10g。水煎服,1剂/d,7剂。二诊,服药后鼻衄好转,口干口渴减轻,紫癜色淡红,乏力纳差,舌质红苔少,脉细弱。尿常规:尿蛋白

(+),尿潜血(+)。证属气阴两虚,上方加太子参10g、黄芪10g、汉三七3g(分冲)益气化瘀。连续加减服用2月余,尿蛋白及潜血转阴,镜下未见血尿,精神食纳俱佳,病情痊愈。

[案四]刘某,男,10岁。反复发作下肢浮肿伴紫癜3年。使用强的松20mg,抗炎对症治疗三月,病情好转。但停药后又复发,出现蛋白尿及潜血,再次使用激素治疗,每日服用强的松20mg,连续服用三周。尿蛋白及潜血阳性。镜下红细胞满视野。查双下肢浮肿,紫癜色淡红,圆脸多毛。浮肿少尿,形寒肢冷,神疲乏力,纳少,下肢疼痛,舌淡红胖大边有齿痕,苔白腻,脉沉迟。西医诊断:儿童紫癜性肾炎。证属脾肾阳虚,湿热羁留。治则:温阳利水,清热利湿,活血化瘀。方用济生肾气汤加减。药物组成:桂枝10g,附子6g,茯苓10g,丹皮6g,泽泻10g,山药10g,山萸肉10g,车前子10g,川牛膝10g,苏梗15g,蝉蜕6g,益母草15g,丹参10g,金银花10g,连翘15g。水煎服,1剂/d。二诊,服药后下肢浮肿紫癜减轻,尿尿蛋白(++),尿潜血(++),镜下红细胞10个/高倍视野。久病入络,挟肾络瘀滞,上方加当归10g、汉三七3g、水蛭3g活血化瘀。三诊,服药30剂,浮肿紫癜全消,体重减轻,精神食纳好转。尿尿蛋白(+),尿潜血(−),舌红苔白,脉沉缓有力。上方去车前子、牛膝加党参、黄芪各15g益气健脾,继续服药2月后,尿蛋白及潜血全阴性,镜下未见血尿,诸症痊愈,但仍服丸剂以巩固疗效。

四、体会

儿童紫癜性肾炎是继发于过敏性紫癜的自身免疫性疾病。临床以皮下紫癜或出血点,浮肿,蛋白尿、血尿,关节疼痛为主要症状。本病多见于儿童及青少年,以3~7岁男性居多,成人亦不少见。其机理是肾小球毛细血管基底膜抗原抗体复合物沉积,弥漫性系膜和内皮细胞增生[5]。

紫癜性肾炎属中医之"紫斑"、"肌衄""水肿""葡萄疫"等症范畴。《外科正宗》记载:"葡萄疫,其患多生小儿,感受四时不正之邪,郁于皮肤不散,结成大小青紫斑点,色若葡萄,发在遍体。"急性多责之于风热毒瘀,蕴于肌肤,迫血妄行,血不循经,溢于脉络,发为紫癜。慢性为正气不足,免疫功能失调,多呈现气不统血,气阴两虚,脾肾阳虚的病机特点。裴正学教授认为儿童紫癜性肾炎治疗先祛邪而后扶正,或祛邪扶正兼顾。祛邪以清热解毒,凉血化瘀,祛风止痒,利水消肿为治疗之常法,扶正以补气健脾,补肾温阳为治疗之惯用。

紫癜方中金银花、连翘、蒲公英、败酱草清热解毒。白蒺藜、白鲜皮、地肤子、蝉衣、防风祛外风而止痒。"治风先活血,血行风自灭",故用生地、丹皮、赤芍清热凉血滋阴,丹参、丹皮化瘀止血。萆薢分清化浊,利湿解毒。紫草凉血透疹散瘀。益母草、白茅根利尿解毒消肿,芳香化浊,诸药合用共奏清热解毒,凉血散瘀祛风止痒之功。现代药理学研究表明紫草有抗过敏和止血作用;蝉衣抗过敏止痒作用;赤芍、丹皮、生地、仙鹤草可以抑制毛细血管扩张、通透性亢进、渗出和水肿,并有抗炎作用;丹皮、丹参还可抗血小板聚集和血栓形成的作用,降低血黏度,减轻肾小球基底膜的通透性,改善肾脏血液循环,且能够抑制变态反应,有抗炎、抗过敏、增强免疫、镇痛作用[6-7]。白茅根、益母草清热凉血,活血利尿,可增加肾血流量,缓解肾小球缺血,减轻肾脏负荷[8-9]。柴龙汤方中北沙参、麦冬、玉竹、石斛为叶天士创立养胃汤,滋阴益气,养胃生津。牛膝引血下行,白茅根清热止血,大蓟炭、丹皮炭、陈棕炭、薄荷炭炒黑止血,用于阴虚火旺之鼻衄、肌衄、齿龈出血。临床需灵活辨证,不拘一方一药,对症施治。

参考文献

[1]裴正学.裴正学医学笔记[M].兰州:甘肃科学技术出版社,2008,02:21.

[2]郭艳华,金栋.中西医结合治疗儿童紫癜性肾炎 30 例[M].西部中医药,2011,10:71~72.

[3] 展文国.裴正学教授治疗肾炎的经验 [J].西部中医药,2011,24(10):23~26.

[4]刘宝厚.刘宝厚诊治肾脏病经验[M].兰州:甘肃科学技术出版社,2008,10:176~181.

[5]裴正学.中西医结合实用内科学[M].兰州:甘肃科学技术出版社,2010,12:481~483.

[6]毛云英,王惠平,孙万森.中西医结合治疗小儿紫癜性肾炎的疗效观察[J].第七届全国中西医结合肾脏病会议论文汇编,2003:120.

[7]程雁.中医辨证治疗小儿过敏性紫癜性肾炎临床观察[J].中华中医药学刊,2012,5(05):101~102.

[8]刘春燕,张文铠.自拟中药通络汤治疗小儿紫癜性肾炎 20 例[J].中国保健,2008,16(26):1394.

[9]刘胜平,杜成国,刘彩娟.中药治疗紫癜性肾炎 53 例临床观察[J].中国民康医学.2006,18(10):55~56.

2012.11《中国中西医结合肾病杂志》

第六章　内分泌系统

裴正学教授治疗糖尿病肾病的经验

展文国　张琦胜

【摘要】裴正学教授认为糖尿病肾病的主要病因病机为肾气亏虚,阴虚燥热,阴阳两虚,瘀血阻滞,肾虚为本,燥热为标。临床分为气阴两虚、肝肾阴虚、脾肾两虚、阴阳两虚、浊毒瘀滞五型分期辨证论治,并对四则验案加以分析和阐述。

【关键词】糖尿病肾病;病因病机;辨证施治;裴正学

糖尿病肾病(DN)是继发于糖尿病的肾小球病变,也是糖尿病常见的微血管并发症和主要的死亡原因之一。据国外有关资料,糖尿病肾病占糖尿病患者的47.66%[1]。由于现代人民生活水平的提高,糖尿病患者逐渐增多,已严重威胁人类的身体健康。现代医学认为长期糖代谢障碍,胰岛素功能失调及血糖控制不好是造成此病发生的主要原因。鉴于DN之渐进发展,最终导致肾功能衰竭,目前公认DN为糖尿病最主要之并发症。裴正学教授通过中医辨证施治,治疗此病,临床疗效显著。

裴正学教授是我国著名的中西医结合专家,主任医师,博士研究生导师,国家级高徒导师,中国中医药学会终身理事,甘肃省肿瘤医院首席专家。擅长治疗各种疑难杂症。本人有幸师从于裴教授,现将裴教授治疗糖尿病肾病的临床经验报告如下。

一、病因病机

裴教授认为糖尿病肾病是由于饮食不节,过食肥甘膏粱厚味,脾胃运化失调,或气机郁结,郁热伤津,或房事过劳,肾气虚耗,阴虚燥热而成消渴证。肾气亏虚,肾失摄纳,封藏失职,尿蛋白及尿糖精微物质流失。消渴日久,耗损真阴,阴损及阳,致阴阳两虚,五脏俱损,三焦受阻,气机升降失常,水湿泛溢,浊毒内攻至为危候。病位在肾,与心、肝、脾密切相关[2]。肾虚为本,燥热为标,以水、湿、浊、瘀为病理产物,虚实寒热并见,阴阳互损,气血双亏的复杂疾病[3]。急则治标,缓则治本。

二、辨证施治

裴教授将糖尿病肾病临床分为气阴两虚,肝肾阴虚,脾肾两虚,阴阳两虚,浊毒瘀滞五型分期辨证论治。

(一)气阴两虚,瘀血阻滞型

见于糖尿病的早、中期,临床表现有乏力,口干,饮水多,双目干涩,失眠多梦,腰膝酸软,尿少便干,阳痿早泄,舌质红,苔少,脉细数。治法:益气养阴,佐以活血化瘀。方药:六味地黄汤合归脾汤加减。生地、山药、山萸肉、茯苓、丹皮、泽泻、党参、白术、黄芪、茯神、远志、炒枣仁、木香、龙眼肉、枸杞子、旱莲草、菟丝子、丹参。失眠多梦加柏子仁、石菖蒲。以宁心安神;头晕耳鸣加柴胡、葛根、五味子、灵磁石以聪耳明目;潮热盗汗,遗精早泄加芡实、金樱子煅龙骨,以摄精止遗。

(二)肝肾阴虚型

见于糖尿病的中期患者,头晕目眩,双目干涩,视物模糊,失眠多梦,腰膝酸软,盗汗乏力,发落齿摇,月经过少,遗精早泄,口苦口干,舌质黯红,苔黄腻,脉弦细数。此期患者血糖高、血脂高、血黏度高,尿蛋白阴性。治则:滋阴清热,活血化瘀。方药:杞菊地黄汤合祝氏降糖方。枸杞子、菊花、生地、山药、山萸肉、茯苓、丹皮、泽泻、苍术、玄参、黄芪、丹参、葛根、水蛭。腰痛加炒杜仲、川断。口苦,舌黄便结加黄连、半夏、竹茹。

(三)脾肾阳虚,瘀血阻滞型

见于糖尿病的中晚期,有身疲乏力,面色萎黄,食纳差,口中粘腻,四肢不温,全身浮肿,腰膝困痛,夜尿频数,便溏或泄泻,舌质黯红,胖大,苔白腻,脉沉细缓。此期水肿、高血压、尿蛋白阴性,尿微量白蛋白增加、高血脂、高血黏度、血小板聚集。治法:温补脾肾,活血利水。方药:寄生肾气汤合实脾饮加减。桂枝、附子、山药、山萸肉、茯苓、泽泻、车前子、川牛膝、白术、木瓜、草寇、干姜、厚朴。浮肿加大腹皮、葫芦皮;恶心呕吐加吴萸、黄连、竹茹以清热降逆止呕;疲乏无力加丹参、黄芪益气化瘀;尿蛋白加苏梗、蝉衣、益母草;尿潜血阳性加汉三七、水蛭化瘀止血。

(四)阴阳两虚,瘀血阻滞型

见于糖尿病肾病的晚期。面色苍白,心悸气短,头晕呕恶,口干眼涩,怕冷恶寒,神疲嗜睡,尿少浮肿,胸水、腹水,肌肤甲错,大便干,舌暗淡有紫斑,苔白厚腻,脉沉细弱。化验:BUN升高,Cr130~440umol/L,尿糖、尿蛋白增加,血糖高不明显,高血压、电解质紊乱。治法:温阳化气利水,降逆止呕。方药:济生肾气丸,桃红四物汤加减。桂枝、附子、生地、山药、山萸肉、茯苓、泽泻、车前子、川牛膝、桃仁、红花、当归、白芍、川芎、丹参、汉三七、水蛭。大黄、牡蛎粉煎汤灌肠。头晕头痛加天麻、白术、钩藤石决明以平肝熄风。

（五）阴阳气血衰竭，瘀血阻滞，浊毒瘀滞，变证百出

有头晕头昏、恶心呕吐、嗜睡、呼吸深快、心悸气短、腹胀纳差乏力、尿少、全身脱皮，舌质紫暗，苔黄腻，脉弦。化验：尿糖、尿蛋白减少，BUN>20mol/L，Cr>440umol/L，电解质紊乱，血压高。治法：化瘀排毒，益气健脾。方药：肾衰方[4]加味。制附子、制大黄、白花蛇舌草、益母草、金银花、车前草、黄芪、丹参、桑葚子、枸杞子、山萸肉、水蛭。

三、验案举例

[验案一]雷某，男，55岁，初诊，主诉：口干、口渴、饮多，乏力气短1年。血糖检测：空腹血糖8.8mol/L，餐后2小时血糖13.5mol/L，糖化血红蛋白（HBA1C）12.6%，血脂、肾功能、血压均正常。尿蛋白（+）。因血糖高服用"消渴丸"治疗，且没有很好控制饮食，自感口干口渴，乏力气短，双目干涩，腰膝酸软，尿少便干，舌质红，苔少，脉细数。西医诊断：糖尿病肾病。中医诊断：消渴，证属阳明燥热，化燥伤津，兼肾阴不足。治法：清胃滋阴，生津止渴。方药：六味地黄汤合玉液汤加减。药物组成：生地12g，山药10g，山萸肉10g，茯苓10g，丹皮6g，泽泻，党参15g，麦冬10g，五味子3g，生石膏30g，知母20g，鸡内金10g，天花粉30g，黄芪15g，葛根20g，甘草6g。水煎服，1剂/d，14剂。服药后口干口渴、气短减轻，测空腹血糖6.3mol/L，餐后2h血糖9.6mol/L，尿蛋白（+-），失眠多梦，上方加柏子仁10g、石菖蒲10g以宁心安神。30剂。三诊：血糖正常，尿蛋白（-），诸症好转，精神食纳俱佳，二诊方去生石膏、知母，加减调理1年余病情好转，继续服用巩固疗效。

按语 消渴病分为上消、中消、下消。"阴虚为本，燥热为标"是消渴病之主要病机。阳明燥热则口干多饮。化燥伤津则口渴。气虚则乏力气短。肾阴亏虚则双目干涩，腰膝酸软。舌质红，苔少，脉细数则为阴虚火旺证。方中党参、黄芪益气健脾为君药；生地、山药、

山萸肉、五味子滋阴补肾为臣药;天花粉、生石膏、知母、葛根清胃泻火,生津止渴共为佐药;茯苓、丹皮、泽泻、鸡内金健脾祛湿为使药,诸药合用,共奏益气滋阴,生津止渴之功。

[验案二]李某,男,55岁。初诊,主诉:头昏头晕二周。患者糖尿病史10年,间断服用降糖药,但血糖控制不佳,空腹血糖9.9mol/L,餐后2h血糖13mol/L,糖化血红蛋白8.5%。尿蛋白(++),尿酸340umol/L。血压:140/90mmHg(1mmHg=0.133kPa)。甘油三酯25.5mol/L。头晕头昏,双目干涩,视物模糊,失眠多梦,腰膝酸软,盗汗乏力,口苦口干,大便干,舌质黯红,苔黄腻,脉弦细数。西医给予二甲双胍、达美康及胰岛素注射治疗。西医诊断:糖尿病肾病,高血压动脉硬化,高脂血症。中医诊断:消渴,辨证属肝肾阴虚,瘀血阻滞。治法:滋阴清热,活血化瘀。方药:杞菊地黄汤合祝氏降糖方加减。药物组成:枸杞子10g,菊花10g,生地12g,山药10g,山萸肉10g,丹皮6g,苍术10g,玄参15g,黄芪20g,丹参20g,葛根20g,汉三七3g,水蛭10g(分冲),天麻10g,钩藤20g。水煎服,1剂/d,14剂,二诊,2011-6-24,服药后头昏头晕、口干及目涩减轻,空腹血糖6.9mol/L,餐后2h血糖9.0mol/L,血压130/90mmHg,舌质黯红,苔薄黄,脉弦细。血糖控制理想,血压亦有下降,上方去天麻、钩藤加赤芍、川芎、红花、降香各10g,加强活血化瘀,降压效果。上方加减服用一年余,空腹血糖6.5mol/L,餐后2h血糖8.2mol/L,糖化血红蛋白6.5%,血压130/80mmHg,血脂下降,将二诊方按原方剂量取5剂,共研细为末服用,巩固疗效,并控制饮食,多锻炼。

按语 此案属于代谢综合征,血糖高、血压高、血脂高、血黏度高、尿酸高。其主要病机为肝肾阴虚,瘀血阻滞。裴教授用杞菊地黄汤合祝氏降糖方加减治疗。方中黄芪益气健脾为君药;生地、山药、山萸肉、元参滋阴补肾为臣药;苍术配山药燥湿健脾,脾肾双补;丹参、汉三七、水蛭活血化瘀,葛根、天麻平肝潜阳,升阳通络,四药合用,治疗高血压动脉硬化共为佐药;丹皮、菊花、钩藤清肝泻火为使药。诸药合用,共奏滋阴清热,活血化瘀之功。

四、小结

糖尿病肾病(DN)是糖尿病糖代谢异常引起肾小球毛细血管基底膜增厚,系膜基质增加而致弥漫性肾小球硬化所产生的微血管并发症。

糖尿病肾病属中医之"消渴""水肿""腰痛"等范畴。肾主藏精,为封藏之本,消渴日久及肾,肾虚封藏失职,精关不固,精微物质下泄而形成蛋白尿,蛋白尿的出现是 DN 的临床诊断标志[5]。裴正学教授将此病分为,气阴两虚,肝肾阴虚,脾肾两虚,阴阳两虚,浊毒瘀滞五型分期辨证论治。早期以气阴两虚,肾虚血瘀为主,用六味地黄汤,归脾汤加味治疗;中期以肝肾阴虚、脾肾两虚兼瘀血阻滞为主,用杞菊地黄汤、济生肾气汤、实脾饮加味;后期以阴阳气血俱虚,湿浊瘀阻为主,济生肾气汤、桃红四物汤加减;晚期以阴阳气血衰竭,瘀血阻滞,浊毒瘀滞,变证峰起,肾衰方加汉三七、水蛭活血化瘀。不论何期,均需加入活血化瘀药以改善肾脏的微循环。

现代研究:DN 基本病理变化是不同程度的肾小球、肾小管的硬化,肾小球萎缩、间质纤维化。药理研究表明,丹参、汉三七、水蛭能扩张毛细血管,降低血黏度,改善肾脏微循环,抗凝血、抑制血小板聚集作用,并有抗氧化作用,能纠正自由基代谢紊乱,能减少尿蛋白,减缓肾衰的进程[6]。黄芪中提取的黄芪多糖能明显增强人体免疫力、抗应激能力,对机体的免疫系统有调节作用。通过中医药治疗,可有效改善机体的反应性,起到降低血糖、血脂、血黏度、血压的作用,从而改善肾功能,改善肾脏微循环,降低尿蛋白。

参考文献

[1]陆菊明,潘长玉.糖尿病肾病的流行病学和诊断标准[J].中华老年多器官疾病杂志,2002,1(13):163~164.

[2]裴正学.糖尿病的中西医结合治疗[M].兰州:甘肃科学技术出版社,2009,9:111~116.

[3] 周仲英. 中医内科学 [M]. 北京：中国中医药出版社,2011,07:407~409.

[4]裴正学.裴正学医话医案集[M].兰州:甘肃科学技术出版社,2005,02:72~74.

[5]李小会,董正华.糖尿病肾病的中医治疗[M].陕西中医,2005,6(25):553.

[6]王拥军.抗氧化中药的研究现状[M].中国中西医结合杂志.1996,16(5):312.

《河北中医杂志》2015-01-01

裴正学教授治疗糖尿病周围神经病变的临床经验

展文国　张琦胜

【摘要】裴正学教授认为糖尿病周围神经病变是以肾气亏虚,气血不足为本,寒凝血瘀,脉络瘀阻,湿热下注为标。临症以补肾温阳,活血化瘀,通络止痛,补气养血,清热利湿等为基本治则。常用桂附地黄汤,桃红四物汤,加味风引汤,伸山菝石汤加减化裁。

【关键词】糖尿病周围神经病变;中医辨证;验案;裴正学

糖尿病周围神经病变(diabetic peripheral neuropathy,DPN)是糖尿病慢性微血管并发症之一,发生率为50%~70%[1]。临床主要表现为肢体麻木疼痛,感觉异常,甚至肌肉萎缩,下肢溃疡等症状。本病进展缓慢,严重响患者的生活质量,需及早治疗糖尿病,防止并发症的发生。

裴正学教授是我国著名的中西医结合专家,主任医师,博士研究生导师,全国中医师带徒优秀指导老师,中国中医药学会终身理事,甘肃省肿瘤医院首席专家,甘肃省名中医。笔者有辛跟师学习,受益匪浅,聆听其教诲,细心揣摩其用药经验,深刻领悟裴教授的学术思想,现将其治疗糖尿病周围神经病变的临床经验报告如下。

一、糖尿病周围神经病变的病因病机及其治法

裴教授认为糖尿病周围神经病变属中医之"消渴病合并痹症"、"痿症"范畴。消渴病的病机为"肾虚为本，燥热为标"。而 DPN 的病因重在五脏虚损，尤以脾肾为主，病机多系糖尿病久病不愈，耗伤正气，引起阴阳不调，脉络空虚，脏腑功能失调，气血不畅[2]。为患者素体阴虚，饮食不节，情志失调，劳欲过度，瘀血内阻，脉络不通，不通则痛；血虚筋脉失养，而出现四肢末端感觉异常、麻木触电感；阴损及阳，肾阳亏虚，则四肢不温，怕冷疼痛；寒凝则血瘀，脉络瘀滞，兼感湿热邪毒，则坏疽、溃烂缠绵不愈；消渴病日久，致肝肾虚损，气血两虚，或气阴两虚，络脉瘀滞，则肌肉萎缩而成痿症。故糖尿病周围神经病变的病机特征为本虚而标实。本虚以肾气亏虚，气血不足为本，兼有阴虚；表实为寒凝血瘀，脉络瘀阻，湿热下注。虚实互见，变化多端，扶正与祛邪兼顾。中医辨证施治以补肾温阳，活血化瘀，通络止痛，补气养血，清热利湿等为基本治则[3]。

二、裴教授辨证论治经验：

①脾肾阳虚，脉络瘀阻　四肢麻木疼痛，下肢及脚踝肿胀，神疲倦怠，面色萎黄，唇甲淡白，怕冷自汗，腰酸乏力，小便短少，脚趾浅表感觉差。舌质红，苔薄白，脉沉细无力。治则：健脾温肾，活血化瘀。方药：桂附地黄汤，宝元汤，阳和汤加味。下肢溃疡或坏疽加熟地、麻黄、白芥子、鹿角胶；下肢困重疼痛加川牛膝、木瓜；阳虚寒凝加制川草乌各 15g(先煎 1h)，细辛 15g(先煎 1h)，马钱子 1 个(油炸)。②气阴两虚，瘀血阻络　四肢麻木，肿胀疼痛，神疲乏力，口干口渴，心慌气短，肌肤甲错，面色晦暗，小便频多，便秘溲黄，手足心热，舌质黯红有瘀斑，脉细数。治则：益气养阴，活血化瘀。方药：桃红四物汤、参麦饮加减。下肢酸困疼痛加秦艽、川断、川牛膝；肌肤麻木加药黄芪桂枝五物汤，全蝎、蜈蚣；四肢拘急疼痛加当归四逆

汤。③肝肾亏虚 四肢麻木疼痛,腰膝酸软,出汗失眠,心悸手抖,步履缓慢,下肢痿软,头晕目眩,爪甲枯痿,齿摇发脱,口渴,舌红少苔,脉细数。治则:补肝益肾,宣痹通络。方用杞菊地黄汤加减。乏力口干加威灵仙、丹参、黄芪、乌梅、天花粉、天门冬;四肢麻木疼痛加鸡血藤、钩藤、海风藤、络石藤;筋骨疼痛,骨蒸潮热加龟板、知母、木瓜、狗胫骨、狗脊。④阴虚风动 全身麻木,四肢怕冷,肌肉抽搐,下肢痿软无力,皮肤干燥,肌肉无力,神疲自汗,口干便难,舌质嫩红,边有齿痕,苔薄少津,或有剥裂。治则:益气养阴,熄风通络。方用加味风引汤加减[4]。寒水石20g,生石膏20g,紫石英15g,滑石10g,生龙牡各15g,赤石脂10g,白石脂10g,桂枝10g,干姜6g,大黄6g,川牛膝10g,木瓜30g,秦艽10g,威灵仙10,生地12g,当归10g。气虚乏力加黄芪、太子参;阴虚加生地、山萸肉;失眠梦多加酸枣仁、柏子仁;抽搐加生龟板、生鳖甲各15g滋阴熄风。⑤湿热阻络,脉络瘀滞 下肢麻木伴有灼热疼痛感,或局部胀痛,夜晚发热,口渴口干,舌质黯红,苔黄白腻,脉弦数。治则:清热利湿,活血化瘀。方用伸山菝石汤加减(经验方):伸筋草10g,炮山甲6g,菝葜30g,滑石10g,当归10g,制乳没,苍术10g,黄柏10g,牛膝15g,薏苡仁30g,刘寄奴10g,汉防己10g,威灵仙10g,蜈蚣1条。关节疼痛加红花6g,桑枝30g,豨莶草10g。

三、验案举例

[例一]刘某,男,68岁。糖尿病史20年,左脚肿胀疼痛、皮肤青紫1年,不能下床行走。怕冷畏寒,卧床不起。口服降糖药,空腹血糖10.8mmol/L,餐后血糖14mmol/L,HBA1c13%。甘油三酯3.5mmol/L,BP:150/100mmHg,肌电图显示:神经传导速度减慢。查体左脚背1cm×1cm溃疡,渗出流液,皮肤青紫,表面温度差,足背动脉搏动消失。股四头肌肌腱反射减弱。每日用碘伏消毒清创,油砂布引流。心悸气短,头晕不寐,小便少,大便干结。舌质红,苔白腻

后,脉沉紧。诊断:DPN,糖尿病足坏疽,高血压动脉硬化冠心病。中医辨证消渴病合并坏疽。(肾阳虚衰,寒凝血瘀,兼感邪毒,化腐成脓)。治则:急则治标,以清热解毒,活血化瘀,消痈排脓治疗足部溃疡。方用阳和汤,托里透脓散,仙方活命饮加减。熟地 10g,麻黄 10g,白芥子 10g,鹿角胶 10g,干姜 6g,黄芪 15g,当归 10g,制乳没 6g,鳖甲 15g,皂角刺 15g,金银花 15g,连翘 15g,炮山甲 10g,天花粉 30g,浙贝母 10g,甘草 6g。水煎服,1 剂/d。二诊,服药 20 剂后,脚背溃疡流水明显减少,创面开始愈合,皮肤温度渐暖,疼痛减轻,食纳差,舌红苔白,脉沉迟。上方去金银花、连翘加党参 15g、白术 10g 健脾渗湿,促进溃疡愈合。服用 2 月后,足部溃疡愈合,脚背温度稍差,皮肤仍青紫,症属瘀血阻络,原方加丹参 20g、鸡血藤 20g,汉三七 3g(分冲)、水蛭 10g(分冲)。连续加减服用一年余足部疼痛麻木溃烂均明显好转,仍在坚持服药巩固疗效。

[例二]王某,男,48 岁,患糖尿病 10 年,因双下肢疼痛麻木两年。空腹血糖 9.0mol/L,餐后血糖 12.0mol/L,HBA1C(糖化血红蛋白)7.2%,肾功能正常。口服降糖药和注射胰岛素治疗。双眼视力下降,干涩流泪,怕冷自汗,形体消瘦,表情呆滞,腰膝酸软,双下肢疼痛难忍,服用止痛药减轻。肌电图显示神经传导减慢。诊断:DPN。中医辨证属消渴病合并痹症(肝肾亏虚,经脉瘀阻)。治则:滋补肝肾,活血通络。方用杞菊地黄汤加减:枸杞子 10g,菊花 10g,生地 10g,山药 10g,山萸肉 10g,威灵仙 10g,丹参 20g,黄芪 15g,乌梅 6g,天花粉 20g,天门冬 15g,鸡血藤 15g,钩藤 15g。水煎服,1 剂/d,7 剂。二诊,服药一月后眼睛干涩及下肢疼痛减轻,四肢麻木,乏力纳差,上方加蜈蚣 1 条,制乳没各 6g,服用两月余,麻木疼痛、怕冷自汗等均明显好转,上方去藤类药加入桂枝、附子、苍术、葛根、元参健脾补肾以治本,连续加减服用 2 年余,病情稳定,血糖控制在合理范围之内,能从事简单轻体力劳动,继续服用巩固疗效。

[例三]程某,女,65 岁,糖尿病史 17 年,双下肢麻木疼痛 5 年

伴双手震颤 1 月。口服降糖药,但血糖控制不佳,空腹血糖 10mol/L,餐后 2h 血糖 13.8mol/L,糖化血红蛋白 12%,肝、肾功能正常。BP140/90mmHg(1mmHg=0.133kPa)。肌电图显示:运动神经和感觉神经传导速度减慢。口渴口干,头晕头昏,双手指颤抖,下肢麻木如虫爬感,胸闷、心悸、气短、失眠健忘,舌质红,苔薄白,脉弦细数,尺脉不足。糖尿病加用胰岛素治疗后空腹血糖降至 7.0mmol/L,口干减轻。诊断:DPN,高血压动脉硬化冠心病。中医辨证消渴病合并胸痹(阴虚风动,肝阳上亢)。治则:滋阴熄风,平肝降压。方用加味风引汤加减。寒水石 20g,生石膏 20g,紫石英 15g,滑石 10g,生龙牡 15g,赤石脂 10g,白石脂 10g,桂枝 10g,干姜 6g,大黄 6g,川牛膝 10g,木瓜 30g,秦艽 10g,威灵仙 10,生地 12g,当归 10g,生龟板 15g,生白芍 15g,天门冬 10g。水煎服,1 剂/d。二诊,服 14 剂后,手抖麻木减轻,血压下降至 130/80mmHg 仍有心悸气短乏力,上方去介石类药,加赤芍 10g,川芎 10g,红花 6g,降香 10g,丹参 20g,瓜蒌 10g,薤白 10g,半夏 6g。活血化瘀,化痰散结,治疗高血压冠心病。服用 2 月后四肢麻木疼痛及胸闷气短均明显好转,继续服用巩固疗效。

四、体会

糖尿病周围神经是糖尿病最常见的并发症之一, 其发病机理复杂,西医没有特效药物治疗,此病与神经内膜微血管病变造成供氧不足和神经营养障碍,神经纤维退行性病变和斑块状脱髓变性,神经传导障碍有关。DPN 机理尚未阐明,而高血糖导致的缺血、缺氧是糖尿病神经病变的基本因子。

糖尿病气阴两虚用党参、黄芪益气升阳,补气固表,生津止渴;生地、山药、山萸肉益气滋阴,补脾益肾,黄芪、山药相配,补脾养肺,益气生津,生化有源,敷布有根。研究显示益气滋阴,活血化瘀治疗能明显改善糖尿病的症状和体征,总有效率 90%[5]。糖尿病足坏疽,为严重之血管神经并发症。消渴病后期肾阳亏虚,寒凝血瘀,瘀血阻络是本病之主要病机[6-7],瘀血阻络又是导致糖尿病血管神经并发症产生和加重的根本原因[8]。裴教授注重补肾壮阳,温经散寒。《景岳全书》云"善补阳者,必于阴中求阳,则阳得阴助而生化无穷"。裴老常用桂附地黄丸补肾温阳重在治本,意在"益火之源吧,以消阴翳"。糖尿病足坏疽属寒性脓疡,以当归、制乳没、丹参、炮山甲活血化瘀,通络止痛,改善微循环;白芥子、麻黄、鹿角胶、干姜温阳散寒;鳖甲、皂角刺、黄芪、当归托毒生肌,促进溃疡愈合,佐以金银花、连翘清热解毒,诸药合用则坏疽治愈。据报道约85%的糖尿病患者下肢截肢前有足部溃疡,且有周围神经病变、血管病变和感染共同导致坏疽, 仙方活命饮对糖尿病坏疽的有效率达93.3%[9]。糖尿病多发性周围神经炎裴教授常用桃红四物汤活血化瘀, 佐以秦艽、川断、川牛膝、伸筋草祛风渗湿止痛;僵蚕、全蝎、蜈蚣等虫类搜风通络药加强疗效。肝肾亏虚,阴虚阳亢,燥热内生则四肢麻木,震颤手抖、疼痛、燥热不安,治以柔肝熄风,化瘀通络重在治标,可明显缓解症状和体征[10]。以金匮要略加味风引汤治疗,方中寒水石、滑石、赤石脂、白石脂、生龙牡、紫石英、生石膏引风内泄;桂枝、干姜、大黄三药平肝降逆以治筋脉拘急;秦艽、威灵仙祛风除湿;生地、当归养血滋阴;川牛膝、木瓜化瘀通络,诸药合用,共奏祛风散寒,除湿通络之功。

参考文献

[1]侯君,唐偲,谢春光.糖尿病周围神经病变的中医药治疗近况及展望[J].西部中医药,2011,24(10):107~109.

[2]李建国.辩证治疗糖尿病周围神经病变 42 例分析[J].河北中医,2010,32(2):216~217.

[3]袁怡.中医治疗在糖尿病周围神经病变中的应用举隅[J].西部中医药,2011,24(9):61~62

[4]裴正学,裴正学医学笔记[M].兰州:甘肃科学技术出版社,2008.08:495.

[5]殷丽萍,杜聪,谢春光,等.益气养阴,活血化瘀法对 2 型糖尿病血管炎患者 TNF-2 影响的临床研究 [J].甘肃中医,2010,23(1):7~8.

[6]顾刚强,俞迪红.活血化瘀通络中药联合前列地尔治疗糖尿病周围神经病变 44 例临床分析[J].浙江中医杂志。2010.08:46~48.

[7]周晓琳.益气化瘀通痹方治疗糖尿病周围神经病变临床观察[J].辽宁中医杂志,2010(7):1297~1298.

[8]商军科.活血化瘀通络汤治疗糖尿病周围神经病变[J].陕西中医,2010.08:46~48.

[9]黄荣春,邓新但.仙方活命饮加减治疗糖尿病足 56 例临床观察[J].长春中医药大学学报,2004.02:67~68.

[10]高先生,郁淼,谢国艳.柔肝熄风通络法治疗糖尿病周围神经病变疗效观察[J].中华中西医杂志,2005,26(12):35~37.

《2013 年甘肃省中西医结合学会年会论文集》

第七章　代谢系统疾病

裴正学教授辨证施治痛风的临床经验

张琦胜　展文国　宁　尕

【摘要】裴教授治疗痛风分四证,提出清热除湿,活血化瘀,滋补肝肾为其主要治法,并附一例病案加以阐述。

【关键词】痛风;中医辨证;经验;裴正学

痛风是嘌呤代谢紊乱所导致的慢性代谢性疾病,以血尿酸增高,反复发作关节疼痛、关节畸形、痛风石形成、和肾功能损害为主要特征。裴正学教授对此病辨证施治,临床治疗效果明显。

裴正学教授是我国著名的中西医结合学者,甘肃省肿瘤医院首席专家,中国中医药学会终身理事,从事中西医临床工作50多载,学验俱丰,妙手仁心,治愈疾病无数。笔者有幸侍诊其侧,跟师临床学习多年,获益匪浅。现将其治疗痛风的临床经验介绍如下,供同仁借鉴。

一、对痛风病因病机的认识

裴正学教授认为痛风属于中医"痹证"范畴。多于饮食不节,脾虚失运,湿热内蕴,痰湿郁阻,尿酸排泄障碍,流注关节经络、气血运行不畅而发病。脾虚及肾,肾阴亏虚,则五心烦热,骨蒸潮热。肾阳不足,关节疼痛,怕冷畏寒。肝肾同源,肾虚精亏,则肝筋失养,筋骨痿软。久病入络,痰浊瘀结而成痛风结石。故湿热瘀滞,瘀血阻络,肝肾亏虚是痛风之主要病机。

二、辨证施治

裴教授提出清热除湿,活血化瘀,滋补肝肾为其主要治法。将本病辨证分为湿热痹阻、寒湿瘀阻、痰浊阻络、湿热瘀滞、脾肾阳虚等证型。

(一)湿热痹阻

关节、脚趾肿痛,局部灼热,夜间加重,伴发热口渴,小便短赤,舌质红,苔黄腻,脉滑数。湿邪入里化热,湿热熏蒸所致。治宜清热利湿,通络止痛。方用痛风 1 号加减。苍术、桑寄生、晚蚕沙、土茯苓、丹参、虎杖等。苍术甘温,燥湿健脾为君药;独活、汉防己、土茯苓祛风散邪,除湿止痛为臣药;桑寄生补肾强筋,祛风除湿以提高臣药祛风湿通经络之功;丹参同独活、汉防己、土茯苓相配,加强清热凉血,通络除痹之力;赤小豆、晚蚕沙、丝瓜络、臭梧桐四药祛风利湿,清热利尿止痛为佐药;黄柏、黄虎杖清热解毒,除湿止痛为使药。诸药合用,清热除湿,通络止痛。

(二)寒湿瘀阻

关节肿痛,屈伸不利,麻木不仁,小便清长,四肢怕冷,舌质淡红,苔薄白,脉弦紧。正虚风寒湿邪,痹阻经络。治宜祛风散寒,除湿通络。方用痛风 2 号加减。羌活、威灵仙、桃仁、泽兰、竹茹、血竭等。关节疼痛加川乌、草乌、辽细辛、马钱子(油炸),均需先煎 1h。关肿痛畸形,屈伸不利者属寒凝痰瘀可加麻黄、鹿角胶、熟地、白芥子、桑枝温阳散寒,化痰通络。羌活祛风除湿止痛为君药;独活、防风祛风渗湿,解表散寒为臣药;竹茹化痰通络,降逆止呕,助臣药祛湿化痰;知母、忍冬藤、泽兰清热除湿,通络止痛为佐药;桃仁、血竭活血化瘀止痛共为使药。

(三)瘀血阻络

关节红肿,灼热疼痛,脚趾肿胀,下肢酸困,舌质暗红,舌苔白腻,脉滑数。治以清热除湿,活血化瘀。方药痛风3号加减。伸筋草、炮山甲、菝葜、当归、制乳没、威灵仙、蜈蚣1条等。苍术甘温,燥湿健脾为君药;汉防己、威灵仙、生薏米祛风除湿,健脾利水,消肿止痛为臣药;黄柏、伸筋草、菝葜、滑石助臣药清热燥湿,通络止痛;当归、制乳没、川牛膝、炮山甲活血化瘀止痛为佐药;蜈蚣祛风解痉,通络止痛为使药。诸药合用,共奏清热除湿,活血止痛之功。

(四)脾肾阳虚

关节肿痛持续,肢体及面部浮肿,伴气短乏力,腰膝酸软,畏寒肢冷,纳呆呕恶,腹胀便溏。舌质淡胖,苔薄白,脉象沉缓。治宜健脾益肾,温阳散寒。方用痛风4号加减。黄芪、熟地、附子、炮山甲、土茯苓、薏仁、杜仲等。黄芪益气健脾为君药;熟地、山萸肉滋阴补肾为臣药;杜仲、牛膝,强壮筋骨,扶正固本。附子大辛大热,温补肾阳,散寒除湿,共助臣药滋补肝肾;土茯苓、薏仁燥湿健脾,分清化浊为佐药;炮山甲活血化瘀,通络止痛共为使药。

三、病案举例

王某,男,45岁。2013年6月12日。

右脚肿痛1年余加重1周。患者于1年前出现脚趾疼痛肿胀,服用布洛芬疼痛缓解,常因饮食不节而诱发,伴有发烧、下肢肿胀,头晕头昏。舌质黯红,苔白腻,脉弦滑数。查血尿酸550umol/L,甘油三酯1.97mol/L,血压:150/100mmHg(1mmHg=0.133kPa)。曾使用别嘌醇对症治疗,症状减轻。西医诊断:痛风性关节炎。中医辨证属痹症,湿热瘀滞,流注关节,治以清热除湿,活血化瘀。方用痛风3号加减。组成:伸筋草10g,炮山甲10g,菝葜30g,当归10g,制乳没各6g,苍术10g,黄柏10g,怀牛膝15g,薏苡仁30g,刘寄奴10g,汉防己10g,威灵仙10g,蜈蚣1条。水煎服,一日一剂,14剂。禁忌:酒、辛辣、海鲜、肉食、豆制品等富含嘌呤类食物。

二诊,服药后右脚背肿胀疼痛减轻,舌质红,舌苔薄白,脉弦细。血压:130/90mmHg。湿邪渐退,上方去伸筋草、黄柏加白术10g、党参15g、黄芪20g、丹参20g以增健脾利湿,祛痰化浊之功,服用2月病情痊愈。后随访1余年,病情至今再未反复健脾利湿。

四、体会

痛风性关节炎脾肾亏虚,肝肾不足是本,风寒湿热,痹阻经络是标,故治疗本病以健脾补肾,活血化瘀,清热除湿为根本大法。

健脾补肾,从西医的角度看就是嘌呤代谢紊乱和脂质代谢紊乱引起的代谢综合征。从中医角度看脾失健运,肾失封藏,痛风与脾肾亏虚,痰瘀阻络有关。

活血化瘀,从西医的角度看血尿酸增高,血脂增高,动脉硬化,痛风石沉积关节。从中医角度看痛风为风寒湿热,瘀阻关节,久病入络所致。活血化瘀可消散痛风石,改善代谢减轻疼痛。

清热除湿,从西医的角度看痛风主要表现是嘌呤代谢产物侵犯关节、肾脏引起的免疫反应。从中医角度看痛风为湿热蕴结,脏腑功能受损,关节肿痛变形。

《甘肃医药》2014年12月

第八章　血液系统疾病

裴正学教授治疗骨髓增生
异常综合征案

冯永笑　　王鑫

甘肃省肿瘤医院教授裴正学出身世医之家,临床经验丰富,善治内、妇、儿科疑难杂症。笔者现整理其治疗骨髓增生异常综合征医案一则,以飨读者。

李某,女,63岁,2013年8月20日初诊。

2013年8月初,患者于某省级医院诊断为:难治性贫血伴原始细胞增多-II(MDS-RAEB-II)。遂来求诊。

刻诊:头晕乏力,食少纳差,面色苍白,腰膝酸软,下肢紫斑,大便稍干。查体:皮肤黏膜苍白,双下肢可见散在出血点。舌淡、苔薄白,脉沉弦细、右关尺微。实验室检查:外周血象示:HB:76g/L,RBC:2.55×10^{12}/L,WBC:14.3×10^9/L,PLT:11×10^9/L。骨髓象示:原粒细胞占12%,原粒细胞胞浆中可见Auer小体,粒、红、巨三系均可见病态造血。

诊断:骨髓增生异常综合征(MDS-RAEB-II)。

辨证:脾肾两虚,瘀血内阻。

治法:健脾益气,补肾填精、活血化瘀。

处方:北沙参 15g,太子参 15g,人参须 15g,党参 15g,生地 12g,山茱萸 30g,山药 15g,麦冬 10g,五味子 3g,桂枝 10g,白芍 10g,甘草 6g,生姜 6g,大枣 4 枚,浮小麦 30g,马钱子 1 个(油炸),土大黄 6g,水蛭 3g(分冲),玉竹 10g,黄芪 20g,大黄 6g,连翘 15g,龟板 15g,僵蚕 6g,全蝎 6g,蜈蚣 1 条。15 剂,水煎服,2 日 1 剂。

同时服用裴正学研制治疗血液病的青蔻 II 号胶囊、消风 II 号胶囊、升血颗粒及圣宝丹 4 种中成药。

2013 年 9 月 22 日二诊:服前方 1 月,下肢紫斑消失,头晕乏力减轻,纳食渐增,大便已畅,舌同前,脉右关尺弱。实验室检查:外周血象示:HB:91g/L,RBC:2.96×10^{12}/L,WBC:4.1×10^9/L,PLT:32×10^9/L。

药证相符,故收显效,仍以前方加土鳖虫 10g,墓头回 15g。2 日 1 剂,继进 15 剂。前用中成药继服。

2013 年 10 月 21 日三诊:头晕乏力、腰膝酸软明显缓解,纳食转佳,面色少华,舌淡红,脉弦细、右关尺有力。实验室检查:外周血象示:HB:100g/L,RBC:3.46×10^{12}/L,WBC:4.9×10^9/L,PLT:61×10^9/L;骨髓象示:原粒细胞占 5.0%,原粒细胞胞浆中未见 Auer 小体。病已大愈,仍需扶正固本,以巩固疗效。

处方:北沙参 15g,太子参 15g,人参须 15g,党参 15g,生地 12g,山茱萸 30g,山药 15g,麦冬 10g,五味子 3g,桂枝 10g,白芍 10g,甘草 6g,生姜 6g,大枣 4 枚,浮小麦 30g,黄芪 30g,白术 10g,白蒺藜 60g,制乳香 6g,没药 6g,鹿角胶 15g(烊),龟板胶 15g(烊),鹿茸 10g(分冲),大黄 3g,黄芩 10g,黄连 6g。

20 剂,水煎服,3 日 2 剂。4 种中成药常服。

按:"肾主骨,骨藏髓,髓生血","中焦受气取汁,变化而赤谓之血"。该病病在骨髓,与脾肾相关,多夹瘀血。肾虚不能生精,脾虚不能生血,则见头晕乏力,面色苍白,腰膝酸软等症,治须健脾补肾;

瘀血内阻,新血难生,还须活血化瘀。此案治疗始终以健脾补肾、活血化瘀为主,标本兼治,故获痊愈。

文章来源:2014 年 2 月 12 日《中国中医药报》

裴正学教授治疗再障经验

展文国

再生障碍性贫血是由各种原因引起的骨髓造血功能受损,形成三系细胞减少,引起出血、发热、感染、贫血等症状的疾病。西医治疗主要采取骨髓造血干细胞移植,控制感染,输血纠正贫血,提高机体免疫力等措施。裴正学运用中医药治疗该病也取得满意疗效,举例如下。

病案举例

邓某,男,8 岁。2009 年 12 月 10 日初诊。

主诉:乏力伴牙龈出血 5 个月。患者于 5 月前因发烧,双下肢出红色皮疹,齿龈出血,家属带领去甘肃省某医院血液科检查,化验血常规:血小板 8×10^9/L,血红蛋白 32g/L,红细胞 1.36×10^{12}/L,白细胞 2.8×10^9/L。骨髓穿刺诊断为再生障碍性贫血。住院后给予输血、抗感染、升血小板治疗 1 月,病情好转出院,经介绍到裴正学门诊求治。

刻诊:患者贫血貌,面色苍白,气短乏力,有时齿龈出血,口干口渴,五心烦热,夜寐不安,小便黄赤,大便干结,舌质红,舌苔焦黄有裂纹,脉细数。

门诊急查血常规,血小板 12×10^9/L,血红蛋白 68g/L,红细胞 2.50×10^{12}/L,白细胞 3.2×10^9/L。骨髓象诊断:再生障碍性贫血。

西医诊断:再生障碍性贫血。

中医辨证:脾肾亏虚,阴虚火旺,血热妄行。急则治其标,缓则治其本,以清热滋阴降火为主。方用秦龙汤加减。

处方:北沙参 15g,麦冬 10g,玉竹 10g,石斛 10g,生地 10g,白茅根 30g,牛膝 10g,薄荷炭 10g,陈棕炭 10g,大蓟炭 10g,丹皮炭 10g,党参 10g,生石膏 30g,知母 10g,粳米 15g,甘草 6g。水煎服,7剂,日 1 剂。

二诊:服药后出血停止,精神食欲好转,口干口渴减轻,舌质红,苔薄黄有津,脉细数。证属脾肾亏虚,瘀阻脉络。以健脾补肾,活血化瘀治疗。方用再障 1 号方加减。

组方:当归 10g,川芎 10g,生地 10g,土大黄 10g,何首乌 10g,旱莲草 15g,鸡血藤 15g,丹参 30,红花 6g,黑大豆 30g,山茱萸 30g,山药 10g,龙眼肉 30g,菟丝子 15g,女贞子 15g,枸杞子 15g,肉苁蓉 10g,北沙参 15g,党参 15g,太子参 15g,人参须 15g,鹿茸 10g(分冲),麻黄 10g,马钱子 1 个(油炸)。

水煎服,1 剂煎 2 次,取汁 400ml,分 3 次服。配合服用裴正学研制的圣宝丹,裴氏升血颗粒,消风Ⅱ号等中药制剂。

2010 年 1 月 16 日三诊:服上方 60 剂后,查白细胞 $4.7×10^9/L$,血红蛋白 98g/L,红细胞 $2.36×10^{12}/L$,血小板 $102×10^9/L$。疗效明显,继续服用上方,巩固治疗。

按:裴正学谓:"再生障碍性贫血源于脾肾亏虚,髓海不足,或心脾两虚,血热妄行,瘀血阻络。故健脾补肾,活血化瘀为治疗本病之重要大法。"盖肾主骨而生髓,脾主运化而主四肢末梢。肾为先天之本,脾胃后天之本,脾肾同补是为治本。生地、土大黄、何首乌、旱莲草,裴正学谓之四神,滋阴补肾,养阴清热,壮水之主以制阳光;山茱萸、菟丝子、女贞子、枸杞子、肉苁蓉大补肾阳,益火之源以消阴翳;有形之血难以骤生,无形之气须当急补。

再障三系减少属有形之血不足,欲使有形之血生,须当急补无形之气。裴正学用北沙参、太子参、人参须、党参四参大补脾胃气血,治疗后天之不足;黑大豆、山药、龙眼肉健脾生血;离经之血不能速归,必瘀于经络骨髓而瘀滞,"久病入络",故裴正学在扶正固本中加入当归、川芎、鸡血藤、丹参、红花等活血化瘀;阳虚则寒凝,寒凝则血瘀,故用麻黄之辛温,开腠理而见阳光。鹿茸为血肉有情之品,善温阳补血。马钱子油炸减低毒性,活血攻邪、扶正固本,攻补兼施。

文章来源:2014-02-24《中国中医药报》

裴正学教授治愈 MDS2 例

陈光艳 靖芳

【摘要】骨髓增生异常综合征（Myelodysplastic syndromes, MDS)病因不明,发病机理不清,授具有多年的临床实践经验,擅长治疗各种疑难病症,其以"兰州方"治疗 MDS2 例,疗效显著。

【中图分类号】R331.2

【文献标识码】A 文号:1674-7860(2014)05-0114-02

MDS 是一组源于造血干细胞的异质性髓系克隆性疾病,其特点是髓系细胞分化及发育异常, 表现为难治性一系或多系血细胞减少。多数 MDS 病例以进行性的骨髓衰竭为特征,并最终都会发展成为 AML[1]。迄今为止,本病病因不明,发病机理不清,西医治疗无策[2]。

裴正学教授是我国著名的中西医结合专家,具有 50 余年的临床实践经验,擅长于治疗各种疑难病症,尤其在血液病领域有着丰富的经验,其自拟"兰州方"是治疗血液病的有效方剂之一,此方因治愈白血病 M4 患者马长生而一举成名。1972 年,苏州血液病会议对白血病 M4 患者马长生的治愈作了专业评定后, 将此方命名为"兰州方"[3]。该方经 40 年临床验证,认为是治疗血液病的有效方药。此方组成:人参须、太子参、北沙参、潞党参、生地、山药、山萸肉、元参、麦门冬、五味子、桂枝、白芍、生姜、大枣、炙甘草、浮小麦。其中用四参大补中气堪称扶正固本之主药;生脉散益气养阴;六味地黄汤之生地、山药、山萸肉取补肾生髓之意;桂枝汤调合营卫以安脏腑阴阳之失调;甘麦大枣汤养心安神,心神安则血安。兰州方以健脾补肾,扶正固本为大法,加入马钱子、土大黄、水蛭等活血化瘀祛邪之药,使该方融扶正、祛邪为一炉,攻补兼施,以补为主,以攻为辅。临床上加减进退,在治疗血液系统疾病疗效显著。现有2例 MDS 治愈案例,报告如下:

[案例一]傅旭东,男,65 岁,退休职工,2009 年 10 月因头晕、乏力、耳鸣、失眠就诊于甘肃省人民医院,骨髓穿刺诊断为:MDS-RCMD 型。于 2010 年 1 月初诊。症见:头晕、乏力、耳鸣、视物模糊、失眠、右上腹部间断性胀痛。查体:贫血貌,舌红少苔,脉细数。实验室检查:红细胞 $2.86×10^{12}/L$,血红蛋白 76g/L,白细胞数 $2.77×10^{9}/L$,血小板 $29×10^{9}/L$。骨髓涂片示:骨髓造血组织增生活跃,粒系原始单体细胞多见,可见"ALIP"结构,红系及巨核系增生活跃,粒红两系均可见轻度形态异常。裴老中医辨证为肝肾阴虚,治疗以滋补肝肾。方用兰州方加减:北沙参 15g、太子参 15g、人参须 15g、潞党参 15g、生地 12g、山药 10g、山萸肉 30g、桂枝 10g、白芍 15g 生姜 6g、甘草 6g、大枣 4 枚、麦冬 10g、五味子 3g、浮小麦 30g、玉竹 10g、石斛 10g、马钱子 1 个(油炸)、土大黄 10g、水蛭粉 3g,一日一剂,口服,服药一月后,患者头晕、耳鸣、视物模糊症状明显缓解,复查血常规:红细胞 $3.16×10^{12}/L$,血红蛋白 89g/L,白细胞数 $3.15×10^{9}/L$,血小板 $38×10^{9}/L$。但患者仍有失眠、间断右上腹部疼痛,胃脘胀满,厌食油腻。处方为兰州核心、胆胰核心、酸枣仁汤加减:北沙参 15g、太子参 15g、人参须 15g、潞党参 15g、生地 12g、山萸肉 30g、柴胡 10g、枳实 10g、白芍 15g、甘草 6g、大黄 6g、黄连 6g、黄芩 10g、木香 6g、炒枣仁 20g、柏子仁 20g、川芎 10g、知母 20g、茯神 12g、白术 10g、白蒺藜 30g、制乳香 10g、制没药 10g,服用一月,患者上腹部疼痛消失,睡眠好转,复查血常规:红细胞 $3.7×10^{12}/L$,血红蛋白 92g/L,白细胞数 $3.66×10^{9}/L$,血小板 $62×10^{9}/L$。患者血象仍有轻度异常,

并有上腹部胀满不适。调方为兰州方、香砂六君子汤加减：北沙参15g、太子参15g、人参须15g、潞党参15g、生地12g、山药10g、山萸肉30g、桂枝10g、白芍15g、生姜6g、甘草6g、大枣4枚、麦冬10g、五味子3g、浮小麦30g、木香6g、草豆蔻6g、半夏6g、陈皮6g、白术10g、茯苓12g、甘草6g、马钱子1个（油炸）、土大黄10g、水蛭粉3g。服用一月后复查血常规：红细胞 $5.7 \times 10^{12}/L$，血红蛋白106g/L，白细胞数 $4.28 \times 10^9/L$，血小板 $98 \times 10^9/L$。骨髓穿刺检查示：正常骨髓象。患者于门诊随访期间因感冒出现血常规波动，经服用麻桂合剂后好转。嘱兰州方常服，门诊随访至今，未见复发。

[案例二]李炯，男，18岁，学生，2008年4月在兰州大学第一人民医院骨髓象诊断为：MDS-RA型。患者于2010年3月初诊。症见：头晕、乏力、鼻衄、咽干。查体：贫血貌、四肢皮下见散在瘀斑，舌淡少苔，脉沉细数。实验室检查：红细胞 $2.2 \times 10^{12}/L$，血红蛋白52g/L，血小板 $16 \times 10^9/L$，白细胞 $1.8 \times 10^9/L$。裴老中医辨证为：脾肾两亏，瘀血内阻，治以健脾益肾，活血化瘀。处方兰州方加减，方中加入马钱子1个（油炸）、土大黄10g、水蛭粉3g以养血活血化瘀。出血盛时加大蓟炭15g、丹皮炭15g、薄荷炭15g、陈棕炭15g，水煎服，每天1剂。治疗半月后患者鼻衄减轻，疲乏等症状改善，继续服用半月，复查血常规：红细胞 $3.0 \times 10^{12}/L$，血红蛋白73g/L，血小板 $32 \times 10^9/L$，白细胞 $3.8 \times 10^9/L$。但胃脘不适明显，伴腹泻。易方为兰州方核心、香砂六君子汤、附子理中汤加减：人参须15g、太子参15g、北沙参15g、潞党参15g、生地黄12g、山萸肉30g、木香6g、草豆蔻6g、半夏6g、陈皮6g、白术10g、茯苓12g、甘草6g、干姜6g、炮附片6g。此方服用一月后，患者诸症消失，面色红润，饮食佳，舌质淡红，苔薄白，脉沉细。查血常规：红细胞 $3.8 \times 10^{12}/L$，血红蛋白94g/L，血小板 $86 \times 10^9/L$，白细胞 $4.7 \times 10^9/L$ 接近正常。临床随证加减，患者服药两年后，2010年复查血常规示：红细胞 $4.2 \times 10^{12}/L$，血红蛋白122g/L，血小板 $194 \times 10^9/L$，白细胞 $5.7 \times 10^9/L$。骨穿骨髓象示：正常

骨髓象。嘱以兰州方常服,长期门诊随访未见复发。

在中药治疗的过程中,以上两位患者均配合服用裴老自制的"青蔻二号胶囊",此药由裴老治疗骨髓增生性疾患的又一经验方配制而成。其主要成分为蟾酥,红信石,加以少量草豆蔻。红信石含砒霜与蟾酥配合,抗癌疗效显著。草豆蔻和胃健脾,行气降逆缓解蟾酥及致呕副作用[4]。青蔻二号胶囊之应用意在增加祛邪力度,盖扶正固本虽寓"扶正以祛邪"之意,然终是缓则治本之法。

按语 裴老认为,该病之病机应是以虚为本。根据中医"肾主骨,骨藏髓,髓生血"之说,该病之骨髓象的改善当从肾论治。"肾主先天,脾主后天"前者为先天之本,后者为后天之本,故健脾补肾为扶正固本之大法。在治疗此病时裴老主拟的兰州方,便是体现这种大法的主要方药。总之,裴老通过应用"兰州方"加减进退,治疗MDS疗效显著。

参考文献

[1]陈磊,刘蔺等.以肺间质纤维化为特征表现的骨髓异常增生综合征1例报告[J].临床肺科杂志,2013,18(3):578.

[2]王树胜,于翠梅.3例骨髓异常增生综合征患者骨髓像分析[J].微循环学杂志,2004,14(4):76.

[3]裴正学.裴正学医话医案集[M].兰州:甘肃科学技术出版社,2004:25~27.

[4]裴正学.裴正学医学笔记[M].兰州:甘肃科学技术出版社,2003:201.

2014年《中医临床研究》

裴正学教授治疗白血病经验介绍

夏小军

【关键词】白血病；中药疗法；裴正学
【中图分类号】R 2 733 7　【文献标识码】A

　　裴正学是甘肃省肿瘤医院主任医师教授，首席专家，著名中西医结合专家，全国首批名老中医，享受政府特殊津贴。擅长治疗疑难杂症，尤以治疗白血病有独到见解，现就其诊治白血病经验总结介绍如下。

一、病因乃邪袭毒蕴，脏腑虚损

　　白血病是造血系统恶性增殖性疾病。其特点是白血病细胞在骨髓中恶性增生，并浸润至全身其他组织器官，从而产生一系列临床症状，主要为发热、贫血出血及肝、脾和淋巴结肿大等。中医学虽无此病名，但根据白血病相关临床表现，在历代医籍中均有论述，其中急性白血病与急劳证候相似，慢性白血病与虚劳证候相似。裴教授认为，导致白血病病因是多方面的，主要与感受外邪、热毒内蕴及脏腑虚损有关。先天不足或后天失调，易感外邪，邪毒外袭，侵犯卫气，入里化热，内陷营血，热毒蕴结，深入骨髓，乃发本病。疾病初起，多有外感证，或从虚损而起，临床表现多样如《圣济总录》所言："急劳者……缘察受不足，忧思气结，荣卫俱虚，心肺奎热，金火相刑，藏气传克，或感受外邪，故烦躁作热，颊赤心松，头痛盗汗，咳嗽咽干，骨节疼痛，久则肌肤销烁，咯涎唾血者，此其候也"。

二、病机为本虚标实

裴教授认为，白血病病变部位在骨髓，涉及五脏，热毒为其基本病理产物，兼夹瘀血。病机属本虚标实，虚实夹杂；病情演变为邪正交争，消长变化。热毒伤络，血不循经，故见出血；热毒蕴结，深伏骨髓，髓热熏蒸，可见壮热不已；热毒流注，与瘀血互结，则骨关节肿痛；热毒侵袭脏腑，蕴结胁下，脏腑气机不利，气滞血瘀，则见瘤积、肝脾肿大；热炼津液为痰，而成痰核；热毒内伏骨髓，耗灼精血，致贫血虚损。本病症状复杂，非纯实或纯虚之证，常表现为本虚标实，虚实夹杂，邪愈盛，正愈虚，故病机以虚为本，实为标。疾病转归取决于邪正消长盛衰，邪正相争胜负，决定着疾病之进退。就目前广泛关注的病毒学说和细胞凋亡学说而言，在一定程度上，前者则重于"邪"的含义，后者包含着"正"的内容。

三、辨证注重五脏相关

裴教授认为，在辨证时应注重五脏相关，特别在扶正方面总结出五脏虚劳辨证论治规律。如在肺肾型辨证中分肺肾阳虚和肺肾阴虚，并观察到前者末梢血白象的变化，二者尚无显著差异。再如肺肾肝型中分肺肾阴虚、肝阴不足及肺肾阴虚、肝风内动两类，前者除白细胞上升外，其他血象指标均见下降；后者则多出现脑膜白血病证候。肺肾肝脾型分肺肾虚、肝木克土及肺肾肝虚、脾不统血两类，前者常见肝脾肿大；后者常并发慢性出血。五脏交病型则分五脏失调、实火在肝，五脏失调、虚寒在心及五脏失调、阴亏阳陷三类，其中五脏失调、实火在肝者多系虚中夹实，肝脾肿大不易消退；五脏失调、虚寒在心者血象均在常规以下，多见于白血病晚期；五脏失调、阴亏阳陷者白细胞、红细胞均低下，或因化疗后骨髓抑制过度所致。从五脏失调与白血病的关系，突出了白血病的中医辨证理论，将微观辨证与宏观辨证有机结合，是裴教授数十年临床经验之精华。

四、扶正祛邪贯穿治疗始末

裴教授认为，白血病的发生既与五脏有密切的关系，病情发展中又有邪正盛衰的变化，故治疗时既要按脏腑虚象以扶正，又要按病邪盛衰以祛邪。扶正祛邪既不是单一扶正，也不是单一祛邪，必须是扶正与祛邪有机结合，相互为用，两者不可偏废。根据白血病的病机特点，扶正以治虚，祛邪则治实；缓则扶其正，急则祛其邪。扶正之法以补气养血、调和阴阳为主；祛邪之法不外清热解毒，活血化瘀两端。具体应用时，扶正之法常按脏腑气血、阴阳虚实辨证用药，并配合适当的对症治疗。如肾阴虚多选用熟地黄、枸杞子、桑葚子、女贞子等；肾阳虚多选用山茱萸、补骨脂、淫羊藿、巴戟天、鹿茸、肉苁蓉、鸡血藤等；气虚多选用黄芪、人参、党参、太子参、白术等；阴虚液亏多选用沙参、西洋参、天冬、麦冬、石斛、玄参、龟板胶等；血虚多选用当归、熟地黄、白芍、何首乌、龙眼肉、大枣等；血热出血多选用生地黄、赤芍、黄连、黄芩、白茅根、紫草、大蓟、小蓟等；出血不止多选用地榆炭、茜草炭、侧柏炭、阿胶、仙鹤草、三七、藕节炭、焦栀子、海螵蛸等；由于白血病以虚为本，以实为标，特别是急性白血病临床常见一派风热、实火证候，且多具温病特征，故在祛邪时尤注重清热解毒之品的应用，如金银花、连翘、薄荷、蒲公英、板蓝根、紫花地丁、重楼、桑叶等，均为其临床所习用，并根据热毒侵袭部位不同随症选药。

同时，常在以上基础上酌加具有抗癌作用的清热解毒药，如白花蛇舌草、半枝莲、龙葵、猪殃殃、喜树根、重楼之类；还可酌加雄黄、蟾蜍等具有辛温性质的解毒抗癌药。此外，对于全身骨节疼痛、胸骨压痛明显、肝脾肿大、舌暗、脉涩,或合并低热者,当从瘀血论治,常选用三棱、莪术、黄药子、三七、蛇六谷、山慈姑等;合并高热不退者,酌加生石膏、寒水石等,但均应根据邪正盛衰,脏气虚实,病程长短,灵活辨证施治,务求攻而不伤正,补而不助邪。

五、中西合参,灵活变通创新方

裴教授早在 20 世纪 60 年代就提出:"西医诊断,中医辨证,中药为主,西药为辅"的中西医结合十六字方针,并体现在治疗白血病的全过程。他认为,白血病与其他恶性肿瘤相对而言,其诊断标准明确,治疗时缓解指标清楚,检验方法比较方便等,都是突破白血病防治难关的有利条件。就白血病而言,特别是急性白血病,由于其起病急骤,病势凶险,某些情况下还需要配合西药化疗,以急则治其标,并为中医治本赢得时间。鉴于此,裴教授在继承前人整体观、扶正观的基础上,积极引进现代医学新技术、新方法,师古而不泥于古, 发展又有创新, 拟定多种中药处方配合化疗治疗白血病,效果显著,扶正固本兰州方是其代表方之一。该方系裴教授 60年代组创, 曾因以此方为基础治愈 1 例急性粒一单细胞白血病患者,在 1974 年苏州全国血液病会议上被定名。兰州方方中生地黄、山药、山茱萸滋阴补肾;党参、人参须、北沙参、太子参健脾益气;桂枝、白芍调和营卫;浮小麦、甘草收敛安神。若白细胞计数偏低可加肉桂、附子;红细胞计数偏低加女贞子、旱莲草;血小板计数偏低加玉竹、黄精;兼纳差、腹胀者加木香、草豆蔻;发热者加半枝莲、白花蛇舌草、生石膏、寒水石;出血者加牡丹皮、赤芍、汉三七、阿胶。本方主要用于白血病血细胞总数偏低者。对于白细胞总数增高者,则以自拟紫龙合剂治疗,方由紫草、龙胆草、金银花、马齿苋、寒水石、生石膏、三棱、莪术、贯众、马钱子(1 枚,油炸,此药苦、寒,有大毒,能通络止痛、散结消肿油炸之后去其毒性组成。此外,还用蟾蜍、雄黄少许,制成青窟胶囊,以毒攻毒,重在祛邪。裴教授数十年临床实践证明,急性白血病在应用西药化疗的同时,合用中药扶正之剂,往往可获得满意疗效治愈慢性白血病,若中药扶正与祛邪相结合,便可获得完全缓解,较之西药化疗副作用少,远期效果好。扶正固本兰州方配合化疗治疗白血病,起到了增效减毒的效果,化疗间歇期于本方中加人马钱子(油炸)、土大黄、水蛭 3 味,则可扶正化瘀,攻补兼施。

《新中医》2006 年 1 月第 38 卷第 1 期

裴正学教授治疗再生障碍性贫血经验

鲁维德

【关键词】裴正学　再生障碍性贫血/中医药疗法
【中图分类号】R556.5
【文献标志码】B　文章编号:1001-6910(2011)01-0057-04

裴正学教授系我国著名中西医结合专家，中华中医药学会终身理事,从事临床五十余年,学验俱丰。笔者有幸师从裴老,受益良多,今将其诊治再生障碍性贫血的经验总结介绍如下。再生障碍性贫血是一种不明原因引起的骨髓造血干细胞和造血微环境损伤,致使造血功能衰竭而形成的全血细胞减少为主的病症。本病可归属于中医学"虚劳"、"虚损"、"血证"、"血虚"范畴,与脾、肾两脏关系密切,其病机不离肾虚、脾虚、血热妄行、气虚不能统血。裴正学教授认为,治疗再生障碍性贫血关键是补肾健脾,活血化瘀。健脾之功在末梢,末梢者标也;补肾之功在骨髓,骨髓者本也;补肾为主,健脾为辅。

一、分型辨治

(一)补肾健脾

《素问·阴阳应象大论篇》曰:"肾生骨髓。"《素问·生气通义论篇》曰:"骨髓坚固,气血皆从。"《张氏医通》曰:"血之源头在乎肾。"《灵枢·决气》曰:"中焦受气取汁,变化而赤,是谓血。"《难经·四十二难》曰:"脾主裹血,温五脏。"说明血液的生成和输布与脾的关系甚为密切。《素问·阴阳应象大论篇》曰:"形不足者,温之以气;精不足者,补之以味。"裴正学教授在补益肾精的同时,重用健脾药,此所谓"有形之血不能骤生,无形之气须当急补"。裴正学教授积四十余年临床经验认为:补肾可调节骨髓造血功能,临床中常选用地黄、山茱萸、山药、菟丝子、枸杞子、女贞子、肉苁蓉、鹿茸等,肾虚者常有头晕耳鸣、腰膝酸软、记忆力减退等症,尤其要重用山茱萸,用量可至 30g。健脾药常选人参须、党参、北沙参、太子参,患者常有颜面萎黄、疲乏无力、食欲不振、失眠多梦等症,归脾汤、补中益气汤为常用方,重用龙眼肉至 30g;健脾药偏于改善末梢血。气虚统摄无权,则血溢脉外,治疗宜益气凉血,常用人参须、党参、北沙参、太子参、仙鹤草、土大黄、鸡血藤、生薏苡仁、黄芪、山栀子、生地黄、牡丹皮、丹参、连翘之属。

(二)活血化瘀

裴教授认为"久病入络","瘀血不去,新血不生",其将活血化瘀方法运用于再生障碍性贫血的临床治疗中,常选用当归、川芎、红花、牡丹皮、丹参、鸡血藤、汉三七等养血活血之品,再加用水蛭破血逐瘀,裴教授认为该药能明显增加患者之恢复速度,促进患者恢复。

(三)清热解毒

《内经》云:"邪之所凑,其气必虚"。再生障碍性贫血患者正气亏虚,最易感受外邪,裴教授治疗再生障碍性贫血常加祛风药,如羌活、独活、防风等,此所谓"风为百病之长,能生万物,亦能害万物"之故也。外感风热或风寒之邪,入里化热,则可灼伤脉络,发生齿衄、肌衄及紫癜,证属热迫血行,治宜清热解毒,泻火凉血,常用三黄泻心汤、犀角地黄汤等方。裴教授认为泻心即是泻火,泻火即是止血,常用金银花、连翘、蒲公英、白花蛇舌草、败酱草、牡丹皮、丹参、紫草、茜草、仙鹤草、益母草、白芍、女贞子、生地黄、泽兰、香附子、大黄、黄芩、黄连之属。

二、病案举例

患者,女,42岁,2009年12月28日初诊。主诉:腰膝酸软、神疲乏力1年。现病史:患者于2008年底,双下肢出现散在紫癜,2009年12月24日骨髓穿刺诊断为再生障碍性贫血。曾在当地西医院给予激素、免疫抑制剂(环磷酰胺)治疗,疗效不佳,于是求治于裴正学教授门诊。症见:面色苍白,头晕耳鸣,腰膝酸软,神疲乏力,舌淡红,苔薄白,脉细数。查血常示:WBC2.3×10^9L-1,RBC1.55×10^{12}L-1,Hb58g/L,PLT21×10^9L-1西医诊断:再生障碍性贫血。中医诊断:虚劳。证属肾精不足、气血两亏,治宜填精补髓、益气生血。处方:人参须15g,太子参15g,北沙参15g,党参15g,当归12g,川芎6g,生地黄12g,何首乌15g,仙鹤草15g,土大黄10g,鸡血藤15g,红花6g,牡丹皮6g,丹参20g,山茱萸30g,龙眼肉10g,菟丝子10g,枸杞子10g,女贞子10g,肉苁蓉10g,马钱子1个(油炸)。水煎,1d1剂,分两次口服。鹿茸、水蛭等份装胶囊,0.5g/次,2次/d。加减服药1个月,精神明显好转,面色如常,头晕、心悸、腰膝酸软完全消失,复查血常规:WBC4.34×10^9L-1,RBC4.36×10^{12}L-1,Hb127g/L,PLT109×10^9L-1。嘱患者继续口服裴氏升血颗粒(基本组成生地黄、山药、山茱萸、牡丹皮、茯苓、泽泻、人参须、太子参、北沙参、西洋参、潞党参、麦冬、五味子、桂枝、白芍、生姜、大枣、炙甘草、浮小麦)以善后,15g/次,2次/d;鹿茸、水蛭等份装胶囊,0.5g/次,1次/d。裴氏升血颗粒以六味地黄汤、鹿茸,填精补髓;人参须、太子参、北沙参、潞党参,健脾益气;桂枝汤内安脏腑阴阳;生脉散益气养阴;甘麦大枣汤养心安神;水蛭破血逐瘀。该方集补肾、健脾、活血于一炉,立方严谨、内涵丰富。患者每月复查1次,病情稳定。

三、讨论

再生障碍性贫血的发生是由于骨髓造血干细胞衰竭。肾主骨、藏精、生髓,为先天之本;脾主运化,为气血生化之源,是后天之本;"精血同源",所以补肾填精是治疗再生障碍性贫血的根本,健脾益气亦不可少。中医理论认为"瘀血不去,新血不生","久病入络",瘀血内停,久留不去,使脏腑得不到营养物质的濡养温煦,加重了脏腑虚损,虚损又会进一步导致血瘀形成,这种因虚致瘀,由瘀致虚的恶性循环,使再生障碍性贫血病情进一步加重,所以活血化瘀亦为治疗再生障碍性贫血之方法。裴正学教授治疗再生障碍性贫血,常常集补肾、健脾、活血化瘀于一体。临床中常根据具体情况选用药物:升高白细胞为主,选用马钱子、当归、补骨脂、菟丝子、沙苑子、鸡血藤、黄芪、西洋参、鹿茸等;升血小板为主,选用女贞子、旱莲草、玉竹、黄精、生地黄、连翘、土大黄等;升红细胞为主,选用归脾汤加人参须、太子参、北沙参、元参、西洋参、何首乌、二至丸、水蛭等。现代药理研究表明[1~2],补肾药能促进造血干细胞的恢复,刺激骨髓增生,调整机体的免疫功能,抑制造血干细胞的过度凋亡,改善骨髓造血功能。益气健脾药对骨髓造血细胞也有促进增殖作用,能使骨髓处于有丝分裂的细胞数增加,与补肾药相配合,对骨髓的造血功能有促进和保护作用。活血化瘀中药能改善骨髓造血微环境,调机体的免疫功能,解除骨髓微环境的免疫损伤,促进再生障碍性贫血脂肪化骨髓重建造血微环境,有利于正常造血细胞的生长、增殖、分化和成熟[3]。

参考文献:

[1]朱跃岚,孙伟正.补髓生血胶囊治疗慢性再生障碍性贫血临床研究[J].北京中医药大学学报,1998,21(5):48~50.

[2]柯微君,王丽.生血糖浆治疗慢性再生障碍性贫血的临床与

实验研究[J].中国中西医结合杂志,1996,16(12):721.

[3]舒砚君,孙汉英.复方治血汤对免疫诱导再生障碍性贫血小鼠骨髓微环境的作用研究[J].中国中西医结合杂志,1998,18(6):

2011 年 1 月　第 24 卷《中医研究》

裴正学教授治疗急性
白血病的经验

董琴琴　齐雪婷

【摘要】裴正学教授积五十年临床经验,提出"西医诊断,中医辨证,中药为主,西药为辅"十六字方针,作为指导思想。擅用"兰州方"加味治疗此病取得了显著的疗效。

【关键词】裴正学;急性白血病;临床经验

【文献标识码】A

【文章编号】1004-2725(2012)08-0592-03

　　裴正学教授,是中国著名中西医结合专家、中华中医药学会终身理事、中国中医科学院博士生导师。出版发行有《中西医结合实用内科学》等15部医学论著。他提出的中西医结合"十六字方针",被全国中西医结合界关注。"兰州方"是治疗血液病的有效方剂之一,是裴老经过几十年临床实践总结的,此方因治愈1例急性髓系白血病患者而被人所知。1974年,苏州血液病会议上经专业评定后,将此方命名为"兰州方"。我有幸随师学习,受益匪浅,现将吾师治疗急性白血病的经验介绍如下。

一、对 AL 的认识

急性白血病(AL)定义为是一种原发于造血组织的恶性增生性疾病,病变主要损害到骨髓、淋巴结、肝、脾等。临床上主要症状有发热,显著性出血倾向,进行性贫血或全身疼痛,治疗不及时会危及生命。到目前为止,联合化疗是治疗本病的基础。但急性白血病的化疗仍存在很多问题。首先,复发率高;再次,损害肝肾功能[1]、导致胃肠道反应、心脏毒性、严重脱发,易产生耐药性和(或)对化疗药物不敏感,化疗后骨髓抑制及免疫抑制明显,生存质量显著下降,患者本身难以接受,丧失治疗信心,使治疗难以顺利进行[2]。中医中药不仅可以减轻化疗的副作用,而且还可提高化疗的效果。因此,中西医治疗本病是最优选择。"西医诊断、中医辨证、中药为主、西药为辅"的十六字方针,是裴老积五十年临床经验总结中西医结合诊疗之精髓。根据骨髓象、血象等检查结果明确诊断;以脏腑辨证、气血辨证为立法处方的依据;运用"兰州方",随证加味,配合化疗,有祛邪之意,两者结合,取长补短,达到攻邪而不伤正,扶正而不恋邪的目的。

二、病案举例

(一)案例一

患者,女,48 岁,明确诊断为急性粒-单细胞性白血病,按标准方案化疗后,病情仍不能有效控制。2008 年 6 月 10 日来裴老门诊就诊,化疗后 15 日,主要症状:精神差,时有头晕伴全身乏力,鼻衄,脉沉细,舌淡,苔薄黄;血常规示:Hb:50g/L,PLT:3.5×10⁹/L,WBC:1.9×10⁹/L,其中原、幼单 2.1%,裴老辨证为脾肾双亏,治宜健脾胃补肾阴。给予方药:生地 12g、丹皮 6g、山萸肉 30g、山药 10g、太子参 15g、北沙参 15g、人参须 15g、潞党参 15g、女贞子 15g、旱莲草 15g、麦冬 10g、五味子 3g、玉竹 6g、附子 6g、黄精 20g、肉桂 3g,

水煎服,1日1剂,分两次服。服上方7剂后精神大好,效不更方,嘱继续服7剂。复查外周血象恢复正常。患者经治疗后精神饮食睡眠均好,未述特殊不适。半年后又复发,出现发热,全身皮下散在出血点,舌红,苔黄,脉细数。查血常规中Hb:95g/L,PLT:59×10⁹/L,WBC:16.5×10⁹/L,原幼单21%,原、幼粒5.2%。给予柔红霉素、阿糖胞苷化疗的同时,用中药治疗。处方为:龙胆草10g、紫草30g、金银花15g、寒水石30g、马齿苋15g、生石膏30g、三棱10g、贯众15g、莪术10g、马钱子(油炸)1枚。在化疗的3个疗程中,患者体温基本正常,全身皮下出血点明显减少;但血常规示:PLT:59×10⁹/L,Hb:102g/L,WBC:5.1×10⁹/L,原幼单或原幼粒未见,遵嘱长期服用"兰州方"。骨髓象或外周血以及临床上有复发情况则配合小剂量的化疗,患者存活3年余。

(二)案例二

患者,男,42岁,急性粒细胞白血病部分分化型白血病,有两年急性白血病病史,于2006年4月10日求治于裴老。症见:精神差,头晕伴乏力。查体:面色苍白,舌淡,苔薄,脉沉细。化验血常规示,Hb:53g/L,WBC:1.8×10⁹/L,PLT:11×10⁹/L,其中原、幼单2.2%。裴老辨证为:脾肾两亏,瘀血内阻,用健脾益肾,活血化瘀之法。以"兰州方"加减:生地黄12g、山药10g、山萸肉30g、麦冬15g、五味子3g、太子参15g、北沙参15g、潞党参15g、人参须15g、白芍10g、桂枝10g、甘草6g、大枣4枚、生姜6g、浮小麦30g、马钱子1个(油炸)、水蛭粉3g(分冲)、土大黄15g,水煎服,每日一剂。此方服用1月后,患者以上症状消失,面色红润,饮食睡眠可,脉沉细,舌质淡红,苔薄白,复查血常规:Hb:87g/L,RBC:3.8×10¹²/L,WBC:3.8×10⁹/L,PLT:80×10⁹/L。继以上方随证加减,患者服药6年,血常规示:Hb:127g/L,PLT:105×10⁹/L,RBC:3.89×10¹²/L,WBC:3.9×10⁹/L,嘱以裴氏升血颗粒(即"兰州方")常服,并门诊随访,此例AML患者临床痊愈。

三、讨论

裴老认为,癌症的发生只有在机体阴阳失调,正气亏虚的情况下才能产生。同所有的恶性肿瘤一样,正气亏虚是白血病发生、发展之根本,即所谓"邪之所凑,其气必虚"。正如《外科精要》所说:"积之成者,正气之虚也,正气虚而后积成"。正气虚包含现代医学所说的免疫功能低下,机体的正气不足,病邪、毒邪入里、内热熏蒸则为发热。急性白血病患者的免疫系统一般处于低下水平,阴血被耗则为贫血,血热妄行则为出血。正气亏虚始终处于主导地位,"血为气之母,气为血之帅",气虚必然导致血虚,所以患者出现心悸、寐差等血虚症侯。《内经》曰:"气为阳,血为阴","孤阴不生,独阳不长",气虚与血虚相互促进,使病程加剧,最后发展为阴虚内热,气虚阳脱,血热妄行,不能统血的程度[3]。所以正盛邪衰则病情好转,正衰邪盛则病情加重。气虚,在这一系列病机的形成中,是一个极为重要的因素。因此治疗此病必须紧紧抓住补气这一环节,才能达到治本的目的。气,用现代医学的观点来看可能是机体生理功能和防卫力量等一切正常功能活动的概括。《内经》谓:"邪之所凑,其气必虚","正气存内,邪不可干",通过全力补气,机体自身的抗病能力可得到充分的调动;造血系统的生理机能,得到进一步提高,这是治疗本病的根本[4]。"兰州方"中重用太子参、潞党参、人参须、北沙参,意在大补中气,扶正顾本;在补气的同时必须养阴。补气与养阴结合,相得益彰,功效卓著。"兰州方"中生地黄、山茱萸、牡丹皮、泽泻、茯苓、山药乃六味地黄汤,六味地黄有"壮水之主以制阳光"的显著疗效,所谓"壮水之主"指补益肾阴,"肾主骨"、"骨藏髓",除参类补气,六味益肾阴,中还包含麦冬、五味子两味药,与参类配合,是唐代医家孙思邈所拟之生脉散,为益气养阴之名方,用于本病可助参类以补气,助六味以养肾阴使益气养阴之力更专[5]。裴老治疗白血病尊古却不泥古,在治疗肿瘤的过程中把中医的整体观、宏观和西医的局部观和微观结合起来,双管齐下。化疗药物作用机制是从不同角度抑制细胞的分裂增殖或直接破坏细胞的 DNA 合成,化疗为中医治本赢得了时间。但它是一把双刃剑,在杀伤肿瘤细胞的同时,也损害了人体正常组织细胞,致使患者原本不堪一击的免疫系统更加衰退。"西医诊断,中医辨证,中药为主,西药为辅"十六字方针作为指导思想,拓宽了急性白血病的治疗思路和方法,增加了急性白血病患者治愈的可能。

参考文献

[1]李秀贺.大剂量甲氨蝶呤治疗急性淋巴细胞白血病患儿对肝肾功能影响的临床研究 [J]. 药物不良反应杂志,2009,11(2):82~86.

[2]陈育生.中医辨证联合化疗治疗急性白血病临床观察[J].中华中医药学,2011.29(2):441~442.

[3]裴正学.裴正学医学经验集[M].兰州:甘肃科学技术出版社,2003:68~69.

[4]裴正学.裴正学医话医案集[M].兰州:甘肃科学技术出版社,2004:241~246.

[5]裴正学.裴正学医话医案集[M].兰州:甘肃科学技术出版社,2004:25~27.

《甘肃医药》2012 年第 31 卷

裴正学教授治疗慢性粒细胞白血病的经验

冯永笑　　刘媛

【摘要】裴正学教授以其提出的"西医诊断,中医辨证,中药为主,西药为辅"的中西医结合十六字方针作为指导思想;以扶正固本为治疗大法;以"兰州方"为基本方剂治疗慢性粒细胞白血病疗效显著。

【关键词】慢性粒细胞白血病;经验;裴正学

文献标识码:A 文章编号:1004-2725(2011)12-0745-02

裴正学教授,我国著名的中西医结合专家,现任甘肃省医学科学研究院首席专家,甘肃省中西医结合学会名誉会长,中华中医药学会终身理事。裴正学教授在中西医结合治疗血液疾病方面有独到的经验,临床疗效显著,现将其治疗慢性粒细胞白血病经验介绍如下。慢性粒细胞性白血病(CML)是一种造血干细胞的恶性克隆性疾病,患者多表现为乏力、消瘦、腹胀、腹痛、脾肿大、肝肿大、淋巴结肿大等临床特征。现代医学对本病尚无根治手段,一般采用口服羟基脲、马利兰等化疗药物以及干扰素治疗,但有较大毒副反应,部分患者不能耐受[1]。中医中药的应用不仅可以减轻化疗的毒副作用,而且还可以提高化疗的疗效[2]。因此,中西医结合的治疗思路是本病治疗的最佳选择。"西医诊断、中医辨证、中药为主、西药为辅"的十六字方针是裴正学教授中西医结合思想之精华。裴老以此思想作为内科疾病的诊疗模式,指导临床数十年,收效颇佳,屡起沉疴。其对 CML 诊疗思路亦源于此方针的指导,以细胞形态学,结合染色体核型分析及 BCR-ABL 融合基因检验明确诊断[3];以脏腑辨证、气血辨证为立法处方之依据;运用中药扶正固本以提高机体反应性的同时,配合西药化疗直接杀灭白血病细胞以减轻病原致病性。裴老认为本病病位在骨髓,累及血分,与五脏相关。病机主要为本虚标实。治疗当以扶正固本为大法[4],贯穿治疗始终,又配合化疗及清热解毒,软坚散结之品治标祛邪[5]。临证以"兰州方"[6]为基础方加减运用疗效显著。

一、案例

患者,男,32岁,某厂职工。2010 年 6 月中旬在某医院经骨髓象诊断为:CML(慢性期)(具体情况不详),患者于 2008 年 6 月下旬初诊。症见:头晕,乏力,腰膝酸软,发热,脾大。查体:面色苍白,舌淡少苔,脉沉细数。实验室检查:红细胞 $3.4×10^{12}$/L 血红蛋白 100g/L,血小板 $120×10^9$/L,白细胞 $72.4×10^9$/L,中性中幼粒细胞占 18%,中性晚幼粒细胞占 12%,嗜碱性分叶核占 6%。骨髓象示:骨髓增生极度活跃,粒系中晚幼粒细胞显著增高,嗜碱性粒细胞比例偏高。中医辨证为:脾肾两亏,瘀血内阻,治以健脾益肾,活血化瘀。以兰州方加减治之,北沙参 15g,太子参 15g 人参须 15g,潞党参 15g,生地黄 12g,山萸肉 30g,山药 10g,麦冬 15g,五味子 3g,桂枝 10g,白芍 10g,甘草 6g,生姜 6g,大枣 4 枚,浮小麦 30g,马钱子 1 个(油炸),土大黄 10g,水蛭粉 6g(分冲),三棱 10g,莪术 10g,海藻 10g,昆布 10g。水煎服,日服 1 剂。此方服用 1 月后,患者诸症消失,面色红润,饮食睡眠佳,舌质淡红,苔薄白,脉沉细,脾脏缩小。查血常规:红细胞 $3.6×10^{12}$/L,血红蛋白 85g/L,血小板 $60×10^9$/L,白细胞 $3.7×10^9$/L。继以上方随证加减,患者服药 1 年后,血常规示红细胞

$3.98×10^{12}/L$,血红蛋白 138g/L,血小板 $119×10^9/L$,白细胞 $6.2×10^9/L$,嗜碱性粒细胞 0%;骨穿骨髓象示:CML 治疗后完全缓解骨髓象。嘱以裴氏生血颗粒(即"兰州方")常服,门诊随访,此例 CML 临床痊愈。

二、讨论

CML 之名见于历代中医医著,但据其临床表现属祖国医学"虚劳""积聚""血证"等范畴。《内经》云:"邪之所凑,其气必虚";《医宗必读》亦云:"积之成也,正气不足,而后邪气踞之";裴正学教授认为 CML 的病因是人体正气先虚,如先天不足,禀赋薄弱,或正虚致邪气客而不去。日久气血两亏,阴精耗伤,形气衰微,而成虚劳;或气滞血瘀,脉络阻塞,痰湿不化,痰瘀互阻,结于胁下,而成症块。裴老继承先贤经验,以中西结合十六字方针为指导思想,认为本病病位在骨髓,累及血分,与五脏相关。提出因虚致病,因病致虚,虚实夹杂,本虚标实为本病发病机理。本虚者,正气之虚也,主要为脏腑功能失调,气血阴阳失衡,虽与五脏相关,但其根本在于肾精亏虚,脾气不足。肾为先天本,主骨生髓,脾为后天之本,气血生化之源,肾精不足,髓海空虚,脾失健运,精微不化,气血不生,脏腑失养,则表现为红细胞、血色素减低、面色苍白、疲乏无力等贫血症状。脾主统血,脾虚不摄,血溢脉外,则为出血。标实者,邪气之实也。正气亏虚,复加六淫七情、饮食劳倦,气血阴精日渐耗伤,脏腑机能失调,津血失其常化,湿聚为痰,络脉瘀阻,痰瘀互结,可见骨髓异常增生,肝脾及淋巴结肿大。正气亏虚,邪毒易侵,入里化热,熏蒸脏腑,燔炽内外,则见高热,迫血妄行,则为出血。裴老治疗此病常以补肾健脾,益气养血,治本补虚;化痰活血,软坚散结,清热解毒,治标祛邪。虽扶正与祛邪并用,但扶正固本确为贯穿于此病治疗始终的大法。因此,裴老在临证中本虚治以"兰州方",标实则加马前子、土大黄、水蛭、白花蛇舌草、半枝莲、三棱、莪术等清热解毒,软坚散结之品,又配以青蔻胶囊,每收良效。"兰州方"为裴老治疗白血病的主方,自1974年苏州全国血液病学术会议上被定名以来,在全国各地广泛运用,收到很好疗效。数十年来裴老以此方为主加减治疗数百例白血病患者,大部分得到了不同程度的缓解,部分病例完全治愈。此方以六味地黄汤、生脉散、甘麦大枣汤、桂枝汤四方合方化裁而成。方中潞党参、太子参、人参须、北沙参,大补中气,堪称扶正顾本之主药;党参、麦冬、五味子乃生脉散,益气养阴;生地黄、山茱萸、山药为六味地黄汤之三补,取补肾养血之寓意;且大剂量山茱萸有改善骨髓造血功能的作用,此"肾主骨,骨藏髓,髓血同源"之明证;甘草、大枣、浮小麦即甘麦大枣汤,养心安神,心神安则血安。桂枝、白芍调和营卫。诸药并用补肾填精,健脾益气。正如张景岳所云:"其有气因精而虚者,自当补精以化气;精因气而虚者,自当补气以生精"(出自《景岳全书·虚劳》)。因此,此方之妙在于脾肾同补。若见脾大加三棱、莪术、海藻、昆布、土大黄、水蛭、马钱子;发热加二花、连翘、蒲公英、败酱草、清骨散、青蒿鳖甲汤等。临床据证加减,收效甚佳。CML的发病机理是通过目前尚未明确的途径抑制了粒细胞系统的生理凋亡,并使CML细胞对细胞毒类抗肿瘤药物产生了耐受性,因此诱导细胞凋亡是治疗CML的重要手段。而目前,化疗仍然是治疗CML的主要方法。诱导细胞凋亡蕴含着中医扶正的思想,可通过扶正固本,提高机体的反应性达到,彼正气存内则邪不可干。化疗通过直接杀死白血病细胞,降低了病原的致病性,可以理解为中医的祛邪,彼邪去则正自安。鉴于此,CML治疗当以中西医结合扶正祛邪为主,其中扶正又为关键。大量临床观察也表明,中西医结合治疗CML的疗效优于单纯化疗。西药化疗在杀灭白血病细胞,解决局部问题和病邪致病性方面有优势,但在扶正固本、改善整体状况和机体反应性方面则有其不足。二者结合,取长补短,做到攻邪而不伤正,扶正而不恋邪。在化疗同时服用"兰州方",一则增强了化疗的疗效,二则减轻了化疗的毒副作用,保护了正常骨髓的造血功能,提高了机体对化疗的耐受性。中西医两种医学在其不同的发展过程中形成了各自独特的优势,而另一方面也形成了各自难以克服的不足。因此,只有在中西医有机的配合下,在先进的西医技术明确诊断下,发挥中医药特色,不断总结经验、提高疗效,从而达到治疗血液病理想疗效之目的[7]。

参考文献

[1]裴正学.中西医结合实用内科学[M].兰州:甘肃科学技术出版社,2010:548~557.

[2]裴正学.裴正学医学经验集[M].兰州:甘肃科学技术出版社,2003:32~34.

[3]裴正学.血证论评释[M].兰州:甘肃科学技术出版社,2008:100~104.

[4]裴正学.裴正学医话医案集[M].兰州:甘肃科学技术出版社,2004:25~27.

[5]裴正学.裴正学医学笔记[M].兰州:甘肃科学技术出版社,2003:201.

[6]裴正学.裴正学医话医案集[M].兰州:甘肃科学技术出版社,2004:25~27.

[7]裴正学.裴正学医学经验集[M].兰州:甘肃科学技术出版社,2003:32~34.

《甘肃医药》2011 年第 30 卷第 12 期

裴正学教授治疗再生障碍性贫血的经验

黄邦荣　张东鹏

【摘要】介绍裴正学教授以"西医诊断、中医辨证、中药为主、西药为辅"十六字方针为原则治疗再生障碍性贫血的经验，认为应当："缓则健脾益气、补肾壮阳，急则泻火凉血、间断输血，活血化瘀去旧生新"。

【关键词】贫血；再生障碍性；经验；裴正学

【中图分类号】R249　【文献标识码】A

【文章编号】1004-6852(2013)07-0037-03

再生障碍性贫血(AA，简称再障)，可分为急、慢性两种，其病因病机尚未完全明了，目前较公认的是造血干细胞缺陷，免疫异常及造血微环境受损而产生的一系列机能与形态变化，进一步导致全血细胞减少的血液系统常见病[1-2]。急性再障属中医"急劳""热劳""血证"范畴，慢性再障属于"虚劳""血虚""血证"范畴[3-5]。中医认为，血液的生成有两条途径，即水谷精微化血和肾精化血[6]。血液的生成有赖于气，气可生血，血可化气，精血互化。肾精生髓，精髓能化生血液[7-9]。如《素问·阴阳应象大论篇》云："肾主骨生髓""血为精所化"；《素问·经脉别论篇》云："食气入胃，浊气归心，淫精于脉，脉气流经，经气归于肺，肺朝百脉，输精于皮毛"；《灵枢·营卫生会》篇云："中焦泌糟粕、蒸津液,化其精微,上注于肺脉,乃化而为血,以奉生身,莫贵于此。"《张氏医通·诸血门》云："气不耗,归精于肾而为精;精不泄,归精于肝而化精血"[10]。可见血液的生成主要与肾、脾、肝三脏有关。

裴正学教授是主任医师、博士研究生导师,国家级名老中医,中国中西医结合学会理事、首创"西医诊断,中医辨证,中药为主,西药为辅"的中西医结合十六字方针,并以其为主导思想,主编《中西医结合实用内科学》《血证论评释》《新编中医方剂学》等医学专著15部,在国内外医学杂志发表学术论文70余篇。1973年在苏州举行的全国血液病会议上将其治疗白血病的主方定名为"兰州方",并在全国广泛使用。

一、裴正学教授对再障的认识

(一)缓则健脾益气、补肾壮阳

裴正学教授认为,再障的发生与脾、肾两脏关系最为密切,其病机多为肾虚,脾虚,血热妄行,气虚不能统血。故再生障碍性贫血的中医治疗关键在补肾健脾。然裴老在长期的临床实践中总结出:"幼、青、壮年患者,多元气未亏,脾气不足,以健脾益气为主,辅以补肾;中、老年患者,元气亏虚,脾气亦不足,则补肾壮阳为主,健脾辅之。亦有新病健脾益气、久病补肾壮阳之说"。另外,裴老由"肾主先天,脾主后天。"在对血液病的治疗中,领悟出:"肾主骨髓,脾主末梢",盖骨髓渐成于胎中,末梢之血则萌动于产后。再障是红骨髓造血功能障碍所致,以末梢血中三系细胞减少为特点。欲使再障患者之骨髓象得以改善,须从补肾壮阳着眼,而健脾益气法偏于改善末梢血象,故益气健脾与补肾壮阳为治疗再障固本之大法,只是临证尚需健脾益气与补肾壮阳各有侧重。

(二)急则泻火凉血、间断输血

当三系细胞减少,病情较重时,患者往往出现感染、出血等症,这种情况下内火炽盛,热盛迫血居多,极少数为脾虚不能统血。裴老认为:急则治其标是治疗再障的主要环节,宜泻火凉血,间断输血,再配合西医之对症支持治疗,效果明显。此治法源自唐容川"心为君火,化生血液,是血即火之魄,火即血之魄,火升故血升,火降即血降也。知血生于火,火主于心,是知泻心即是泻火,泻火即是止血"。裴老又依据《内经》"阴阳互根"的理论、"气为血之帅"之说,认为:再障减少的三系细胞均属血液中的有形成分,此所谓"有形之血"。欲使"有形之血"生,必须急补"无形之气",对气虚不能统血者,急则治其标,重在补气。即"有形之血难以骤生,无形之气须当急补"的思想[11-13]。病情危急者,必须配合间断输血、西医之对症支持治疗,目的是为中医中药治疗赢得时间,治愈疾病。急则泻火凉血、止血,间断输血,法度井然有序,即具中医急则治其标的原则,又有中西医结合内涵。

(三)活血化瘀去旧生新

裴正学教授认为:再障患者气血亏虚日久,必然导致血瘀,瘀血不去,脏腑得不到濡养温煦,会加重脏腑虚损,进一步导致血瘀形成,恶性循环,加重血虚,引起出血,使再生障碍性贫血病情进一步加重。"久病入络","瘀血不去,新血不生",运用活血化瘀法治疗再障,是裴正学教授的一大特色。裴老每将活血化瘀与补肾健脾熔于一炉,治疗再生障碍性贫血,疗效显著。裴老认为,活血化瘀类药物能明显促进患者向愈。现代药理研究表明[14]:活血化瘀中药能改善骨髓造血微环境,调整机体的免疫功能,解除微环境的免疫损伤,促进再生障碍性贫血脂肪化骨髓重建造血微环境,有利于正常造血细胞的生长、增殖、分化和成熟[15-17]。

二、典型病例

[案1]王某,男,55岁,于2010年11月就诊。主诉:头晕、乏力半年余。症见:面色苍白,头晕神疲乏力,腰膝酸软,纳差,大便时干

时稀,舌淡苔少,脉沉无力。查体:形体消瘦,贫血貌,心、肺(-),腹平软,脾脏肋下可触及约2cm。辅助检查:红细胞$2.1×10^{12}$/L,血红蛋白63g/L,血小板$50×10^9$/L,白细胞$2.0×10^9$/L,网织红细胞1.2%,西医诊断:再生障碍性贫血(经骨髓涂片确诊)。中医辨证:脾气虚,治以益气健脾,方用归脾汤加减。药物组成:党参15g,白术10g,黄芪30g,当归10g,茯苓12g,甘草6g,木香3g,龙眼肉20g,女贞子15g,旱莲草15g,肉桂3g,鹿角胶(烊化)10g,鸡血藤15g,补骨脂10g。水煎分服,1剂/d。服30余剂后,患者精神好转,饮食增加,大便已成形,但仍感腰膝酸软。复查血常规:血红蛋白72g/L、血小板61×10^9/L,红细胞$2.85×10^{12}$/L,白细胞$3.0×10^9$/L。故又更方为"兰州方"加味:生地黄20g,山药10g,山茱萸30g,牡丹皮10g,茯苓12g,泽泻10g,人参须15g,太子参15g,北沙参15g,西洋参15g,党参15g,麦门冬10g,五味子6g,桂枝12g,白芍15g,生姜6g,大枣6枚,炙甘草6g,浮小麦30g,鹿角胶(烊化)10g,附子(先煎1h)6g,肉桂3g,丹参10g,木香3g,草豆蔻3g。水煎分服,1剂/d。继服30余剂,患者各症状均明显改善,复查血常规:血红蛋白80g/L、血小板74×10^9/L,红细胞$3.3×10^{12}$/L。上方去鹿角胶、附子,水煎分服,1剂/d。配合鹿茸、水蛭、汉三七等分装胶囊,0.5g/次,2次/d。患者每月复查1次,病情稳定。按兰州方由生地黄、山茱萸、山药、牡丹皮、北沙参、人参须、潞党参、太子参、桂枝、浮小麦、大枣、麦门冬、五味子、炙甘草、白芍、肉桂等组成,以六味地黄汤、桂枝汤、生脉散、甘麦大枣汤为基础方。人参须、太子参、北沙参、党参健脾益气;桂枝汤内安脏腑阴阳;生脉散益气养阴;甘麦大枣汤养心安神。该方集补肾、健脾于一炉,立方严谨、内涵丰富。临证每每配合水蛭、汉三七等养血活血、破血逐瘀之品;血肉有情壮阳之鹿茸,以填精补髓;亦可应用大剂量山萸肉、龙眼肉,以阳中求阴,阴中求阳,阴阳互补互用。

[案2]陈某,女,15岁,于2011年2月住院。

主诉:再障3年,发烧、牙龈出血3天。症见:发热、乏力、咽干、月经量多。查体:T:38.6℃,面色苍白。心肺未见异常,腹平软,脾脏肋下未触及,舌质黯红苔少,脉细涩微数。辅助检查:白细胞 $1.8\times10^9/L$,红细胞 $1.39\times10^{12}/L$,血红蛋白 48g/L,网织红细胞 1%,血小板 $27\times10^9/L$。西医诊断:再生障碍性贫血。中医辨证:肾阴亏虚、迫血妄行。治宜:泻火凉血、益气补髓。药物组成人参须 15g,太子参 15g,北沙参 15g,党参 15g,当归 10g,川芎 6g,鸡血藤 15g,黄芩 10g,黄连 6g,半夏 10g,生地黄 20g,生石膏 30g,仙鹤 15g,何首乌 15g,土大黄 15g,黑大豆 15g,山茱萸 20g,女贞子 15g,补骨脂 15g。水煎分服,1 剂/d。住院当天输全血 2 单位,服上方 3 剂后,发热、牙龈出血止、月经量明显减少。仍乏力、咽干,复查血常规:血红蛋白 5.2g/L,血小板 $44\times10^9/L$,红细胞 $2.4\times10^{12}/L$,白细胞 $2.8\times10^9/L$。继用“兰州方”加减:生地黄 20g,山药 10g,山茱萸 30g,牡丹皮 10g,茯苓 12g,泽泻 10g,人参须 15g,太子参 15g,北沙参 15g,党参 15g,麦门冬 10g,五味子 6g,桂枝 12g,白芍 15g,生姜 6g,大枣 6 枚,炙甘草 6g,浮小麦 30g,仙鹤草 15g,何首乌 15g,土大黄 15g,黑大豆 15g,旱莲草 15g,女贞子 15g,淫羊藿 15g,破故纸 15g,菟丝子 15g。水煎服,1 剂/d。服用 15 剂后,复查血常规:血红蛋白 6g/L,血小板 $50\times10^9/L$,红细胞 $3.0\times10^{12}/L$,白细胞 $3.2\times10^9/L$。再次输全血 1 单位,第 2 天患者家属要求出院。配合鹿茸、水蛭、汉三七等分装胶囊,0.5g/次,2 次/d。患者每月复查 1 次,病情稳定。按三黄泻心汤、白虎汤是裴老治疗再障发热、出血之常用方剂,裴老认为:一派苦寒,直折实火,寓止血于泻火之中。生石膏味淡、质沉,淡则入气,沉则达血,血证之发热,非此不能清解。配合三黄泻心汤效著,加生地黄 20g,意在凉血,使其止血之力更大;太子参、人参须、北沙参、党参四参,“味淡气雄,可入血分”。人参须更“须者形尖气锐,径入血分”“气为阳之根。”在补气药中,酌加淫羊藿、破故纸、菟丝子等壮阳之品,每能获效。

三、讨论

裴老认为:中医治疗不外"扶正与祛邪",正邪消长过程亦是疾病演变过程,故在再障的治疗中,现代实验室检查的各项指标与中医正邪之有余与不足、亢盛与衰败相结合,如血细胞多与少、骨髓增生活跃与低下生化指标高与低等与中医辨证相结合,"攻""补"有法有度。补法的根本原则是健脾补肾,脾为后天之本,肾为先天之本,脾肾双补,即寓补气养血之法,又寓调节阴阳之道;攻法以清热泻火凉血、活血化瘀为主。《素问·阳应象大论篇》云:"阳化气,阴成形"。张景岳注:"阳动而散,阴静而凝,故成形。"裴老在长期临床实践中认为[15]:"白细胞似属于阳,血小板似属于阴,红细胞可谓有形之血。"提出了壮阳升"白"、养阴升"板"、补气养血以升"红"的概念。并总结出提升白细胞应用肉桂、附片、苦参、党参、破故纸、鸡血藤、黄芪、西洋参、八角茴香;提升血小板应用:玉竹、黄精、大枣、生地黄、阿胶、龟板胶、鹿角胶、连翘、土大黄;提升红细胞应用:归脾汤、人参养荣汤、太子参、人参须、党参、黄芪、何首乌、山萸肉、圆肉、鸡血藤、女贞子、旱莲草等物或方剂。

参考文献

[1]裴正学.中西医结合实用内科学[M].兰州:甘肃科学技术出版社,2010:6~10.

[2]杨崇礼.再生障碍性贫血第二版[M].天津:科技翻译出版公司,2001:23~24.

[3]张晓艳,孙伟正.补肾中药治疗再生障碍性贫血机制研究[J].中医药信息,2006,23(6):9~11.

[4]练柳兰,杨柳青,吴建伟.再生障碍性贫血的中医治疗及辨证施护[J].中国中医急症,2010,(1):166~167.

[5]黄菊,史亦谦.中药复方治疗慢性再生障碍性贫血研究进

展[J].甘肃中医,2009,22(1):76~78.

[6]韩惠杰,王运律,刘敏,等.补肾颗粒治疗慢性再障贫血51例疗效观察[J].新中医,2009,41(12):48~49.

[7]周安方,郭煜晖,舒劲松等."肾脾相关"的理论内涵[J].河南中医,2011,31(6):579~581.

[8]储真真.中医血化生模式的初步建立及其临床验证[J].中国中医基础医学杂志,2007,13(5):347~348.

[9]孙凤,王金环,郝晶,等.补肾生血法治疗慢性再生障碍性贫血78例临床观察[J].中医药学报,2012,40(5):129~131.

[10]张抱芳.中医藏象学[M].北京:中国协和医科大学出版社,2004:48~50.

[11]裴正学.裴正学临床荟萃[M].兰州:甘肃科技出版社,2012:158~167.

[12]舒砚君,孙汉英.复方治血汤对免疫诱导再生障碍性贫血小鼠骨髓微环境的作用研究[J].中国中西医结合杂1998,18(6):359~361.

[13]祁元刚.裴正学教授运用麻黄桂枝汤合方临床经验[J].西部中医药,2011,24(10):21~23.

[14]胡明辉,周永明,李峻等.中药对慢性再生障碍性贫血中医证候疗效与生活质量的影响[J].中医药信息,2012,29(6):57~59.

[15]邸海侠,霍艳芤,杨淑莲等.中医辨证治疗慢性再生障碍性贫血236例中医证候分析[J].河北中医,2012,34(3):356~357.

[16]杨淑莲,王茂生,张文艺等.凉血解毒汤配合西药对急性再生障碍性贫血患者生存质量的影响[J].河北中医,2009,31(3):397~398.

[17]施海涛,王金环,雍彦礼等.正补肾生血法治疗再生障碍性贫血300例疗效分析[J].中医药信息,2010,27(2):53~55.

《西部中医药》2013年第26卷第7期

裴正学教授用补肾健脾扶正固本法治疗慢性粒细胞性白血病的经验总结

展文国

【摘要】目的:总结裴正学教授治疗白血病的临床经验。方法:通过认识白血病的病因病机,以兰州方加减辨证施治,观察其疗效。结果:裴氏兰州方有补肾健脾,益气生血,扶正固本之功,对白血病及放化疗患者可减毒增效,防治肿瘤复发,临床疗效显著。结论:兰州方配合化疗对白血病治疗效果显著。

【关键词】慢性粒细胞性白血病;辨证施治;兰州方;裴正学

裴正学教授是我国著名的中西医结合专家,主任医师,博士研究生导师,国家级中医师带徒优秀指导老师,1997年被国家中医药管理局认定为全国500名著名老中医之一,并先后被香港中医大学等四所中医院校聘请为客座教授。2000年被授予全国中西医结合突出贡献者称号,2004年当选为甘肃省名老中医。中国中医药学会终身理事,甘肃省肿瘤医院首席专家,擅长治疗肿瘤及白血病。出版医学专著15部,医学论文80余篇,诗词书法2部,文学作品3部,省部级科研成果6项。其中由他主编的《中西医结合实用内科学》在1996年4月美国召开的世界第三届传统医学大会上获"突出贡献国际奖",裴正学教授荣获"世界民族医药之星"殊荣。

2009年至今本人跟师学习,传承裴老学术思想,受益匪浅,现将裴教授治疗慢粒的临床经验报告如下:

慢性粒细胞性白血病 (chronic myelocytic leukemia, CML)简称慢粒,是一种发生在早期多能造血干细胞上的恶性骨髓增生性疾病。病程发展较缓慢,主要累及髓系,临床表现为脾肿大、外周血中粒细胞增多并出现幼稚粒细胞。病程一般经过慢性期、加速期、急性变期,一旦转变为急性白血病,预后不佳。

一、病因病机

裴教授认为慢粒属于中医之"虚劳""积聚""血证"范畴。《内经》云"邪之所凑,其气必虚"。《医宗必读》云"积之成者,正气虚也,正气虚,而后邪气踞之"。先天不足,禀赋虚弱,气血亏虚,阴精暗耗,脏腑失养而成虚劳。或肝郁气滞,瘀血内阻,脾虚痰生,痰瘀互结,则胁下成块,积聚症瘕由生[1]。故本病之病位在骨髓,累及血分,和五脏相关[2]。正气亏虚为脏腑气血亏损,功能失调,阴阳失衡,主要表现在脾肾亏虚,气血不足两方面。脾胃为后天之本,气血生化之源。脾主统血,脾虚统摄无权,则血溢脉外为血证;"中焦受气取汁,变化而赤谓之血"。脾虚不运,营血生化不足则为贫血。肾为先天之本,元阴元阳之府,主骨生髓。肾虚精血不足,髓海空虚,不能充养四肢百骸,则三系细胞减少。正气亏虚,六淫邪气作乱、房劳过度,使脏腑气血亏虚,痰湿凝聚,气滞血瘀,可见骨髓异常增生,肝脾淋巴结肿大。脾肾亏虚则血细胞有形成分骤然下降,贫血日渐加重,此所谓"邪气实则精气夺,精气夺则虚"。外邪入里化热,热燔血分,营血煎熬,热迫血行,脏腑出血而危及生命。

二、辨证施治特点

辨证施治以 "急则治其标,""缓则治其本"。治本常以补肾健脾,益气补血。治标以清热解毒,活血化瘀,化痰散结。扶正与驱邪兼顾,标本兼治,但又以扶正固本为治疗之常法,贯穿治疗之始终[3]。扶正固本又需和化疗相配合,中西并举,相得益彰。

(一)病症结合,审因论治

裴正学教授认为慢粒的中医辨证首先辨虚实和邪正盛衰。邪实主要是六淫邪毒、痰凝血瘀;正气虚主要是脏腑气血亏虚。正盛邪衰则病情好转,正衰邪盛则病情加重。慢粒的发展分初、中、后三个阶段。初、中期正气已虚,而邪气渐盛,表现为轻度肝脾肿大,淋巴结肿大,白细胞或血小板升高,疲倦乏力,发热口干,吐血衄血等;治疗宜益气养阴,清热解毒;后期正气虚愈,而邪毒实盛,正邪相争,两败俱伤。患者肝脾淋巴结肿大,面色萎黄,形体消瘦,发热出血等。此时当扶正固本为主,酌加活血化瘀,消积攻坚之品。其次当分清标本缓急。白血病正气亏虚,外感邪毒,热毒炽盛,高热烦躁,口腔糜烂,肌肤发斑,吐血衄血,神疲乏力等症,以清热解毒,滋阴凉血为主。高热烦躁以人参白虎汤加味;热入营血,肌肤发斑以犀角地黄汤、清营汤加味;两胁胀痛,腹胀便秘以胆胰合正方(裴教授经验方)加减;肝脾淋巴结肿大加三棱、莪术、鳖甲等。第三,注意慢粒急变。当患者进行性贫血不断加重,发热持续不退,抗感染治疗无法控制,脾脏进行性肿大,有出血倾向,血象及骨髓象异常改变时要考虑慢粒急变的可能[4]。病情进展很快,慢粒急变治疗比急白血病治疗困难,完全缓解仅 10.7%。可用阿糖胞苷、阿霉素、环磷酰胺及氨甲喋呤化疗。第四,饮食疗法。血液病患者饮食宜清淡,少食油腻及辛辣不消化食物,补充适量的维生素、蛋白质、水和电解质,防止体内热能消耗和体液不足。药膳如山药、莲籽、阿胶、核桃、大枣煮熟食用可改善贫血症状。

(二)健脾补肾,扶正固本是治本之法

脾肾亏虚,气血不足是慢粒发病之根本原因。《内经》云"正气内存,邪不可干"。故补肾健脾是扶正固本的根本法则[5]。裴教授以此病机特点,早在 1972 年创立了治疗白血病的著名方剂,治愈我国第一例白血病(M5)[6]而一举成名。1974年江苏血液病会议上被定名为"兰州方"[7]。近年来,裴教授用此方治愈了许多白血病患者。处方组成:北沙参15g,太子参15g,潞党参15g,人参须15g,生地12g,山药10g,山萸肉30g,桂枝10g,白芍10g,甘草6g,生姜6g,大枣4枚,浮小麦30g,麦冬10g,五味子3g等。

(三)扶正不忘化瘀,去瘀生新

白血病患者齿龈出血、皮下紫癜,胸骨后疼痛、肝脾肿大、夜间发热、舌质暗红、边有瘀点、脉涩,均属瘀血范畴,应从瘀论治,三棱、莪术、海藻、昆布、汉三七、水蛭、穿山甲、桃仁、红花、鸡血藤、赤芍、丹皮、丹参等可加减使用,中病即止,使化瘀而不伤正,止血而不留瘀。

(四)兰州方的发展应用

兰州方是治疗白血病之基础方,配合化疗可减毒增效,扶正固本,在临床上已经使用40多年,治愈许多血液病及肿瘤患者,临床效果显著,裴教授在当地深受老百姓的欢迎,是著名的肿瘤专家。在跟师学习的过程中一些患者手持处方已服用百余剂,虽字迹斑驳陆离,破损纸板裱糊,仍广泛流传。裴教授不断总结经验,完善处方。白血病患者化疗后骨髓功能抑制,三系细胞减少,使用瑞白等生白药疗效短暂。裴教授认为血细胞下降为气血有形成分不足,属脾肾亏虚,气血不足,以补肾健脾,益气养血方可建功。在治疗中白细胞下降常用黄芪30g、丹参30g、苦参30g、破故纸10g、鸡血藤15g等益气健脾补肾;近年将鹿茸、水蛭等份入胶囊,升白细胞效果明显;红细胞低加当归10g、黄芪15g、女贞子15g、旱莲草15g、何首乌15g补血滋阴;血小板减少用玉竹10g、黄芪15g、土大黄10g、生地10g、连翘15g、土大黄10g、慕头回10g、龟板15g等益气滋阴升板;红细胞减少可加归脾汤、西洋参、何首乌、水蛭、女贞子、旱莲草;出血加丹皮、赤芍、汉三七、旱莲草;白细胞、血小板增多加紫草30g、龙胆草10g、鸡血藤15g、马钱子1个(油炸)、寒水石

30g、贯众 15g 等清热解毒；白血病肝脾肿大加马钱子 1 个、土大黄
10g、水蛭 10g 活血散瘀。马钱子苦寒有毒，油炸后降低毒性，通络
止痛，散结消肿；土大黄，清热解毒，止血祛瘀；水蛭咸寒，破瘀消
积。裴老谓壮阳升白，养阴生板，补气养血尽在生红之妙。近年来裴
教授治疗白血病白细胞增多还可用蟾酥、雄黄、青黛、草寇等按比
例研磨少量服用，以毒攻毒，重在祛邪，兰州方随证加减，纵观全
方，扶正攻伐兼顾，标本兼治。由于兰州方疗效稳定，裴教授已将此
方加工成裴氏生血颗粒，在当地深受患者欢迎。

三、治法与方药

裴教授经过多年的临床积累，总结出一系列以健脾补肾，益气
滋阴为主的治疗白血病的方法。补肾健脾法(益气滋阴法)：方用兰
州方加减：常用药物为北沙参、太子参、人参须、潞党参、生地、山萸
肉等。清热解毒法：方用五味消毒饮加减，常用药物有金银花、蒲公
英、连翘、败酱草、白花蛇舌草等。益气养血法：方用归脾汤加减，常
用药物有人参、当归、黄芪、白术、龙眼肉、龟板胶、鹿角胶等；软坚
散结法：常用药物有三棱、莪术、海藻、昆布、牡蛎、土大黄等；活血
化瘀法：常用药物有汉三七、水蛭、丹参、桃仁、鸡血藤、红花等；补
肾壮阳法：常用药物有人参、附子、淫羊藿、肉苁蓉、巴戟天、破故纸
等，临诊随证加减应用。

四、典型病例

患者，男，42 岁，于 2009 年 6 月因咳嗽、咽痛、发烧一周就诊。
疲乏无力，食欲不振，头昏头晕，心悸气短，盗汗口干，腰膝酸软，舌
质红，苔薄黄，脉浮数。查扁桃体肿大，两肺呼吸音粗糙，未闻及罗
音，心率齐，贫血貌。肝脏未扪及，脾脏肋缘下 2 指。双下肢皮下紫
癜。WBC12.5×10^9/L，中性中幼粒细胞 16%，中性晚幼粒细胞 13%，
嗜碱性细胞 5%，Hb68g/L，RBC3.5×10^9/L，PLT90×10^9/L。骨髓检查：

骨髓增生极度活跃,粒系中晚幼粒细胞显著增高,嗜碱性粒细胞增高。确诊为慢性粒细胞性白血病。使用羟基脲、抗感染对症支持治疗病情好转。中医辨证:脾肾亏虚,兼外感风热,营血被绕。治则:补肾健脾,疏风清热。方用兰州方、麻杏石甘汤加减。北沙参 15g,太子参 15g,人参须 15g,潞党参 15g,生地 12g,山药 10g,山萸肉 30g,麻黄 10g,杏仁 10g,生石膏 30g,甘草 6g,金银花 15g,连翘 15g,紫草 30g,龙胆草 10g。水煎服,1 剂/d。二诊,服药 14 剂,咳嗽好转,乏力、头晕减轻,食欲渐佳,舌质红,苔薄白,脉沉细。证属脾肾亏虚,瘀血内阻。上方去麻杏石甘汤,加三棱 10g、莪术 10g、海藻 10g、昆布 10g、马钱子 1 个(油炸)、土大黄 10g、水蛭 3g。1 剂/d。三诊,上方服用 3 月出汗乏力减轻,脾脏缩小,身体较瘦,舌质红,苔薄白,脉沉迟。Hb75g/L,PLT108x10^9/L。兰州方中加当归 10g、黄芪 15g、女贞子 15g。鹿茸、水蛭各等份研磨冲服,以此方加减服药 1 年以上,病情平稳,WBC4.5x10^9/L,N70%,L30%,Hb128g/L,RBC4.5x10^9/L,PLT128x10^9/L,嗜碱性细胞 0。骨髓象示:未见骨髓增生及粒细胞出现。将上述药物共研为末,每服 10g,一日三次,坚持服用,随访 2 年未见复发,病情痊愈。

五、体会

白血病患者禀赋虚弱,脾肾亏虚,复感风邪,致上呼吸道感染,贫血加重,骨髓增生活跃,属本虚而标实。裴教授常教导吾辈"新病与痼疾相兼者,先治新病,后治痼疾"。麻杏石甘汤、金银花、连翘、紫草、龙胆草宣肺止咳,清热解毒以治标;兰州方、当归、黄芪、女贞子、旱莲草、何首乌、鹿茸益气养血、扶正固本;三棱、莪术、海藻、昆布、马钱子、土大黄、水蛭活血化瘀,软坚散结作为兼治,配合西医抗感染、羟基脲对症治疗,扶正固本,标本兼治。西医治疗以化疗为主,诱导细胞凋亡,完全缓解后,定期进行复查,防止复发。化疗期或化疗后配合服用兰州方系列中药,二者结合,相互取长补短,减毒增效,祛邪不伤正,扶正不留邪,充分发挥中医中药的独特优势,对白血病之治疗和预防具有重要意义。。

参考文献

[1]周仲瑛.全国高校教材中医内科学[M].北京:中国中医药出版社,2011,07:428~429.

[2]冯永笑,刘媛.裴正学教授治疗慢性粒细胞性白血病的经验[J].甘肃医药,2011,30(12):745~746.

[3]裴正学.裴正学医话医案集[M].甘肃科学技术出版社,2004:25~27.

[4]张季平.临床内科学[M].天津:天津科学技术出版社,1999,01:2493.

[5]薛文瀚.裴正学教授治疗白血病经验拾粹[J].中医药学刊,2004,22(8):1385~1386.

[6]裴正学.中西医结合治愈急性单核细胞白血病[M].裴正学医学经验集.兰州:甘肃科学技术出版社,2003,08:246~247.

[7]裴正学.慢性粒细胞性白血病中医治疗[M].裴正学医学笔记.兰州:甘肃科学技术出版社,2008,10:154.

发表:《新中医》2013年03期

应用裴正学教授胆胰合症方治愈新生儿溶血性贫血一例

展文国

【摘要】总结 1 例新生儿溶血性贫血经中西医结合治疗痊愈。以中药为主,应用裴正学教授胆胰合症方加味,患儿血清胆红素明显下降,血红蛋白上升,黄疸明显减轻,临床治疗效果满意。

【关键词】新生儿溶血性贫血;胆胰合症方;中医辨证;裴正学

溶血性贫血(hemolytic anemia)是有多种原因引起的红细胞寿命缩短,破坏加速,超过机体造血代偿功能所致的一类贫血。新生儿溶血性贫血与溶血性家族史、感染、药物、输血史等有关,伴有贫血、黄疸和脾肿大[1]。化验外周血红细胞和血红蛋白有不同程度降低,网织红细胞增加,红细胞形态异常,血清总胆红素、乳酸脱氢酶升高等。

裴正学教授是我国著名的中西医结合专家, 甘肃省肿瘤医院首席专家,尤擅治疗肿瘤及肝胆疾病,积多年临床经验创立的胆胰合症方[2-3],组方严谨,配伍精炼,用于治疗肝、胆、脾胃等疾病,笔者用此方加减治疗新生儿溶血性贫血一例,现报告如下。

一、典型病例

体重 3.0kg。出身后全身黄染,小便黄,医院给予抗感染、利胆

退黄治疗,黄疸减轻,家属要求出院。出院时化验结果:WBC14.0×
10⁹/L,N50.7%,L40.8%,中性粒细胞 7.1×10⁹/L,淋巴细胞 5.7×10⁹/
L,红细胞 3.62×10¹²/L,血红蛋白 109.0g/L,红细胞压积 32.9%,红细
胞分布宽度 SD55.3%,血小板 531.0×10⁹/L。尿胆元(+-),HBVDNA
(阴性),肝功能:总蛋白 48.5g/L,白蛋白 32.3g/L,球蛋白 16.2g/L,
总胆红素 103.3umol/L,直接胆红素 61.5umol/L,间接胆红素 41.8u-
mol/L,谷氨酰转肽酶 158.6U/L,碱性磷酸酶 488U/L,乳酸脱氢酶
317.9U/L。查体:患儿神志清晰,婴儿心率 130 次/分,肝脏未触及,
脾脏肋缘下一指,腹软无压痛,巩膜中度黄染,面部皮肤轻度黄染,
四肢躯干无畸形,婴儿泌乳尚可,乏力,小便黄溺,大便干结,舌质
红,苔黄腻,脉滑数。西医诊断:新生儿溶血性贫血。中医辨证属肝
胆湿热,蕴遏脾胃。治则:清利湿热,活血化瘀。方药:胆胰合症方加
茵陈蒿汤。柴胡 10g,枳实 10g,白芍 10g,甘草 6g,川芎 6g,香附
6g,丹参 20g,木香 6g,草蔻 6g,大黄 6g,黄连 6g,元胡 10g,川楝子
20g,制乳没各 6g,蒲公英 15g,艾叶 10g,藏茵陈 10g,山栀子 10g,
金钱草 10g。水煎服,三日一剂,每剂煎 400ml,分次服完。二诊,婴
儿服完 3 剂,面部皮肤黄疸已消退,巩膜黄染减轻,精神好转,藏茵
陈减为 6g,加白术、茯苓各 10g 继服三剂。三诊,服药后全身黄疸消
退,精神食纳俱佳,舌红苔白,脉缓。复查肝功、血象均回复正常。以
香砂六君子汤、平胃散配制散剂常服,益气健脾,缓慢收功。

二、体会

溶血性贫血是由于红细胞破坏增多,骨髓造血功能代偿不足
时所发生的一类贫血。临床表现为头晕心慌,气短乏力,面色发黄,
小便深黄,巩膜黄染,脾大等症状。西医治疗以肾上腺皮质激素、免
疫抑制剂、脾切除等方法治疗,大多治疗效果不是很理想。裴正学
教授认为本病属中医之"黄疸"、"急黄"、"虚劳"、"积聚"等范畴。本
病为先天禀赋不足或后天感染邪毒、湿热熏蒸而引起。本病位在

肝、胆、脾、胃，病因主要为肝胆湿热，蕴遏脾胃所致。治疗以清热化湿、利胆退黄为基本法则。小儿为稚阴稚阳，禀赋虚弱，脾常不足，脾阳不振，湿从寒化，湿郁化热，湿热阻滞，中焦气机不畅，肝胆疏泄失常。清代《临证指南医案》云："阴黄之作，湿从寒化，脾阳不能化湿，胆液为湿所阻，渍于脾，浸淫肌肉，溢于皮肤，色如熏黄"，故小儿黄疸还需健脾除湿以退黄。裴正学教授之胆胰合症方方疏肝利胆，活血化瘀。方中柴胡、枳实、白芍、甘草为四逆散透邪解郁，疏肝理脾。川芎活血行气，香附理气止痛。大黄、黄芩、黄连为泻心汤，泻火燥湿。丹参、木香、草蔻为小丹参饮，行气止痛，元胡、川楝子、乳香、没药活血化瘀，行气止痛。蒲公英、败酱草清热解毒。茵陈、山栀子、大黄清热利胆退黄[5]。病至后期用香砂六君子汤、平胃散益气健脾，培植后天。

参考文献

[1]裴正学.中西医结合实用内科学[M].兰州：甘肃科学技术出版社，2010，12：540.

[2] 展文国. 裴正学教授治疗肝癌临床经验[J]. 甘肃医药，2011，30(8)：491.

[3]展文国.裴正学教授治疗肝硬化的临床经验[J].甘肃医药，2012，31(01)：69.

[4] 周仲英. 中医内科学 [M]. 北京：中国中医药出版社，2010.10：182.

[5]陈良.茵陈蒿汤利胆退黄机理研究[D].山东中医药大学硕士学位论文，2003：14~17.

本文发表在 2013 年《中国现代药物杂志》。

第九章　骨关节疾病

裴正学教授治疗类风湿性
关节炎临证经验

梁恬　白丽君　陈光艳

【摘要】总结裴正学教授治疗类风湿性关节炎的经验,裴正学教授对类风湿性关节炎的治疗遵循辨证辨病相结合的原则,采用中药为主,中西医结合综合治疗之法,注重使用虫类及藤类药物并顾护脾胃,取得良好的临床疗效。

【关键词】类风湿性关节炎;中西医结合疗法;裴正学
【中图分类号】R593.22　【文献标识码】A
【文章编号】0256-7415 (2014)05-0027-03　DOI:10.13457/j.cnki.jncm.2014.05.011

裴正学教授是我国著名的中西医结合专家,临证五十余年,经验丰富,善治各种疑难杂症,效如桴鼓。尤其对类风湿性关节炎的治疗有独到见解,他首创"西医诊断,中医辨证,中药为主,西药为辅"的中西医结合十六字方针,受到中医界、中西医结合学术界的高度重视与推崇。笔者有幸跟随裴教授学习,现将裴教授治疗类风湿性关节炎的经验介绍如下。

一、西医诊断，中医辨证，辨病与辨证结合

类风湿性关节炎(RA)是一种病因不明的自身免疫性疾病，多发于中年女性，我国患病率约为 0.32%~0.36%，主要表现为对称性、进行性的多关节炎，久病可导致严重关节畸形和功能丧失[1]。裴教授认为，对于怀疑为此类疾病的患者，要首先依靠西医先进诊断手段，通过检测类风湿因子、血尿常规、C-反应蛋白，结合当前最新类风湿性关节炎抗体谱如：抗角蛋白抗体，抗核周因子抗体，抗RA33 抗体，抗环瓜氨酸肽抗体等，及最新类风湿性关节炎诊断分类标准，必要时行核磁共振成像检查，明确是否存在滑膜炎，尽最大可能给患者早期明确诊断。

本病属中医学痹证、尪痹范畴。《素问·痹论》曰："风寒湿三气杂至，合而为痹。"指出风寒湿三种邪气混杂而至是痹证总的病因病机[2]。而裴教授对类风湿性关节炎的辨证论治有如下认识：须分清寒热虚实，或祛风、清热通络，散寒除湿，或祛邪止痛，益肝养肾，选用桃红四物汤、桂枝芍药知母汤、复方川草乌合剂、复方桑枝汤、活络小灵丹、独活寄生汤、金牛白活汤、五米合剂等[3]加减。理法方药一气呵成，每能药到病除。裴教授临证时首先要明确西医诊断，在诊断明确的前提下，再行中医辨证。之所以将西医诊断放在临证的首位，是因为这样能抓住疾病的要领，提高诊疗水平，杜绝医疗差错的发生。同时，在西医诊断下的中医辨证可增强辨证的准确性，使认准方向，直中要害。以免误诊或漏诊，如此辨病与辨证相结合，从而提高了诊断的准确性和治疗的有效性。

二、中药为主，中西结合综合治疗

裴教授在明确西医诊断的前提下，对患者进行有目的的中医辨证治疗。患者全身关节或肌肉酸痛，游走不定，屈伸不利，关节肿

胀而沉重,局部不红不热,得温则减,气交之变(季节转换)疼痛剧增,舌质淡、苔白或白腻,脉沉弦或濡细。辨证为风寒湿痹,治宜祛风通络,散寒除湿。方用桃红四物汤或复方川草乌合剂加味:赤芍、当归、木瓜、桃仁、僵蚕各10g,红花、川芎各6g,生地黄12g,川牛膝、侧柏叶、伸筋草、川乌(先煎1h)、草乌(先煎1h)、雷公藤(去皮先煎1h)各15g,细辛5g(先煎1h),蜈蚣(普通大小)2条,马钱子(普通大小、油炸)1个。水煎服,每天1剂。

风盛者加寻骨风、鹿衔草各15g;湿盛者加四妙散;痛甚者加乳香、没药、延胡索各10g,川楝子20g;关节肿胀明显者加乌梢蛇10g,全蝎6g,蜈蚣(普通大小)1条;疼痛以上肢为主者,选加桂枝汤;以下肢为主者,选加二妙散;以腰背为主者,选加杜仲、桑寄生、淫羊藿、续断。若见邪有化热之象者,宜寒热并用,以桂枝芍药知母汤加减治疗。

患者关节疼痛,局部灼热红肿,痛不可触,得冷稍舒,可病及一个或多个关节,多兼有发热、恶风、口渴、烦闷不安等全身症状,舌质红、苔薄黄或黄腻,脉滑数。辨证为风湿热痹,治当清热通络,祛风除湿。方用桂枝芍药知母汤合复方桑枝汤加味:桂枝10g,细辛(先煎1h)、知母、忍冬藤各20g,马钱子(油炸)1个(如手大拇指指甲盖儿大小),白芍、制附子(先煎1h)、雷公藤(去皮先煎1h)、豨莶草、青风藤、海风藤各15g,干姜、甘草各6g,防风12g,苦杏仁、威灵仙、羌活、独活、秦艽、白术、麻黄各10g,生石膏、桑枝、生薏苡仁各30g。水煎服,每天1剂。痛剧者加蜈蚣3g,研末吞服;有环形红斑及皮下结节者加水牛角30g,牡丹皮10g;关节焮热红肿甚者,加二妙散。

对于久病身体尪羸,汗出怯冷,腰膝酸软,关节痛反复发作,经久不愈,痉挛骨松,关节变形,屈伸不利,或麻木不仁,甚至尻以代踵,舌质淡、苔薄白,脉沉细无力。辨证为气血及肝肾亏虚,治当祛邪止痛,益肝养肾。方用黄芪桂枝五物汤或独活寄生汤加减:独活、

桑寄生、杜仲、牛膝、秦艽、防风、川芎、人参、当归、白芍、熟地黄各
10g，制乳香、制没药、细辛、甘草、肉桂心各6g，茯苓12g，桑枝30g。
水煎服，每天1剂。寒邪甚者可加复方川草乌合剂；湿邪甚者，可加
汉防己；痹邪内舍于心者，症见心悸气短，动则尤甚，脉虚数或结
代，以炙甘草汤加减治疗。

　　裴教授在临床中充分发挥中药优势，却不拘泥于中医。多年来
坚持走中西医结合之路，对于初期治疗不当，或者延误病情，后期
会出现关节畸形，功能丧失者，此时单靠中药治疗难以奏效。裴教
授建议患者做关节锻炼，配合推拿、针灸等疗法，使患者畸形得以
最大限度矫正，关节功能得以恢复。这类患者痰瘀互结于局部，祛
之甚难，药缓不足以动其瘤，药猛又恐伤正，治疗遵循"宿邪宜缓
攻"之法，常予患者"消风Ⅱ号"（瓶装成药）让患者长期服用，缓缓
图效，使疗效巩固持久。对于关节长期疼痛者，配合疼痛关节药渣
热敷、足浴、熏蒸等疗法，多选用当归、生地黄、丹参、黄芪、制乳香、
制没药、川乌、草乌等，以达到扶正祛邪、活络止痛的目的。

三、治疗全程始终贯穿固护脾胃之法

　　裴教授认为，首先，痹证发生以肾虚为前提，但脾为先天之本，
肾为后天之本，肾虚日久，病变必殃及于脾，脾胃失健，湿从内生，
又外受风寒湿邪，内外之湿，相合困脾，更致黏滞之湿邪久羁不除，
病程缠绵难愈。其次，痹证患者多因久服非甾体抗炎药、激素、免疫
抑制剂等伤脾碍胃之药，均可引起中焦受损。脾胃为后天之本，气
血生化之源，肾之精气、肝之阴血均有赖于气血的不断充盈，同时
药物的吸收也有赖于脾胃的运化。所以，在治疗顽痹过程中，固护
脾胃非常重要。第三，治痹之中药大多辛温燥烈，久服多损伤脾胃。
基于以上原因，在类风湿性关节炎的治疗中应全程注重顾护脾胃，
加以健脾养胃之品，如香砂六君汤、半夏泻心汤、大小丹参饮等；有
口干口苦、苔黄等标热之象，可适当佐以知母、黄柏、黄芩、栀子等

以清热[4]。而阴虚患者,方中有养阴滋腻药物时也应注意配合行气开胃之药,如熟地黄易滋腻碍胃,可配合砂仁、丹参、木香、草豆蔻以促进运化。

四、善用虫类、藤类药物

叶天士说:"风湿客邪,留于经络,……且数十年之久,岂区区汤散可效";"邪留经络,须以搜剔动药"。并在《临证指南医案》中对痹证之治颇多发挥,如热痹、湿热痹、顽痹、久痹主用虫类之药,使痹证治疗向前推进了一步,开辟了用药的新途径。近代名医朱良春说:"痹证日久,邪气久羁,深经入骨,气血凝滞不行,变生痰湿瘀浊,经络闭塞不通,非草木之品所能宣达,必借虫蚁之类搜剔窜透,方能浊去凝开,气通血活,经行络畅。在总结前人治疗类风湿性关节炎经验的基础上,裴教授亦在此类疾病的治疗中加用虫药,最常用的药物如乌蛇、蜈蚣、全蝎、土鳖虫、僵蚕。认为蛇性走窜,善行而无处不到,故能引诸药至病所,自脏腑而达皮毛;蜈蚣、全蝎其性走窜,长于祛风定痛,对关节走注疼痛难忍者尤宜;土鳖虫能活血消肿,关节肿胀多用之;僵蚕化痰瘀,风湿结节用之较宜[5]。此外,还喜用青风藤、海风藤、络石藤、鸡血藤、忍冬藤等藤类之品。认为藤类药物具有通络、走肢体、散瘀结的作用,治痹证最效。

五、病案举例

关某,女,45岁。2012年8月初诊,既往类风湿性关节炎病史5年余,周身关节肿胀疼痛明显,曾服用甲氨喋呤、雷公藤、中药汤剂等治疗,但病情改善不明显。现患者全身小关节及肌肉酸痛,游走不定,屈伸不利,晨起僵硬,遇冷或变天疼痛加剧,怕凉,恶风,汗多,胃纳可,睡眠差,大便小便可,舌淡红、色暗,脉沉弦滑尺微弱。查体:血压(BP):130/80mmHg。双手指多个关节肿胀变形。辅助检查:血沉(ESR):45mm/h,类风湿因子(RF):581IU/L,C-反应蛋白

(CRP):32μg/ml,双手 X 线摄片示:双腕及肘关节改变,符合类风湿性关节炎改变。西医诊断:类风湿性关节炎。中医诊断:尪痹,证属风湿痹阻。治法疏风祛湿,活血通络。桂枝芍药知母汤加味:桂枝、知母、当归、川芎、桃仁、威灵仙各 10g,红花 6g,生地黄 12g,豨莶草、白芍、川乌(先煎 1h)、草乌(先煎 1h)各 15g,细辛(先煎 1h)、雷公藤(先煎 1h)各 20g,马钱子(油炸)1 个,桑枝 30g,每天 1 剂。服 10 剂后患者诸关节疼痛及怕冷有所好转,汗出减少。但患者睡眠差,食欲欠佳,遂将上方去桑枝、豨莶草、威灵仙,加酸枣仁 15g,知母 10g,茯神 12g,丹参 20g,木香、草豆蔻各 6g,以顾护脾胃。再次服药 8 周后,患者诉关节疼痛明显减轻,睡眠明显好转,有口干,少许胃脘胀满不适,乏力,在前方基础上去酸枣仁、知母、茯神,增大生地黄、当归用量为 20g,加黄芪、丹参各 30g 加强扶正固本之效,入党参、白术各 10g,茯苓 12g,半夏、陈皮各 6g 增强脾胃运化之功。后每月均于门诊随诊,病情逐步改善,随诊 4 月后患者双手关节肿胀疼痛已基本消失,无怕冷恶风,但遇天气变冷时仍有少许晨僵,关节疼痛轻度发作,但已可正常工作生活,无胃脘部不适。复查辅助检查提示:RF:113IU/L,CRP:5.4mg/L,ESR:16mm/h。裴教授认为,本病寒湿深侵入骨,病情重,病程长,治疗疗程也需要较长时间,通常建议坚持服药治疗病情控制后,仍可将药物打粉,每天温水送服 3~5g,以巩固疗效,并门诊随访。

现代医学非甾体抗炎药、激素、免疫抑制剂等对此病虽有一定的短期疗效,但尚无远期疗效,中医中药方法较多,效果明显。裴教授运用中西医结合治法,紧紧围绕"西医诊断,中医辨证,中药为主,西药为辅"的十六字治疗方针,在西医诊断明确的前提下对患者进行目的辨证,认为治疗此病可以桂枝芍药知母汤为基本方。另外,还可用独活寄生汤、复方桑枝汤、金牛白活汤、五米合剂、芍药甘草三藤瓜、桃红四物汤等加减权变。裴教授谓"寒者阳气不足也,阳愈虚则寒愈甚","阳气者若天与日,失其所则折寿而不彰"。基于这一认识，在治疗类风湿性关节炎时主张重用川草乌合剂，即川乌、草乌(均先煎1h)各15g,细辛(先煎1h)20g,马钱子(油炸)1个,雷公藤(去皮先煎1h)20g,此所谓"益火之源,以消阴翳"。此为裴教授治疗类风湿性关节炎之特色。裴教授治疗类风湿性关节炎的另一特点是应用活血化瘀药物,类风湿性关节炎日久常有关节变形,疼痛固定之特征,裴教授认为是寒凝导致血瘀,治疗时常需加用当归、丹参、制乳香、制没药以活血通络。除此之外,还善用虫药、藤类药物搜剔经络,对久病体虚者,裴教授多加用当归、生地黄各20g,丹参、黄芪各30g来扶正固本;在整个治疗过程中,时时不忘顾护脾胃,此亦为裴教授治疗此病之特色也。

参考文献

[1]唐小蓉,汪荣盛.类风湿性关节炎的中西医结合治疗[J].中国中医急症,2013,22(5):754.

[2]何晓红,夏璇.黄清春辨治类风湿性关节炎经验[J].上海中医药杂志,2013,47(8):18~19.

[3]裴正学.裴正学医学笔记[M].兰州:甘肃科学技术出版社,2008.

[4]何晓红,徐侦雄.何羿婷教授治疗类风湿性关节炎临床经验介绍[J].中华中医药杂志,2013,28(7):2040~2041.

[5]郑爱华,胡学军.蔡光先教授治疗类风湿性关节炎经验集萃[J].中医药学刊,2004,22(1):13.

《新中医》2014年5月第46卷第5期

裴正学教授治疗类风湿关节炎的临床经验

展文国 鲁维德

【摘要】从析证求因谈诊治,肝肾不足论病机,提倡分型论治,重视脾胃养护,擅用活血化瘀等方面介绍裴正学教授治疗类风湿关节炎的经验,为临床诊断和治疗提供思路方法。

【关键词】类风湿关节炎;治疗;经验;裴正学

裴正学教授是我国著名的中西医结合专家,主任医师,博士研究生导师,国家级高徒导师,中国中医药学会终身理事,甘肃省肿瘤医院首席专家。裴正学教授从医50年,擅长治肿瘤及各种疑难杂证,在防治自身免疫性疾病方面有着独特的临床经验。本人有幸随诊学习,聆听教诲,受益匪浅。现将裴教授治疗类风湿关节炎的临床经验报告如下。

类风湿关节炎(RA)是关节滑膜的慢性炎症,常累及周围关节为主的多系统性自身免疫性疾病,该病好发于腕、踝和足关节的对称性慢性关节病变[1]。临床表现受累关节肿胀疼痛、变形功能下降或散失,持续反复发作的过程。现代医学认为类风湿性关节炎是与环境、细胞、病毒、遗传、性激素及神经精神状态等因素密切相关的疾病。

一、病因病机

裴教授认为类风湿关节炎属中医之"痹症"、"历节风"范畴。"历节风"一名最早见于张仲景《金匮要略·中风历节病脉证并治》云"寸脉沉而弱,沉即主骨,弱即主筋……汗出入水中,如水伤心,历节黄汗出,故曰历节。""历节痛不可屈伸"、"其痛如掣"、"诸肢节疼痛,身体尪羸,脚肿如脱[2]"等均是对历节风之描述。《素问.痹论》云"风、寒、湿三气杂至,合而为痹也,其风气胜者为行痹,寒气胜者为痛痹,湿气胜者为着痹也"。《中藏经》云"骨痹腰膝不遂、四肢不仁,源于嗜欲不节,耗伤肾气,三焦气机不通"。裴老认为其病机主要为先天禀赋虚弱,营血虚损、气血不足、肝肾亏损或病后产后体虚,正气不足,外邪乘虚而入;或居住潮湿、冒雨淋水、天气变化感受风寒湿邪,内外合邪,使关节肿胀变形疼痛,屈伸不利。寒邪收引,湿邪黏滞,郁而化热,炼液为痰,痰热瘀阻于经络关节,以致关节肿胀畸形。

二、辨证施治

(一)裴教授认为 RA 首辨病因,分型论治

中医辨证可分以下几型:①寒湿阻络型(慢性期)关节剧痛,不能屈伸,下肢酸困,遇寒加重,舌苔薄白,脉弦紧。治以散寒除湿,化瘀止痛。方用桂枝芍药知母汤加减。桂枝、白芍、知母、麻黄、白术、制川乌、制草乌、细辛、马钱子。②湿热瘀阻型(急性发作期)关节红肿疼痛,屈伸不利,晨僵发硬,发热出汗,小便黄赤,舌苔黄,脉数。治以清热除湿,化瘀通络。方药四妙散加蠲痹汤加减。苍术、黄柏、川牛膝、生薏米、木瓜、羌活、独活、黄芪、防风、甘草、当归、白芍、姜黄。③肝肾两虚型(慢性期)关节疼痛反复发作,关节屈伸不利,腰膝酸软,盗汗失眠,脉细数,舌质红。治以滋补肝肾,强筋壮骨。方药益肾宣痹汤加减。枸杞子、生地、茯苓、泽泻、狗脊、骨碎补、川牛膝、

秦艽、草薢、薏米、杜仲、桑寄生。④肾阳虚型(晚期)关节疼痛长期反复发作后，关节畸形，晨僵怕冷，舌质淡红，苔薄白，脉沉细弱。治以温阳益气、活血通络。方药桂附地黄汤。方中党参、黄芪、桂枝、附子温阳益气；地黄、山萸肉、山药益肾填精；茯苓、泽泻、丹皮利湿泄邪。其次，重视患者体质。青少年类风关，营卫不和，气血不足，肺脾气虚，以益气健脾为主，常用党参、白术、黄芪、桂枝、防风、麻黄等。中年患者饮食不节，劳累过度，房事过频，致肝肾亏虚，六淫邪气闭阻经络关节。滋补肝肾，兼祛邪通络。中老年患者，人过半百而阳气自衰，肾为一身阳气之根本，肾阳亏虚，气失温煦，寒湿侵袭，温阳散寒。再次，加强功能锻炼，以防止全身肌肉出现废用性萎缩和关节变形。

(二)重视调理脾胃功能

RA 患者由于长期服用抗风湿药及糖皮质激素，损伤脾胃，产生应激性溃疡疼痛。偏于脾胃气虚者用香砂六君子汤、归脾汤；脾胃虚寒者用附子理中汤、保元汤；肝胃不和者用四逆散、柴胡疏肝散；脾胃湿热者用平胃散、藿朴夏苓汤；胃络瘀阻者失笑散、活络效灵丹加减。

(三)擅用活血化瘀药

久病入络，久病必瘀 RA 患者关节疼痛，皮肤青紫，变形肿胀，胃脘疼痛，舌质暗红，边有瘀点，脉弦涩者属中医血瘀范畴，宜活血化瘀，通络止痛。常用桃红四物汤、大小活络丹、汉三七、土鳖虫等。实验表明：活血化瘀药能改善微循环，降低血液黏稠度，降低毛细血管通透性，减少微血管周围炎性渗出。

三、典型病例

王某，男，38 岁，因双侧上下肢疼痛伴发烧一周求诊。一周前因感冒出现全身关节疼痛，四肢酸困，活动受限，天阴关节疼痛加重，发烧 38 度。查体：双侧手指关节肿大变形，髌骨及膝关节周围压痛,ESR65mm/h,RF(阳性),C反应蛋白40mg/l,WBC12.5×10⁹/L。舌质暗红,苔白腻,脉弦数。X线显示:软骨及骨质破坏,关节变形。诊断:类风湿关节炎(Ⅲ),感冒。中医辨证:寒湿阻络,兼外感风热。治以散寒除湿,活血化瘀兼清热解毒。方药:桂枝芍药知母汤加人参白虎汤加减。桂枝10g,白芍10g,知母20g,生石膏60g,红花6g,当归10g,麻黄10g,白术10g,制川草乌各15g(先煎1h),细辛15g(先煎1h),马钱子1个(油炸),桑枝30g,威灵仙10g,独活10g,青风藤15g。水煎服,14剂。药渣蒸热后外敷患处。二诊,服药后,发烧及关节疼痛减轻,查血沉22mm/L,WBC6.5×10⁹/L。乏力纳差,舌红苔白,脉弦细。症属脾气亏虚,寒湿阻络。上方去生石膏加秦艽、党参、黄芪各10g益气健脾,连续调理服用半年余病情好转,后随访2年病情稳定,可参加日常轻体力劳动。

四、体会

　　类风湿性关节炎是由于人体正气不足,营卫不和,风寒湿邪乘虚痹阻经络骨骱、骨节筋脉而发病,寒邪尤为关键[3]。久则耗伤气血,肝肾亏损,肾督阳虚而发病[4]。机体防御功能低下,外邪乘虚而入致经脉瘀阻,气血不通而成本病。本病为本虚标实,本虚为脏腑气血亏虚,阴阳不和,营卫不调,标实为风寒湿邪痹阻经络。据此确立散寒除湿,益气健脾标本兼治、扶正祛邪的治疗原则。裴正学教授经常引用《金匮要略》"诸肢节疼痛,身体尪羸,脚肿如脱,头眩短气,温温欲呕,桂枝芍药知母汤主之"此条经文来诠释此病之病机和用药。桂枝芍药知母汤方中桂枝、麻黄辛温,开腠理而见阳光,阳光普照则阴霾自散,外热自除。裴老重用制川草乌[5]各15g、细辛15g均先煎1h,可取其毒,但疗效不减,三药大辛大热,散寒止痛,意在"益火之源以消阴翳";马钱子油炸去其毒性,通络散结,加强止痛之力。乌头、麻黄、桂枝辛热伤阴,佐以苦寒清热之知母,滋阴柔肝之白芍,二药可制辛热药伤阴耗气之憋。久病入络,关节疼痛加强桃红四物汤化瘀通络;下肢困疼湿邪阻络者加复方桑枝汤祛湿通络。诸药合用,共奏祛风散寒,温阳化湿,化瘀通络,标本兼治之功。配合药渣热敷或熏洗,增加局部血流灌注,产生热效应和加强药力之用。实验研究表明[6]:麻黄主要成分为麻黄碱,具有抗炎镇痛作用,麻黄对大鼠佐剂性关节炎有抑制作用。桂枝、麻黄均有镇痛、抗炎、抗过敏、抗病原微生物作用。川乌[7]的主要成分为川乌总碱,有抗炎、镇痛、抗癫痫及扩张血管等作用。青风藤[8]等藤类药祛风湿,通经络,利小便,具有抗炎、镇痛、解痉等作用,是类风湿关节炎治疗之有效药物。

参考文献

[1]范永升.全国高等中医药院校教材金匮要略[M].北京:中国中医药出版社,2011.06:68~69.

[2]卢雯雯,吴国琳,李剑平等.复方除痹汤治疗类风湿关节炎的实验研究[J].甘肃中医,2011,24(03):47~48.

[3]薛文瀚,苗春兰.裴正学教授重用川草乌治疗类风湿关节炎的经验[J].天津中原,2000,17(03):2.

[4]李进荣,胡彦军.益肾宣痹汤治疗膝关节骨性关节炎26例[J].甘肃中医,2010,23(01):46.

[5]裴正学.裴正学医学经验集[M].兰州:甘肃科学技术出版社,2003,08:333.

[6]覃仕化,王悦.痛痹灵颗粒对胶原诱导性关节炎大鼠血清及滑膜组织匀浆中IL-2的影响[J].西部中医药,2011,24(11):26~27.

[7]李文兰,于莹莹,赵培等.乌头总生物碱贴片抗炎镇痛药效学研究[J],天然产物研究与开发.2008,02:56~57.

[8]董文燊,瞿发林.青风藤药理作用及制剂临床应用研究概况[J].天津药学,2012,02:122.

第十章　结缔组织疾病和风湿热疾病

裴正学教授 三畜增液合剂治红斑狼疮

单金姝

　　裴正学教授是我国著名的中西医结合专家，擅长治疗各种疑难病症。笔者侍诊其侧，现记录其治疗系统性红斑狼疮(SLE)经验如下。

　　叶某,女,29岁,教师,2009年2月11日初诊。

　　患者2008年起患SLE,长期服用强的松,最大用量为40mg/d,目前服强的松15mg/d,雷公藤片2片,病情仍反复,难以控制,查尿常规正常。

　　刻诊:面颧红斑成片,色赤瘙痒,疼痛,有火热感,两目充血,周身关节疼痛,每日数次阵发性加重,发作时面红目赤、烘热升火,脊柱、周身紧缩刺痛,口干苦,尿黄,大便尚调,苔黄薄腻,质暗紫,脉细滑。

　　辨证:风毒痹阻,营血热盛,肝肾亏虚。治以凉血化瘀,祛风解毒。以三畜增液合剂治疗。

处方:淫羊藿 15g,虎杖 10g,菟丝子 15g,生地 12g,玄参 10g,麦冬 10g,川断 10g,旱莲草 15g,萆薢 10g。7 剂,每日 1 剂。

患者服药后,面部瘙痒、关节疼痛均有所减轻,但一时尚难控制;口干口苦,烘热,易汗,苔黄腻,舌边尖红,脉细滑。

原法再进。面部红斑继续消退,潮热发作持续时间亦由 5h 缩短为 2h 左右,口干口苦,便溏,1 日 2 次,尿黄。苔黄薄腻,质暗紫,脉弦滑。效不更方。

上方加减出入 40 余剂,面热、潮红少发,陈旧性斑块色素渐减,关节疼痛缓解,皮肤痒感消退,目睛稍有充血,大便欠实,苔黄腻,质暗红,脉细滑数。

续祛风解毒,清热化湿,凉血散瘀。面颧部大片红斑经治基本消退,关节疼痛亦平,仅手指小关节稍感不适,尿黄,便溏,日行 2 次,食纳欠香,守原意进退。

按:裴正学说,中医学医籍中并无红斑狼疮的病名,也未有确切的记载与较为系统的论述。该病当以皮肤损害为主,表现出斑疹赤如丹涂之状,形如蝴蝶,当属中医的"红蝴蝶疮"。关节肌肉疼痛病状为主时,属"痹症"范畴。

他认为该病当属于中医之"风"证范围。盖"风之善行而数变"、"风者百病之长也"、"风与寒合、与热合、与湿合尽得其便也",关节疾患属于风湿;肾性浮肿属风水;高热不退属风火相煽;无菌性泻痢属肠风下血;皮肤斑疹属风毒、风疹。

裴正学总结治疗 SLE 的主要方药为:淫羊藿、虎杖、菟丝子、生地、玄参、麦冬、川断、旱莲草、萆薢。即"三畜增液汤"主方。

其中淫羊藿,辛、甘、温,归肝、肾经。温肾壮阳、强筋骨,祛风湿以治疗关节疼痛;菟丝子,甘、温。归肝肾脾经。补肾固精、养肝明目、止泻,安胎。虎杖,苦寒,归肝胆肺经,利胆退黄、清热解毒、活血化瘀、祛痰止咳。增液汤增液润燥疗阳明温病、耗伤津液,内伤阴虚液亏证。川断,苦甘辛,微温,归肝肾经。补肝肾、强筋骨、止血安胎、疗伤续折。旱莲草,甘、酸、寒,归肝肾经,补肝肾阴、凉血止血。萆薢,苦微寒,归肝胃经,利湿祛浊、祛风除湿。

临症加减时,四肢拘急难以屈伸者加用桂枝芍药知母汤;关节疼痛明显者加用复方桑枝汤;临证时加用大剂量的川草乌、细辛、马钱子等药物,此是他治疗自身免疫性疾病的一大特色。

总之,裴正学治疗本病以除风胜湿、祛风活络、泻火散风为法,创三畜增液合剂加减治疗, 不仅短期疗效显著, 远期疗效也较可靠,克服了现代医学用激素治疗本病复发率高的不足。

文章来源:2014-03-12《中国中医药报》

第十一章　皮肤疾病

裴正学教授自拟清胃祛痤汤治疗痤疮经验点滴

展文国

【摘要】目的：介绍裴正学教授自拟自拟清胃祛痤汤治疗痤疮经验。方法：通过门诊病例加以分析阐述。结论：中药清热解毒，健脾化湿可抑菌消炎，对痤疮有很好的治疗作用。结果：裴正学教授自拟清胃祛痤汤治疗痤疮疗效满意。

【关键词】痤疮；清胃祛痤汤；经验；裴正学

痤疮是美容皮肤科最常见的疾病之一。多发于青春期，又叫"青春痘"、"粉刺"。一般认为毛囊上皮角化过度、痤疮丙酸杆等菌微生物繁殖，患者体内雄性激素增高，皮脂腺增大，分泌物增多是痤疮产生的主要原因。

一、病因病机

裴正学教授认为"痤疮"属祖国医学之"肺风粉刺"、"酒刺"、"风刺"等，范畴[1]。多因饮食不洁，嗜食辛辣厚味，油腻饮食，脾虚运化失职,湿热蕴结,郁遏肌肤,发于面部;或情志郁结,郁而发火,伤阴化燥,或肺热津伤,肌肤失于滋养,毛孔堵塞,遂成痤疮。脾胃伏火,湿热蕴遏肌肤是其标,阴虚津亏,脾虚不运是其本,本虚而标实,虚实夹杂,治以标本兼治。病之初期,以清热解毒,泻火通便,消肿止痒;痤疮消退后,以健脾益气,渗湿祛风治之。

二、辨证施治特点

(一)急则治标法

临床证见患者痤疮密集分布,红肿疼痛,以前额剂腮部多见,皮肤油腻,部分结痂,或有脓头基础白色分泌物,便干口苦,舌质红苔白腻,脉弦滑。脾胃火盛,湿热蕴遏。治以清热解毒,泻火通便为主。拟方:清胃祛痤汤。药物组成:生石膏,山栀子,桑白皮,侧柏叶,黄连,麦冬,白花蛇舌草,连翘等。脓头红肿疼痛加金银花、蒲公英等清热解毒药;肺热面赤口干加枇杷叶、黄芩;口干口臭加藿香、佩兰化湿清热;合并口腔溃疡加露蜂房、刺猬皮炭收敛愈疡;合并面部软疣加苍术、黄柏、生薏米、白蒺藜。临床辨证不可拘泥一方一药,仔细辨证寒热虚实,因症施药。清热解毒药过于寒凉,易伤脾胃阳气,过量使用会致腹胀、腹泻、胃纳不佳等症,宜时时顾护脾胃,健脾燥湿。

(二)缓则治本法

病史好转后,粉刺已消,面部皮肤留有暗斑或瘢痕,伴乏力,食纳不佳,口干口渴,失眠多梦等症状属脾胃亏虚,气血不和,湿热留恋症候,以补气健脾,调和气血治疗。常用方剂有:香砂六君子汤、平胃散,补中益气汤,桃红四物汤等加减进退均可取得明显疗效。皮肤痒加白鲜皮、地肤子、蝉蜕、乌梢蛇等祛风止痒;

(三)久病不愈,久病入络

痤疮瘢痕经久不消,以活血化瘀,搜风通络可获良效。此时病邪有气分转入血分,经络阻隔,气血瘀滞,是本病演变的病理结果。

常用桃红四物汤加丹参、赤芍、鸡血藤酌情用之。皮肤病痤疮消退后留有暗斑,皮肤变黑无光泽,用虫类搜风通络药意在加强化瘀之力,进一步增强疗效,白僵蚕、全蝎、蜈蚣可用;女贞子、旱莲草为二至丸有滋阴济阳,养颜美容之功;山慈姑活血化瘀对粉刺瘢痕效果显著。

(四)日常养护

痤疮激发感染脓疱形成应及时给予抗感染处理;避免长期使用油脂类化妆品和皮质类固醇激素,堵塞毛囊,使皮肤肥厚增生,易形成暗斑难治;平时饮食清淡,禁食辛辣刺激及羊肉、冷饮等,多使用水果等维生素。

三、典型病例

1.王某,女,岁,面部痤疮一月。诊差面部前额及腮部粉刺密布,挤压有白色分泌物溢出,随后结痂呈暗褐色,瘙痒,口干便秘,皮肤油腻。月经提前量多,舌质红,苔白腻,脉弦滑。诊断:痤疮,月经不调。中医辨证属脾胃火盛,湿热蕴结,兼肝郁气滞。治则:清胃泻火,健脾祛湿。方药:清胃祛痤汤结加减。药物组成:生石膏 30g,山栀子 10g,桑白皮 10g,侧柏叶 10g,丹皮 6g,大黄 6g,黄连 6g 当归 10g,白芍 10g,柴胡 10g,白术 10g,茯苓 10g,麦冬 10g,丹参 20g,白花蛇舌草 15g,连翘 15g。水煎服,1 剂/d,14 剂。二诊,服药后粉刺减少,颜色变淡,大便通畅,舌红苔白,月经未至,于上方中加入香附 6g,益母草 15g。连续加减服用三月,配合服用逍遥丸、健脾丸痤疮好转,病情告愈。

2.李某,男,35 岁,面部粉刺 2 月,红肿疼痛。以两则腮帮部大片粉刺融合成片形成丘疹、脓疱,密集分布,感染渗液流黄水,瘙痒抓挠,心烦急躁,夜寐欠安,口苦便干,舌质红,苔黄腻,脉滑数。诊断:痤疮感染。中医辨证属脾胃湿热,火毒郁结。治则:清热解毒,健脾燥湿。方药:清胃祛痤汤加减。生石膏 30g,山栀子 10g,桑白皮

10g,侧柏叶 10g,大黄 6g,黄连 6g,生薏米 30g,白术 10g,茯苓 10g,玄参 10g,丹参 20g,金银花 15g,连翘 15g,蒲公英 15g,败酱草 15g。水煎服,1 剂/d,10 剂。二诊服药后皮肤渗液减少,患者疼痛减轻,舌红苔白,脉弦滑。症属脾虚湿盛,上方去石膏加泽泻 15g,苦参 15g,党参 15g。14 剂后,面部痤疮大部分消失,留有疮面暗斑,于上方取五味消毒饮加红花、鸡血藤继续加减服用月余,病情好转。嘱患者饮食清淡,禁食辛辣生冷等,配合服用健脾丸善后。

四、体会

痤疮是发于青年男女青春期和成人期常见的皮肤疾病,临床以颜面、胸背部等皮脂腺较多部位出现粉刺,散在丘疹密集分布,挤压有白色分泌物,可激发感染形成脓疱,溃破痊愈后留有色素沉着或疤痕、结节、脓肿等损害。

裴正学教授以此病机自拟清胃祛痤汤。药物组成: 生石膏 30g,山栀子 10g,桑白皮 15g,侧柏叶 10g,大黄 6g,黄连 6g,玄参 10g,生地 12g,麦冬 10g,当归 10g,丹参 20g,白花蛇舌草 15g,金银花 15g,连翘 15g,甘草 6g 等。方中生石膏甘寒,清热泻火,生津止渴为君药;山栀子、大黄、黄连、桑白皮清热燥湿,泻火通便助君药清火之力共为臣药;元参、生地、麦冬滋阴清热,增水行舟;当归、丹参活血养血,祛瘀生肌;白花蛇舌草、金银花清热解毒,共为佐药;甘草调和诸药为使药。诸药合用,共凑清热燥湿,活血养血之功,用于脾胃伏火,湿热蕴结之痤疮,毛囊炎,水泡疮等皮肤病。此药煎汤外洗患处,可清除污脂、消炎杀菌、促进血液循环等功效。内服外治配合,达到消痤祛痘的目的。药理研究表明[2]:金银花、连翘等清热解毒药具有明显的抑菌和杀菌作用,减少皮肤过度油腻,防止毛囊皮脂腺导管过度角化,预防皮脂瘀积而形成粉刺,减少痤疮和毛囊炎的发生。丹参具有改善血液循环,抑制毛囊内痤疮丙酸杆菌的生长繁殖,控制痤疮发生的作用,丹参所含的丹参酮还具有雌激素和抗雄激素样作用[3]。

参考文献

[1]韩国昌.中医辨证治疗痤疮概况[J].河北承德医学院学报，2009,02:45~46.

[2]刘欢.中药配合维胺酯胶囊治疗痤疮疗效观察[J].航空航天医药,2012,23(1):78.

[3]王立反,史加军.希尔生与0.3%的维胺酯乳膏治疗寻常性痤疮疗效观察[J].中国皮肤性病学杂志,2000,14(1):62.

《心理医生》(下半月版)2012年7期

裴正学教授从肝肾论治黄褐斑

展文国

【摘要】目的：介绍和总结祛斑养颜汤(由六味地黄汤和四物汤化裁而成)治疗黄褐斑的临床效果。方法：通过对病因病机的分析和认识，认为肝肾亏虚，气血不和，津液不足，气滞血瘀是黄褐斑的主要病机，以此为辩证依据，采用祛斑养颜汤治疗黄褐斑，并以具体验案分析阐述其作用机理。结果：患者黄褐斑消失，面色红润，随访1年无复发。结论：祛斑养颜汤对黄褐斑治疗效果明显，裴正学教授从肝肾论治黄褐斑效果显著。

【关键词】黄褐斑；祛斑养颜汤；中医辨证；裴正学

黄褐斑是发生于颜面部的色素沉淀性皮肤病，以面部前额或脸颊不规则分布淡黄色或褐色斑片为特点，好发于中青年女性，主要病因与机体内分泌功能紊乱、长期口服避孕药、和月经紊乱等有关[1]。目前医学界对此并尚无特殊治疗方法。

一、病因病机

肝主疏泄，肝藏血，性喜条达，而精神紧张、情志失调、心情压抑，致肝疏泄失职，气机郁结，阴血不足，郁久化火伤阴，血行不畅，致颜面气血失和；脾胃气虚运化失调，则气血亏虚，不能润泽颜面；肾虚精亏，肾水不能滋润面部肌肤生成暗斑，以及宫胞失常、冲任损伤等病理变化均可致颜面发生黑斑。总之脏腑气血充盈则肌肤细嫩光泽,气血失和则颜面枯黄焦萎,黑斑从生。"有诸于内必形诸于外",脏腑气血失衡是内因,外受风邪、使用化妆品不当、日晒等为外因。由此肝郁血虚,肾阴亏虚,气血不和,津液不足是发病之本,肝郁气滞,气滞血瘀是其标。治以疏肝活血,滋阴补肾以治其本,活血化瘀,清热解毒以治其标,标本兼治,以达阴阳平衡,祛斑养颜之目的。

二、肝肾同治是治本之法

针对本病之病机,我国著名的中西医专家裴正学教授以滋补肝肾兼化瘀清热为主,拟方祛斑养颜汤加减治疗面部黄褐斑。方药组成:当归 10g,白芍 10g,生地 12g,川芎 10g,山药 10g,山萸肉 10g,枸杞子 10g,菟丝子 10g,肉苁蓉 10g,女贞子 15g,旱莲草 15g,丹皮 6g,香附 10g,益母草 20g,蒲公英 15g,郁金 10g,柴胡 10g 等。临阵加减:失眠加酸枣仁、柏子仁各 15g;胁肋胀痛,胸脘痞满加枳实、白术各 10g;情志不舒加白术、茯苓各 10g;乳房胀痛加瓜蒌、橘络;腹痛加元胡索、川楝子;脱发加首乌、侧柏叶;出汗多加浮小麦、甘草、大枣;盆腔肿块加桂枝茯苓丸。

三、典型病例

陈某,女,38 岁,因面部黑斑半年伴月经不调求诊。患者近半年月经推后 5~7d,经量渐少,心烦急躁,失眠多梦,脱发口干,面部鼻翼两侧褐色斑渐多,面部皮肤发黑,前额及腮部发出粉刺。小便黄溺,大便干结,舌质红,苔少,脉细数。诊断:黄褐斑,痤疮。中医辨证:肝肾阴虚,胃燥津伤。治则:滋补肝肾,通腑泻火。方用祛斑养颜汤加减:当归 10g,白芍 10g,生地 12g,川芎 10g,山萸肉 10g,枸杞子 10g,肉苁蓉 10g,女贞子 15g,旱莲草 15g,丹皮 6g,香附 10g,益母草 20g,蒲公英 15g,郁金 10g,酸枣仁 10g,大黄 10g(后下),生石膏 30g,山栀子 10g。水煎服,1 剂/d,14 剂。

二诊:服药后大便通畅,口干减轻,面部皮肤不太干燥,粉刺黯红,月经未至,舌质红边有瘀点,脉细涩。症属冲任亏虚,气滞血瘀原方大黄减为6g,加桃仁10g、红花6g,继服7剂。上方加减服用三月余,面部黑斑及粉刺消失,色泽红润,月经来临,夜能入眠,诸症痊愈,随访一年再未复发。

四、体会

黄褐斑是颜面部黑斑,多由内分泌紊乱所引起,妇女的妊娠期、哺乳期、更年期常见,原因与雌性激素的减少有关,常合并妇科炎症和月经不调,中医中药对此病的疗效优于西医。黄褐斑属中医之"黧黑斑"、"肝斑"、"孕斑"范畴。中医学认为本病多与肝、脾、肾三脏关系密切,气血不能上荣于面为主要病机[2]。本虚而标实是总的病机特点,本虚为肝肾亏虚,气血不足;标实为气滞血瘀,瘀毒蕴结。裴正学教授提出滋补肝肾,养血祛瘀,清热解毒,标本兼治的治疗法则。拟方祛斑养颜汤,方中当归补血养血;川芎辛香温润,为血中之气药,养血而行血;生地入肾,滋阴补肾;白芍入肝,敛阴益血。四药为四物汤补血调血共为君药;山萸肉酸温滋肾益肝,山药滋肾补脾,合肉苁蓉、菟丝子、枸杞子滋阴补肾共为臣药;女贞子、旱莲草为二至丸,阴阳双至,平补肝肾;郁金、柴胡理气解郁共为佐药;益母草活血调经,利尿消肿。蒲公英清热解毒共为使药。诸药合用,共奏滋补肝肾,调和气血,祛斑养颜之功。本方有四物汤和六味地黄汤加减组成,用于治疗肝肾亏虚、气血不和之黄褐斑、雀斑、妊娠斑及眶上母斑。实验研究表明,二至丸可刺激皮肤成纤维细胞的活性,使羟脯氨酸的含量增加,胶原蛋白的合成增多,从而有助于恢复衰老小鼠皮肤的弹性.提示有延缓皮肤衰老的作用[3]。高慧琴等[4-5]观察养颜祛斑颗粒(女贞子,丹参,川芎,当归)能提高生物体内SOD活性,防止自由基及其代谢产物MDA对机体的损害,从而有抗衰老、养颜、祛斑、美白之功效。肝肾亏虚是本病之主要病因,当归、白芍、川芎入血养肝,伍生地、山萸肉滋阴补肾,以治其本[6-7]。活血祛瘀,肝肾同治,此为调内乱以消外斑是治本之法。对于肝郁气滞、脾虚湿蕴、气滞血瘀者则需疏肝活血,清热利湿,理气化瘀为治疗原则[8]。六味地黄汤体外培养的黑色素细胞有抑制作用。还可促进垂体、肾上腺皮质系统发育及调节内分泌、提高免疫功能的作用[9-10]。治疗黄褐斑除内服中药调理气血,尚虚配合美容养颜之中药面膜[11]内外同治,纠正内分泌功能紊乱,方能达到标本兼治。另外在治疗过程中应加强自我调护,保持心情舒畅,忌食辛辣,节制房事,有利于黑斑之恢复。

参考文献

[1] 中国中西医结合学会皮肤性病专业委员会色素病学组.黄褐斑的临床诊断及疗效标准 2003 年修订稿[J].中华皮肤病杂志,2009,37(7):440.

[2] 李曰庆.中医外科学[M].北京:中国中医药出版社,2007:189.

[3] 丁玉琴,马凤巧,尚喜雨.二至丸对 D–半乳糖所致衰老小鼠皮肤组织的抗氧化作用[J].中国临床康复,2006,19(10):141~143.

[4] 高慧琴,吴国泰,楚惠媛等.养颜祛斑颗粒对小鼠肝脏超氧化物歧化酶 SOD 活性及丙二醛 MDA 含量的影响[J].甘肃中医学院学报,2002,19(4):12~13.

[5] 郝芬兰.自拟消斑养颜汤治疗黄褐斑 114 例疗效观察[J].四川中医,2010,28(9):91~92.

[6] 黄宁申,张尚华.六味地黄汤加减治疗黄褐斑 51 例临床观察[J].新中医,2009,41(3):35~36.

[7] 郑彩慧,杨晓娜,李艳玲.桃红四物汤合六味地黄汤加减治疗黄褐斑[J].中国实验方剂学杂志,2012,18(02):55~58.

[8] 李晓红.中药治疗黄褐斑 105 例疗效观察[J].中医药信息,2003,20(01):45~46.

[9]洪文.六味地黄汤加减治疗黄褐斑40例临床观察[J].中医学报,2009,24(08):95~96.

[10]邓燕.六味地黄汤合玉容散治疗黄褐斑50例疗效观察[J].新中医2008,03:45~46.

[11]陈芳,闵仲生.黄褐斑的中医治疗概况[J].西部中医药,2012,25(3)100~102.

《中国美容医学》2012年8月第21卷第8期(下)

裴氏黄白除湿膏外擦治疗皮肤过敏反应的中医护理研究

邱玉梅

【摘要】目的:观察裴氏黄白除湿膏外擦治疗皮肤过敏反应的临床疗效。方法:用随机数字表法将皮肤过敏患者 197 例分为治疗组 99 例和对照组 98 例,治疗组外用裴氏黄白除湿膏治疗,对照组外用皮炎平治疗。结果:治疗组和对照组总有效率分别 100%、90.81%,两组比较($P<0.05$)有显著性差异。结论:裴氏黄白除湿膏治疗皮肤过敏反应临床疗效显著。

【关键词】皮肤;过敏;中医药疗法;黄白除湿膏

文献标识码:A 文章编号:1004-2725(2014)06-0476-02

皮肤过敏是一种常见的皮肤黏膜对某些物质产生的高反应性表现,可发生于任何年龄的人群,据统计,有 20%的人有皮肤过敏现象,可见其发病率之高。如今,随着环境污染的加剧、各种添加剂的使用等,皮肤过敏的发生率越来越高。皮肤过敏突出的症状是皮肤瘙痒、风团、红肿,出现红斑、丘疹、皮屑,甚至水疱、渗出、结痂等,皮肤过敏容易使过敏者的形象和身心遭受很大的伤害,更加使人困扰的是其具有反复发作的特性[1],不易治愈。很多患者在皮肤过敏之后急于治愈,但是,在中药或者西药使用不当的时候,过敏反应反而无效甚至加重,从而严重影响患者的身心健康和生活质量等。本研究应用裴氏黄白除湿膏治疗皮肤过敏99例，通过比较，临床疗效肯定。

一、资料与方法

(一)一般资料治疗

甘肃省肿瘤医院2012年2月至2013年12月的门诊患者197人。治疗组99例，平均病程(3.06±0.82)年，男56例，女43年，平均年龄(22.02±3.12)岁。对照组98例，平均病程(3.18±1.03)年，男54例，女44年，平均年龄(20.02±2.36)岁。两组患者在病程、性别及年龄上未见显著性差异(P>0.05)，具有可比性。

(二)诊断标准

临床上一般皮肤过敏突出的症状是皮肤瘙痒、风团、红肿，出现红斑、丘疹皮屑，甚至水疱、渗出、结痂等，其具有反复发作的特性，不易治愈。

(三)纳入标准

①年龄、性别不限，且为自愿受试者；②无系统性疾病；③治疗前4周内未服用系统性抗过敏药物；④试验前2周内局部未使用过任何药物。

(四)排除标准

①合并毛囊性丘疹、黑头粉刺、脓疱、结节、囊肿和疤痕，伴有皮脂溢出，或其他可能影响观察结果的皮肤疾病者；②曾有肠炎、溃疡性结肠炎或慢性腹泻等肠道疾病者；③有肝、肾及血液病者；④患处有开放性伤口或重度糜烂者；⑤不能与试验计划很好配合者。

(五)治疗方法

1.治疗组。采用适量裴氏黄白除湿膏外擦皮肤过敏处治疗。裴氏黄白除湿膏是我国著名中西医结合专家裴正学教授的临床经验方，药物组成和用法为：白蒺藜、白藓皮、地肤子、黄柏、黄连各10

份,乌蛇、蝉蜕各 5 份,明矾 2 份,共研细末,蜂蜜调制成药膏,睡前涂擦于患处。每日 5 次,但口、眼部勿接触药液。一般以 4 周为 1 疗程。

2.对照组。采用复方醋酸地塞米松(皮炎平)相比较外涂患处。每日 3~5 次,但口、眼部勿接触药液,一般以 4 周为 1 疗程。

(六)疗效观察

1.观察方法。主要观察和记录两组治疗前及治疗后皮肤过敏反应患者在第 7 天、第 14 天和第 28 天的疗效,总有效率及比较两组间的差异性。根据患者的自觉症状及体征:症状是瘙痒;体征:红斑、丘疹、渗出、糜烂、浸润或苔藓化、角化脱屑等[2]。

2.疗效标准。一般于用药第 4 周末开始评价疗效,主要根据治疗前后皮损总数减少的百分率进行评价。治愈:皮肤损害消退率>95%;显效:皮肤损害消退率>70%;有效:皮肤损害消退率>50%;无效:皮肤损害消退率<50%,或反见增多[2]。

二、结果

经过一个疗程 4 周的治疗后,两组患者均有明显疗效,治疗组总有效率 100%与对照组 84.69%有显著性差异($P<0.05$),见表 1。两组病例皆追访 30 例,发现对照组复发率为 62.4%,而治疗组未见有复发病例。

表 1　非两组治疗结果及疗效比较例

组别	n	治愈显效	显效	有效	无效	总有效率(%)
治疗组	99	42	36	21	0	100
对照组	98	35	27	21	15	84.69

三、讨论

皮肤过敏是一种常见的皮肤黏膜对某些物质产生的高反应性表现,可发生于任何年龄的人群,反复发作的特性,不易治愈。很多患者在皮肤过敏之后急于治愈,但是,在中药或者西药使用不当的时候,过敏反应反而无效甚至加重,从而严重影响患者的身心健康和生活质量,皮肤过敏反应突出的症状是皮肤瘙痒、风团、红肿,出现红斑、丘疹、皮屑,甚至水疱、渗出、结痂等,符合中医"风"、"湿"、"热"的特点。中医治疗原则历来以祛风、除湿、清热为主,用药方式内服外用均可,疗效较好,特别对反复发作的病例,效果优于单纯西药治疗。无明显毒副作用,不易产生耐药,且可调节患者的过敏体质[3]。裴氏黄白除湿膏是我国著名中西医结合专家裴正学教授的临床经验方,该方组成和用法为:白蒺藜、白藓皮、地肤子、黄柏、黄连各 10 份,乌蛇、蝉蜕各 5 份,明矾 2 份,共研细末,蜂蜜调制成药膏,睡前涂擦于患处。方中白蒺藜、白藓皮色白入肺,祛风宣肺;黄柏、黄连苦寒,清热燥湿解毒,明矾收敛,功能除湿;乌蛇、蝉蜕、地肤子祛风止痒。诸药合用,共奏祛风除湿之功。裴正学教授经过多年临床应用体会,此膏治疗皮肤过敏反应收效甚佳,为了有效解决患者的皮肤过敏反应,使皮肤过敏患者不再因为各种皮肤困扰,同时为裴氏黄白除湿膏的研究和应用提供客观的临床依据,特开展此项研究[4]。关于中药剂型的使用,内服中药的剂型以散剂、丸剂、汤剂为主,散剂、丸剂起效较慢,汤药煎煮费时,服用不便,且久服伤胃。外用中药的剂型以湿敷、膏剂为主,但湿敷换药频繁,而膏剂涂擦相对简便,且膏剂携带方便,直接作用于过敏部位,起效快捷,药效持久,故膏剂为皮肤过敏反应的首选剂型[5]。综上所述,针对皮肤过敏反应,单纯西医疗效欠佳,特别是反复发作的病例,且激素久用有诸多副作用,应联合安全有效的中药治疗。中药以祛风、除湿、清热为主要治法,不可操之过急,剂型应以膏剂为主。

参考文献

[1]陈玉芳.消风散合五味消毒饮治疗面部皮肤过敏66例[J].吉林医学,2010,31(4):500~501.

[2]张学军.皮肤性病学.第8版[M].北京:人民卫生出版社,2013.

[3]耿慧,郭丽欢,张亚辉.苯巴比妥钠过敏1例[J].中国实用乡村医生杂志,2008,7(15):33.

[4]鲁涛,刘继勇.412例药物致皮肤过敏反应及处置分析[J].实用药物与临床,2011,14(5):412~413.

[5]毛光波,张路.抗癫痫药物临床少见的不良反应[J].现代中西医结合杂志,2008,17(5):508.

《甘肃医药》2014年06期477

第十二章 妇科疾病

裴正学教授治疗崩漏的经验

彭艳艳

"崩漏"指经血或暴下不止,或淋漓不尽。前者有天崩地塌之势,谓之曰崩证;后者如破屋漏水之状,谓之曰漏证。《济生方》"崩漏之疾本乎一症,轻者谓之漏下,甚者谓之崩中"。

现代医学中月经不调、盆腔炎、妇科肿瘤等所出现的阴道出血均属"崩漏"范畴。裴老在诊治崩漏时,采用中西医结合法:西医诊断,中医辨证,中药为主,西药为辅。"崩"与"漏"中医之病机虽然不同,然而从西医学角度看不外乎功能性子宫出血与器质性子宫出血两种。

裴老认为:"无论何种子宫出血,以中医观点看,其源盖出于冲任不调,冲者血海,任者血室,血海与血室均为肝之所主,故而调肝乃治崩漏之大法也",裴老以此将四物汤作为治疗崩漏之基本方,清代名医柯韵伯"四物汤非活血补血之专利,乃调肝之圣品"为裴老经常提及之名句。

鉴于崩漏之证,其因有三:或气虚不能统血,或血热妄行,或癥瘕积聚,脉络瘀阻,其各证均可与西医之疾病相呼应。崩漏之脉络瘀阻证常见于西医学所称卵巢囊肿、子宫肌瘤、子宫内膜增生、宫颈癌等；血热妄行证类似西医学所指的附件炎，包括阴道炎、宫颈糜烂、盆腔炎等。

符合血热妄行特征者均可参照其内容辨证论治，辨病处理；气不统血临床表现的特征，西医学中的功能性子宫出血与之相近。裴老辄针对具体证候将中医辨证原则与西医诊断依据紧密结合，进行辨证辨病施治。裴老强调诊治此病必依据病史，证候，及相关辅助检查进行。

伴下腹疼痛，经量增多，经色或红或暗或夹有血块，舌质或淡或紫斑等症状，选用桂枝茯苓丸为主方活血化瘀止血，若血块较多者加桃仁、红花；出血量多不止加生龙牡、乌贼骨、阿胶、艾叶；B超示有良性占位者加三棱、莪术、海藻、昆布、汉三七、水蛭等。

若见月经提前数日，量多色红，或淋漓不尽，手足心热，舌色红苔黄，脉浮数者以两地汤为主方加减化裁，用药丹皮、地骨皮、生地、元参、麦冬、白芍，伴有白带量多色黄加二妙散；兼有大便秘结加大黄、枳实；外阴瘙痒可酌情加减二花、连翘、公英、败酱、苦参、黄柏等。

出现月经量多，色淡质稀伴乏力明显，头晕，贫血貌，属脾不统血之证候，以归脾汤为主方以健脾益气止血，伴心慌汗多者重用人参、黄芪，加白芍、当归以补血。鉴于临床崩漏患者之表现错综复杂，气虚、血热、脉络瘀阻三者证候常常交替出现或同时出现，治疗时切忌主次不分，标本不辨。

同时应结合各项辅助检查，其中月经不调、盆腔炎、妇科良性肿瘤均可采用中医中药之优势辨证施治；但见宫颈癌、卵巢癌、不全流产等务必与西医手段相结合，才能不延误病情，误诊，误治。裴老讲："流水不腐，户枢不蠹"，在治疗崩漏一证时切忌专用止血塞流之法。

用此法必致离经之血蓄于胞中，即便暂时得止也必有后患，因瘀血停留体内,瘀血不去新血不生,这样新病加痼疾,又生他病矣。裴老对崩漏之遣方用药多以"通因通用"法为主。汉三七、水蛭二药具强大破瘀逐血功效,此药虽破血但不耗血,去其实邪,通其壅滞,气血、津液各得其道,达到治病之根本。

《甘肃医药》2009 年 02 期

裴正学教授治疗盆腔瘀血综合征的临床经验

展文国　裴正学

【摘要】裴正学教授从中西两个角度分析和认识盆腔瘀血综合征，认为气虚血瘀，肾虚血瘀，气滞血瘀，肝肾亏虚是本病之基本病机。提出活血化瘀、清热解毒、调理冲任为治疗此病的三大基本法则。裴教授常用桃红四物汤、桂枝茯苓丸、当归芍药散、少腹逐瘀汤、大黄䗪虫丸等临症权变加减均可收到满意之疗效。

【关键词】盆腔瘀血综合征；中医辨证；经验；裴正学

甘肃省肿瘤医院著名中西医结合专家裴正学教授从事临床工作50多年，治疗妇科疾病疗效显著，尤其对妇女之月经不调，盆腔瘀血综合征，提出从瘀论治，兼顾脾肾，顾护气血，辨证论治，立方严谨，疗效显著。笔者有幸侍诊其侧，跟师学习，受益匪浅。现将其治疗盆腔瘀血综合征之临床经验报道于此以供同仁借鉴。

一、裴正学对此病的认识

盆腔瘀血综合征系育龄妇女因盆腔瘀血而引起，以慢性下腹疼痛为主要症状的临床综合征。裴老认为其疼痛有三大特点：即平时痛、经来痛、性交痛。此外，还可伴有白带、月经过多。妇女盆腔之静脉虽与动脉伴行，但因其间具有大量吻合支，形成庞大的盆腔静脉丛,来血自动脉进入静脉时血流变慢,鉴于盆腔内的静脉缺乏瓣膜,不能有效防止血液倒流,因此很容易形成瘀血。另外,本征之成因尚与妇女工作之体位、子宫之后倒、妊娠频繁、性生活过度等不无关系。

一部分患者尚有经前乳房胀痛、排便疼痛、阴道肛门坠痛等,且朝轻暮重、久坐尤显;一部分患者全身可见有酸痛不适、心烦易怒、情志抑郁等。腹部检查可见耻骨联合上方及小腹两侧轻微压痛,疼痛多属隐痛,绝无肌紧张及反跳痛。裴老认为该病为常见病多发病。

裴老认为盆腔血瘀是本病之基本病机,但血瘀之成有气虚血瘀,肾虚血瘀,久病入络之分。气虚血瘀乃此征之主要病机,盖气为血帅,血为气母,气行则血行,气滞则血滞。妇人或外感六淫,或内伤七情,使冲任之气亏损,气虚则不能运化,必将血瘀。肾虚血瘀虽为本征形成之次要因素,然亦不失为重要因素之一,盖肾为先天之本,主精主孕,房劳过多,阴精亏损,久而久之肾气亏损,血瘀乃生。除上述病机,五脏六腑之杂病实病,凡日久不愈者,皆可诱发冲任不调,冲任血瘀,盆腔瘀血乃相伴而生。裴老认为目前西医对本病尚无理想的治疗手段。

二、裴教授对此病的治疗

根据裴教授治疗此病的常用方,以方测证,分型如下:

1.气虚血瘀型:经来腹痛,腹痛绵绵,喜温喜按,月经提前量多,经色黯红有血块,白带增多,常伴有腰酸困痛,面色不华,乏力头晕等,舌质淡红,舌苔薄白,脉沉细或弦细。治则:健脾益气,化瘀调经。方药:人参归脾汤、桃红四物汤加减。

2.肾虚血瘀型:经来腹痛或平素受凉下腹部疼痛,月经期错后,白带多,常伴有畏寒肢冷、腰膝酸痛、大便稀溏、面色㿠白,舌质红,苔薄白,脉沉迟而涩。治以温经散寒、化瘀止痛。方用:大温经汤、桂枝茯苓丸加减。

3.气滞血瘀型:经前或经期少腹疼痛,胸胁胀满,乳房胀痛,或腹部见包块,心烦急躁,经色黯红或夹有血块,经量可多可少,舌质黯红,舌苔薄黄或白腻,脉弦细涩。治以疏肝理气,活血化瘀。方药:血府逐瘀汤、桂枝茯苓丸加减。

4.肝肾亏虚,瘀血内结:久病入络,经常性月经不调,经期不准,甚或闭经,少腹疼痛,内生肌瘤或囊肿,消瘦乏力,肌肤甲错,发热头晕,全身胀痛,口干口渴,腰痛腿困,视物昏花,经血紫暗伴有血块,舌质红绛少苔,脉弦细涩无力。治则:滋补肝肾,活血化瘀。方药:杞菊地黄汤、大黄蛰虫丸加减。

三、病案举例

[例1]范某,女,33岁。经来腹痛,月经淋漓不断半月不止,血色黯红,夹有少许血块,白带多,疲乏无力,心悸头晕,半月前因"纳氏囊肿"手术治疗,术后三天来经,一直持续不断。舌质红,舌苔薄白,脉细弱。血压:80/50mmhg。西医诊断:盆腔瘀血综合征,子宫功能性出血。中医辨证属气血亏虚,瘀血内阻,血不循经。以归脾汤、理冲汤加减。药物组成:党参15g,黄芪15g,五倍子10g,当归10g,白芍12g,陈棕炭15g,生龙牡各15g,乌贼骨15g,元胡10g,川楝子20g,蒲黄10g,蒲公英15g。水煎服,7剂。二诊,服药后血止,腹痛减轻,舌质红,苔薄白,脉细弱。上方去陈棕炭加香附6g、益母草15g。守方调理3月,月经按月来潮,再未腹痛,病情告愈。

[例2]李某,女,38岁。每次经来腹痛,恶心头晕。平素月经错后10天,经量少,色暗红有血块。腰困怕冷,白带多,舌质红,苔薄白,脉沉迟。B超示子宫内膜增厚,附件炎。妇科检查示:宫颈糜烂。西医诊断:盆腔瘀血综合征。辨证属寒凝胞宫,瘀血内阻。治以温经散寒,活血化瘀。方药:大温经汤,桂枝茯苓丸加减。组成:党参15g,吴茱萸5g,桂枝10g,阿胶10g,干姜6g,当归10g,白芍10g,红

花 6g,茯苓 10g,元胡 10g,制乳香 6g,香附 10g,益母草 15g。7 剂。二诊,服药后月经来潮,腹痛减轻,经血黯红,乏力纳差,白带多。上方去红花、乳香加炒乌贼骨、蒲公英各 15g 收敛止带,服用 14 剂再未腹痛,连续调理 3 月病情痊愈。

[例3]毛某,女,40 岁。初诊,2013-10-12,主诉:腹痛伴月经淋漓不断半月不止。平时月经周期紊乱,推迟提前不定,经量少血块多,白带多发黄。每次经来前腹痛腰困,乳房胀痛。妇科检查:宫颈糜烂。B 超提示:子宫肌瘤 2x3cm。舌质红,苔薄黄,脉弦细。诊断:盆腔瘀血综合征证。辨证属冲任不调,气滞血瘀。治以调理冲任,活血化瘀。方药:少府逐瘀汤、当归芍药散加减。组成:当归 10g,白芍 10g,红花 6g,桂枝 10g,蒲黄 10g,甘草 6g,泽泻 10g,茯苓 10g,元胡 10g,乌贼骨 15g,汉三七 3g(分冲),香附 10g,益母草 15g,蒲公英 15g。7 剂。二诊,服药后月经停止,腹痛减轻,上方取桂枝加水蛭 10g、莪术 10g。三诊,服用 21 剂,月经周期准时,再未腹痛。乏力气短,上方加党参 15g,黄芪 15g,益气健脾,扶正固本,此方疗效调理服用 1 年余,子宫肌瘤消失。

[例4] 丁某,女,45 岁。下腹部疼痛伴间断性月经延长 10~15d。消瘦乏力,失眠头晕,心中烦热,面部黑斑,腰膝酸软,眼睛干涩。月经 3~5 月一次,经血紫暗,经期延长 10~15d 不净。舌质红干燥少苔,脉弦细涩无力。B 超提示:子宫肌瘤 4cm×5cm。西医诊断:盆腔瘀血综合征证。辨证属肝肾亏虚,瘀血内结,冲任不调。治则:滋补肝肾,活血化瘀。方药:杞菊地黄汤、大黄蛰虫丸加减。药物组成:枸杞子 10g,生地 12g,山萸肉 10g,汉三七 3g,水蛭 10g,土鳖虫 10g,虻虫 10g,桃仁 10g,黄芩 10g,当归 10g,黄芪 20g,白芍 10g,甘草 6g,香附 10g,益母草 20g。水煎服,一日一剂。14 剂。二诊,服药后月经来潮,大量黯红色血块流出,腹痛明显减轻,身热烦躁好转。上方加莪术、丹参、鹿角胶。配制水丸,缓慢调理。丸药服用 1 年后竟 B 超检查子宫肌瘤缩小至 1cm×1.2cm,继续服药巩固疗效。

四、体会

盆腔瘀血综合征因盆腔瘀血而引起,淤血又可导致感染,感染又可导致瘀血,二者相互依赖,相互影响。裴教授认为活血化瘀、清热解毒、调理冲任为治疗此病的三大基本法则。

（一）为活血化瘀

从西医的观点看,盆腔瘀血可致感染、充血、水肿、疼痛。故需活血化瘀可改善盆腔血液循环,使炎症消散,疼痛减轻。中医的观点看,妇女下腹部疼痛,白带增多,腰痛,月经不调等症状均与瘀血有关,通过活血化瘀可使血流通畅,瘀血消散。

（二）为清热解毒

从西医的角度,看由于女性生殖器官之特殊性,其前有膀胱,后有子宫、直肠,受身体排泄分泌物之影响,易造成妇科盆腔感染导致炎症产生,腹部疼痛,白带增多,腰痛,月经不调等症状。中医的角度看湿热蕴结,瘀毒内结所致。

（三）为调理冲任

从西医的角度频繁人流、房事过频或过度劳累,使内分泌功能紊乱,雌性激素分泌不足,卵巢功能衰退,导致月经不调,盆腔瘀血。中医的角度看脾肾亏虚,脏腑虚损,冲任血瘀。

2014-4-26《2014 年甘肃省中西医结合学会征文论文集》

裴正学临证经验 裴正学治疗卵巢囊肿经验

颉旺军

卵巢囊肿早期常无明显自觉症状,多在妇科检查时发现。囊肿逐渐增大时,可出现下腹部胀痛不适,月经紊乱等症。而病灶较大,长期不愈者,不但影响到妇女经、带、胎、产,而且可发生囊肿蒂扭转、囊肿破裂、继发感染,严重影响女性身心健康。

一、病因病机

裴正学认为卵巢囊肿多与盆腔感染有关,临床多伴见宫颈炎、附件炎、盆腔炎、月经紊乱等一系列症状,感染会引起上皮炎性增生、渗出、包裹等一系列病理变化,从而形成卵巢囊肿。

该病在临床上多表现有小腹疼痛,小腹不适,白带增多、色黄、有异味,并且可伴有月经失调;常见一侧或双侧小腹可触及球形肿块(囊性或实性),表面光滑,可伴有性交痛。若囊肿逐渐增大至占满盆、腹腔,可出现压迫症状,如尿频、便秘、气急等。当囊肿影响到激素分泌时,可能出现诸如阴道不规则出血等症状、严重则引起不孕。

此病多由于机体正气不足,风寒湿热诸多之外邪趁势入侵,或亦可因七情、房事、饮食内伤、脏腑失调、气机阻滞而致瘀血、痰饮、湿浊等有形之邪凝聚不散,停结于小腹,渐积而成。因病程较久,机体正气虚弱,气、血、痰、湿互相影响,使气机失调。

西医治疗主要采用抗生素抗感染、手术治疗或 B 超下定位穿刺抽取囊液硬化治疗,但多有复发和后遗症,并且对卵巢有不可逆的损伤,可造成卵巢储备功能下降甚至卵巢早衰。由于以上多种弊端,愈来愈多的患者开始寻求和依赖中医中药治疗本病。

二、治疗不离活血消癥

裴正学对《金匮要略·妇人妊娠病脉证并治》"妇人宿有癥病,经断未及三月,而得漏下不止,胎动在脐上者,此为癥痼害……所以血不止者,其癥不去故也,当下其癥,桂枝茯苓丸主之。"非常重视,认为是治疗本病之圭皋。故他辨证论治卵巢囊肿,每型都不离桂枝茯苓丸,具体经验如下。

肝郁气滞型:小腹有包块,积块不坚,推之可移,时聚时散,或上或下,时感疼痛,痛无定处,小腹胀满,胸闷不舒,精神抑郁,月经不调,舌红,苔薄,脉沉弦。治疗法则:疏肝解郁,行气散结。方药:桂枝茯苓丸合逍遥散加味。

血瘀阻滞型:小腹有包块,积块坚硬,固定不移,疼痛拒按,肌肤少泽,口干不欲饮,月经延后或淋漓不断,面色晦暗,舌紫黯,苔厚而干,脉沉涩有力。治疗法则:活血破瘀,散结消癥。方药:桂枝茯苓丸合少腹逐瘀汤加减。

毒热互结型:小腹有包块拒按,下腹及腰骶疼痛,带下量多,色黄或五色杂下,可伴经期提前或延长,经血量多,经前腹痛加重,烦躁易怒,发热口渴,便秘溲黄,舌红,苔黄腻,脉弦滑数。治疗法则:解毒除湿,破瘀消癥。方药:桂枝茯苓丸合桃仁承气汤加减。

三、病案举例

[**案例 1**] 周某,女,36 岁,月经过多 3 月余来诊。

患者月经过多 3 月余,伴月经周期缩短,约 20~23d,经血色黯有块,腰部酸困不适,舌质暗红,苔淡白,脉细弦。妇科彩超示:左侧卵巢囊肿,大小约 4.2cm×3.0cm。患者不愿行手术治疗,故求治于中医。

刻诊:气短乏力,面色淡白,舌质黯,有瘀斑,苔少,脉沉细涩。

西医诊断:卵巢囊肿。中医诊断:癥瘕,证属瘀血内阻胞宫。治以活血化瘀、软坚散结为主,以桃红四物汤加减。

组方:桃仁 10g,红花 6g,当归 10g,生地 12g,白芍 10g,川芎6g,桂枝 10g,茯苓 10g,丹皮 6g,三棱 10g,莪术 10g,海藻 10g,昆布10g,三七 3g(研末冲服),水蛭 10g(研末冲服),地鳖虫 10g,山慈姑10g,黄药子 10g,川断 10g,牛膝 10g,桑寄生 10g,杜仲 10g。水煎服,日 1 剂。患者前后服用 28 剂后,月经基本恢复正常。复查 B 超示:卵巢囊肿消失,未见异常。

[案例2]李某,女,38 岁。因少腹疼痛、月经量多半年来诊。

患者半年来月经延后 7~10d,每次经来少腹冷痛,月经量多,有血块,色黯红,白带多,质清稀,手脚冰凉,舌质红,苔白,脉弦紧。妇科彩超:子宫腺肌症,卵巢囊肿。

诊断:子宫腺肌症,卵巢囊肿,痛经。中医诊断:癥瘕,辩证为寒凝胞宫,气滞血瘀,兼寒湿下注。治宜温经散寒,活血化瘀,方以少腹逐瘀汤加温经汤加减。

处方:桂枝 10g,丹皮 6g,茯苓 12g,桃仁 10g,红花 6g,当归10g,白芍 10g,川芎 6g,干姜 6g,小茴香 10g,蒲黄 10g,五灵脂 10g,桂枝 10g,吴茱萸 10g,阿胶 10g,党参 10g,延胡索 10g,川楝子20g,龙骨 15g,牡蛎 15g。水煎服,日 1 剂。

二诊:患者服用上方 14 剂后腹痛减轻,四肢渐温,白带减少。上方去生龙牡、吴茱萸,加三棱 15g,莪术 15g,山慈姑 10g,三七 3g(研末冲服),水蛭 10g(研末冲服)。守方服用 3 月,月经周期恢复。复查妇科彩超:子宫腺肌症。卵巢囊肿消失,随访半年月经正常。

[案例3]王某,女,42 岁,少腹疼痛 1 月来诊。

患者近1月来少腹疼痛明显，腰疼，白带量多色黄，现行经7d，月经量多色暗，经前腹痛加重，夹有大量血块，烦躁易怒，发热口渴，头痛明显，全身不适，便秘溲黄，如感冒症状；舌红，苔黄腻，脉弦滑数。妇科彩超检查提示：右侧卵巢见1个3.2cm×4.6cm×5.7cm囊性占位。因患者不愿接受手术治疗，遂求中西医结合治疗。诊其舌脉：舌质暗红，苔薄白，脉沉涩。

西医诊断：卵巢囊肿。中医诊断：癥瘕，证属血瘀兼热，治宜活血化瘀，清热解毒。方以桃红四物汤、桂枝茯苓丸、大黄牡丹皮汤加减。

处方：桃仁10g，红花6g，当归10g，生地12g，川芎6g，桂枝10g，茯苓12g，大黄6g，丹皮10g，白芍10g，三棱15g，莪术15g，海藻15g，昆布15g，山慈姑15g，黄药子10g，三七3g（分冲），水蛭10g（分冲），金银花15g，连翘15g。14剂，水煎服，1日1剂。

半月后患者复诊，颜面微红。彩超检查示：右侧卵巢见0.8cm×0.6cm×1.2cm囊性占位。自述全身无特殊不适，精神较前明显好转。查：舌红苔黄，脉细数。

在原方基础上去水蛭、山慈姑、黄药子，加黄连6g，黄芩10g，山栀子10g，蒲公英15g，败酱草15g，生龙牡各15g，乌贼骨15g，以巩固疗效。最终获愈。

2014年3月《中国中医药报》

裴正学治疗月经不调经验

冯雪芹　冯小荣　李松

　　甘肃省肿瘤医院著名中西医结合专家裴正学教授从事临床工作 50 多载,治疗妇科疾病疗效显著,尤其对妇女之月经不调,不论从辨证论治,还是选药立方,都有独到见解。笔者有幸随师临床学习一年余,获益匪浅。现将其治疗月经不调之经验,简介如下。月经不调是一种常见的妇科病,表现为月经周期异常或出血量的改变,经前、经期之腹痛等亦属此范围。

一、月经提前

　　裴正学认为月经先期多由血热所致,或因虚火或因实火,热扰冲任,血海不宁,经血非时而下。此病多伴有月经量多、白带多、阴道瘙痒、小腹痛等症状。从西医角度看这多与子宫及附件炎症有关,治疗首选丹栀逍遥散、桃红四物汤和桂枝茯苓丸之合方化裁。中医辨证多为血热妄行。

　　[病案]

　　金某,女,41 岁,2013 年 10 月 2 日初诊。

　　患者诉近 3 个月月经提前 10d 左右,小腹疼痛,月经来时尤为剧烈,白带多,且白带色红,阴部瘙痒,脉舌边尖红,苔薄黄。诊断为滴虫性阴道炎,附件炎,月经不调。方用丹栀逍遥散加味。组方:丹皮 6g,栀子 10g,当归 10g,白芍 10g,柴胡 10g,茯苓 12g,白术 10g,桂枝 10g,桃仁 10g,生地 12g,川芎 6g,红花 6g,白头翁10g,马齿苋

10g,土茯苓 12g,苦参 10g,生龙牡各 15g,乌贼骨 15g,金银花 15g,连翘 15g。水煎服,日 1 剂,服 10 剂后月经提前 3d,上述症状明显减轻,继服原方 7 剂各种症状愈。

按:本方为丹栀逍遥散合桃红四物汤以舒肝清热,活血调经,加生龙牡、乌贼骨固涩止带;加白头翁、马齿苋、土茯苓、苦参以杀菌止痒;加金银花、连翘以清热解毒。

二、月经错后

裴正学认为月经错后多属胞宫虚寒,用西医观点看就是雌激素不足,治以温经散寒,调节冲任为主,多用大温经汤加减。

[病案]

邓某,女,27 岁,2013 年 11 月 7 日初诊。

患者诉月经推迟 1 周左右,经来腹痛,腰困腰痛,乏力,舌淡苔薄,尺脉弱。诊断为月经不调,方用温经汤加减。组方:党参 10g,桂枝 10g,阿胶 10g,麦冬 10g,吴茱萸 6g,丹皮 6g,栀子 10g,当归 10g,白芍 10g,柴胡 10g,茯苓 12g,白术 10g,杜仲 10g,薏仁 30g,淫羊藿 10g。水煎服,日 1 剂。10 剂后患者精神状态好转,腰困好转。继服原方 10 剂后月经适时而来。

按:本方为温经汤合丹栀逍遥散以温经散寒、疏肝理气。加杜仲、生薏仁、淫羊藿以温补脾肾。

三、痛经

裴正学认为经来腹痛大多因为瘀血引起,多采用行气活血化瘀法治疗。

[病案]

秦某,女,25 岁,2013 年 9 月 21 初诊。

月经来潮时小腹胀痛,经量少,色紫暗,有血块,心情烦躁,胸胁胀满,善太息,舌有苔黄燥,脉弦涩。诊断为痛经。处方:丹皮 6g,

栀子 10g,当归 10g,白芍 10g,柴胡 10g,茯苓 12g,白术 10g,桂枝 10g,桃仁 10g,红花 6g,生地 12g,当归 10g,川芎 6g,蒲黄 10g,五灵脂 10g,延胡索 10g,川楝子 20g,制乳没各 6g,小茴香 6g,干姜 6g,甘草 6g。水煎服,日 1 剂,10 剂后月经来潮,疼痛明显减轻。嘱其再服 7 剂而愈。

按:本方为桃红四物汤合桂枝茯苓丸以活血化瘀,加延胡索、川楝子、制乳没以活血止痛。

四、闭经

裴正学认为闭经多因气滞血瘀,气血虚弱,多采用破血逐瘀之法,在方中常加入水蛭。

[病案]

张某,女,32 岁,2013 年 10 月 23 日初诊。

患者面色黧黑无光泽,闭经半年,经妇科检查排除妊娠,伴腹胀、腰痛,舌尖生疮,烦躁易怒,睡眠较差,舌质淡,脉细弦。诊断为闭经。处方:桃仁 10g,红花 6g,生地 12g,当归 10g,川芎 6g,牛膝 15g,桔梗 20g,柴胡 10g,枳壳 10g,桂枝 10g,茯苓 12g,丹皮 6g,益母草 20g,鸡内金 10g,香附 6g,水蛭 6g(分冲)。水煎服,日 1 剂。7 剂后月经来潮,睡眠好转,手脚温热。继续原方 10 剂愈。

按:本方以血府逐瘀汤合桂枝茯苓丸以活血化瘀,加益母草、鸡内金、香附、水蛭以破瘀散结、疏通经络。

体会:治疗不离清热除湿化瘀月经不调很少单一出现,常伴有各种症状,体质虚弱者可加白术、党参、黄芪以健脾补气;出血量大者可加阿胶、艾叶滋阴补虚、温经止血;腹痛加五灵脂、蒲黄以调经止痛;若患者有子宫肌瘤、卵巢囊肿之类加用桂枝茯苓丸以化痰活血、消瘕除积。经来乳房疼痛加入逍遥散、夏枯草、王不留行、鸡内金等疏肝理气;有黄带者常加入易黄汤以清热除湿。

治疗月经不调有两个非常重要的原则:

一要清热除湿解毒。从西医角度看阴道前面是膀胱,后面是直肠,挨着人体的两大排泄器官,易感染导致炎症,炎症会导致月经不调。从中医角度看湿热易蕴结于下焦。

二要活血化瘀。从西医角度看有炎症就会有充血,有充血就会有渗出,日久会积为瘀血,故需活血化瘀,从中医角度看女性月经不调与瘀血密切相关,通过活血化瘀可使血流通畅,瘀滞消散。

2014 年 4 月《中国中医药报》

裴正学临证经验 毓麟珠治疗不孕症经验

祁琴

　　裴正学认为不孕症的辨证,首先依据月经的变化、带下病的轻重程度;其次依据全身症状及舌脉,进行综合分析,明确脏腑、气血、寒热、虚实以指导治疗。治疗重点是温养肾气、调理肝气,使经调病除则胎孕可成。

　　输卵管相当于古文献中的"胞络"、"冲任",阻塞不通,必为有形之物如瘀血、痰湿等瘀阻于内,胞络阻滞,无法摄精成孕。

　　毓麟珠药方出自《景岳全书》五十一卷,为治疗不孕症之专方。裴正学在50多年的行医过程中,运用此方加减治疗不孕症,疗效显著,现总结如下。

一、对不孕症的认识

　　裴正学非常认同《内经》:"女子一七,肾气盛,齿更发长。二七,天癸至,任脉通,太冲脉盛,月事以时下,故有子"的论述。虽然,临床上心、肝、脾、肾均与生殖功能关系密切,但肾在不孕症病机中起到主导作用,肾为先天之本,主藏精气,是人体生长、发育、生殖的根本。肝主藏血,主冲任。若肝气不疏,情志不畅,则肝郁气滞,疏泄失职,脉络受阻,月经不调,以致冲任不能相资,导致难以受孕。所谓"乙癸同源",即肾阴的滋长亦有赖于肝阴的滋养,肝阴亏虚,可致血海不充,影响到精卵成熟。他认为输卵管相当于古文献中的"胞络"、"冲任",阻塞不通,必有有形之物如瘀血、痰湿等阻于内,胞络阻滞,无法摄精成孕。

裴正学常强调输卵管阻塞性不孕患者大多存在着盆腔炎性渗出、增生、纤维化、钙化等不同的病理变化,造成局部组织增生黏连、血液循环障碍或微血栓形成等。这些病理变化均相当于中医学理论中的"瘀血内阻"范畴。因此,输卵管阻塞性不孕的病因以"瘀"为主。

二、治疗

裴正学认为不孕症的辨证,首先依据月经的变化、带下病的轻重程度;其次依据全身症状及舌脉,进行综合分析,明确脏腑、气血、寒热、虚实,以指导治疗。治疗重点是温养肾气、调理肝气,使经调病除则胎孕可成。此外,还须情志舒畅,房事有节,以利于成孕。

肾虚:若肾阳虚者,症见婚久不孕,月经后期,量少色淡,甚则闭经,平时白带量多,腰痛如折,腹冷肢寒,性欲淡漠,小便频数或失禁,面色晦暗,舌淡,苔白滑,脉沉细而迟或沉迟无力。治宜温肾助阳固精。方以毓麟珠合金匮肾气丸加减。

若肾阳至虚,寒客胞中者,症见月经后期,小腹冷痛,畏寒肢冷,面色青白,脉沉紧,治宜温经散寒,方以毓麟珠合艾附暖宫丸。

若肾阴虚者,症见婚久不孕,月经错后,量少色淡,头晕耳鸣,腰酸腿软,眼花心悸,皮肤不润,面色萎黄,舌淡,苔少,脉沉细。治疗法则:滋肾养血,调补冲任。方以毓麟珠合六味地黄汤加减。

肝郁:多年不孕,月经愆期,量多少不定,经前乳房胀痛,胸胁不舒,小腹胀痛,精神抑郁,或烦躁易怒,舌红,苔薄,脉弦。治疗法则:疏肝解郁理气。方药:毓麟珠合逍遥散加减。

方中菟丝子、鹿角霜、杜仲补肾强腰膝而益精髓,人参、白术、茯苓补气,当归、白芍养血调经,川椒温督脉以扶阳,当归、白术活血养肝;柴胡、白芍疏肝解郁理气;全方共奏疏肝解郁,调经助孕之效。

若肝郁脾虚者,兼见不思饮食,倦怠嗜卧等,治宜疏肝理脾,养血调经,方用毓麟珠合开郁种玉汤(当归、白芍、白术、茯苓、花粉、丹皮、香附)加减。

瘀血阻滞:多年不孕,月经后期,量少或多,色紫黑,有血块,经行不畅,甚或漏下不止,少腹疼痛拒按,经前痛剧,舌紫黯,或舌边有瘀点,脉弦涩。治疗法则:活血化瘀,温经通络。方药:毓麟珠合少腹逐瘀汤加减。

湿热下注:月经提前或一月两至,经色鲜红质稠,或崩中漏下淋漓不断,带下量多,色黄有臭味,或带有血丝,阴中瘙痒,口苦咽干,腰酸肢倦,小便黄赤,舌质红苔薄黄,脉象滑数。常见于盆腔炎、滴虫性阴道炎、霉菌性阴道炎以及宫颈糜烂等所致不孕。治疗法则:清热解毒、利湿止带。方用:毓麟珠合止带汤加减。

方中猪苓、茯苓、车前子、泽泻利水除湿;茵陈、黄柏、栀子清热泻火解毒;赤芍、丹皮凉血化瘀,菟丝子、鹿角霜、杜仲补肾强腰膝而益精髓,合牛膝活血,并能引药下行,直达病所以除下焦湿热。

若肝经湿热下注者,症见带下量多,色黄或黄绿如脓,质黏稠或呈泡沫状,有臭气,伴阴部痒痛,头晕目眩,口苦咽干,烦躁易怒,便结尿赤,舌红,苔黄腻,脉弦滑而数。治宜泻肝清热除湿,方用毓麟珠合龙胆泻肝汤加苦参、黄连。

若湿浊偏甚者,症见带下量多,色白,如豆渣状或凝乳状,阴部瘙痒,脘闷纳差,舌红,苔黄腻,脉滑数。治宜清热利湿,疏风化浊,方用毓麟珠合萆薢渗湿汤加苍术、藿香。

三、病案举例

[案例1]李某,女,33岁。

主诉:婚后3年未孕。该患者3年来未避孕仍未受孕;既往月经基本规律,半年来双侧小腹隐痛,坠痛不止,得热痛减,伴有腰部酸痛,劳累及经前加重,白带量多色白。平时手脚偏凉,畏寒,时有便秘。3 年前曾人工流产两次。配偶生殖功能正常。排卵试纸监测排卵功能正常。当地医院 B 超查:右侧输卵管积水约 4cm×3cm×2cm,左侧输卵管积水约 5cm×6cm×5cm,当地医院建议手术,患者拒绝遂来求治。诊见舌质黯,苔白,脉沉紧。中医诊断:继发性不孕症,症属寒凝血瘀。治宜温经散寒、活血化瘀。

处方:三棱 15g,莪术 15g,丹皮 10g,肉桂 6g,延胡索 15g,乌药 10g,当归 20g,桃仁 10g,红花 10g,川芎 10g,白芍 15g,菟丝子 10g,鹿角霜 10g,杜仲 10g,川椒 10g,吴茱萸 10g,茯苓 12g。30 剂,水煎服,日 1 剂。

二诊:腰痛、腹痛、手脚偏凉及便秘均较前减轻,B 超检查:右侧输卵管积水已消失,左侧输卵管呈索条状增厚,白带仍偏多。舌质黯,脉沉涩。

处方:前方改为吴茱萸 20g,茯苓 20g,改当归为山药 20g,余同前方。

三诊:腰痛,腹痛症状明显减轻,白带较前减少。便秘缓解。复查 B 超:双侧输卵管积水消失。舌淡,苔白,脉沉。

处方:党参 10g,白术 10g,茯苓 10g,当归 10g,川芎 10g,白芍 15g,菟丝子 15g,鹿角霜 10g,杜仲 10g,川椒 10g,延胡索 15g,乌药 20g,丹皮 10g,肉桂 6g,仙茅 15g,淫羊藿 20g。服药 1 月后,输卵管造影检查:双侧输卵管通畅。次年六月剖宫产产下 1 女婴。

[案例 2]

李某,女,31 岁。

诉:结婚 5 年未孕。该患者结婚 5 年,未避孕而至今未孕。平素月经先后不定期,经量或多或少,色黯,有血块,无痛经,经前乳房胀痛,情绪烦躁,带下量少。月经周期 22~38d,经期 3~4d。

曾行输卵管造影提示:输卵管通畅。夫妇抗精子抗体阴性,其丈夫行精液常规检查未见明显异常。患者查舌质淡黯,苔白,脉沉弱。行妇科检查未见明显异常。

诊断:不孕症,症属肝气郁滞。治以疏肝解郁,调经。

方药:柴胡 10g,当归 10g,川芎 10g,枳壳 15g,陈皮 6g,香附 10g,白芍 10g,青皮 10g,郁金 15g,瓜蒌 15g,淫羊藿 15g,路路通 15g,王不留行 15g,菟丝子 10g,鹿角霜 10g,杜仲 10g,川椒 10g。30 剂,水煎服,日 1 剂。

二诊:月经来潮,量中等,色暗红,血块减少,经前乳胀及烦躁症状消失,自觉手心烦热。查舌质淡黯,苔白,脉弦。

方药:上方加桃仁 10g,红花 10g,牛膝 15g,女贞子 15g。30 剂,水煎服,日 1 剂。

三诊:月经来潮后 3d,量增多,色红,无血块,经前无明显不适,现觉手心烦热,腰酸。查舌质红,苔白,脉沉弦。

方药:上方加银柴胡 15g。30 剂,水煎服,日 1 剂。

四诊:月经周期基本调至正常,量中等,色红,经前无明显不适。查舌脉同前。因月经期、量、色、质基本调至正常,经期伴随症状缓解,故给予助孕治疗。

方药:党参 10g,白术 10g,茯苓 10g,当归 10g,川芎 10g,白芍 15g,菟丝子 15g,鹿角胶(烊化)10g,杜仲 10g,川椒 10g,仙茅 15g,续断 10g,延胡索 10g,香附 10g,砂仁 6g,路路通 15g,通草 15g,淫羊藿 15g,川楝子 20g,巴戟天 10g。30 剂,水煎服,2 日 1 剂。

五诊:已停经 30d,自觉乳房稍胀。查舌质红,苔白,脉弦稍滑。行尿妊娠试验呈阳性。行超声检查示宫内可见妊娠囊,未见明显异常。诊断为早孕。嘱患者注意休息,禁房事。孕期顺利,次年顺产 1 男婴。

2014 年 2 月 19 日《中国中医药报》

裴正学临证经验 治疗浆细胞性乳腺炎经验

张丑丑

　　浆细胞性乳腺炎,简称浆乳。浆乳不是细菌感染所致,而是导管内的脂肪性物质堆积、外溢,引起导管周围的化学性刺激和免疫性反应,导致大量浆细胞浸润,故称浆细胞性乳腺炎。该病反复发作,破溃后形成瘘管,可以继发细菌感染,经久不愈。浆乳发生与乳头发育不良有关,乳头凹陷畸形也必然造成导管的扭曲、变形。导管就很容易堵塞,导管内容物为脂性物质,侵蚀管壁造成外溢,引起化学性炎症,形成小的炎性包块。

　　裴正学认为本病属于中医学之"粉刺性乳痈"范畴。属肝郁气结,寒痰凝滞之证。治疗宜用以下四法:一是疏肝清热,活血消肿:以柴山合剂为主, 用于肝经郁热, 气血瘀滞之肿块疼痛明显的患者。二是清热解毒,消肿散结:以仙方活命饮为主,用于乳房肿块红肿、疼痛严重者。三是托里透脓:以托里透脓散为主,用于脓肿溃破不愈,或切开后久不收口者。四是温阳散结法:以阳和汤为主,用于肿块皮色不变、漫肿无头者。以上诸法通常随症进退。

　　[病案1]吴某,女,35岁,教师,初诊,2009年1月15日初诊。

　　患者于2月前突然出现右侧乳房红肿热痛,有硬结,且伴有恶寒发热。就诊于甘肃某省级综合医院,完善检查后诊断为:浆细胞性乳腺炎,给予抗炎治疗后未见疗效。后出现局部热痛,化脓破溃,伤口流出脓样物质,疼痛异常,稍有活动则疼痛加重。因患者惧怕手术,故求诊于中医。

刻诊:右侧乳房广泛肿胀,色暗红,皮肤绷紧,疼痛拒按,右乳头上方破溃流脓,大便尚可,舌苔薄黄,脉细数。西医诊断:浆细胞性乳腺炎。中医诊断:粉刺性乳痈。治法:清热解毒、消肿散结,方用仙方活命饮合阳和汤加减。

处方:蒲公英15g,金银花15g,天花粉10g,赤芍10g,桔梗12g,当归10g,炙黄芪30g,皂角刺30g,穿山甲10g,生薏仁30g,乳香6g,没药6g,陈皮6g,熟地10g,麻黄10g,白芥子10g,炮姜6g,肉桂6g,鹿角胶(烊化)10g,甘草6g。

二诊,服10剂后破溃流脓明显好转,肿胀疼痛较前减轻。在原方基础上加三棱10g,莪术10g,海藻10g,昆布10g。服用20余剂后痊愈。

[病案2]明某,女,33岁,职员,2009年5月10日初诊。

患者3月前出现左乳晕下包块,肿胀,疼痛,曾就诊于兰州某综合医院行切开引流术,并大量使用头孢类抗生素治疗1月无效。为求中西结合治疗,遂来就诊。刻诊:左乳晕下40mm×20mm×15mm包块,左乳头凹陷,乳晕内侧见两处瘘口,伤口潮湿,挤压后有牙膏样分泌物溢出,局部皮肤微红。患者素体虚弱,易感冒,舌淡苔白腻,舌边有齿痕,脉弦细。

西医诊断:浆细胞性乳腺炎。中医诊断:粉刺性乳痈。辨证属肝经郁热,气血瘀滞。方用托里透脓散合柴山合剂加减。

处方:党参10g,白术10g,黄芪30g,当归10g,皂角刺30g,穿山甲15g,乳香6g,没药9g,柴胡10g,山栀10g,木通6g,路路通6g,郁金6g,花粉10g,三棱10g,莪术10g,海藻10g,昆布10g,夏枯草10g。

二诊,服10剂后肿块缩小,分泌物明显减少,瘘口变浅。上方加肉苁蓉10g,连服30剂后,乳瘘管干燥愈合,临床症状痊愈。随访 3 月无复发。

　　按：裴正学认为：肝郁气结，结聚成块，郁久化热，肉腐成脓，溃则为瘘；日久则痰凝血瘀。故常用仙方活命饮、柴山合剂、阳和汤、托里透脓散加减。方中黄芪托毒生肌，配伍当归和营养血消痈；蒲公英、金银花、赤芍清热解毒、凉血活血；皂角刺、穿山甲软坚散结，辅以天花粉、桔梗、生薏仁解毒排脓；栀子、夏枯草解肝经郁热。

　　鉴于此病经久难愈，乃属阴翳之邪，裴正学则在前述方药中加肉苁蓉以通肾阳。方中熟地、鹿角胶生精补血，肉桂、炮姜温散寒邪而通利经脉，麻黄开腠理而见阳光，白芥子祛顽痰助姜桂以散寒。

2014 年 2 月 26 日《中国中医药报》

裴正学教授自拟乳腺消瘤汤
治疗乳腺纤维瘤的经验

展文国

【摘要】目的：介绍裴正学教授应用自拟乳腺消瘤汤治疗乳腺纤维瘤的临床经验。方法：通过门诊病例分析应用。结果：乳腺消瘤汤可以使乳腺纤维瘤瘤体缩小，乳腺增生软化，不复发，副作用少，效果明显。结论：乳腺消瘤汤治疗乳腺增生和纤维瘤效果满意。

【关键词】乳腺消瘤汤；病例、经验；裴正学

乳腺纤维瘤是乳腺小叶内纤维组织和腺上皮的混合性良性肿瘤，是乳房常见病。病因与内分泌功能紊乱，雌性激素增高，刺激乳腺使乳腺导管上皮和纤维组织不同程度增生有关。西医采用手术切除和激素疗法，但均易复发，中药内服和外治可以有效地减轻或消除乳腺组织增生和纤维瘤。裴正学教授是甘肃省肿瘤医院首席专家，博士生导师，全国名中医，擅治各种疑难疾病，本人有辛师从于裴教授，现将其治疗乳腺纤维瘤的经验报告如下。

一、病因病机

裴教授认为乳头属足厥阴肝经，乳房属足阳明胃经。肝主疏泄，若情志不畅，肝气郁结，冲任失调，气血瘀滞，血瘀痰凝，蕴结乳络，阻塞不通，不通则痛；或阳明胃热，火热循经上延，毒热蕴结，化

脓成痛;脾虚运化失调,痰湿内生,痰瘀互结于乳房而为乳癖。故肝郁气滞,痰凝血瘀,毒热蕴结是其主要病机。

二、治法与方药

裴教授积多年临床经验,依上述病机,以疏肝理气,活血化瘀,软坚散结,清热解毒为其基本治则。拟方"乳腺消瘤汤"。柴胡、鳖甲、木通、制乳没、当归、三棱、败酱草、肉苁蓉、汉三七、水蛭等。随证加减;乳腺疼痛较剧加元胡、川楝子;肿块质硬加皂角刺、生牡蛎;合并月经不调加香附、益母草;附件炎加生龙牡、乌贼骨;子宫肌瘤、卵巢囊肿加桂枝茯苓丸;合并乳腺炎加仙方活命饮、托里透脓散;体质差加黄芪。适应证:适用于乳腺炎,乳腺增生、乳腺纤维瘤、浆细胞性乳腺炎等。

三、典型病例

(一)王某,女,28岁,产后三月乳腺胀痛求诊。查体:左乳可触及 2cm×2cm 肿块,质软。右乳外象限可触及 2cm×2cm 大小肿块。质地韧,压痛明显。钼靶扫描示双乳增生合并乳腺纤维瘤。因产后三月断奶,随之乳腺胀痛,不能泌乳。心烦急躁,口干便秘,恶露已净,白带多,舌质红,苔白腻,脉滑数。患者不愿手术治疗,随予以中药调理。诊断:双乳增生合并乳腺纤维瘤。中医辨证:肝郁气滞,热毒蕴结。治则:疏肝理气,活血化瘀。方药:乳腺消瘤汤加减。柴胡 10g,鳖 10g,木通 6g,制乳没各 6g,当归 10g,郁金 10g,三棱 10g,莪术 10g,败酱草 15g,肉苁蓉 10g,水蛭 10g(分冲)。水煎服,1 剂/d。二诊,上方服药 14 剂,乳腺疼痛减轻,月经正常,白带多,上方加生龙牡各 15g,乌贼骨 15g,继续服药 1 月,左乳肿块消失,右乳肿块变小,将上述药蜂蜜为丸,一日 2 丸,巩固疗效。服用半年后肿块消失,后随访 1 年在未复发。

(二)刘某,女,30岁,乳腺疼痛 3 月。每次经来时双乳腺胀痛,月经提前一周,量多,色暗红夹有血块,心烦急躁,焦虑不安,头晕失眠,梦多。查体:右侧乳腺 1×2cm 肿块,质地韧而不硬,压痛明显,可触及与周围组织分界不清的结节,两侧腋下无肿大淋巴结。经钼靶和乳腺彩超检查确诊为左侧乳腺增生合并右乳腺纤维瘤。舌质红,苔薄白,脉滑弦。诊断:月经不调,乳腺增生合并乳腺纤维瘤。中医辨证:肝郁血热,气滞血瘀。治以疏肝解郁,活血化瘀调经。方药:丹栀逍遥散加消瘤汤加减。药物组成:丹皮 6g,山栀子 10g,当归 10g,白芍 10g,柴胡 10g,白术 10g,茯苓 10g,甘草 6g,穿山甲 10g,木通 6g,郁金 10g,制乳没 6g,三棱 10g,莪术 10g,败酱草 15g,香附 10g,益母草 20g。水煎服,1 剂/d。同时服药期间忌服辛辣油腻及刺激之品,尽量保持心情舒畅。二诊,服药 14 剂后,乳腺疼痛减轻,心烦急躁好转,仍失眠,于远方中加入炒枣仁 20g。加减服用三月病情好转,纤维瘤消失,随访 2 年再未复发。

四、体会

乳腺纤维瘤好发于青春期后任何年龄的女性,多为单发或多发。临床以无痛性肿块,乳头无脓液,腋窝淋巴结无肿大为特点,肿块表面光滑呈圆形或椭圆形,边界清晰,质地柔韧,于周围组织无粘连,生长缓慢。

乳腺纤维瘤属中医"乳癖"范畴。因七情所伤,忧思过度,肝失疏泄,气机郁结,痰湿凝聚,气血凝滞而形成肿块。以疏肝理气调气机,活血化瘀通乳络,化痰软坚散郁结为治疗准则。乳腺消瘤汤方中柴胡、郁金疏肝行气止痛为君药;当归、制乳没、鳖甲活血化瘀,行气止痛为臣药;三棱、莪术、汉三七、水蛭化瘀软坚散结共为佐药;肉苁蓉补肾温阳散寒。蒲公英、败酱草清热解毒共为使药。适于邪实正气未虚者,如正气亏虚,乏力、出汗、消瘦宜滋阴益气,化瘀散结治之。本方煎汤浓缩至膏,加入冰片、胡麻油制成膏剂,外敷于乳房,达到拔毒祛瘀,去腐生肌,消肿止痛的功效,有利于乳腺增生或纤维瘤的消除。实验研究表明[1]·柴胡、夏枯草、当归、三棱、莪术、海藻、昆布有行气活血、软坚散结之功效,可调节肝脏增强对雌激素灭活功能,降低雌激素水平,使乳腺增生、腺瘤组织消散软化。

参考文献

刘玉兰,杨景泓.消癖散结胶囊治疗乳腺增生病100例观察[J].实用中医药杂志,2006,22(12):737.

《心理医生》(下半月版) 2012 年 7 期

浅谈裴正学教授治疗
月经病经验

展文国

【摘要】目的：介绍裴正学教授治疗月经病的经验。方法：通过门诊病例加以分析阐述。结果：裴教授治疗月经病通常以健脾补肾，舒肝养血，活血化瘀，调和冲任而取得疗效。结论：月经病治疗重在调理肝脾肾及冲任二脉，气血调和则经血正常。

【关键词】月经病；辨证论治；病例；裴正学

月经病是指以月经的期、色、质、量的异常及伴随月经周期所出现的各种症状为特征的一类病症，也是女性的常见病[1]。

裴正学教授是我国著名的中西医结合专家，主任医师，博士研究生导师，国家级高徒导师，中国中医药学会终身理事，甘肃省肿瘤医院首席专家。裴教授学贯中西，医学理论深厚，临床经验丰富，对妇科月经不调辨证论治，效果显著。

一、月经病的病因病机

裴教授认为月经病因外感邪气、内伤七情，或先天肾气不足，房劳多产，饮食不节，脾胃受损，致脏腑功能失常，气血不和，冲任亏虚而发为月经病。西医认为与卵巢、体内激素调节功能紊乱有关。

二、辨证施治

(一)审症求因,辨证论治

对于月经先期、月经过多、经期延长、经间期出血、经行发热、崩漏等不同的妇科病症,其病因多为血热。妇女以血为本,月经以血为用,妇科经、孕、产、乳均可耗损阴血,致虚热内生,血热妄行。滋阴养血,方用两地汤、二至丸、四物汤等。痛经、月经延后、闭经或崩漏、不孕不育等症,均与肾阳虚衰,寒凝胞宫有关。肾为冲任之本,肾阳虚衰,阴寒内盛,则生痛经。治以温暖宫胞,方用大温经汤。精血同源,肾精亏损则月经推后、卵巢早衰、以致闭经、不孕,方用桂附八味丸、毓麟珠加味。

(二)重视调理脏腑气血关系。

1.补肾为主,治本以调经。《景岳全书.妇人规》云"故调经之要,贵在补脾胃以资血之源,养肾气以安血室,知斯二者,则尽善矣。"《傅青主女科》说"经水出诸肾"。肾乃先天之本,肾藏精,主生殖,为天葵之源,冲任之本,气血之根[2]。肾虚精血不足,月经量少,或推迟,治以填补精血,补肾温阳,阴得阳升,泉源不歇。方用右归丸、受胎丸、归肾丸。

2.疏肝理气,养血调经,擅用活血化瘀。肝藏血,肝体阴而用阳,肝血不足,则肝阳上亢,火盛风动。肝主疏泄,疏泄失职,则肝郁气滞,郁而化火,可致月经先期、月经过多、经期延长、崩漏、经行吐衄。治以疏肝理气,养血调经。方用丹栀逍遥散、四物汤、二至丸。气滞血瘀,则出现血症、痛经、癥瘕积聚、月经不调、闭经。治以活血化瘀,方用桃红四物汤、少腹逐瘀汤等。

3.健脾生血,以资先天。脾胃为气血生化之源,经、孕、产、乳均赖之以濡养。肾主先天,肾藏精,主生殖,先后天相互滋生,精血互补,共司月经。方用香砂六君子汤、补中益气汤、人参归脾汤、固冲汤可供选择使用。

4.调补冲任,填补奇经。"冲为血海","任主胞胎",二者相资,故能有子。冲脉亏虚,则月经不调,乳汁不通;任脉损伤,出现带下、妊娠、产后诸疾。故任脉为孕产之本,冲脉为经乳之流。方药:大补元煎、归肾丸、受胎丸加减。

三、典型病例

[案]李某,女 18 岁,月经提前一周,经来量多,淋漓不断半月未净。疲乏无力,头晕失眠,颜面微黄,食欲不振。初潮 13 岁,血压:90/60mmHg。诊断:1 月经不调(提前),2 漏证,3 低血压病。归脾汤加固冲汤加味。党参 15g,白术 10g,黄芪 10g,甘草 6g,炒枣仁 10g,龙眼肉 10g,五倍子 10g,棕炭 10g,生龙牡各 15g,乌贼骨 15g,白芍 10g,山萸肉 10g。二诊,上方服用 14 剂后,经血停止,头晕失眠好转,自觉腰酸困。证属肾气不足,归脾汤加杜仲、川断、破故纸、艾叶 14 剂痊愈。

按 少女月经提前淋漓不断,头晕失眠,属脾不统血之漏证,以归脾汤引血归脾,固冲汤固冲摄血,调补冲任。党参、白术、黄芪益气健脾,炒枣仁、龙牡安神镇静,白芍、乌贼骨、山萸肉、棕炭固涩止血。二诊以益气健脾,补肾固本,先后天相互滋生,精血互补,则经血自调。

[案]李某,女,38 岁。月经推迟一周,每次经来少腹冷痛,月经量多,有血块,色黯红,白带多,质清晰,手脚冰凉,舌质红,苔白,脉弦紧。B超:子宫腺肌症,卵巢囊肿。诊断:1 子宫腺肌症,卵巢囊肿,2 月经不调,痛经,3 附件炎。中医辨证:寒凝胞宫,气滞血瘀,兼寒湿下注。治则:温经散寒,活血化瘀。方药:少腹逐瘀汤加温经汤。桃仁 10g,红花 6g,当归 10g,白芍 10g,川芎 6g,干姜 6g,小茴香 10g,蒲黄 10g,五灵脂 10g,桂枝 10g,党参 10g,元胡 10g,川楝子 20g,龙骨 15g,牡蛎 15g。二诊,上方服用 14 剂后腹痛减轻,四肢渐温,白带减少。上方取生龙牡加三棱 10g。守方服用三月,配服桂枝茯

苓丸月经周期恢复,随访半年月经正常。

　　按子宫腺肌症(子宫内膜异位症),以痛经进行性加剧,伴腹部包块、结节为特征[3]。冲任血瘀则经来腹痛,量多有血块,阳虚寒凝,寒客胞宫,四肢怕冷,少腹冷痛。故用温经散寒,活血化瘀,调理冲任治之。少腹逐瘀汤活血化瘀,五灵脂、蒲黄、元胡、川楝子化瘀行气止痛。温经汤温通胞脉。龙骨、牡蛎、乌贼骨收涩止带。桂枝茯苓丸,缓消癥块。三棱、莪术伍用活血化瘀,行气止痛,化积消块,用于闭经、腹中包块[4]。

　　[案]李某,女,27岁,结婚4年未孕,平时月经周期错后,现月经6月未至。经妇科检查:继发性闭经。曾人工流产三次,以后月经逐渐减少。平时白带少,腰酸乏力,舌质淡苔薄白,脉沉细。西医诊断:1闭经。2卵巢早衰。3继发性不孕症。中医辨证:冲任亏虚,气血虚弱。治则:补气养血,调补冲任。处方:毓麟珠加味。当归10g,芍药10g,熟地10g,川芎10g,党参15g,白术10g,茯苓10g,甘草6g,杜仲10g,菟丝子10g,鹿角胶10g,川椒6g,香附10g,益母草15g,紫河车10g(冲服)。水煎服,每日一剂。二诊,上方连服30d,月经来临,量偏少,少腹痛,精神稍好,症属宫寒血瘀,冲任不足。上方加桂枝10g,干姜6g,吴萸6g,阿胶10g,麦冬10g。三诊:服药30剂后,月经已正常,量适中。嘱其经前服用毓麟珠,经后服用温经汤。连续服用二月,月经正常。半年后怀孕,顺产一男婴,身体健康。

　　按 月经推后,又多次人工流产,导致卵巢、体内激素调节功能紊乱,出现卵巢早衰、闭经不孕[5]。此乃冲任损伤,气血不足。毓麟珠补肾填精,调补冲任。紫河车粉,为血肉有情之品,以脏补脏,填补奇经,大补气血[6];温经汤补肾温阳散寒,养血祛瘀,共凑精血同源,肝肾同治之妙,诸方合用,月经调和,精血充足,摄精成孕。

参考文献:

[1]罗元恺.中医妇科学[M].上海:科学技术出版社,1989,4:

36~55.

[2]戈杰,周姣慧,伍玥.右归丸妇科临床应用举隅[J].甘肃中医,2010.23(11):16~18.

[3]韩国浩,杨越.活血化瘀法治疗子宫内膜异位症42例[J].甘肃中医,2009,22(11):34~35.

[4]吕景山,施今墨药对[M].北京:人民军医出版社,2010,12:242~243.

《健康必读·下旬刊》2012年08期

裴正学教授活血化瘀法在
妇科疾病中的应用体会

展文国

裴正学教授认为附件炎是一切妇科疾病之基础,80%~90%的妇科疾病是在附件炎的病理基础上产生的。由于女性生殖器官之特殊性,其前有膀胱,后有子宫、直肠,受身体排泄分泌物之影响,易造成妇科盆腔感染、充血、水肿。临床症状可见下腹部疼痛,白带增多,腰痛,月经不调等,且经来腹痛,月经色暗红,有血块,谓之曰"盆腔瘀血综合征"。此病之主要病机为瘀血内阻,热毒炽盛,西医认为属盆腔感染,裴教授提出活血化瘀,清热解毒,调理冲任的治疗法则,对妇科疾病的治疗有很好的借鉴意义。

一、妇科疾病因瘀致病,提出活血化瘀法则

妇科疾病中因瘀血致病的当属盆腔瘀血综合征,此病因感染可导致瘀血,瘀血又可导致感染,二者相互依赖,相互影响。现代西医对此疾病诊断为慢性盆腔炎,动辄头孢哌酮、盐酸左氧氟沙星、奥硝唑等抗生素大量使用,单一消炎,短时间内临床症状得以缓解,长期疗效不佳。因西医未能使用活血化瘀药以消除疾病的致病性,即妇科系统存留之瘀血。中医以活血化瘀为基础治疗,活血化瘀药可以明显改善此类瘀血症状。张仲景《金匮要略》中说:"妇人宿有癥病,经断未及三月,而得漏下不止,胎动在脐上者,为癥痼

害。妊娠六月动者,前三月经水利时,胎也。下血者,后断三月血不止也,其症不去故也,当下症其,桂枝茯苓丸主之。"说明桂枝茯苓丸具有活血化瘀,消散症块的功能。下腹部疼痛伴有白带多,色黄,食欲不振,疲乏懒言,小便黄赤,大便干结,舌红脉弦滑,此为妇科常见之附件炎,属于脾虚湿热带下病,以清热解毒,健脾燥湿治疗;故妇科一切炎症必须要活血化瘀,其次要清热解毒和调节冲任。

二、活血化瘀需结合中医辨证施治,灵活运用

(一)月经不调病

经期提前属热,经期错后属寒,提前、错后不定者属寒热交错,其共同之病因乃气血瘀滞,均已活血化瘀为基础治疗。临床上 50%~60%的妇科病以瘀血为主,20%~40%有内分泌功能紊乱引起,此类疾病必须要疏肝以调节冲任。因肝主疏泄,肝之疏泄失职,则气滞血瘀。故而疏肝理气,活血化瘀为本病之主要治则。"气行则血行,气滞则血瘀"。"气为血帅,血为气母"。故活血化瘀需和理气行气药相结合,才能达到气血同治。《内经》云"女子二七而天葵至,任脉通,太冲脉盛,月事以时下,故有子。七七任脉虚,太冲脉衰少,天葵歇,地道不通,故形坏而无子也。"二七而天葵至是正常之月经来潮;七七天葵歇,月经绝经,亦为正常之生理周期。如七七月经仍淋漓不断者,一为血热,二为血瘀,三为脾虚。血热者肝郁也,肝气郁久化热,热迫血行,丹栀逍遥散、桃红四物汤加减;血瘀者气滞也,气滞则血瘀,血瘀则外溢,丹栀逍遥散、桃红四物汤、桂枝茯苓丸加味;脾虚者气失统摄也,血不循经而无所主,人参归脾汤,固冲汤主之。

(二)痛经、子宫内膜异位症

痛经是经期或行经前后下腹部剧烈疼痛或腰骶部疼痛并伴随一些植物神经功能紊乱的症状,如恶心呕吐,面色苍白,四肢厥冷,手足青紫等。其主要病机为充任失调,气滞血瘀,寒凝胞宫。女子以

血为用,气血瘀滞,血行不畅。或阳虚寒凝,血失温煦,寒客胞宫,冲任胞脉受阻,则经来腹痛。活血化瘀,温经散寒,调节冲任为其主要治法。气滞血瘀者以柴胡疏肝散,桃红四物汤,桂枝茯苓丸加减。合并子宫肌瘤、卵巢囊肿者加汉三七、水蛭、三棱、莪术、五灵脂、蒲黄等活血化瘀药。寒凝胞宫者以《匮要略》大温经汤,桃红四物汤,桂枝茯苓丸加减。如痛甚而厥,手足逆冷,为寒湿凝滞,阳气郁闭不能外达,可酌加炮附子、桂枝、干姜、细辛等温阳补肾药,以助气血运行。如血压低头晕眼花,加党参、白术、黄芪、麦冬、五味子益气健脾。

子宫内膜异位症是随着卵巢激素周期性变化而发生增殖、分泌和出血等症状。最常见的部位是卵巢、子宫直肠窝及子宫韧带。在卵巢内形成的囊肿又称巧克力囊肿。本病之主要临床症状为经来腹痛量多,继发性加重,腰骶部疼痛、性交痛、排便痛或肛门坠胀感。此病多由于情志不畅,肝气郁结,气滞血瘀,瘀血阻于胞宫,血行不畅,胞脉不通所致。治疗以少腹逐瘀汤,桂枝茯苓丸加减。此病因胞脉不畅可致不育证症,故需积极治疗。

(三)崩漏(子宫功能性出血)

崩漏是指妇女非周期性子宫出血,来势较急,势如破竹,病情极重,发展迅速,宜快速处理止血,以防血容量较低出现休克。多见于青春期和更年期妇女。主要病机是冲任不固,统摄无权。或肾气亏虚,封藏失职。或瘀血内阻,新血不守,血不循经。"急则治其标,缓则治其本",灵活运用塞流、澄源、复旧三法,随证运用。脾不统血者以归脾汤,固冲汤加减;肾气亏虚者以右归丸或左归丸加女贞子、旱莲草、生龙牡、乌贼骨、茜草、川断、杜仲、菟丝子、桑寄生、阿胶等收敛止血药;瘀血内阻者以胶艾四物汤,桂枝茯苓丸,生化汤加减。瘀血不去,新血不生,不论是脾虚失摄还是肾失封藏之出血,均可致宫内瘀血内阻,离经之血不能速归,故在上述治疗中均宜加入活血化瘀药,对于止血药也要选择止血而不留瘀,化瘀而不伤正之药,如茜草、泽兰叶、汉三七、棕榈滩、藕节炭、乌贼骨等,这也是中医学通因通用治法的体现。若阴道大量出血,兼肢冷汗出,昏仆不知人事,脉微细欲绝者,为气随血脱之危候,急宜补气固脱,方用独参汤,人参25g,水煎取浓汁,顿服,余药再煎顿服。或用生脉散救治,益气生津,敛阴止汗以固脱。若症见四肢厥逆,冷汗淋漓,又为亡阳之候,治宜回阳固脱,方用参附汤,人参、附子、生姜、大枣。

（四）不孕症

不孕症之发生冲任不调,气血瘀滞为主要病因,仍然需要活血化瘀治疗。郁久化热必然产生炎症,清热解毒为治疗之常法;血海亏虚,胞宫失养,月经过少或闭经等可致不孕,补气养血为主要治法;不孕症之病因包括输卵管不通、附件炎或雄性激素减少、染色体异常、癥瘕积聚以及男子精子数量低下、畸形等。另外频繁之药物流产致卵巢早衰、抗精子抗体阳性亦为不孕之因。临证需分别加以辨证施治,不要一味地活血化瘀。调节冲任(扶正固本),活血化瘀,清热解毒为治疗此病之三大法则。调节冲任有疏肝健脾、滋阴补肾、温阳补肾、补气养血等,常用方剂丹栀逍遥散,六味地黄汤、桂附地黄汤、保元汤、十全大补汤、育麟珠、大温经汤等;活血化瘀常用方有桃红四物汤、少腹逐瘀汤、血府逐瘀汤、失笑散、金铃子散、小活络丹、汉三七、水蛭等;清热解毒有五味消毒饮、仙方活命饮、托里透脓散、龙胆泻肝汤、草薢渗湿汤、草薢分清饮等。

上述治疗方剂中均需加入桃红四物汤活血化瘀,改善瘀血症状,减轻或消除炎症。另一方面,子宫肌瘤、卵巢囊肿、宫颈癌等疾患,常常伴有月经淋漓不断、腹部疼痛、腰痛等症状,活血化瘀药的使用可减轻疼痛,提高临床疗效。

2014-7-27《中国中医药报》

裴正学教授运用妇炎康方治疗慢性盆腔炎的临床经验

展文国　常娟

【摘要】通过分析典型验案,对裴正学介绍运用妇炎康方治疗慢性盆腔炎的经验进行总结。

【关键词】慢性盆腔炎;妇炎康方;临症经验;裴正学

慢性盆腔炎多由妇科急性炎症迁延而成。临床常见下腹部坠胀疼痛,或腰骶部酸痛,常在劳累、房事或月经前后腰痛加重。全身症状多不明显,偶有发热,或伴四肢酸困,乏力,纳差等。

裴正学教授是我国著名的中西医结合专家,主任医师,博士研究生导师,国家级高徒导师,中国中医药学会终身理事,甘肃省肿瘤医院首席专家。笔者经常临诊其侧,现将裴教授运用妇炎康方治疗慢性盆腔炎的临床经验报告如下:

一、慢性盆腔炎的病因及治法

外感邪毒与胞宫瘀血内结,湿热下注,与瘀血互结,阻碍气血运行,久病耗伤精血,肝肾虚损,气血亏虚。故外感邪毒,瘀血内结,湿热下注是其标,肝肾亏虚,气血不足是其本,治以标本兼治,急则治其标,缓则治其本,以清热解毒,活血化瘀,健脾补肾,除湿止带为其治疗法则。

二、裴正学教授经验

裴正学教授依此病机特点,自拟妇炎康方。该方有桂枝、茯苓、丹皮、桃仁、白芍、白鲜皮、生龙牡、乌贼骨、蒲公英、败酱草、马齿苋等组成,具有清热解毒,活血止痛,调经止带,杀虫止痒的作用,既可祛邪,又可扶正[1]。用于急慢性盆腔炎、子宫肌瘤、输卵管粘连、宫颈癌等妇科疾病。随症加减:痛经加延胡索 10g、川楝子 20g、五灵脂 10g、蒲黄 10g;盆腔积液加茯苓 10g、白术 10g、泽泻 10g;不排卵加淫羊藿 10g、菟丝子 10g、紫河车 10g、鹿角胶 10g、水蛭 10g;月经提前加丹皮 6g、山栀子 10g、当归 10g、白术 10g、柴胡 10g;月经错后加党参 10g、吴萸 6g、干姜 6g;腰骶酸困加杜杜 10g、川续断 10g、桑寄生 10g;腹胀纳差加枳壳 10g、厚朴 10g;月经过多,加阿胶 10g、焦艾叶 10g;月经过少加丹参 10g、鸡血藤 20g;怕冷加制附片 6g、鹿角霜 15g。盆腔粘连有肿块者加三棱、莪术各 10g 化瘀软坚;不完全性肠根阻加枳实 10g、厚朴 10g、大黄 10g、芒硝 10g;外阴瘙痒加白藓皮 15g、地肤子 10g、蛇床子 10g;白带多豆腐渣样属霉菌感染加艾叶 10g、茵陈 20g、槐花 15g、益母草 15g。还可用蛇床子 15g、苦参 30g、黄柏 10g、明矾 10g 加开水 2000ml 坐浴熏洗。白带呈灰黄色泡沫状,质稀薄,有腥臭味且外阴瘙痒者属滴虫性阴道炎,多由脾虚生湿,湿郁化热,湿热熏蒸,滴虫感染所致,加萆薢 10g,生薏米 30g、鹤虱 10g、蛇床子 10g;白带多质清无臭,属脾虚不能化湿,加完带汤:(人参、白术、甘草、山药、白芍、苍术、陈皮、荆芥穗、柴胡、车前子);白带多而腰痛者属肾虚加杜仲 10g、菟丝子 10g;带下色黄为湿蕴化热,加易黄汤:(黄柏、芡实、山药、车前子、白果);不孕不育症需查明原因进一步治疗。若因输卵管阻塞不通畅,可行输卵管通液治疗,原方中加炮山甲 10g、皂角刺 20g、路路通 10g、丹参 15g 活血化瘀,扩管通络;子宫发育不良加山萸肉 10g、紫河车 10g 等血肉有情之品;若因男方精子数量低下或弱精,则进一步治疗男性疾患。

三、验案举例

张某,女,45 岁,主诉:下腹部疼痛伴发烧两天。现病史:患者与一周前因药物流产后宫内残留物,行人工清宫术,术后二天出现左下腹部坠胀疼痛向腰骶部放散,发烧 T39°,寒战,阴道流暗褐色分泌物,腹胀,恶心呕吐,乏力纳差,服用消炎药和止血药症状减轻。舌质暗红,苔白腻,脉滑数。B 超提示:左侧附件增粗,盆腔子宫直肠窝液性暗区,深约 35 毫米。既往史:体健,无特殊。月经史:月经初潮 13 岁,经期 3 天,周期 25~27 天。月经规律,量少,色淡红。本次月经 2009 年 10 月 25 日。妇科检查:外阴发育正常,子宫前倾,大小如常,腹软,左下腹部压痛(+),反跳痛(+)。西医诊断:慢性盆腔炎,附件炎。中医辩证:药流损伤下元,外感邪毒,瘀血内阻。治以活血化瘀,清热解毒。方用自拟妇炎康方加减。桂枝 10g,茯苓 10g,丹皮 6g,桃仁 10g,白芍 10g,红花 6g,生龙骨 15g,生牡蛎 15g,乌贼骨 15g,延胡索 10g,川楝子 20g,蒲公英 15g,败酱草 15g,马齿苋 15g,苦参 20g,香附 6g,益母草 15g,甘草 6g。水煎服,一日一剂,7 剂。二诊,服药后下腹部坠痛减轻,腰痛好转,分泌物减少,再未发烧。乏力纳差,腹胀,舌红苔白,脉弦滑,取蒲公英、败酱草加党参 15g、白术 10g、黄芪 12g、杜仲 10g,生薏米 30g 健脾除湿。经三月调理治疗诸症痊愈,后随访半年未见异常。

四、体会

慢性盆腔炎属祖国医学之"带下"、"痛经"、"不孕"之范畴。裴老认为本病之病因与房劳多产,损伤肾气,素体脾虚,水湿内生,或饮食肥甘,生冷油腻,湿热下注有关;或因肝气郁结,气滞血瘀,与湿热互结,损伤冲任,气血不和而致病。产后感染,各种妇科手术感染,经期卫生不洁,或邻近器官的炎症蔓延如阑尾炎、腹膜炎亦可引起盆腔炎发生[2-3]。临床以下腹部疼痛，腰痛，白带多或发热为主证。治以活血化瘀，行气止痛，佐清热解毒，健脾止带。妇炎康方中桂枝温经散寒，调和营血。茯苓甘淡渗湿，健脾补气。丹皮清热凉血，桃仁，活血化瘀，润肠通便。白芍酸甘化阴，柔肝止痛。生龙牡、乌贼骨收敛止带。蒲公英、败酱草、金银花、连翘清热解毒，祛瘀止痛。马齿苋、苦参清热除湿，可抑制霉菌滋生。香附调经之圣品，行气止痛，益母草活血化瘀，调经止痛。诸药合用共奏活血化瘀，行气调经，清热解毒之功。活血化瘀，清热解毒可促进盆腔炎症吸收，缓解粘连，软化肿块，改善血液循环[4]。

参考文献

[1] 裴正学.妇炎康方治疗慢性盆腔炎的实验的研究[M].兰州:甘肃科技出版社,2003.02:320~322.

[2] 从春雨.慢性盆腔炎治疗,中医妇科临床经验[M].北京:中国中医药出版社,1994.02:204~205.

[3] 罗元凯.带下病.中医妇科学[M].1989.04:90~91.

[4] 李廷国,自拟盆腔炎方治疗慢性盆腔炎72例,西部中医药[J],2011.10:58~59。

《中国实用医药》2012年 第11期

裴正学教授运用温经汤化裁治疗卵巢早衰的经验

展文国

【摘要】通过分析典型验案,对裴正学教授运用温经汤化裁治疗卵巢早衰的经验总结。

【关键词】卵巢早衰;温经汤;经验总结;裴正学

卵巢早衰是指妇女在 40 岁以前出现卵巢功能衰退的现象,有持续性闭经和卵巢萎缩,雌激素水平下降,促性腺激素水平上升[1]。临床表现月经过少、甚至闭经,潮热盗汗,焦虑抑郁,心烦急躁,失眠头昏,阴道干涩,白带减少,性欲减退,皮肤暗斑等绝经前后症状。

裴正学教授是我国著名的中西医结合专家,主任医师,博士研究生导师,国家级高徒导师,中国中医药学会终身理事,甘肃省肿瘤医院首席专家。擅长治疗各种疑难杂症。本人有幸师从于裴老,聆听其教诲,现将裴正学教授运用温经汤化裁治疗卵巢早衰的经验报告如下。

一、卵巢早衰的病因病机

卵巢早衰属中医之"血枯"、"经闭"、"不孕"的范畴。《素问·上古天真论》云"女子七岁,肾气盛,齿更发长;二七而天癸至,任脉通,太冲脉盛,月事以时下,故有子。……七七,任脉虚,太冲脉衰少,天癸竭,地道不通,故形坏而无子也。"[2]由此看出,天癸是产生月经的重要物质基础,而天癸是由肾中精血化生而来,故肾为天癸之源,冲任之本。肾为气之根,肾主藏精,主生殖发育;精能生血,精血同源,相互滋生,孕育生命。流产房劳伤肾,耗伤精血,肾阴不足,冲任亏虚则月经过少;肾阳虚损则寒从内生,不能温煦胞脉,致宫胞虚寒,影响气血运行,则经来腹痛或闭经[3]。肝藏血,主疏泄,肝气郁结则心烦易怒,两胁作痛。血虚肝郁则目涩眼花。精血同源,肝肾亏虚则冲任二脉虚损,月经稀发、闭经。脾胃为气血生化之源,又冲脉隶于阳明,脾胃气血健旺,血海满盈,月事以时。故肝郁,肾虚,脾虚,冲任亏虚,宫胞虚寒是卵巢早衰之主要病机。

二、裴正学教授经验

裴教授认为宫胞虚寒,冲任瘀阻是本病之病机特点。依此病机特点,选用金匮温经汤为基础方,进行化裁加减治疗,疗效突出。温经汤方出张仲景《金匮要略》,经云:"问曰:妇人年五十所,病下利数十日不止,暮即发热,少腹里急,腹满,手掌烦热,唇口干燥,何也?师曰:此病属带下。何以故?曾经半产,瘀血在少腹不去。何以知之?其证唇口干燥,故知之。当以温经汤主之[4]"。其药物组成有:党参、吴萸、桂枝、阿胶、麦冬、干姜、半夏、白芍、生地、川芎、丹皮、甘草。诸药合用共奏温经散寒,养血祛瘀,扶正祛邪之功。临症加减:少腹冷痛去丹皮、麦冬加小茴香、元胡索、枳壳;子宫肌瘤、卵巢囊肿加桂枝茯苓丸、三棱、莪术、汉三七、水蛭;经来淋漓不断夹有黑色血块加桃仁、红花;白带多质清希者生龙牡、乌贼骨;带下质黄稠加黄柏、芡实、车前子、蒲公英、败酱草;腹胀去阿胶、麦冬加枳实、厚朴、木香;乏力纳差加白术、黄芪、焦三仙;月经量少加丹参、鸡血藤;乳腺增生胀痛加柴胡、路路通、鳖甲、皂角刺;失眠烦躁加合欢皮、夜交藤、炒枣仁;久不受孕加炒杜仲、菟丝子、鹿角胶、川椒;月经不调加香附、益母草。

三、验案举例

李某,女,38岁,主诉:月经推迟半年未至。现病史:患者近两年曾做人工流产一次,药物流产二次,近半年月经未至,怕冷畏寒,四肢冰凉,腰痛疲惫。在当地医院黄体酮注射后月经来潮,待下月又未来经。服中药治疗无明显效果。患者平时月经量少,三天即净,且经来腹痛,白带清稀。刻下症:月经闭经半年,浑身怕冷,腰腿疼痛,疲乏无力,头晕纳差,便干,白带少,阴道干涩,性欲淡漠,脱发,舌质红,苔薄白,脉沉迟弱。既往史:体健,无特殊。月经史:15岁初潮,经期3~5d,周期26~28d,经量适中,色黯红,有少量血块,经来腹痛。近二年月经错后,量少,经期二天即净,经来前乳房胀痛,周期35~40d。婚育史:28岁结婚,孕4产1。妇科检查:外阴发育正常,子宫前倾,子宫颈Ⅱ度糜烂,两侧附件阴性。辅助检查:B超示:子宫前后径3.5cm,内膜厚0.5cm,肌层回声均匀,双侧卵巢探及卵泡数量减少。血清激素水平:LH45.25mol/L,E2 32.64pg/ml,FSH 75.2mol/L。西医诊断:卵巢早衰。中医辩证:人流后冲任虚损,宫胞虚寒,气滞血瘀证。治则:温经散寒,补肾调冲,兼活血化瘀。方药:温经汤加减。党参15g,吴萸6g,桂枝10g,阿胶10g,麦冬10g,干姜6g,半夏6g,当归10g,白芍10g,生地10g,川芎6g,桃仁10g,红花6g,茯苓10g,丹皮6g,甘草6g,香附6g,益母草15g。水煎服,一日一剂,7剂。二诊:服药后月经未至,怕冷、便干、阴道干涩均较前好转,白带渐多,食欲差,要酸困,舌红苔白,脉沉细。症属脾肾亏虚,加杜仲10g、川断10g、桑寄生10g、黄芪15g。14剂,一日一剂。三诊:服药后月经来潮,伴少量血块,腹痛轻微,乳胀减轻,二便调,效不更方,守方继服三月,配合归脾丸常服,月经调和。

四、体会

卵巢早衰是目前妇科疾患中常见病和多发病，与育龄妇女频繁药流及人工流产、工作压力大和不良生活习惯有关,导致妇女卵巢储备不足,功能衰退,月经不调,闭经或不孕多发。

温经汤证为半产瘀血内阻,少腹急痛,手掌烦热,唇口干燥,暮即发热。其病机为房劳孕产,瘀血内阻,冲任亏虚,胞宫虚寒。裴正学教授选用经匮温经汤为主方化裁加减治疗卵巢早衰,药证相符,病机相投。方中吴萸、桂枝、生姜温经散寒暖宫,通利血脉。阿胶、当归、白芍、川芎、丹皮活血化瘀,养血调经,丹皮清热凉血。桃仁、红花化瘀止痛。麦冬养阴润燥,清虚热。甘草、人参补中益气,以充血脉。半夏、生姜调冲降逆和胃。诸方合用共奏温经散寒,养血祛瘀,扶正祛邪之功。瘀血去,新血生,虚热消,则阴阳调和,月经自调而病自解。

研究表明温经汤能调节下丘脑—垂体——卵巢生理轴的生理功能,调节月经周期,并能促进黄体生成素的分泌[5]。药理研究表明吴茱萸含吴茱萸次碱分解物黄香碱,有收缩子宫作用,当归对子宫有双向调节作用,半夏,生姜为小半夏汤,治疗痰饮,胃寒呕吐,并可降逆平冲。桃红四物汤活血化瘀调经,桂枝茯苓丸善消癥瘕积聚,两方对瘀血内阻之半产漏下效果俱佳。陈修园《女科要旨》云"金贵温经汤一方,无论阴阳虚实、闭经、崩漏、老少善用。谓本方经少能通,经多能止,子宫虚寒者能受孕,后世调经种子诸方,皆莫能脱此范围也。"[6]西医使用促排卵药物副作用多,过度刺激卵巢形成卵巢过度刺激综合征,出现腹痛乳胀、恶心头晕、皮疹及心肺功能障碍。通过中医药对整体的调节作用,对卵巢早衰可以得到有效的治疗,充分体现了裴正学教授提出的"西医诊断,中医辨证,中药为主,西药为辅"的十六字方针的重要性和实用性。

参考文献

[1]李珂,张玉珍.卵巢早衰的中医文献研究进展述要[J].甘肃医药 2011.30(8):464~465.

[2]罗元凯.月经产生的机理.中医妇科学[M].上海:上海科学技术出版社.1989.04:10~12.

[3]从春雨.痛经的治疗.中医妇科临床经验选[M].北京:中国中医药出版社.1994.02:91~93.

[4]范永升.冲任虚寒夹瘀证.金匮要略[M].北京:中国中医药出版社.2011.06:319~322.

[5]乐杰.生殖内分泌疾病.妇产科学[M].北京:人民卫生出版社.2011.10:312~318.

[6]陈修园.调经种子.女科要旨[M].北京:中国中医药出版社.1982.02:35.

《中国保健营养》2012 年 第 06 期

第十三章 儿科疾病

裴正学教授治疗小儿上气道咳嗽综合征经验探析

祁琴 郑访江

【关键词】小儿上气道咳嗽综合征;中西医结合;经验学习

【中图分类号】R272 【文献标识码】B

【文章编号】1007–3434(2013)01–071–02

裴正学教授系我国著名中西医结合专家，全国首批500名名老中医之一。他提出的"西医诊断，中医辨证，中药为主，西药为辅"中西医结合诊疗十六字方针，广泛应用于临床后疗效显著。上气道咳嗽综合征是指上呼吸道疾病如普通感冒等通过鼻分泌物滴流或炎症刺激咳嗽感受器，导致以咳嗽为主要表现的综合征，又称"鼻后滴流综合征"，为临床慢性咳嗽的四大常见病因之一[1]。裴老运用自拟方药临症加减收到好效果。笔者跟师学习裴正学教授治疗小儿上气道咳嗽综合征方面颇有体会，现总结如下。

一、诊断标准[1]

上气道咳嗽综合征的诊断参考中华医学会儿科学分会呼吸学组 2011 年制定的相关诊断标准：①发作性或持续性咳嗽，以白天咳嗽为主，入睡后较少咳嗽；②鼻后滴流和(或)咽喉壁黏液附着感；③有鼻炎、鼻窦炎、鼻息肉或慢性咽喉炎等病史；④检查发现咽喉壁有黏液附着、鹅卵石样外观；⑤经针对性治疗后咳嗽缓解。

二、治疗方药

裴老认为，本病总与风、痰、瘀有关，其病位在鼻、咽、肺，以肺为大主。皆因肺外合皮毛开窍于鼻，咽喉为肺胃之门户。故治疗亦宜从肺着手，拟宣肺化痰之法，兼以通窍利咽，以期标本兼治[2]。裴老将麻黄汤、桂枝汤合方，再加上川芎、白芷、细辛、羌独活、防风，取名为麻黄桂枝合剂，可以发汗解表、宣肺止咳、清热利咽。麻黄、桂枝辛温通阳，开腠理而见阳光，同时有调和营卫作用。杏仁宣降肺气、止咳定喘。生石膏清泄肺热。羌独活除在表之风寒湿邪。川芎、白芷、细辛散风寒、宣湿痹、行气血，除头身疼痛。甘草既能宣肺利气，又能清利咽喉。咽、扁桃体肿大者加牡蛎、生龙骨、代赭石、黄连、金银花、三棱、莪术等软坚散结、化痰散结。鼻部症状明显加辛夷、苍耳子通鼻窍。咽痒加射干、牛蒡子、桔梗、木蝴蝶清热解毒，通喉利咽。

三、验案举例

王某，7 岁，2012 年 7 月 5 日初诊，家人诉慢性咳嗽 2 年余，合并有鼻塞 1 年余，咳嗽迁延不愈，曾服用多种消炎药均效果不显，遂求治于中医。诉咽痒作咳，白天咳嗽明显，夜间不显，咳少量白黏痰，喷嚏、鼻塞，时有脓性鼻涕，声音嘶哑，口黏，便干，舌苔薄黄而干，舌质偏黯，脉细滑。查体：咽部黏膜充血、淋巴滤泡增生。肺部未闻干湿罗音,胸部 X 线无明显异常。鼻咽喉镜检查提示:咽喉部充血,咽部黏膜呈鹅卵石样改变。辨证为:风痰恋肺,咽喉不利,郁而化热,肺失宣肃,治宜疏风宣肺,化痰散结,益气清肺,化湿。拟方:麻黄 10g、桂枝 10g、杏仁 10g、生石膏 30g、甘草 6g、川芎 10g、白芷 6g、羌活 10g、独活 10g、防风 10g、贝母 10g、牡蛎 20g、生龙骨 15g、代赭石 15g、黄连 10g、金银花 15g、三棱 5g、莪术 5g、射干 10g、牛蒡子 10g、桔梗 10g、金银花 10g、连翘 10g、辛夷 8g、苍耳子 8g。服药 10 剂(2 日 1 剂)后又复入蝉衣 6g,木蝴蝶 6g,再服 10 剂(2 日 1 剂),诸症渐除。

四、治疗体会

中医古籍文献中无上气道咳嗽综合征的记载,裴老认为[3],此病为慢性鼻炎、慢性咽炎、慢性喉炎、慢性鼻窦炎引起的慢性咳嗽。西医治疗此病经常采用抗组胺制剂、吸入异丙托溴铵、皮质激素,或口服抗生素等方法治疗,但西药攻伐太过,副作用大,易使患儿抵抗力下降,咳嗽症状控制后易复发。裴老阐述常见之小儿上气道咳嗽综合征若按风寒之证辨析,与现代医学所谓之病毒性感冒类同,而风热之证与现代医学之扁桃腺炎、鼻窦炎、支气管肺炎等类同,通常抗生素有效,但因为此病需要长期治疗,且症状反复,每遇感冒、过敏季节常加重。裴老本人通过多年临床验证,反复筛选,从桑菊饮、银翘散、养阴清肺汤、止嗽散、五味消毒饮、白虎汤、竹叶石膏汤加减治疗等方中领悟自拟麻黄桂枝合剂,配伍严谨,直中病机,疗效满意,值得推广。

参考文献

[1]中华医学会儿科学分会呼吸学组,《中华儿科杂志》编辑委员会.儿童慢性咳嗽诊断与治疗指南(试行)[J].中华全科医师杂志,2011,10(9):623~626.

[2]裴正学,主编.裴正学临床荟萃[M].兰州:甘肃科学技术出版社,2012.

[3]裴正学,主编.裴正学医学笔记[M].兰州:甘肃科学技术出版社,2008.

本文编辑周乾

《中国优生优育》2013 年 2 月第 19 卷第 1 期

第十四章 神经系统疾病

裴正学教授治疗眼肌型重症肌无力经验探析

高拴生　朱春晖　李　炜　王彩琴　郑修丽

葛　斌　陈光燕　王　鑫　赵孝鹏

【摘要】裴正学教授以"西医诊断,中医辨证,中药为主,西药为辅"十六字方针为原则,采用中医药辨证论治的方法,治疗眼肌型重症肌无力取得较好的疗效。在治疗过程中以"裴氏振痿汤"合"兰州方"为主分四型辨证论治,配合消风二号,加减化裁,目的在于扶正祛邪。该治疗方法对临床治疗重症肌无力等相关自身免疫性疾患有很好的启发。

【关键词】眼肌型重症肌无力;中医药疗法;经验;裴正学;文献标识码:A 文章编号:1004-2725(2014)03-0219-03

裴正学教授系我国著名中西医结合专家,主任医师,博士研究生导师,国家级高徒导师,从事临床医学教研五十余年,提出"西医诊断,中医辨证,中药为主,西药为辅"中西医结合的新思维指导临床。在许多中西医都棘手的疑难杂症中,采取独特裴氏疗法均取得了明显疗效,现将裴正学教授治疗眼肌型重症肌无力症经验总结于下。

重症肌无力是一种累及神经肌肉接头突触后膜上乙酰胆碱受体的自身免疫性疾病。目前神经肌肉病发病率较高且较难根治的疾病之一[1]。眼肌型重症肌无力(ocularmyastheniagravls,oMG)是临床症状最轻,发病最早的重症肌力。其症状仅表现眼外肌症状,而无其他肌群受累的临床表现和电生理所见。首发症状为单侧或双侧上睑下垂,可伴眼球活动障碍引起的复视,斜视,重症者双眼几乎不动,瞳孔不受累及。眼肌型重症肌无力的诊断目前主要靠患者病史,典型的眼部征象,结合新斯的明试验等检查进行确诊。少年型重症肌无力占所有重症肌无力病人的11%~29%,有种族及地域差异,并且在性别,严重程度,病因学以及治疗模式的选择等方面均有别于成人[2,3,4,5]。

一、病因病机

病因为素体正气虚弱,外感风湿热毒邪,情志内伤,脏腑气血亏虚而发病。其病机属本虚标实,肺脾肝肾脏腑先天亏虚为本;风毒外侵,气血经脉失于濡养为标。

二、辨证论治

其治则宜扶正固本为主,分四型辨证论治。

①气虚下陷(脾胃气虚):治则宜补中益气,升阳举陷,方药补中益气汤,益气聪明汤,张锡纯之升陷汤合裴氏兰州方等;②气阴两虚(脾胃气阴两虚)治法:益气养阴,方药裴氏兰州方合生脉饮。③脾肾阴虚:治法:温补脾肾(益气温阳)。方药:桂附地黄汤合裴氏振痿汤。(自拟方,组成:黄芪 15g,当归 10g,制乳没各 6g,龙眼肉 10g,山萸肉 10g,鹿角胶 10g,马钱子一个(油炸),鳖甲 15g,党参

10g,白术10g,菟丝子10g,知母20g,生姜6g,威灵仙10g。);④肝肾阴虚:治法:滋补肝肾,方药杞菊地黄汤合裴氏振痿汤。兼以祛邪,用消风2号。裴老认为治疗此病宜扶正固本,调补肝肾,补益气血以裴氏振痿汤合兰州方为主,兼以祛风散邪,方用裴氏消风2号。辨证应分初、中、后三期辨证论治。初期风毒外侵,脉络不通,宜祛邪通络为主,用桂枝芍药知母汤;中期,中气虚者宜补气升阳,用补中益气汤,益气聪明汤,张锡纯之升陷汤等;后期,脾肾阳虚者则宜温补肝肾,用桂附地黄汤;伴有筋脉迟缓,肌肉萎缩则裴氏[6]镇痿汤。

三、典型病例

某女,11岁,在张掖地区医院眼科被确诊为重症肌无力症Ⅰ型为单纯眼肌型(有Osserman分型),痛苦无奈,遂于2012年2月23日来兰在裴教授处就诊,以双眼睑下垂,抬不起来,伴有斜视,复视,疲乏,四肢软弱无力,健忘,记忆力差,食少便溏,面目虚浮无华,舌淡胖,脉沉弱。初诊,裴老辩证属肺胃气虚,清阳不升,治宜补气升阳,聪耳明目兼祛风清化痰湿,通筋活络。方用益气聪明汤(金·《东垣试效方》)合桂枝芍药知母汤加减。处方:黄芪20g,升麻10g,柴胡10g,桔梗20g,知母20g,白果10g,葛根15g,党参10g,蔓荆子10g,黄柏6g,桂枝10g,白芍10g,防风12g,生甘草6g,麻黄6g,附子6g,白术10g。水煎服,1日1剂,分两次服。消风2号,2粒,每日三次裴氏升血颗粒,一包,每日三次。服两月。二诊,2012年4月20日。复诊以上诸症均见缓解,精神好转,维食少纳差,辩证属肺胃津伤,肝肾亏损,以"兰州方"加张锡纯升陷汤加减。处方:黄芪20g,升麻10g,柴胡10g,桔梗20g,知母20g,生地12g,丹皮6g,山萸肉30g,山药10g,太子参15g,北沙参15g,人参须15g,潞党参15g,白芍10g,桂枝10g,甘草6g,大枣4枚,生姜6g,浮小麦30g,麦冬10g,五味子3g,附子6g。水煎服,1日1剂,分两次服。四月。三诊,2012 年 6 月 22 日复诊,眼睑已能抬起,劳累后右睑仍觉下午困重,舌淡红少苔,脉沉细数。辩证属肝肾亏损,气血虚弱,以"兰州方"加升陷汤加生脉饮合桂附地黄汤。黄芪 20g,升麻 10g,柴胡 10g,桔梗 20g,知母 20g,生地 12g,丹皮 6g,山萸肉 30g,山药 10g,太子参 15g,北沙参 15g,人参须 15g,潞党参 15g,白芍 10g,桂枝 10g,大枣 4 枚,生姜 6g,浮小麦 30g,麦冬 10g,五味子 3g,附子 6g,生姜 6g,大枣 6g,甘草 6g。消风 2 号,2 粒,每日三次,裴氏生血颗粒,一包,每日三次。嘱咐随诊。2013 年 2 月来兰致谢,曰停药半年无复发,病已痊愈。

按:患儿女学生因感受外邪,情志内伤,饮食不节,思虑劳倦过久而发病。裴老认为其病机属本虚标实,素体亏虚,外感风邪,肺脾肝肾等脏腑精气受损,气血亏虚,经脉失养所致,辩证属本虚标实,虽然病位在眼睑,但只是全身病变表现于局部的"冰山一角",应重视全身整体调理,首诊辩证属脾胃气虚,风痰阻络,清阳不升,治疗宜健脾益气,升阳聪耳明目兼以祛风化湿,祛痰活血。处方以益气聪明汤(金·李东垣《东垣试效方》)合桂枝芍药知母汤加减,初治重在祛风散邪,调治肺脾。《儒门事亲·指风痹痿厥近世差玄说》:"痿之为状,⋯⋯由肾水不能胜心火,⋯⋯肾主两足,故骨髓衰竭,由使内太过而致然。"中后期肺脾津伤,肝肾亏损,应益气养阴,调补肝肾,用"兰州方"(裴氏升血颗粒即"兰州方"的成方制剂)和桂附地黄汤,常服以达健脾补肾,扶正固本[7]。桂枝芍药知母汤通阳行痹具有"益火之源以消阴翳"之效。裴教授认为此方配合消风 2 号可替代激素用于"痿证"治疗,来降低机体反应性,阻止病情进一步发展。而"兰州方"中重用四参即太子参、潞党参、人参须、北沙参、大补元气,扶正固本;六味地黄汤,补益肾阴,加麦冬、五味子两味药,取生脉饮意,益气养阴,为气阴双补,补益气血峻剂,与桂枝芍药知母汤,消风 2 号等温燥之剂相佐,一润一燥,水火相济,调和阴阳,标本兼治[9]。

四、讨论

眼肌型重症肌无力以儿童最为多见，发病初期患者往往感到眼或肢体酸胀不适，或视物模糊，容易疲劳，眼皮下垂、视力模糊、复视、斜视、眼球转动不灵活。天气炎热或月经来潮时疲乏加重。随着病情发展，骨骼肌明显疲乏无力，显著特点是肌无力于下午或傍晚劳累后加重，晨起或休息后减轻，此种现象称之为"晨轻暮重"。眼肌型重症肌无力首发症状是眼睑下垂，逐渐发展出现肢体筋脉迟缓，手足痿软无力，日久因不能随意运动而致肌肉萎缩的一种难治性病证。《诸病源候论》指出："风邪客于睑肤，其皮垂缓，下复睛轮，故俗呼为睢目，又曰侵风，久之，则垂覆愈下，眼闭难开。"属中医"睑废"、"睢目症""痿证"、"虚劳"等范畴。其病因为素体正气虚弱，外感风湿热毒邪，情志内伤，脾肾亏虚而发病。其属本虚标实，治当扶正祛邪，温补脾肾，调理气血。裴教授认为眼肌型重症肌无力属自身免疫性疾患，与第三型变态反应类似，故用桂枝芍药知母汤(附子为主药)，来消除抗原与抗体形成的沉积者(病理产物)"阴翳""尘埃"，从而降低机体对疾病的反应性，而起"益火之源以消阴翳"，达到"玉宇澄清万里埃"。基于以上理论，裴教授创制消风2号(上方基础加川草乌，辽细辛，马钱子，雷公藤等。)用于重症肌无力等自身免疫性疾患的经验方，具有免疫调节作用，来防止疾病进一步向全身发展[8]。①病证结合，创制裴氏振痿汤温补脾肾，补益气血，配合消风2号，调节免疫，既病防变。②注重整体调理。病位虽在眼睑，不可"一叶障目，不见泰山"，用"兰州方"以扶正固本。③分期辨证论治.根据病程分初中后三期论治，初期邪盛，宜祛风通络，用桂枝芍药知母汤，中期中气虚者宜补气升阳，用补中益气汤，益气聪明汤，张锡纯之升陷汤等；后期脾肾阳虚者则宜温补肝肾，用桂附地黄汤；出现筋脉迟缓，肌肉萎缩则裴氏振痿汤，加虫类如僵蚕，全蝎，蜈蚣类。④祛邪扶正并重，加用消风2号，标本同治，大方缓图,循序渐进,取效守方,减量服药至少半年,巩固疗效,防止复发[10]。

参考文献

[1]孙文秀,王学禹.实用小儿神经系统疾病诊断与治疗[M].济南:山东科学技术出版社,2006:322~325.

[2]AshrafVV,TalyAB,VeerendrmarM.Mystheniagravisinchildren:alongitudinalstudy[J].ActaNeurolSeand,2006,114(2):119~123.

[3]左启华.小儿神经系统疾病[M].第2版.北京:人民卫生出版社,2005:562~567.

[4]Katirji B,KaminskiH J. Electrod iagnostic approach to the patientwith suspected neuromuscular junction disorder[J]. Neurol Clin,2002;20(2):557~586.

[5]RobertsonNP,DeansJ,ComPstonDA. Myastheniagravis:aPoPulati −onbasededeminlogicalstUdyin Cambridgeshire,England[J].Neuro1.Neurosurg.Psychiatry,1998,65(4):492~496.

[6]裴正学.裴正学医学笔记[M].兰州:甘肃科学技术出版社,2008:228~229.

[7]裴正学.裴正学医话医案集[M].兰州:甘肃科学技术出版社,2004:25~27.

[8]裴正学.桂枝芍药知母汤考辨[J].中医药学刊,2005,23(2):239.

[9]裴正学.裴正学医话医案集[M].兰州:甘肃科学技术出版社,2004:25~27.

[10]臧海生,董云,蒋方建.眼肌型重症肌无力230例[J].山西中医,2008,24(3):12~14.

《甘肃医药》2014年第33卷第3期

裴正学辨证分型治疗中风

展文国

【摘要】裴正学教授认为脑中风的病因病机有内外之分，脉络空虚，风邪入中为外因，肝阳上亢，肝风内动，风火相煽，痰浊阻络为内因。中风后期，脏腑虚损，出现肾阳亏虚，气虚血瘀，脑络痹阻的病机特点。本病多为本虚标实，上盛下虚。本虚为肾阳亏虚，气虚血瘀。标实为肝风内动，风火相煽，痰瘀阻络，气血逆乱。裴教授补虚泻实，标本兼治，常用地黄饮子、冠心二号、补阳还五汤、汉三七、水蛭，适用于肾阳亏虚，瘀血阻络之脑中风，临床效果显著。并附一例病案以阐述其作用机理。

【关键词】脑中风；地黄饮子；冠心二号；补阳还五汤；汉三七；水蛭；名中医经验；裴正学

【中图分类号】R255.2 中风；R289.5 验方与单方；R743.3 急性脑血管疾病(中风)

【文献标识码】Adoi：10.13729/j.issn.1671-7813.2014.10.07

　　裴正学教授是我国著名的中西医结合专家，主任医师，博士研究生导师，国家级高徒导师，中国中医药学会终身理事，甘肃省肿瘤医院首席专家。擅长治疗肿瘤、血液病、心脑血管疾病及各种疑难杂症。本人有幸师从于裴教授，现将其用地黄饮子加减治疗脑中风的临床经验报告如下。

　　中风是伴由脑部血液循环障碍，脑神经功能受损，肢体偏瘫等特征的急性脑血管疾病。临床以突然昏扑，不省人事，半身不遂，语言謇涩或失语，口眼歪斜，偏身麻木为主要临床表现，起病急，病情发展快，属脑血管危重病变。实验表明[1]多数脑血管病(脑出血、脑血栓形成)患者合并有高血压和动脉粥样硬化，此为脑中风之主要病因。

一、对脑中风的认识

裴师认为中风与风邪有关。《内经》云："血之于气并走于上，则成大厥[2]"。中风病因有外风和内风之别，外风乃外感风邪，乘虚入中经络，气血痹阻；内风源于肝阳上亢，肝风内动，风火相煽，血气上冲犯脑，瘀阻脑络，骤然中风；饮食劳倦或年迈体衰，阳气自衰，气血亏虚，脑脉失养，致气虚血瘀，清窍失聪发为中风；脾失健运，痰浊阻络，痰瘀互结，上蒙清窍；或肝郁化火，炼津成痰，痰热惊风，气血逆行，上扰脑窍而发为中风。中风后期，肝肾俱虚。肾主骨而生髓，脑为髓海，肾虚则髓海空虚，清窍失养。肝肾同源，筋脉瘛疭，筋骨痿软。故本病多为本虚标实，上盛下虚。本虚为肾阳亏虚，气虚血瘀。标实为肝风内动，风火相煽，痰瘀阻络，气血逆乱。

二、治疗经验

裴师认为在中风发病的各个阶段都存在着不通程度的血瘀症状，早期多为肝风内动，痰浊血瘀等实证表现；但随着病情的不断进展，常出现气虚血瘀，气阴两虚血瘀，阴阳两虚的临床表现。肝阳化风，风火相煽，邪热炽盛，血热妄行，出现血随气逆等脑内出血症候。热邪俞盛，正气俞虚，气虚血瘀始终伴随着疾病的整个过程。故裴师提出温阳补肾，活血化瘀，平肝潜阳，祛风通络的治疗法则。

(一)温阳补肾

脑中风病位在脑，而病根在肾。脑中风患者脑白质硬化、脑脱髓鞘病变、脑萎缩、脑动脉硬化等病理改变。肾主命门，命门藏真阴、真阳。命门火衰则舌强不语,足废不用。温阳补肾可使脑功能得到恢复,四肢百骸得以滋养。常用桂枝、附子、肉苁蓉、巴戟天、熟地等。

(二)活血化瘀

气为血帅,血为气母。气行则血行,气滞则血瘀。大部分脑中风患者血液黏稠度高,血脂高,血压高,出现动脉硬化,患者头痛头晕,烦躁易怒,心悸不寐。影像学诊断血管中可见粥样硬化斑块,脑血栓形成等。中药活血化瘀可以改善脑部血液循环,提高脑组织供氧供血,溶解血栓。常用丹参、赤芍、川芎、红花、水蛭、当归等。但活血亦需和理气相结合,方可气血同治。

(三)平肝潜阳

脑中风的发生多于情志、烦劳而诱发。突然昏扑,不省人事,半身不遂,语言謇涩多为肝肾阴亏或肝阳上亢,肝风内动,风火相煽,血气上冲犯脑,气机逆乱,血随气逆,不循脉道而外溢。平肝潜阳可降低血压,缓解血管痉挛,防止抽风惊厥。常用钩藤、天麻、石决明、珍珠母、夏枯草等。

(四)祛风通络

风上行而数变,脑中风的发生与风邪乘虚入中经络,风助火势,扰乱气血,气血痹阻有关。患者头痛头胀,手脚麻木,皮肤瘙痒,眼干流泪等症状。疏散外风常用葛根、防风、羌活、独活等。疏泄内风常用僵蚕、全蝎、蜈蚣、地龙、白附子等。

三、病案举例

李某,男,70岁。2012-10-25.初诊。

如厕排便,下蹲时间过长,起立时突然晕倒。入院后头颅 CT 扫描显示颅内出血。高血压多年,服用降压药治疗不规范,平素急躁易怒,脾气大。外科急诊手术治疗,钻颅抽血 2 次,共抽出 30 多毫升血,入院 3d 患者苏醒,对症支持治疗月余,病情好转出院。

刻诊:头晕头昏,记忆力减退,做梦多,乏力气短,畏寒肢冷,双腿无力,步履缓慢。血压:140/90mmHg。血脂高。舌质红,苔白腻,脉弦滑。诊断:高血压脑动脉硬化,脑中风后遗症。中医辨证属肾气亏虚,气虚血瘀,痰湿郁阻。治法:温阳补肾,益气活血,祛痰通络。方药地黄饮子,冠心二号加减。处方:熟地10g,肉桂6g,附子6g,山药10g,山萸肉10g,石菖蒲10g,远志10g,石斛10g,麦冬10g,五味子3g,陈皮6g,肉苁蓉10g,巴戟天10g,赤芍10g,川芎10g,红花6g,降香,丹参20g,水蛭6g,葛根30g,茯苓10g,白术10g钩藤15g。水煎服,7剂。二诊,服药后头晕头昏减轻,血压下降,双下肢无力,上方加黄芪30g、桑寄生、川牛膝各10g、狗胫骨30g补肝肾,强筋骨。上方加减服用3月余病情好转,步履有力,言语流利,能够从事轻微体力活动。

四、体会

中风属本虚而标实,肝肾亏虚,气虚血瘀为本。肝风内动,风火相煽,痰瘀阻络,气血逆乱为标,温阳补肾,活血化瘀,平肝潜阳,祛风通络为治疗本病之根本大法。文中肉桂、附子、肉苁蓉、巴戟天补肾温阳,引火归元;菖蒲、远志安神镇静,交通心肾;熟地、山药、山萸肉滋补肝肾;红花、赤芍、川芎、丹参活血化瘀抗凝血,抗血小板聚集,降低血黏度;白术、茯苓、甘草、陈皮健脾燥湿;地龙、水蛭化瘀通络;钩藤平肝潜阳;桑寄生、川牛膝、狗胫骨补肾滋阴[3]。方中黄芪、丹参、葛根用量在30克左右,增强其益气养血之功。活血化瘀药不可用之过长,以免损伤正气;脑中风早期平肝潜阳,活血化瘀,熄风通络。后期以益气活血,大补肝肾,佐以活血通络药。

参考文献

[1]裴正学.高血压脑出血的中医治疗.裴正学医话医案集[M].兰州:甘肃科学技术出版社,2005,02:43~48.

[2]程士德.内经讲义[M].1997,10:87.

[3]裴正学.新编中医方剂学[M].兰州:甘肃科学技术出版社,200,02:152.

《实用中医内科杂志》2014年第10期

裴正学教授运用天王补心丹和生铁落饮化裁治疗精神抑郁症的经验

展文国

【摘要】裴正学教授认为抑郁症病因以心血亏虚,肾阴不足,心脾两虚为本,肝郁脾虚,气滞血瘀,痰火上扰为标,本虚而标实,虚实夹杂是其病机特点。临床以天王补心丹和生铁落饮化裁治疗效果显著。

【关键词】精神抑郁症;生铁落饮;天王补心丹;经验;裴正学

抑郁症是由多种原因导致的心理障碍性疾病, 据世界卫生组织统计,全球抑郁症的发生率约为 3.1%,在发达国家接近 6%,目前已经成为世界第四大疾患。同时, 抑郁症患者是自杀的高危人群,约有 10%~15%的患者可因此而自杀[1]。抑郁症属精神性疾病,其症状随情志波动而变化,主要表现为情绪低落,忧虑烦躁或易激动,懒言少动,睡眠障碍,悲观绝望,对生活丧失爱好甚则自杀等。随着社会经济的发展,生活竞争日益加剧,各种矛盾的不断激化以及个人性格素质缺陷等,导致抑郁症的发病率呈逐年升高的趋势,给患者带来躯体和精神上的痛苦, 严重影响患者的身心健康及生活质量。西医使用抗抑郁药物治疗抑郁症,虽有一定疗效,但其副作用较多,中医中药治疗抑郁症有较大优势。

一、病因病机

抑郁症是以情感障碍为突出表现的心理疾病,属中医"郁证"、"癫痫"之范畴。多因情志所伤,肝气郁结,引起脏腑气机不和,主要是心、肝、脾三脏受累以及气血失调而成[2]。心主血脉,心主神明,忧愁悲伤,耗伤心血,营血暗亏,心神失养,则精神恍惚,心神不宁;心阴亏虚,虚阳上浮,热扰心神,则心悸、失眠烦躁;七情所伤,肾阴亏虚,水火不济,心肾不交,则失眠梦多;脾为后天之本,气血生化之源,思虑伤脾,心脾两虚,则心悸健忘,少寐头昏;情志所伤,肝失调达,气机郁结,气滞血瘀则情绪抑郁,自杀企图,心情烦躁;肝性喜条达而恶抑郁,情志不遂,肝郁抑脾,脾虚气结,思虑太过,情绪不稳,悲观厌世,太息易怒。肝郁脾虚,聚湿生痰,气郁化火,痰火上绕则心神不宁。故抑郁症病因为本虚而标实,虚实夹杂,心血亏虚,肾阴不足,心脾两虚为本,肝郁脾虚,气滞血瘀,痰火上扰为标。

二、辨证施治

裴正学教授以此病机特点,运用天王补心丹和生铁落饮化裁治疗。天王补心丹为明末儒医洪基所撰《摄生秘剖》处方,有丹参、当归、党参、石菖蒲、茯苓、五味子、麦冬、天冬、地黄、玄参、远志(制)、酸枣仁(炒)、柏子仁、桔梗、甘草、朱砂组成。本方具有滋阴养血,补心安神之功[3]。临床用于阴虚血少,心肾两虚所致虚烦少寐,心悸神疲,梦遗健忘,大便干结,口舌生疮,舌红少苔,脉细而数者。生铁落饮方出程钟龄《医学心悟》,有麦冬、天冬、浙贝母、胆南星、橘红、石菖蒲、远志、茯神、元参、钩藤、连翘、丹参、生铁落、朱砂组成,具有祛痰清热,重镇安神之功,用于痰火上扰,喧扰不宁,精神抑郁症、精神分裂症、癫痫等。两方均有滋阴养血,重镇安神之功,方中滋阴药、金石类药较多,易伤肠胃,腹胀纳差加枳实、厚朴;咽中梗阻加半夏、厚朴;月经量少加鸡血藤、香附;头晕头昏加天麻、钩藤。

三、典型病例：

李某,男,28岁,精神抑郁2年。患者平素情绪不稳,多愁善感,对生活积极性不高,常常唉声叹气,在某医院诊为抑郁症,服用舒必利、艾斯唑仑片症状好转。近一周因琐事与邻居发生争吵,心情烦躁加重,食欲减退,心悸出汗,失眠多梦,五心烦热,口咽干燥,舌质暗红,苔少,脉细数。诊断:精神抑郁症。中医辨证属心肾阴虚,兼肝郁气滞。治则:滋阴养血,宁心安神,佐疏肝理气。方药:天王补心丹合生铁落饮加减。麦冬10g,天冬10g,丹参20g,党参15g,当归10g,石菖蒲10g,远志10g,茯神10g,五味子3g,地黄10g,酸枣仁15g,柏子仁15g,桔梗20g,甘草6g,朱砂2g(分冲),浙贝母10g,钩藤20g,连翘15g,柴胡10g,合欢花10g,生铁落100g(先煎5分钟,用此水煎药)。水煎服,1剂/d,14剂.二诊,服药后,心情愉快,睡眠好转,乏力心悸,舌质红,苔少,脉细数。症属心之气阴两虚,上方去连翘、钩藤、生铁落加太子参、黄芪各15g,14剂。三诊,服药后诸证减轻,将此药大五倍,共研为末,朱砂为衣,炼蜜为丸,1丸/次,3次/天长期服用以巩固疗效。

四、体会

抑郁症是以情绪低落为主要特征的情感性精神障碍性疾病。裴正学教授认为抑郁症病因以心肾气阴不足,心脾两虚为主,肝郁气滞,痰火扰心为其主要病机。《古今名医方论》曰:"心者主火,而所以主者神也。神衰则火为患,故补心者必清其火而神始安"。故裴教授用天王补心丹合生铁落饮滋阴养血、补心安神治疗。方中方中炒枣仁、柏子仁、远志、石菖蒲养心安神,朱砂镇心,加强安神定心之用;生地、麦冬、天冬、元参滋补心肾之阴,兼清虚火;当归、丹参补血养血;党参、甘草补益心气;五味子收敛心阴;胆南星、浙贝母、橘红化痰通络;钩藤、连翘清热平肝;柴胡、合欢花疏肝解郁;桔梗有"舟楫"之称,可引药上行入心,生铁落性味辛平,功能降火镇惊,平肝潜阳,适用于惊狂、癫痫等症,诸药合用,共奏奏滋阴清热、养心安神,标本兼治之功[4-5]。两方合用,滋阴补血以养心神,化痰降火以安神志,心神得养,神志自安,抑郁症自可治愈。据现代药理研究表明:天王补心丹能调节心脑缺血、缺氧,改善微循环,镇静催眠。生铁落饮有镇静、补血作用,对于精神抑郁症、癫痫、神经分裂症安全有效,病人耐受性好[6]。抑郁症属心理疾病,除上述药物治疗以外,还需配合心理治疗,方可彻底治愈。

参考文献

[1]章新根,熊卫红.蔡海英.抑郁症的病因病机[J],长春中医药大学学报,2011,27(04):574~575.

[2]周仲英.全国高等中医药院校教材中医内科学[M].北京:中医药科技出版社,2011.07:407~409.

[3]李志平,聂芳娥.天王补心丹新用[J].新中医,2008,25(09):122~123.

[4]谭莲蓉.天王补心丹治疗失眠症86例[J].河北中医2004,26(12):120~121.

[5]郭长学,李书霞,王剑英.天王补心丹加减治疗失眠40例临床观察[J].云南中医中药杂志,2012,33(01):44~45.

[6]叶无章,林义川,叶江水.生铁落饮治疗躁狂症39例《[J].中国中西医结合学会第七届精神疾病学术讨论会论文汇编,2002,124~125.

《内蒙古中医药》2013年第7期

裴正学教授治疗癫痫病的经验

展文国　齐雪婷　董琴

【摘要】裴正学教授认为癫痫病的病因病机以气滞血瘀为本，痰湿内阻为标。以桃红四物汤活血化瘀治其本，二陈、导痰渗湿化痰治其标。所拟除痫散和裴氏定痫汤加减治疗此病，可收到明显效果。

【关键词】癫痫；除痫散；裴氏定痫汤；经验；裴正学

裴正学，男，1938 年 2 月生，天水市武山县洛门镇人，1961 年毕业于西安医科大学医疗系。1987 年取得主任医师职称，享受国务院特殊津贴，1997 年被国家中医药管理局认定为全国 500 名著名老中医之一，并先后被香港中医大学等四所中医院校聘请为客座教授。2000 年被授予全国中西医结合突出贡献者称号，2004 年当选为甘肃省名老中医。现任中国中医药学会终身理事，甘肃省肿瘤医院首席专家，甘肃省中西医结合学会名誉会长，中国中西医结合学会理事，是我国著名的中西医结合专家，主任医师，博士研究生导师，国家级高徒导师。曾任 6、7、8 届甘肃省政协委员。他提出的"西医诊断，中医辨证，中药为主，西药为辅"的 16 字方针，在 20 世纪 70 年代被全国中西医界所关注，成为当前中西医领域的重要学派。

裴老出版专著 15 部，其中《血证论评释》、《新编中医方剂学》、《大黄的药理与临床》、《乙型肝炎的诊断与治疗》、《裴慎医案选》、

《新编温病学》、《中西医结合实用内科学》、《高血压的中西医结合治疗》、《糖尿病的中西医结合治疗》、《肝病的中西医结合治疗》、《胃脘痛的中西医结合治疗》、《裴正学医学经验集》、《裴正学医话医案集》等为医学名著;发表医学论文80余篇。曾获省、部级科技进步奖多项,国家级大奖1项,世界大奖1项。由他主编的《中西医结合实用内科学》在1996年4月美国召开的世界第三届传统医学大会上获"突出贡献国际奖",裴正学教授荣获"世界民族医药之星"殊荣裴正学教授擅长治疗各种疑难杂症。本人有幸师从于裴教授,现将裴教授治疗癫痫病的临床经验报告如下。

癫痫(epilepsy)俗称"羊角风"是大脑神经元突发性过度放电,导致短暂的大脑功能障碍而出现惊厥与抽搐的一种慢性疾病。其发病因素与颅内感染、颅脑外伤、颅内肿瘤、脑组织中毒、脑寄生虫病以及遗传因素有关。癫痫临床以突发短暂意识丧失,强直抽搐,跌倒,口吐涎沫,两目上视,口中如作猪羊怪声,醒后一如常人为特征的精神性疾患。

一、癫痫的病因病机及治疗法则

裴正学教授认为癫痫之形成主要因于脑部外伤、脑肿瘤、脑组织中毒、先天性脑缺氧及其他类疾病。其主要病机为气滞血瘀,痰湿内阻。气血瘀阻于中枢,痰湿内阻于脾胃。前者为本,后者为标。故提出桃红四物活血化瘀以治其本,二陈、导痰渗湿化痰以治其标的治疗法则。癫痫之治疗当分清标本缓急而治[1]繁发作,以治标为主,迅速控制病情,防止对大脑的损伤。以平肝熄风,镇静安神,豁痰开窍定痫为治法。突然抽风惊厥,可先用针刺促其苏醒,后施以汤药。平时予以健脾化痰,活血化瘀,祛痰通络,安神补心等法以治本。正如《临症指南医案.癫痫》"痫之实者,用五痫丸以攻风,控涎丸以劫痰,龙荟丸以泻火;虚者,当补助气血,调摄阴阳,营养汤、河车丸之类主之。"

二、协定方及临床加减

裴教授在长期的临床实践当中总结出除痫散和定痫丸对治疗癫痫效果明显。

1.除痫散[2]组成:僵蚕 30g、全蝎 15g、蜈蚣 3 条、白矾 6g、郁金 30g、法半夏 30g、胆南星 30g 等十余味中药组成。共研为末,每服 6 克,2 次/d。该方具有平肝熄风,定痉除痰,醒脑开窍之功。

2.裴氏定痫汤[2]药物组成:桃仁 10g、红花 6g、当归 10g、白芍 10g、生地 12g、川芎 10g、僵蚕 10g、全蝎 3g、蜈蚣 1 条、青礞石 15g、海浮石 15g、白矾 3g、郁金 10g、法半夏 10g、胆南星 10g、黑白二丑 20g、沉香 3g、神曲 10g、石菖蒲 10g、白胡椒 10g 等二十余味中药组成。煎汤服用或炼蜜为丸,每丸 6 克,2 次/d。具有活血化瘀,熄风通络,祛痰定痉之功,用于癫痫抽风反复发作者。

3.临床加减:呕吐痰涎加竹茹、生姜汁、瓜蒌、旋复花降逆止呕;肝经火甚烦躁易怒,心烦失眠加龙胆草、青黛、芦荟、生龙骨、生牡蛎以清肝泻火,重镇安神;头晕目眩加天麻、钩藤、石决明平肝潜阳;胸闷呕恶,咳嗽咯痰不利者加党参、白术、茯苓、陈皮益气健脾;心悸气短,失眠多梦加炒枣仁、柏子仁、远志、五味子养心安神;耳轮焦枯,腰膝酸软,头晕目眩,频繁抽搐属心肾亏虚者加熟地、山萸肉、龟板胶、鳖甲、生牡蛎等补肾益精,滋阴潜阳;大便干结加火麻仁、郁李仁、元参润肠通便。

三、典型病例

李某,男,10 岁,间歇性头痛、抽搐二年。每年发作 3~4 次,每次抽风约 1~3min,发作时口吐白沫伴头痛恶心,牙关紧闭,不省人事,针刺人中穴后清醒。近一月因感冒头痛、发烧输液时扎针疼痛而诱发,角弓反张,口吐白沫,胸闷气短。EEG 示:脑电图轻度异常。脑 CT 颅内未见肿瘤征象。患者于三年前因骑自行车不慎摔倒撞伤头部,当时神志清醒,头痛头晕,脑CT扫描未见异常。舌质红,苔薄黄,脉弦滑数。诊断:癫痫。中医辨证:脑外伤瘀血阻络,痰热惊风遇外感风邪而诱发。治则:活血化瘀,清热化痰,平肝潜阳,息风止痉。方用麻杏石甘汤加定痫丸加减。药物组成:麻黄10g,杏仁10g,生石膏30g,甘草6g,白芷6g,防风10g,川芎6g,全蝎3g,蜈蚣1条,青礞石15g,海浮石15g,白矾3g,郁金10g,法半夏10g,胆南星10g,黑白二丑10g,神曲10g,石菖蒲10g,远志10g,白胡椒6g。14剂。水煎服,2次/d。除痫散一次3克,2次/d。二诊:服药后头痛抽搐逐渐缓解,呕吐痰涎减少,自觉头晕,有时仍头痛,睡眠差,梦多,舌质红,苔薄白,脉滑缓。症属心脾不足,脑络瘀阻。上方去麻杏石甘汤加桃仁10g,红花6g,当归10g,白芍10g,炒枣仁10g,柏子仁10g,远志10g,党参15g,白术10g,沉香3g。上方连续服用半年后,再未抽搐,头痛治愈,精神食纳均好转,可以正常上学。后坚持服用除痫散和定痫丸三年以上,癫疾再未复发。

四、讨论

癫痫是以大脑神经细胞异常过度放电所致的间歇性中枢神经系统功能失调的疾病综合征。以反复发作抽搐、运动感觉失控、自主意识散失和精神刺激加重病情为特征。

裴正学教授认为脑为元神之府,痰火扰心,蒙蔽心窍,则神志逆乱,昏不知人;瘀阻脑络,气滞血瘀则肢体抽搐。故裴老指出癫痫属痰浊、瘀血交织,瘀阻脑络,是其主要病理过程,而外感六淫,内伤饮食,惊骇恐惧是其诱发因素。治疗以活血化瘀治其本,涤痰开窍定其痫。拟方除痫散和定痫丸,在此方基础上加减化裁治疗。方中僵蚕、全蝎、蜈蚣虫类搜风通络,息风止痉,化瘀祛痰,可有效的减轻和控制癫痫发作[3];法半夏、胆南星豁痰开窍;白矾、郁金为白金散,清脑开窍。化痰开窍药与虫类药合用对于癫痫风痰上扰,蒙闭清窍者其效卓著[4]。法半夏、胆南星、石菖蒲、远志、浙贝母、三虫系《医学醒悟》治痰之要药,可豁痰宣窍,熄风定痛[5-7]。对癫痫定痫丸中桃红四物汤活血化瘀,具有明显的抗惊厥、镇静作用,降低血黏度,从而改善机体血流变性,减轻"血瘀"症状[8-10];青礞石坠痰下气,平肝镇惊,善治顽痰胶结,癫痫发狂;海浮石清化老痰,软坚散结;黑白二丑泻下逐水,消痰逐瘀;沉香行气止痛、温中止呕、温肾纳气,沉香含挥发油及树脂,挥发油中含沉香螺醇,具有镇静作用;因虫类药及金石介质类药伤胃气,加入神曲健胃消食,白胡椒散寒健胃,温肺化痰;石菖蒲安神镇静。诸药合用有活血化瘀,熄风通络,祛痰定痉之功,用于癫痫抽风反复发作者。

癫痫大发作可选用苯巴比妥、丙戊酸钠、卡马西平、氯硝安定等抗癫痫药,但要定期药物浓度监测,适时调整药物剂量。全身强直阵挛发作持续状态使用安定或异戊巴比妥钠缓慢静脉注射控制抽搐。

癫痫病须避免劳累过度及精神刺激,保持心情舒畅至关重要。《素问·举痛论篇》云"恐则气下","惊则气乱","恐则精却"。《黄帝内经·上古天真论》云:"夫上古圣人之教下也,皆谓之虚邪贼风,避之有时,恬惔虚无,真气从之,精神内守,病安从来?是以志闲而少欲,心安而不惧,形劳而不倦,气从以顺,各从其欲,皆得所愿"。古人之养生名句对疾病的调护具有指导意义。

参考文献

[1] 周仲英.中医内科学[M].北京:中国中医药出版社,2011,06:129~132.

[2]裴正学.裴正学医学笔记,[M].兰州:甘肃科学技术出版社,2008,02:36~255.

[3]张智宽,张宗芹.三虫抗癫痫汤治疗癫痫62例[J].河北中医,2000,08:62.

[4]刘绪银.国医大师张学文治疗脑病经验[J].中医临床研究,

2011,19(3):105~106

.[5]周胜利,龙子江,蔡永亮等.定痫丸对青霉素致大鼠脑组织MDA、SOD的影响[J].中医药临床杂志,2012,03:46~18.

[6]蔡文玉.自拟郁金二母定痫丸治疗癫痫20例[J].时珍国医国药,2004,3:162~163.

[7]孟凡功,李觉,王净.定痫丸治疗癫痫病95例临床观察[J].山西中医,1990,2:33~34.

[8]韩萌,王净净.活血化瘀治疗癫痫的研究进展[J].湖南中医药导报,2002,05:45~46.

[9]胡静.桃红四物汤合涤痰汤治疗癫痫52例[J].河南中医,2010,30(9):72~73.

[10]陈园桃.桃红四物汤加味治疗癫痫174例[J].江苏中医药,2003,24(12):55~56.

《云南中医中药杂志》2013年1期

裴正学教授治疗肌萎缩性脊髓侧索硬化症一例报告

展文国

【摘要】介绍裴正学教授根据脾肾亏虚，筋骨痿软的病机特点，以补肾健脾，化瘀通络之法，用自拟"振痿汤"治愈肌萎缩性脊髓侧索硬化症一例，临床辨证疗效良好以供同仁借鉴。

【关键词】肌萎缩性脊髓侧索硬化症；中医辨证；病例；裴正学

裴正学教授是我国著名的中西医结合专家，主任医师，博士研究生导师，国家级高徒导师，甘肃省肿瘤医院首席专家，中国中医药学会终身理事。擅长治疗各种疑难杂症。本人有幸师从于裴老，现将其治疗肌萎缩性脊髓侧索硬化症一例报告如下。

萎缩性脊髓侧索硬化症，是由于脊髓的上运动神经元大脑、脑干、和下运动神经元脊髓前角细胞受损的一种慢性进行性变性疾病，又叫运动神经元病。临床表现为上、下运动神经元合并受损的混合性瘫痪。目前病因未明，与慢性病毒感染、中毒因素、免疫功能障碍有关[1]。

一、病因病机

裴教授认为肌萎缩侧索硬化症是由先天肾气不足，脾胃虚弱所致。先天肾气不足，精血亏虚，髓海空虚，髓枯筋痿，肝筋弛缓，则骨软而无力。脾胃为后天之本，素体脾胃虚弱，或久病成虚，中气不足，气血津液生化之源不足，无以濡养五脏六腑，运行气血，以致肌肉筋骨失养,关节不利,肌肉萎缩,则肢体痿软不用。但脾胃虚弱常夹杂湿热内滞,灼伤肺津,津伤不补,筋脉失养亦可致痿症。肝藏血主筋,湿热、肾虚、津伤血虚均可致肝筋失养,肢体痿弱不用。

二、辨证论治

1.肾气不足,肝筋失养(肝肾阴虚)。肢体肌肉萎缩,肌肉颤动,肌力减退,腰膝酸软,夜眠梦多,形体消瘦,大便干结,舌红苔少,舌体萎软,薄瘦,脉沉细弦。治则滋补肝肾,滋阴清热。方药:振痿汤加味。药物组成:黄芪10g,当归10g,制乳香6g,制没药6g,元肉10g,山药10g,山芋肉10g,马钱子1个(油炸),鹿角胶10g,鳖甲15g。肌肉萎缩,出汗潮热者加大补阴丸;步履艰难,不能久立者加虎潜丸(狗胫骨、牛膝、锁阳、当归、白芍、知母、黄柏、熟地、龟板)。

2.脾胃虚弱,中气不足。肢体萎软,活动乏力,肌肉瘦削,皮肤松弛,精神疲惫,纳差少言,面浮气短,面色不华,或阳痿早泄,舌苔薄白,舌体淡胖,脉沉细。治则补气健脾。方药:补中益气汤加味。药物组成:党参15g,白术10g,黄芪15g,当归10g,陈皮6g,升麻10g,柴胡10g,菟丝子20g,知母20g,生姜6g,威灵仙10g。脾胃虚弱,健运失常者加参苓白术散;食积内停加焦三仙、鸡内金、炒莱菔子、生大黄;气血虚甚者重用黄芪、党参、阿胶、当归。下肢酸困加苍术、薏米、忍冬藤清热除湿。

三、典型病案

高某,男,50岁,因双下肢无力伴肌肉萎缩一月来诊。患者一月前因感冒后出现四肢酸困,发烧,体温38度,经对症治疗感冒好转。但随后双下肢软弱无力,行动不灵活。既往有乙肝小三阳病史20年。查双下肢肌肉萎缩,手虎口鱼际肌肉塌陷,头面部肌肉正常。吞咽正常,说话清晰。肢体欠温,畏寒怕冷,自汗,大便稀溏,腰膝软弱。舌质淡,苔白润,脉沉细。肌电图显示:运动神经源性疾病。

BP:17/10.5kpa。诊断:萎缩性脊髓侧索硬化症。中医辨证:痿症(脾肾阳虚,经脉失养)治法:温补脾肾,通阳散结。方药:黄芪 10g,当归 10g,制乳香 6g,制没药 6g,元肉 10g,山药 10g,山芋肉 10g,马钱子 1 个(油炸),鹿角胶 10g,鳖甲 15g,党参 15g,菟丝子 15g,知母 20g,生姜 6g,制川草乌各 15g((先煎 1 小时),细辛 15g((先煎 1 小时),麻黄 10g,白芥子 10g,熟地 10g,桂枝 10g。水煎服,一剂/d。二诊,服用上方 20 剂,怕冷自汗减轻,双下肢肌力好转,步履缓慢,下肢及手虎口肌肉萎缩,腰酸腿困,属脾肾亏虚,上方取白芥子加川牛膝 15g,黄柏 10g,狗胫骨 30g。三诊,上方服用二月下肢肌力较前增强,肌肉萎缩好转,精神食欲增加。上方继服半年后,将二诊方药物研细冲服,维持治疗一年未见复发,肌力恢复正常,能参加轻微体力劳动。

四、体会

萎缩性脊髓侧索硬化症,是由于脊髓的上、下运动神经元合并受损的混合型瘫痪,是一种慢性进行性变性疾病,以双上、下肢肌无力、肌萎缩、震颤为主要临床表现。西医治疗以维持营养及水电解质平衡、神经营养药、改善运动神经元损害引起的肌肉痉挛,肌张力增高的药物,并坚持适当体育锻炼和理疗。

脊髓侧索硬化症属中医之"痿症"的范畴。《素问·痿论》指出"阳明者,五脏六腑之海,主润宗筋,宗筋主束骨而利机关,故足痿不用也"。《临症指南医案.痿》指出"肾藏精,精血相生,精虚则不能灌溉四末,血虚则不能营养筋骨……此不能步履、痿弱筋缩之症作矣。"其主要病机为先天不足,脾胃虚弱,中气不足,肝肾亏虚,肝、脾、肾三脏功能失调有关。故益气健脾,温阳补肾,活血化瘀,托毒生肌,息风止痉为其治则。

裴教授积四十年临床经验,总结出治痿之"振痿汤"[2]。该方组成:黄芪 15g,当归 10g,制乳没各 6g,龙眼肉 10g,山药 10g,山萸肉

10g,生龙牡各 15g,鹿角胶 10g,马钱子一个(油炸),鳖甲 15g,党参、白术 10g,菟丝子 10g,知母 20g,生姜 6g,威灵仙 10g。《素问.痿论》提出"治痿独取阳明"[3]。痿症以益气健脾,滋补后天之本为基本治则,但先后天相互滋生,又以补肾为关键。胃主受纳腐熟水谷,主降;脾主肌肉四肢,脾胃功能健旺,气血津液充足,筋脉得以濡养,则痿症易于恢复。方中党参、白术、元肉、山药意在健脾。先天之肾气赖山萸肉、菟丝子、威灵仙、鹿角胶、鳖甲之大补,此为前方之主框架。当归、黄芪为补血汤,补气生血以补后天;鹿角胶、鳖甲胶滋阴补血以补先天。诸药合用,共奏益气健脾,补肾养血之功。适用于萎缩性脊髓侧索硬化症,重症肌无力,进行性肌营养不良,周期性麻痹等。临证加减:四肢痿软,下肢困重,加苍术 10g、黄柏 10g、川牛膝 10g、生薏米 30g 利湿通络;手足麻木,肌肤不仁者加桃仁 10g、红花 6g、当归 10g、僵蚕 10g、全蝎 3g、蜈蚣 1 条活血通络;肝肾亏虚,髓枯筋痿,肌肉萎缩,步行缓慢者加狗胫骨 30g、龟板 15g、鳖甲 15g、紫河车 15g 补肝肾,强筋骨;关节疼痛加制川草乌各 15g(先煎 1 小时),细辛 15g(先煎 1h),温经散寒止痛。马钱子(油炸),苦寒有毒,解毒散结,通络止痛。张锡纯曰"马钱子开通经络,透达关节之力,远胜它药。"

参考文献

[1]张季平.临床内科学[M].天津:天津科学技术出版社,1998,4:3090.

[2]裴正学.裴正学医学笔记[M].兰州:甘肃科学技术出版社,2008,1:228.

[3] 周仲英. 中医内科学 [M]. 北京: 中国中医药出版社,2007,2:481~484.

《中国现代药物应用》 2013 年 9 期

裴正学教授治疗失眠的经验

展文国　　常娟

【摘要】整理裴正学教授多年的临床经验,在"西医诊断,中医辨证,中医为主,西药为辅"的十六字方针指引下,治疗失眠临床以邪客少阳、相火妄动、心脾两虚、阴虚阳亢四型多见,临证时分别以疏散少阳、清肝泻火、益气健脾、平肝潜阳等法则。应用柴胡加龙骨牡蛎汤、生铁落饮、归脾汤、王补心丹、复方酸枣仁汤或孔圣生枕中丹加减治疗,临床疗效显著。

【关键词】失眠;辨证论治;经验 ;裴正学

随着现代生活节奏的加快,人们的思想压力加重,失眠患者增多。西药镇静安眠剂可改善睡眠,但长期服用产生依赖性。中医中药相对较为安全,且有彻底改善睡眠的作用。裴正学教授是我国著名的中西医结合专家,主任医师,博士研究生导师,国家级高徒导师,中国中医药学会终身理事。最早提出"西医诊断,中医辨证,中医为主,西药为辅"的十六字方针。擅长治疗各种疑难杂症。本人有幸师从于裴老,现将裴老治疗失眠的临床经验报告如下。

一、病因病机

外感后邪客少阳,肝郁化火,热扰心神。饮食劳倦,思虑伤脾,或心脾两虚,或心肾不交,盖脾土居于心肾之间,脾土虚则心肾水火不济,心肾不交。虚证乃营血亏虚为本,病在心肝脾肾,实证乃相火妄动为标,病在心肝脾胃[1]。

二、裴老辨证论治

失眠总的治则以滋阴补血治其本,清肝泻火,镇静安神、活血化瘀治其标。失眠的临床治疗大体分为四型。邪客少阳,肝郁化火,胆火上绕,心神不宁。治则:疏散少阳,佐镇静安神。方药:柴胡加龙骨牡蛎汤加酸枣仁汤。相火妄动,热绕神明。治则:清肝泻火,佐重镇安神。方药:生铁落饮合复方酸枣仁汤。心脾两虚,脾不统血。治则:益气健脾,安神镇静。方药:归脾汤合酸枣仁汤。阴虚阳亢,浮阳外越,心阴亏虚,心气不足者。治则养阴益气,安神镇静。方药 天王补心丹和复方酸枣仁汤;肝肾阴虚,用杞菊地黄丸合冠心Ⅱ号(赤芍、川芎、红花、降香、丹参),酸枣仁汤;阴阳不调,阴不敛阳,用二仙汤合冠心Ⅱ号,酸枣仁汤;心肾不交,加用交泰丸(黄连,肉桂)。裴老认为阴虚阳亢之失眠,于高血压脑动脉硬化,冠心病合并失眠有关。肾阴亏虚是本,肝阳上亢是标,治宜标本兼治,以滋阴补肾,或阴阳双补,平肝潜阳,活血化瘀为主,辅以重镇安神,失眠方能治愈。

三、典型病例

1.张某,男,30岁,外感后半月失眠头昏,心烦急躁,食纳不佳,目赤口苦,小便黄溺,大便干燥,舌质红苔白,脉弦数。血压:120/80mmHg.诊断:失眠。中医辨证:外感后邪客少阳,胆火上绕,心神不宁。治则:疏泄少阳,镇静安神。方药:柴胡加龙骨牡蛎汤,酸枣仁汤加减。柴胡10g,黄芩10g,半夏6g,党参10g,甘草6g,生姜6g,大枣6g,龙骨15g,牡蛎15g,酸枣仁15g,川芎10g,知母10g,茯神10g,夜交藤15g,石菖蒲10g,浮小麦30g。服用七剂后,失眠好转,加入远志10g,丹参15g养血安神,再服七剂诸症好转。

按语:外感后邪客少阳,相火妄动则失眠,小柴胡汤疏散少阳之邪,龙骨牡蛎重镇安神,甘麦大枣汤治疗脏燥不安,酸枣仁、川芎、知母养血安神,三方合用则失眠治愈。裴老认为柴胡加龙骨牡蛎汤,甘麦大枣汤能够调节自主神经功能紊乱[2]。

2.李某,男,41岁,失眠头痛,烦躁不安,有时到处乱跑,胡思乱想,甚则癫狂,毁物打人。舌红苔黄腻,脉弦紧。诊断:失眠,精神分裂症。中医辨证:肝火夹痰,热绕神明,治则:清肝泻火,重镇安神。方药:生铁落饮加复方酸枣仁汤。天冬10g,麦冬10g,丹参15g,北沙参15g,党参15g,元参15g,浙贝母15g,代赭石15g,法半夏10g,陈皮6g,茯神10g,远志10g,炒枣仁15g,朱砂2g(分冲),石菖蒲15g,钩藤15g,连翘15g,柏子仁15g,夜交藤15g,陈皮6g,生铁落100g(先煎一小时,用铁水煎药)。服用上30方余剂,失眠烦躁好转,情绪稳定,注意力能够集中。效不更方,守方服用百余剂,病情稳定。

按语:相火妄动,热绕神明,除药物治疗外,还需配合心理疏导,生活环境的改变,效果会更好。生铁落饮滋阴养血,重镇安神,为治疗精神分裂症之名方。有学者用生铁落饮加味治疗躁狂症48例,愈显率85.4%,疗效确切,且能明显拮抗西药的副作用[3]。

3.刘某,女,35岁,长期失眠,头昏头晕,多梦易醒,心悸健忘,疲倦乏力,面色无华,舌质红,苔白脉细弱。血压90/60mmHg,血红蛋白96g/L。诊断:1 失眠.2 低血压.3 贫血。中医辨证:心脾两虚症。治则:补益心脾,安神镇静。方药:归脾汤加酸枣仁汤。当归10g,白术10g,黄芪15g,党参15g,甘草6g,茯神10g,远志10g,酸枣仁15g,木香6g,龙眼肉10g,川芎6g,知母15g,合欢花10g,夜交藤15g,阿胶10g(烊化),生龙骨15g,生牡蛎15g。服用14剂后失眠心悸好转,胃脘胀满纳呆,舌苔白滑腻,于上方中加入香砂六君子汤治愈。

按语:心脾两虚,脾不统血,心神失养,则失眠健忘,归脾汤引血归脾,酸枣仁汤安神镇静。《类证治裁·不寐》"思虑伤脾,脾血亏损,经年不寐"。故心脾不足之血虚,可致不寐。

4.刘某,女,60岁,失眠头昏,健忘多梦心悸,心前区不适,胸闷气短,腿软,出汗怕冷,乏力,舌质红,苔白,脉弦迟弱。血压:160/100mmHg,心脏彩超:冠心病。西医诊断:①高血压动脉硬化冠心病。②失眠。中医辨证:心阴亏虚,心血瘀阻,心神失养,则失眠健忘。治则:益气养阴,活血化瘀,安神镇静。方药:天王补心丹加冠心二号、复方酸枣仁汤。天冬10g,麦冬10g,当归10g,生地10g,酸枣仁15g,柏子仁15g,远志10g,太子参15g,北沙参15g,党参15g,茯神15g,桔梗20g,朱砂2g(分冲),五味子3g,降香10g,红花6g,赤芍10g,川芎10g,丹参15g,知母15g,夜交藤15g。二诊,服用14剂后失眠心悸头晕稍好,胸闷气短减轻,仍怕冷出汗,乃阴阳两虚,心神不安,上方去掉天王补心丹,加二仙汤,半夏6g,羌活10g,香薷10g,炒薏米15g,木贼草10g,独活10g,威灵仙10g,继续服用14剂,睡眠明显好转,出汗怕冷减轻,守方继服30余剂,诸症痊愈。

按语:失眠心悸健忘,头昏头晕,腿软出汗乏力均是高血压动脉硬化之表现。高血压乃水不含木,虚阳浮越,心神无主,用天王补心丹滋心阴补心气,二仙汤滋阴壮阳,均用于治本,酸枣仁汤镇静安神以治标,冠心二号活血化瘀是为兼治。半夏、羌独活、香薷、薏米、木贼草、威灵仙,升阳达于四末,助二仙以壮阳气。五方贯穿其中,综合应用,标本兼治,失眠治愈。

四、讨论

现代医学对于本病的发病原因及发病机理,尚无明确定论。一般认为失眠多是伴随精神病、焦虑病、抑郁症、躁狂症等病的不同阶段出现,是多种病因作用于人体的结果。

失眠属中医"不寐"范畴,临床应辨虚实之分,虚证乃阴血不足,心脾两虚,心肾不交,实证多由相火妄动,热绕神明。《景岳全书·不寐》:"痰火扰乱,心神不宁,思虑过伤,火炽痰郁而不寐,肾水不足,真阴不升,心阳独亢亦不寐,或因过劳、病后,此为不足,宜养血安神。"[4]《血证论》评释,"不寐之证有二:一是心病,一是肝病。心病不寐者,心藏神,血虚火妄动则神不安,烦而不寐,仲景黄连阿胶汤主之。肝病不寐者,肝藏魂,人寤则魂游于目,寐则魂返于肝,宜敛其阳魂使如于肝,二加龙骨汤加五味子、枣仁、阿胶主之。[5]虚实夹杂者则虚实兼顾。

酸枣仁汤《金匮要略·血痹虚劳病篇》由酸枣仁、川芎、知母、茯苓、甘草组成,具有养血安神、益阴敛汗功效,主治虚劳虚烦不眠、惊悸多梦等证。裴老在此方中加入合欢皮、夜交藤、远志、石菖蒲、柏子仁其镇静安神之效倍增。裴老常用柴胡加龙骨牡蛎汤,甘麦大枣汤治疗植物神经功能紊乱之失眠烦躁。生龙骨、生牡蛎重镇安神,祛痰镇惊,潜阳补阴,软坚散结[6]。柴胡加龙骨牡蛎汤能调节神经系统功能,协同兴奋与抑制,具有镇静,改善睡眠之效[7]。对失眠抑郁症有显著改善作用。[7]生铁落饮方出《医学心悟》用于痰火绕心,阴血不足之失眠癫狂,生铁落煎5min,取此水煎药,具有化痰开窍,宁神定志之功。裴老常用生铁落饮和天王补心丹治疗失眠,精神抑郁症,精神分裂症,效果显著。一些顽固性的失眠,合并高血压动脉硬化、冠心病,在安神镇静的基础方复方酸枣仁汤中,加入活血化瘀之冠心Ⅱ号(赤芍、川芎、红花、降香、丹参)改善心脑供血,补肾滋阴之二仙汤,效果更佳。神志不安因痰、因热而致者,还需加入祛痰、清热之剂。

参考文献

[1]张伯臾.中医内科学[M].北京:中国中医出版社,1984.02:113~116.

[2]裴正学.裴正学医学笔记[M].兰州:甘肃科技出版社,2008.01:122.

[3]黄维碧杨茂吉.中生铁落饮加味治疗躁狂症 48 例[J].实用中医内科杂志,2009,6(25):38~40.

[4]张伯臾.中医内科学[M].上海:上海科学技术出版社,1984.02:113~116.

[5]裴正学.血证论评释[M].兰州:甘肃科技出版社,2008.2:135~136.

[6]龚千峰.中药炮制学[M].北京:中国中医药出版社,2003.01:268.

[7]尚俊平,李巧兰,石洲宝.柴胡加龙骨牡蛎汤治疗老年抑郁症 30 例[J].甘肃中医,2010.2(23).47~48.

《甘肃医药》2012 年 02 期

第十五章　肿瘤疾病

裴正学教授治疗胃癌经验体会

冯小荣　蒲朝晖　党芸芝　何红珍

【摘要】我国著名医学专家裴正学教授从事临床实践50余年，擅长中西医结合诊治内、外、妇、儿科及诸多疑难杂症，尤其在恶性肿瘤的诊治方面独具特色。本文从病因病机、辨证论治、临床应用等方面介绍裴老治疗胃癌的临床经验及学术思想。

【关键词】胃癌　中西医结合　辨证论治　扶正固本

裴正学教授通过长期的临床研究认为，中医药作为主要治疗手段，适用于胃癌发展的各个阶段，尤其对于胃癌术后及放、化疗后的晚期患者，中医药具有西医无法替代的地位。裴老认为胃癌的主要病机是本虚标实，故以扶正固本为大法治疗中晚期胃癌，能促进机体正气的恢复，提高机体自身的抗癌能力，同时能减轻放、化疗毒副反应，抑制肿瘤进展，预防复发，提高患者生活质量，延长生存期。

一、典型案例

[例1]范某,男,75岁,农民。主因"上腹部胀痛、纳差、疲乏伴进行性消瘦1月"来诊,2011年7月于当地医院经胃镜及病变组织病理检查诊断为胃贲门腺癌,因患者高龄加之经济困难,未接受手术及放化疗。2011年8月开始一直服用裴老中药治疗至今,据病历资料记载初诊时症见:上腹部疼痛,纳呆,进食饱胀感,偶见恶心呕吐,面色暗黑,舌暗红,苔黄,脉弦细。初治给予:乌梅4枚、川椒6g、干姜6g、黄连10g、半夏6g、郁金6g、丹参20g、白芍10g、厚朴10g、生薏仁30g、威灵仙10g、佛手10g、陈皮6g、三棱10g、莪术10g、枳实10g、木香6g、檀香6g、砂仁6g、海藻10g、夏枯草15g、吴茱萸3g,另加灶心黄土100g先煎10min代水煎药,三日两剂,共服10剂。半月后二诊,自述服药两剂后已无呕吐症状,饱胀感明显减轻,至目前疼痛症状也较前减轻,食欲增加,上方去灶心黄土,加北沙参15g潞党参15g、太子参15g、人参须15g、生地12g、山萸肉30g,两日一剂,共15剂,三诊患者,患者诸症均见好转,原方继服。1年后,患者再次来就诊,复查胃镜及腹部CT示:胃贲门部肿块,与原片相比较未见增大,亦未见其他部位转移病灶,患者饮食如常人,精神体力俱佳。建议原方长期服用,门诊随诊,服药期间配合裴氏升血颗粒。

体会:

裴老认为胃癌的基本病机是寒热错杂痰湿互结中焦,互结之处日久则癥瘕积聚[1]。故用乌梅丸为主寒温并施,治疗腹部疼痛之症,方中之黄连、苦寒清泄,川椒通阳散寒,干姜温中散寒,两药并用以除中焦之寒;乌梅增酸和胃,敛阴柔肝。郁金、丹参具活血化瘀之效;厚朴、生薏仁、茯苓、佛手具降逆、除湿、行气之效,另加灶心黄土以消除呕吐之症;二诊患者诸症均好转,故加"兰州方"之核心,兼以扶正固本。经长期服药后,至目前患者精神较前好转,饮食正常。

[例2]马某某,男,57岁,农民。患者于2012年07月13日于兰州某三甲医院行根治性远端胃大部切除术,术后病理检查示:胃大弯侧中分化腺癌,浸润胃壁深肌层,并有淋巴结转移,分期为:T2aN1M0,ⅡA期。术后应用FOLFOX方案化疗2周期。患者于2012年10月19日就诊于裴老门诊,时见患者消瘦,精神倦怠,纳差,腹痛腹胀,进食后加重,偶伴有恶心呕吐,舌质淡红,苔白,脉细。裴老认为该患者证属脾胃虚寒兼气阴两虚,治以健脾益气法。处方:乌梅4枚,川椒6g,干姜6g,黄连6g,半夏6g,郁金6g,丹参20g,白芍10g,厚朴10g,生薏仁30g,威灵仙10g,佛手10g,北沙参15g,潞党参15g,太子参15g,人生须15g,生地12g,山萸肉30g。水煎服,一日一剂,患者服上方14剂后,二诊,患者自述食欲增加,精神较前好转,上腹部疼痛亦减轻,恶心呕吐好转。近日出现便秘症状,继上方基础上加木香6g,草寇6g,陈皮6g,白术10g,茯苓12g,甘草6g,另加大黄10g后下,水煎服,三日两剂,共服20剂,服药期间建议患者进食流质、半流质易消化之食物。三诊,患者述进食如常人,纳差,腹痛腹胀好转,精神佳,大便亦正常,裴老将上方去大黄,余药不变继服20剂。此患者治疗全程中除服汤剂外,另嘱患者饭前服裴氏胃安康冲剂半包,每日两次,饭后服裴氏升血颗粒1包,每日两次。随访一年余,2013年12月复查胃镜示:远端胃大部分切除术后改变,未见肿瘤复发及其他脏器转移。

体会:

对该病例之治疗,裴老围绕胃癌的基本病机,方用乌梅丸为主寒温并施,治疗腹部疼痛腹胀等症状,因患者就诊时已是术后,故用"兰州方"为核心以培扶正气。二诊时仍有腹部胀满不适,故用原方加香砂六君子汤,以除胀满疼痛之症。三诊患者自述诸症状均已明显减轻,继原方以巩固治疗。

[例3]王某,男,65岁。患者因"上腹疼痛伴乏力、消瘦三月

余",2012 年 11 月就诊于当地医院,行胃镜及相关检查确诊为胃癌,遂在当地医院作胃大部切除术,病理检查提示胃黏液腺癌,侵及浆膜层,未侵及周围邻近脏器,分期为:T3N2M1,Ⅳ期,术后化疗3 周期。2013 年 3 月患者疲乏无力症状日渐加重,面色萎黄,纳差,去医院复查腹部 CT 示:肝右叶占位病变,考虑转移病灶,最大者为 3.0×2.7cm;总胆红素:228.6μmol/L,直接胆红素:124.1μmol/L,间接胆红素:104.5μmol/L,诊断为胃癌术后复发并肝脏转移,分期:T3aN0M0,ⅡA 期。遂就诊于裴老门诊,初诊症见:上腹部疼痛饱胀感,纳差,嗳气,恶心呕吐,两胁胀满,体乏无力,口苦,大便干,舌质红、苔黄腻,脉弦细。裴老认为该患者西医诊断为:胃癌术后复发并肝转移,中医辨证属脾胃气虚兼肝胃郁热。治则应以疏肝清热、健脾益气。方用:木香 6g,草寇 6g,半夏 6g,陈皮 6g,潞党参10g,白术 10g,茯苓 12g,黄连 6g,黄芩 10g,干姜 6g,大枣 4g,柴胡10g,枳实 10g,白芍 10g,大黄 6g,元胡 10g,川楝子 20g,丹参 20g,焦三仙 10g,夏枯草 15g,海藻 10g,北沙参 15g,太子参 15g,人参须15,生地 12g,山萸肉 30g,水煎服,两日一剂,共 7 剂。二诊:患者自述服用上方 7 剂后,上腹部胀满明显好转,疼痛减轻,仍有恶心呕吐,偶有打嗝嗳气,乏力、口苦亦改善,二便正常,上方去半夏 6g,干姜 6g,大枣 4 枚,加旋复花 10g,代赭石 15g,丁香 6g,柿蒂 10g,煎法同前,两日一剂,共 7 剂。三诊:患者述服药后症状均较前缓解,无其他不适,原方不变继服 7 剂。四诊:患者腹部诸症均消,饮食佳,舌质暗红,脉细弦。原方去旋覆花、代赭石、丁香、柿蒂、加三棱 10g,莪术 10g,汉三七 3g(分冲),水蛭 10g(分冲),继服 20 剂,治疗期间加服裴氏升血颗粒,以补益正气门诊随诊,至目前患者饮食、睡眠如常人,无腹部疼痛胀满等特殊不适。

体会:

该患者术后复发,并且已经肝脏转移,裴老认为在治疗方面应以疏肝清热、健脾益气为基本治疗原则,选用裴氏"胆胰合症方"核心以疏肝理气,清热解毒,运用"兰州方"核心扶正固本以抑制肿瘤生长,同时减小放化疗的毒副作用并增加疗效,方中之柴胡疏肝解郁,又升清阳以外透郁热,白芍养血敛阴柔肝,与柴胡配伍使郁热透解而不伤阴;枳实、木香行气散结;草寇清热燥湿、和胃降逆;元胡、川楝子行气止痛;大黄、黄连、黄芩燥湿泄热;潞党参、北沙参、太子参、人参须大补中气;夏枯草、海藻软坚散结。

总结

裴老指出正虚是恶性肿瘤发生发展的根本原因,正如《素问遗篇·刺法论》说:"正气存内,邪不可干。","邪之所凑,其气必虚"。癌症只有在机体阴阳失衡,正气亏虚的情况下才能发生、发展[2]。而胃癌的主要病机为本虚标实,尤其接受手术后的患者,常出现消瘦乏力,纳差,疼痛等症状,故在治疗方面以"急则治其标"及扶正固本为原则,同时与患者病情病症相结合,兼以健脾益胃、清热解毒、活血化瘀、消癥散结等辨证论治,临床治疗此类患者每获疗效。裴老对本病之论治常以扶正固本为大法,提出"补肝肾、养阴津"以固其本,祛风胜湿、清热解毒、活血化瘀以治其标。通过扶正固本、健脾益胃、活血祛瘀等改善患者症状,减轻手术对机体造成的不良影响及放、化疗引起的毒副反应,预防肿瘤转移及复发,改善患者生活质量,提高综合疗效。

裴老经长期临床实践治疗胃癌常见症候之经验可归纳为以下几个方面:

1.疼痛:疼痛为胃癌患者的主要症状,针对患者之疼痛,可临床加以:①"物地黄良香"(当归、白芍、川芎、黄芪、良姜、制乳没);②"三术吴乌蒲黄肉,枳实代当效灵丹"(三棱、莪术、吴茱萸、乌药、蒲黄、肉桂、枳实、丹参、制乳没);③"金小三夏海"(元胡、川楝子、丹参、木香、草寇、焦三仙、夏枯草、海藻)。疼痛常伴有胀满,针对胀满,裴老常将香砂六君子作为基本方药。在此方基础上还可加生薏仁、蔻仁、砂仁、山药、扁豆;除外还可合用半夏泻心汤,或加焦三仙、山药、肉豆蔻、黄连以健脾益气、理气运滞；另外还可采用厚朴温中汤(厚朴、陈皮、茯苓、甘草、干姜、草豆蔻、木香)以温中散寒、燥湿除满；枳实消痞汤(枳实、厚朴、木香、草蔻、半夏、陈皮、党参、白术、茯苓、甘草、黄连、干姜)以健脾和中、清热利湿；枳实导滞丸(白术、茯苓、泽泻、大黄、黄连、黄芩、枳实、生姜)以消食导滞、清利湿热。如伴有腹泻者则加真人养脏汤(当归、白芍、党参、白术、肉桂、肉豆蔻、粟壳、诃子、木香)以健脾益肾、涩肠固脱；或芍药汤(白芍、当归、黄连、槟榔、木香、大黄、黄芩、肉桂、甘草)以清热燥湿、调气和血。此外胃脘部的疼痛常合并两胁肋部疼痛，因胃和胰腺相邻，胰腺沿胃的轮廓呈弧形分布，当胃癌浸入黏膜通过黏膜下层到达肌层时则可影响到胰腺，继而出现两胁胀痛和背部疼痛等症状，故用"胆胰合症方"之核心以疏肝理气。

2.出血：恶性肿瘤本身即可出血，目前对于胃癌患者出血之治疗，西医常选用止血剂如垂体加压素、止血芳酸、止血敏等药物治疗，中医中药治疗出血疗效较佳，裴老引用唐容川在所著《血证论》中指出"心为君火，化生血液，是血即火之魄，火即血之魂，火升故血升，火降即血降也。知血生于火，火主于心，则知泻心即泻火，泻火即是止血"，故止血主用三黄泻心汤，方中之大黄具"推墙倒壁之能"，故为治疗呕血首选药。裴老常言："扬汤止沸莫如釜底抽薪"形象指出，在治疗出血方面西医只能起到扬汤止沸之作用，而中医中药可起到釜底抽薪之功效。

3.恶心、呕吐：对于此证候中医较西医疗效好，西医用昂丹司琼等药疗效短暂，中医《伤寒论·辨太阳病脉证并治》云："心下痞硬，噫气不除者，旋覆代赭汤主之"，故裴老对胃癌术后患者出现恶心呕吐症状时，常将旋覆代赭汤作为首选，以降逆止呕，同时还可加用丁香、柿蒂、木香、沉香、半夏、陈皮、藿香、乳香、良香、肉桂、砂仁、甘草，或橘皮竹茹汤之降逆止呃类药物。临床治疗此类患者均获满意疗效。

4.肝转移:胃癌肝脏转移后,因肝脏血供丰富,转移瘤迅速增长,使肝包膜不断增大、扩张,加之多数患者胆管收缩,胆汁淤积,从而出现肝区疼痛、黄疸等症状。每遇此类患者经辨证后常给予自拟"胆胰合症方"以疏肝解郁,使胆汁引流通畅,黄疸、肝区疼痛症状减轻,若肝脏肿块明显者可加三棱、莪术、汉三七、水蛭以软坚散结、活血化瘀,从而延缓病情,提高整体疗效。

参考文献

[1] 王宁.裴正学教授治疗胃癌的经验介绍 [J].甘肃医药,2008,27(1):26~27.

[2]张桂琼.裴正学临床荟萃[M].兰州:甘肃科学技术出版社,2012:275~283.

2014 年 12 月《中医临床研究》

裴正学教授治疗恶性淋巴瘤
的临床经验

展文国

【摘要】裴正学教授认为脏腑气血亏虚,肝肾不足,寒痰凝滞,气滞血瘀是恶性淋巴瘤的主要病机。放、化疗或手术配合中药扶正固本为基本治疗原则,用兰州方加减治疗可减毒增效,防止肿瘤复发,提高生存质量,延长患者生命。

【关键词】恶性淋巴瘤;中医辨证;经验;裴正学

裴正学教授是我国著名的中西医结合专家,主任医师,博士研究生导师,国家级高徒导师,中国中医药学会终身理事,甘肃省肿瘤医院首席专家。擅长治疗各种疑难杂症。本人有幸师从于裴老,现将其治疗恶性淋巴瘤的临床经验报告如下。

恶性淋巴瘤是一种起源于淋巴造血组织的实体瘤。根据其病理特性可分为何杰金氏病(HD)和非何杰金氏淋巴瘤(NHL)两种。其临床特征为无痛性、进行性淋巴组织增生,尤以浅表淋巴结为显著,常伴有脾肿大,晚期有贫血、发热和恶病质等表现[1]。我国恶性淋巴瘤发病率为 1.39/10 万,女性为 0.84/10 万,其中 HL 约占整个淋巴瘤的 10%左右。恶性淋巴瘤的病因目前尚未完全阐明,一般认为其发病与病毒、细菌感染、免疫缺损、某些自身免疫疾患、电离辐射、遗传因素等有关。

一、病因病机

恶性淋巴瘤属中医之"瘰疬""痰核""虚劳"范畴。先天禀赋不足,脏腑气血亏虚,风寒邪毒乘虚入侵,肺卫失调,风寒痰郁痹阻经络,引起颈项、腋下等浅表淋巴结肿大;或饮食不节,脾胃阳虚或湿热瘀滞,痰湿内生,寒凝气滞,痰瘀互结,阻于经络、脏腑,形成瘰疬痰核[2];忧思恼怒,肝郁气滞,气机郁而化火,灼津成痰,痹阻经络;痰核流注,窜于脏腑经络,损及骨骼肌肤,可见腹腔、纵膈、胸腔淋巴结肿大;热毒内生,痰瘀毒结,日久损伤肝肾之阴,气阴两虚,放化疗后此证尤为突出。故恶性淋巴瘤属本虚而标实,脏腑气血亏虚,肝肾不足是其本,寒痰凝滞,痰瘀互结,气滞血瘀为其标,虚实夹杂,寒热并见为其病机特点。

二、辨证施治思路

(一)中西结合,综合治疗

恶性淋巴瘤目前已属于可治愈的恶性肿瘤, 主要以放化疗为主,配合中药扶正固本,以减轻放化疗的毒副作用,防止复发[3]。Ⅰ、Ⅱ期霍奇金氏病 5 年生存率已达 85%~90%,ⅢA 期 70%,ⅢB 期 40%~50%。照射剂量,4 周内约 4000cgry,放疗是注意保护重要器官和皮肤反应,以及骨髓抑制所造成的白细胞减少、免疫功能下降。非何杰金氏淋巴瘤(淋巴肉瘤和网状细胞肉瘤)放疗也敏感,但复发率高。低度恶性组中临床Ⅰ、Ⅱ期及中度恶性组Ⅰ期可单独使用放疗扩大野。Ⅲ、Ⅳ期大多采用化疗为主。原发性胃肠道非何杰金氏淋巴瘤常侵犯肠系膜淋巴结, 必须作全腹部照射。化疗常用 CHOP、CVP、COPP 等方案,这里不在阐述。其他如免疫治疗、自体骨髓移植、单克隆抗体药物治疗均可应用。

(二)病症结合,分型论治

1.寒痰凝滞:病之初期,颈部耳下肿核,或腋下硬结,不痛不痒,皮色不变,质硬怕冷,触之可动,神疲乏力,面色少华,小便清利,舌淡苔白,脉沉细。治则:温阳化痰,软坚散结。方药:阳和汤加消瘰丸加减。熟地、鹿角胶、白芥子、麻黄、干姜、肉桂、浙贝母、元参、生牡蛎、夏枯草。

2.气滞血瘀:心烦口渴,颈部、腋下及腹股沟等处淋巴结肿大,皮下硬结,腹部积块形成,局部固定性疼痛,或肝脾肿大,舌质紫暗边你有瘀点,苔薄黄,脉弦数。治法:活血化瘀,解毒软坚。方药:膈下逐瘀汤加减。赤芍、川芎、桃仁、红花、元胡、乌药、干姜、五灵脂、蒲黄、丹皮、制乳没、香附。局部痛甚加木香、枳壳以行气止痛;腹部积块明显者加三棱、莪术、海藻、昆布以消积破结。

3.肝肾两虚:腰酸目昏,潮热盗汗,消瘦乏力,食欲不振,全身多处淋巴结肿大,质地坚硬,舌质红,苔薄黄,脉弦细或细数。治法:滋补肝肾,滋阴解毒。方药:杞菊地黄汤加青蒿鳖甲汤加减。生地、山药、山萸肉、茯苓、丹皮、泽泻、枸杞子、菊花、地骨皮、夏枯草、青蒿、鳖甲、元参、生牡蛎。盗汗加麻黄根、浮小麦;失眠加酸枣仁、夜交藤养血安神;消化差加焦三仙健胃消食。

4.气血两虚:面色少华,心悸气短,神疲乏力,消瘦自汗,全身多处淋巴结肿大,质地坚硬,舌淡苔薄白,脉沉细无力。治法:益气养血,佐以软坚。方药:十全大补汤加减。党参、黄芪、白术、茯苓、甘草、熟地、当归、白芍、川芎、山慈姑、夏枯草、海藻。食纳差就,便希加炒山药、炒扁豆、炒薏米以健脾消食;血虚加阿胶、旱莲草、制首乌以养血滋阴。

5.气阴两虚神疲乏力,面色少华,口干口渴,自汗盗汗,失眠头昏,全身多处淋巴结肿大,舌质红,苔少,脉细数。治法:益气滋阴,软坚散结。方药:裴氏兰州方[4]加减。北沙参、太子参、人参须、潞党参、生地、山药、山萸肉、桂枝、白芍、甘草、生姜、大枣、麦冬、浮小麦、五味子、浙贝母、元参、生龙牡、黄药子、山慈姑。

（三）重视调理脏腑,益气健脾,固本清源

恶性淋巴瘤患者常淋巴结肿大,其病机多于"痰湿凝滞"有关,当从肺、脾、肾三脏调理入手。"脾为生痰之源","肺为储痰之器"。因脾主运化水湿,脾虚水湿运化障碍,聚湿生痰。肺为水之上源,通调水道,水津四布,五液并行。肺气亏虚,津液输布失常,留饮为痰。肾为一身阳气之根本,主水而藏精生髓。肾阳亏虚,不能温阳化气行水,水湿停留为痰。痰湿与寒邪、气滞、血瘀相合,正气亏虚,痰凝血瘀,遂生痰核瘰疬。故肺脾肾三脏亏虚是发病之根本,故治疗以益气健脾,化痰理气,活血化瘀,固本清源,防止肿瘤复发和转移。

（四）擅用活血化瘀,清热解毒

痰饮、瘀血既是发病原因又是病理产物,痰瘀互结与恶性淋巴瘤发病密切相关。《医林改错》云"结块者,必有形之血也"。痰湿凝滞,经络阻塞,气滞血瘀,痰瘀互结致腹腔淋巴结肿大,肝脾肿大,质硬而痛不可近者,舌质紫暗,边有瘀斑,均为瘀血阻络之征像。六淫外邪致病,浅表淋巴结肿大,发热,咳嗽咽喉疼痛等表邪郁热证。或壮热、烦渴、神昏谵语、鼻衄、便血等热入营血证,宜清热解毒,凉血散瘀,以免耗血伤阴,常用桃红四物汤、失笑散、膈下逐瘀汤、五味消毒饮等酌情使用。

三、典型验案

赵某,女,55 岁,颈部淋巴结肿大伴发烧 1 月。于 2009 年 6 月 10 日住院治疗。查体:右颈部淋巴结 6cm×4cm×2.5cm,左颈部肿块 4cm×5cm×3cm,边界清,质硬,表面光滑,不痛,其余未见淋巴结肿大。颈部肿块穿刺活检示:非何杰金氏淋巴瘤,惰细胞型。WBC12.6×10⁹/L,Hb128g/L,PLT116×10⁹/L。给予 CHOP 方案化疗。自觉颈部肿胀,发烧,咽痛,胸脘满闷,恶心,食纳差,乏力,舌质红,苔白腻,脉浮数。西医诊断:非何杰金氏淋巴瘤,上呼吸道感染。中医辨证:痰湿凝滞,湿热蕴结,兼外感邪毒。治法:理气化痰,软坚散结,清热解毒。方药:海藻玉壶丸加消瘰丸、五味消毒饮加减。当归10g,川芎10g,陈皮6g,半夏6g,白术10g,茯苓10g,生姜6g,三棱10g,莪术10g,海藻10g,昆布10g,独活10g,连翘15g,浙贝母10g,元参10g,生牡蛎20g,金银花15g,蒲公英15g。水煎服,1剂/d。西医给予消炎对症治疗。二诊,服药7剂,再未发烧,咽痛恶心减轻,食纳差乏力,舌红苔白,脉弦缓。证属脾虚痰湿内停,上方去金银花、蒲公英加党参、人参须、太子参、北沙参各15g,生地10g,山萸肉30g以益气健脾,滋阴补肾,防止化疗后骨髓造血功能抑制。三诊,化疗的同时,配合服药中药30剂,第一疗程化疗结束,除脱发外,胃肠道反应较轻微,精神食欲尚可,舌质红,苔薄白,脉弦细。为防止化疗损伤正气,给予裴教授经验方—兰州方服用。方药:北沙参15g,太子参15g,人参须15g,潞党参15g,生地12g,山药10g,山萸肉30g,桂枝10g,白芍10g,甘草6g,生姜6g,大枣6g,麦冬10g,浮小麦30g,五味子3g,浙贝母10g,元参10g,生龙牡15g,黄药子10g,山慈姑10g。此方一直坚持服用,共进行6个疗程化疗,且顺利结束,副反应较少,耐受性尚可。左侧颈部淋巴结2cm×2cm×1cm,右侧颈部淋巴结3cm×2cm×1.5cm。四诊,2010年2月20日,患者体质尚可,血象正常,颈部淋巴结已缩小,改用放射治疗,共照射3800cgry,颈部淋巴结肿大消失,恶心头晕,神疲乏力,出汗多,口渴口干,大便干结,舌质红,苔少,脉细数。WBC2.5×10⁹/L,Hb8g/L,PLT98×10⁹/L。放化疗后骨髓造血功能抑制,血象较低,兰州方中加入黄芪、丹参、破故纸、鸡血藤、苦参各15g益气健脾生血,此方服用2月余,三系细胞升至正常。将此药共研为末,蜂蜜为丸,每服1丸,3次/d。患者坚持服用中药治疗,从不间断,能参加日常活动,如今健在。

四、体会

恶性淋巴瘤目前属于可以治愈的恶性肿瘤,西医放化疗或手术配合中医药扶正固本是当前治疗恶性肿瘤的主要模式。

　　早、中期恶性淋巴瘤以放、化疗为主,配合中药辨证施治。寒痰凝滞、气滞血瘀、痰瘀互阻者属实证,治以祛邪抗癌为主,临床用化痰理气散结,活血化瘀,清热解毒可获良效;放化疗后毒热伤阴,出现肝肾亏虚、气阴两虚、气血不足等虚证,以扶正固本,益气养阴和祛邪抑瘤为治法。晚期患者体质较虚,不能耐受放化疗,治疗以扶正兼顾祛邪。正气亏虚是肿瘤发病的根本原因,《医宗必读》云"积之成也,正气不足,正气虚而后邪气踞之"。《内经》云"邪之所凑,其气必虚"。"正气存内,邪不可干"。故扶正固本是治疗肿瘤的基本大法。裴教授积年40多年临床经验总结出著名方剂"兰州方",曾在1972年成功治愈我国第一例白血病[5](M5)而一举闻名。方中。方中北沙参、太子参、潞党参、人参须益气健脾,生地、大剂量山萸肉滋阴补肾,促进骨髓以造血;桂枝、白芍、甘草、生姜、大枣为桂枝汤调和营卫,助气血生化之源;党参、麦冬、五味子益气滋阴;甘草、浮小麦、大枣敛汗益气,全方共奏益气健脾,补血生血之功。用于白血病及肿瘤放化疗后扶正固本之用。淋巴结肿大加贝母、牡蛎、玄参化痰散结;疼痛加白花蛇舌草、半枝莲、山慈姑清热解毒,化瘀止痛。白细胞减少加黄芪、丹参、破故纸、苦参、鸡血藤益气健脾生血;血小板减少加龟板、女贞子、旱莲草、制首乌养血生板;红细胞减少加当归、黄芪、阿胶益气养血。现代药理研究证明[6]:生地、山萸肉具有提高机体免疫力,促进骨髓造血恢复作用;半枝莲、山慈姑有抗肿瘤作用;当归、黄芪具有抗凝、抑制血小板黏附,改善血黏度防止血栓形成等作用。对于放化疗病人配合中药可有效减轻放化疗毒副作用,改善症状,减少患者痛苦,提高生活质量,促进骨髓造血功能恢复,提高机体免疫力,达到减毒增效作用。

参考文献

[1]裴正学.中西医结合实用内科学[M].兰州:甘肃科学技术

出版社,2010.12:886~890.

[2]周仲英.全国高校教材中医内科学[M].北京:中国中医药科技出版社,2011,07:446~450.

[3]刘伟胜.肿瘤科专病中医临床诊治第2版[M].北京:人民卫生出版社,2005,02:606~620.

[4]裴正学.裴正学医学笔记[M].兰州:甘肃科技出版社,2008,02:270~272.

[5]裴正学.中西医结合治愈急性单核细胞白血病[M].裴正学医学经验集.兰州:甘肃科技出版社,2003,08:246~252.

[6]赵长青,朱云龙.六味地黄丸的药理进展研究[J].中国医药学报,1998,4(13):63~65.

2014年《实用中医内科杂志》

裴正学经验　顺气化瘀除痰祟
——食管癌探究与治疗

李松　冯小荣　冯雪芹

食管癌是原发于食管的恶性肿瘤，为十大常见的恶性肿瘤之一。我国每年食管癌发病人数约25万人，北方较南方多见，发病率和死亡率居世界第一。食管癌的病因尚未完全明确，但许多相关研究资料表明饮食习惯可能与发病有一定的关系。食管癌病情进展迅速，发病率、病死率高，多种治疗效果欠佳，其术后5年存活率在30%左右。

辨证分型

裴正学认为食管癌应属中医之"噎膈"、"翻胃"、"呕吐"、"胃反"等范畴。根据其50年临床经验，将食管癌主要分为以下四型：

痰气交阻型　食管癌早期大多属于此型，患者仅有轻度食物阻塞感，或食物畅通无阻碍感。治则：健脾益气、化痰消积，多用香砂六君子汤、复方丹参饮、左金丸加减。

胃阴亏虚型　中期食管癌大多属于此型，患者有较明显的食物阻塞感。治则：益气养阴、化瘀消积，方用六味地黄汤、托里透脓散、启膈散加减。

痰瘀互结型　中晚期食管癌大多属于此型，患者有明显的吞咽阻塞，只能食半流食。治则：化痰行气、活血通滞，方用旋覆代赭汤、参赭培气汤加减。

气血亏虚型 晚期食管癌患者大多属此型,患者饮食难下,呕吐痰涎、全身浮肿,卧床不起,癌症已向邻近器官转移。治则:温阳益气、化痰开瘀,方用兰州方、半夏泻心汤、香砂六君子汤加减。

病例两则

[例一]患者男性,68 岁,吞咽困难 2 个月,于 2012 年 12 月前来我院治疗,入院后完善相关检查,经钡餐、胃镜取组织活检,明确诊断为食管上段鳞癌、萎缩性胃炎伴肠化、幽门螺杆菌阳性。因患者自身原因拒绝手术及放化疗治疗,遂于裴正学门诊就诊。述胃脘胀满,吞咽食物困难,并见大便秘结,小便赤涩,舌质红,苔黄厚腻,脉沉弦。

方用香砂六君子汤、大承气汤、三黄泻心汤、启膈散加减:木香 6g、草寇 6g、党参 10g、白术 10g、茯苓 10g、甘草 6g、半夏 6g、陈皮 6g、大黄 10g(后下)、黄连 6g、黄芩 10g、枳实 10g、厚朴 10g、芒硝 10g(烊化)、郁金 6g、丹参 20g、丹皮 6g、北沙参 10g、浙贝母 10g、砂仁 6g、干荷叶 10g、粳米 30g。水煎服,日 1 剂。

服药 10 剂,患者吞咽功能明显好转,可进食面条、面包及饼干等。大便通畅,小便清,胃脘胀满好转。

再诊,前方去芒硝,加生地 12g、山药 10g、泽泻 10g,水煎服,每日 1 剂。20 剂后吞咽功能进一步好转,胃脘胀满消失,精神状态良好。该患者后于 2013 年 3 月来裴正学门诊就诊,述吞咽稍有不适,食欲不佳,舌红苔薄黄微腻,方处以复方大丹参饮、香砂六君子汤、参赭培气汤加减:

木香 6g、草寇 6g、党参 10g、白术 10g、茯苓 10g、甘草 6g、半夏 6g、陈皮 6g、枳实 10g、三棱 10g、莪术 10g、砂仁 6g、柿饼 1 个(另服)、当归 10g、知母 20g、浙贝母 10g、大黄 10g、肉苁蓉 20g、天冬 10g、天竺黄 10g。水煎服,每日一剂。

2013 年 9 月,患者来诊,谓自行服上处方 90 余剂,诸症全消,在当地行钡餐、胃镜检查病灶消失。嘱患者服用前方 10 剂之量,共研为末,炼蜜为丸,每丸 6g,每服 3 次,每次 1 丸,饭后温开水冲服,以善其后。

[例二]患者男性,52 岁,述胃脘胀痛,吞咽困难 2 月余,经当地医院行钡餐、胃镜检查确诊为食管下段腺癌,住院给予 FP 方案化疗,化疗 2 个周期后,因患者家境贫困,逐来我院要求服用中药治疗。于 2013 年 3 月来就诊,见舌红,苔黄厚腻,尺脉弱,关脉弦。

乃据证处方:生地 12g、山药 10g、山芋肉 10g、丹皮 6g、茯苓 12g、泽泻 10g、夏枯草 15g、破故纸 10g、远志 10g、当归 10g、川芎 6g、鳖甲 15g、皂刺 10g、制乳没各 6g、黄芪 30g、丹参 20g、木香 6g、草寇 6g、枳实 10g、白芍 20g、生龙牡各 15g、乌贼骨 15g。水煎服,每日一剂。

另服裴氏升血颗粒,一次 15g,一日两次。经半年后,患者来诊,谓上述药方坚持服药 150 余剂,目前无特殊不适,观其面色红润,体格健壮,无吞咽困难及胃脘不舒。

裴正学认为食管癌病因病机复杂,病情进展快,在治疗的时候要充分发挥中西医所长。在临床诊断方面,要充分借助于西医先进仪器的优势,通过分子生物学、影像学、组织病理学等检查手段得出明确临床诊断及肿瘤临床分期。再从中医角度分析,裴正学认为痰气瘀阻,三阳热结,正气亏虚是食管癌发生的根本原因。《医宗金鉴.杂病心法要诀》:"三阳结热伤津液,干枯贲出魄不通,贲门不纳为噎膈,出门不放翻胃成,二证留连传导隘,魄门应自涩于行,胸痛,便硬如羊粪,吐沫呕血命难生。"《医宗必读》"积之成者,正气不足,而后积成"。故总体而言,食管癌的痰气瘀阻、三阳热结为标,脾胃气虚、气血亏虚为本。裴正学认为这里的"正气虚"包含现代医学免疫功能低下之意,它是一切肿瘤发生、发展的重要因素。治疗以标本兼治,扶正祛邪为原则。

《素问·至真要大论》中说:"甚者从之,微者逆之",所以治疗时除手术治疗外,应以中药为主,从提高机体免疫力和改善全身状况人手,适当配合西药小剂量化疗增强临床疗效,这亦是治疗食管癌的特色和创新。

2014-1-22《中国中医药报》

裴正学教授治疗宫颈癌术后及放疗后不良反应的经验体会

李松　黄邦荣　冯小荣　冯雪芹

【摘要】裴正学教授行医50余年,在中西医结合治疗恶性肿瘤领域积累了极其丰富的临床经验。裴老认为,手术、放疗虽为宫颈癌的重要治疗方法,但是伴随手术与放疗治疗,患者往往会出现诸多不良反应,这些不良反应的产生严重地影响患者的生活质量及生存时间。裴老运用他提出的"十六字方针"指导临床治疗,能有效改善宫颈癌患者术后及放疗后的不良反应。

【关键词】裴正学;宫颈癌术后;放疗;兰州方;

裴正学教授(以下简称"裴老")是我国著名的中西医结合专家,主任医师,博士及硕士研究生导师,国家级高徒导师,中华中医药学会终身理事,甘肃省医学科学研究院、甘肃省肿瘤医院、甘肃省中医院首席专家。裴老擅长治疗恶性肿瘤,运用"西医诊断,中医辨证,中药为主,西药为辅"十六字方针在诊治方面独具特色。本人有幸师从裴老,现将裴老治疗宫颈癌手术及放疗后不良反应的临床经验报道如下。

一、裴老对治疗宫颈癌的认识

宫颈癌是最常见的妇科恶性肿瘤之一, 宫颈癌的病因与人乳头状瘤病毒(HPV)、性行为因素、生育方式、机体免疫功能等有关[1]。手术与放疗是治疗宫颈癌的首选方法,其优点在于可直接杀伤或抑制癌细胞,在解决癌症的致病方面有着中医中药无法比拟的优势,但临床中手术、放疗给患者所带来的不良反应(包括放射病、机体免疫功能下降、自主神经功能紊乱等)是不容忽视的。其不仅严重地影响了患者的生活质量,也使患者在治疗信心上受到了沉重打击。因此如何减轻手术和放疗后的不良反应、提高患者机体免疫力、改善临床不适症状是提高综合疗效的关键所在。裴老认为本病属本虚标实之证,冲任受损,体虚为本,湿浊、气滞、血瘀、癌毒等为标。在本虚的基础上,产生湿浊、气滞、血瘀、癌毒等实邪,各种实邪相互胶结,正邪相争,邪胜正却,最终导致宫颈癌的发生、发展[2]。宫颈癌患者手术及放疗后病灶残端的复发、自主神经功能紊乱、放射病等诸多问题依然缺乏良好的解决办法,从而在一定程度上限制了其综合疗效的提高。中医中药的治疗目的在于扶正固本,改善机体之造血系统、免疫系统、自主神经系统和内分泌系统,从整体上根本改善机体的反应性,其具有多途径、多靶点的协同作用,在减轻不良反应方面具有独特优势[3]。

"兰州方"是裴老经过几十年临床实践总结出的治疗恶性肿瘤的有效方之一,在治疗宫颈癌术后及放疗后不良反应病症时常用做基础方加减使用,临床疗效显著。该方是由桂枝汤、六味地黄汤、生脉散、甘麦大枣汤四方合方化裁而成[4]。具体组成为:人参须、太子参、北沙参、潞党参、生地黄、山药、山萸肉、麦门冬、五味子、桂枝、白芍、生姜、大枣、炙甘草、浮小麦。方中潞党参、太子参、人参须、北沙参配合桂枝汤以健脾益气生血;生地黄、山茱萸、山药为六味地黄汤之三补,取补肾填精生髓之意;党参、麦冬、五味子乃生脉散,益气养阴以助精血之生;甘草、大枣、浮小麦即甘麦大枣汤,养心安神,心神安则血安。诸药并用,共凑补肾填精生髓,健脾益气生血之效。

二、典型病例

[**例1**]刘肇坤,女性,41岁,因"阴道不规则流血2月"于2014年3月就诊于甘肃省肿瘤医院,入院后完善相关检查,诊断为宫颈癌,遂手术治疗,术后给予放疗,放疗过程中自感不适,于2014年4月求诊于裴老。患者自述术后放疗过程中出现汗多、记忆力减退、失眠、乏力等症状。舌质红,苔薄白,脉沉细,BP:90/60mmHg。裴老诊断:①宫颈癌术后;②植物神经功能紊乱。方用兰州方合桂枝茯苓丸:桂枝10g,茯苓12g,丹皮6g,桃仁10g,白芍10g,北沙参15g,太子参15,潞党参15g,人参须15g,生地12g,山药10g,山芋肉30g,生姜6g,甘草6g,大枣4枚,麦冬10g,五味子3g,浮小麦30g。水煎分服,每日一剂。服药14剂,复诊:患者自述汗多及乏力症状较前明显减轻,精神状态转佳,现继续放疗中,但仍感入睡困难。再诊,于前方基础上合用孔圣枕中丹加减:酸枣仁15g,柏子仁15g,生龙牡各15g,龟板15g,石菖蒲6g,远志10g。水煎服,三日二剂,服药10剂。失眠好转,精神状态佳,无特殊不适。嘱可继续服用兰州方以扶正固本,定期复诊。裴老认为患者术后正气内虚,机体免疫力低下,运用兰州方以扶正固本;桂枝茯苓丸以活血、化瘀、消癥;孔圣枕中丹以养心、安神、敛阴。《内经》所言:"正气存内,邪不可干"。

[**例2**]谢琴英,女性,52岁,因"宫颈癌放疗后"于2013年10月来到门诊就诊,自述与2013年6月行宫颈癌手术,术后进行体内及体外放射治疗。放疗后出现便血,血色鲜红,腹痛,腹泻,乏力等症状,每日排便6~8次,血压:100/72mmHg,舌红苔黄腻,脉沉弦,裴老诊断:宫颈癌术后放疗后,直肠放射病。方用四逆散、槐花散、桂枝茯苓丸、半夏泻心汤、兰州方核心加减合方:柴胡10g,白芍10g,枳实10g,甘草6g,半夏6g,黄连10g,黄芩10g,干姜6g,当归10g,木香6g,槟榔10g,槐花20g,地榆15g,白芨10g,紫珠草

30g,仙鹤草 20g,旱莲草 15g,桂枝 10g,茯苓 12g,丹皮 6g,桃仁 10g,生地 12g,山芋肉 30g,北沙参 15g,太子参 15g,潞党参 15g,人参须 15g。水煎服,两日一剂,服药 7 剂。便血好转,腹痛,腹泻好转,排便 3~4 次每日。再诊,白芍加至 30g,用以白芍之性味苦,酸,养血敛阴,止痛之效。水煎服,两日一剂,给予 10 剂。患者腹痛极大好转,便血已消,嘱继续服用兰州方以扶正固本,定期复诊。裴老言:直肠放射病为宫颈癌放疗后常见的并发症,其临床症状明显,以腹痛,便血为主要症状。运用四逆散用以治阳郁厥逆;半夏泻心汤用以治肠鸣下利;槐花散治以清肠止血,疏风下气;桂枝茯苓丸治以活血、化瘀、消癥;兰州方核心以扶正固本,健脾肾之阳,诸方合凑,共为一炉。《素问病机气宜保命集》曰:"泻而便脓血,气行而血止,行血则便脓自愈,调气则后重自除"。

[例 3]杨淑珍,女性,37 岁,因"宫颈癌术后发热"于 2014 年 3 月来甘肃省肿瘤医院裴老门诊处就诊,家属用轮椅将患者推入诊室,叙述自 10 天前因宫颈癌手术后 3 日即出现发热、怕冷、咳嗽、汗出等症状,已持续一周,抗生素,糖皮质激素静脉滴注后仍然没有退热,最高体温曾达 39℃,最低体温 37.8℃。降钙素原:0.29ng/ml,血沉:73mm/h,WBC:13.2×10⁹/L,BP:110/85mmHg,心律:92 次/分。方用麻黄桂枝合剂,人参白虎汤,青蒿鳖甲汤,兰州方核心加减:麻黄 10g,桂枝 10g,杏仁 10g,生石膏 60g,甘草 6g,川芎 6g,白芷 6g,细辛 3g,羌活 10g,独活 10g,防风 12g,知母 20g,粳米 30g,青蒿 20g,鳖甲 15g,地骨皮 15g,北沙参 15g,太子参 15g,潞党参 15g,人参须 15g,生地 12g,山芋肉 30g,二花 15g,连翘 15g,公英 15g,败酱 15g,白花蛇舌草 15g,半枝莲 15g。水煎服,两日一剂,3 剂,并嘱以临床继续给予抗生素抗感染治疗,并积极纠正电解质紊乱。一周后患者复诊,发热已退,精神状态稍转佳,汗多,乏力明显,裴老方用当归六黄汤,小柴胡汤,兰州方核心加减以调节自主神经功能紊乱。具体方用:当归 10g,生地 12g,熟地 12g,黄芪 20g,黄芩

10g,黄连6g,黄柏6g,柴胡10g,半夏6g,甘草6g,生姜6g,大枣4枚,潞党参15g,北沙参15g,太子参15g,人参须15g,山芋肉30g,桂枝10g,白芍10g。水煎服,一日一剂,14剂。两周后患者再次复诊,乏力、汗多症状极大好转,精神状态转佳,可适当活动,已出院回家静养。裴老嘱以继续服用兰州方,不仅可以有助于术后身体恢复,更可在一定程度上抑制肿瘤的发展,即所谓"邪之所凑,其气必虚"。

三、结语

裴老"西医诊断,中医辨证,中药为主,西药为辅"十六字方针[5],强调了西医诊断的重要性、中医辨证的明确性、中、西药相互辅助的可行性,在治疗恶性肿瘤方面具有指导意义。虽然中、西医治疗都能够取得一定的疗效,但也有各自的局限性。大量的临床与实验研究证明,运用中西医结合的方法治疗宫颈癌,以中药配合手术、放疗能够大大改善患者的生存时间及生存质量,中西医结合治疗宫颈癌是一条重要的途径[6]。

参考文献:

[1]柴松岩,薛晓鸥.中西医结合妇科肿瘤学[M].北京:人民军医出版社,2010:149~171.

[2] 黄邦荣.裴氏实用肿瘤学[M].甘肃.甘肃科学技术出版社,2013,8:407~426.

[3]裴正学.中西医结合实用内科学[M].兰州:甘肃科学技术出版社,2010:01~99.

[4] 裴正学.裴正学医学笔记[M].兰州:甘肃科学技术出版社,2003:472.

[5]张桂琼,张丑丑.裴正学临床荟萃[M].兰州:甘肃科学技术出版社,2012,1:301~303.

[6] 裴正学.裴正学医学经验集[M].兰州:甘肃科学技术出版社,2003:418.

《甘肃医药》2014 年 08 期

裴正学教授中西医结合治疗原发性肝癌的经验

陈光艳 赵孝鹏 王鑫

【摘要】通过整理裴正学教授运用中西医结合的方法治疗原发性肝癌的经验,进一步学习裴正学教授"西医诊断、中医辨证、中药为主、西药为辅"的中西医结合指导方针,探讨中西医结合治疗原发性肝癌的方式方法及可行性。

【关键词】裴正学;原发性肝癌;中西医结合治疗;经验

【中图分类号】R7 3 5.7 文献标识码：B 文章编号：1671–8194(2013)18–0300–02

原发性肝癌(primary11、ereaneer,PLC)指细胞或肝内胆管细胞发生的癌,是全球第5大常见的癌症,占所有恶性肿瘤的5.6%,全球每年新增病例约为564000例。肝癌亦是我国癌症中的第二号杀手,全球50%以上的肝癌发生在我国,其病死率在消化系统恶性肿瘤中位居第三位,仅次于胃癌和食管癌。原发性肝癌病情凶险,发展迅猛,发病率、病死率高,手术切除率低,多种治疗效果欠佳,中位生存期一般3个月[3]。

裴正学教授是我国著名的中西医结合专家,主任医师,博士研究生导师,国家级高徒导师,中华中医药学会终身理事。擅长治疗各种疑难杂症。本人有幸师从于裴老,现将裴老治疗肝癌的临床经验报道如下。

一、裴老对原发性肝癌的认识

(一)对原发性肝癌的西医认识

原发性肝癌患者高发年龄为 41~60 岁，以男性居多（占 8.51%）。吸烟、饮酒、HBV 感染、有机氯化合物等饮水致癌剂、食物中的黄曲霉毒素等均为引发肝癌的因素。临床采用血清甲胎蛋白 (AFP)测定、B 超、CT 或 MRI 影像学检查，及穿刺病理活检可确诊原发性肝癌。目前西医治疗肝癌仍以手术切除为首选,早期切除是提高生存率的关键,肿瘤越小,5 年生存率越高。其次,放化疗对肝癌的治疗疗效有限,近年来广泛开展的介入(TACE)对肝癌有一定近期疗效。同时,个体化综合治疗的方法越来越被人们所重视。另外,抗人肝癌蛋白抗体、抗人肝癌单克隆抗体等单克隆抗体或亲肿瘤的化学药物, 标记核素或与化疗药物或免疫毒素交联进行特异性导向治疗亦是西医临床治疗手段之一。

(二)对原发性肝癌的中医认识

裴老认为肝癌应属中医之 "症痕"、"积聚"、"肥气"、"鼓胀"、"息贲"、"痞气"、"脾积"、"癖黄"、"症癖""肝奎"、"肝积"等范畴。历代医家对相关病证有一定阐述,如《难经·五十六难》记载:"肝之积名曰肥气,在左胁下,如覆杯,有头足";《灵枢·邪气脏腑病形篇》记载:"肝脉微急为肥气,在胁下,若覆杯","伏梁,环脐而痛";《圣济总录·积聚门》论述:"积气在人腹中,久不瘦则牢固,推之不移者,症也。此由寒温失宜,饮食不节,致脏腑气虚弱,食饮不消,按之其状如杯盘牢结,久不已,令人体瘦而腹大,至死不消";《诸病源候论·积聚病诸候》认为:"积聚者,由阴阳不和,脏腑虚弱,受于风邪,搏于脏腑之气所为也"。原发性肝癌的临床分型说法繁多,裴老根据个人经验,主要将其分为以下四型:①肝郁脾虚型:肝区胀痛,不思饮食,恶心,乏力,舌红苔白,脉弦。②湿热蕴结型:腹胀,黄疸,乏力,口苦,大便干燥,舌红苔厚腻。③气滞血瘀型:肝区肿块疼痛拒按,后背胀痛,腹胀,舌质紫黯伴瘀斑,脉弦涩。④肝肾阴亏型:五心烦热,胁肋胀痛,青筋暴露,舌红苔少,脉细数。

裴老根据上述临床分型,分别辨证论治:①肝郁脾虚型,治则:疏肝健脾。多用肝癌一号方加味。两胁胀痛加元胡、川楝子、制乳没、青皮、姜黄、肉桂;恶心呕吐加香砂六君子、旋覆代赭汤、灶心黄土100g;呕血加生赭石、汉三七、三黄泻心汤。②湿热蕴结型:清热化湿利胆。方用胆胰合症方;黄疸著加茵陈、山栀子;转氨酶升高加金银花、连翘、蒲公英、败酱草、白花蛇舌草、半枝莲、五味子粉、汉三七;A/G倒置加何首乌、旱莲草、黄芪、丹参、当归;腹水者加葫芦皮、大腹皮、车前子。③气滞血瘀型:治宜活血化瘀行气。以柴胡四逆散加味。胁下痞块坚硬加三棱、莪术、海藻、昆布软坚散结、龟版、鳖甲、生牡蛎、制玳瑁化瘀消积;气虚乏力加黄芪、丹参、党参益气健脾;黑便加黄土汤;纳差乏力、胃脘不适加木香、草蔻。④肝肾阴亏者型,治则:滋阴补肾。可用乙癸同源饮加味。北沙参、麦冬、玉竹、当归、枸杞子、川楝子、生地、何首乌、鳖甲、牡蛎、红花。

二、病例举例

[例1]患者女性,52岁,因"肝区疼痛1月"于2008年6月8日前来我院治疗,入院查体:患者贫血面容,体型消瘦,皮肤黏膜未见黄染,心肺(一),肝大剑下2cm,质硬,腹水征(一)、脾未及,舌紫暗有瘀点,苔薄黄,脉弦。CT检查示"肝左叶见5cm×5.6cm一大小之肿块",考虑为肝癌,肝功化验示:总胆红素为25mol/L,丙氨酸转氨酶为92mmol/L,甲胎蛋白698ng/ml,西医诊断:原发性肝癌;中医辨证:肝郁气滞,瘀血内阻;治以疏肝行气、活血化瘀。方用肝癌一号方加味,处方为:柴胡10g,积实10g,白芍10g,龟版15g,鳖甲20g,牡蛎15g,玳瑁10g,三棱10g,莪术10g,海藻10g,昆布10g,青陈皮各6g,元胡10g,川楝子20g,制乳没各6g,黄芪20g,丹参

20g,大腹皮15g,葫芦皮15g,水煎服,1日1剂分服。服后20剂,患者腹胀减轻,肝区疼痛稍有好转,查肝大4cm×5cm。改用兰州方加味。方药为:北沙参15g,潞党参15g,人参须15g,太子参15g,生地12g,山药10g,山萸肉30g,麦冬10g,五味子3g,浮小麦30g,丹参30g,黄芪30g,水煎,分2次服,并配合西药5-Fu50mg静滴,1日1次,连用5d,停7d后又连用5d,总量5g。生理盐水200mg加头抱派酮舒巴坦3g,静滴,1日1次,10%葡萄糖溶液500ml加维生素C2g、维生素$B_6$0.2g、10%氯化钾溶液10ml,胰岛素4u,静滴,一周2次。治疗7d后肝区疼痛明显缓解;查肝大剑下2.0cm,质地变软,但见乏力,食欲不振;改用柴胡疏肝散和香砂六君汤加味。处方为:柴胡10g,白芍10g,积实10g,甘草6g,木香3g,草寇3g,党参10g,白术10g,茯苓12g,半夏6g,三棱10g,莪术10g,海藻10g,昆布10g,龟版10g,鳖甲10g,青陈皮各6g,水煎,每日1剂,分服。又治疗20d后患者饮食精神好转,出院时CT提示肝脏肿块缩小1cmx1cm,肝功化验也完全恢复正常,此后又用中药调理治疗至今存活。

[例2]患者男性,44岁。2009年在某院确诊原发性肝癌。行肝动脉介入治疗,术后1月肝区疼痛,腹胀,纳差,乏力,消瘦,查腹水少量,舌红苔腻,脉弦滑,ALT133mol/L,AST98mol/L,AFP200ng/mL。诊断:原发性肝癌;中医辨证:胁痛。气滞血瘀,脾虚失运;治则:活血化瘀,行气健脾。肝癌介人术后,腹胀消瘦,乏力纳呆。见肝之病,知肝传脾,当先实脾。先予香砂六君子汤加味。木香6g,砂仁6g,陈皮6g,半夏6g,茯苓10g,甘草6g,党参10g,术10g,黄芩10g,黄连6g,干姜6g,积实10g,白芍10g,生龙骨15g,生牡蛎15g,乌贼骨15g,大黄6g,厚朴10g,服药7剂后,食欲好转,但右上腹疼痛,后背胀,症属气滞血瘀,方药:胆胰合症方加味。柴胡10g,积实10g,白芍10g,炙甘草6g,木香6g,丹参10g,草寇6g,大黄10g,黄芩10g,黄连6g,元胡10g,川楝子20g,制乳没各6g,干姜6g,蒲公

英 15g,败酱草 15g,三棱 10g,莪术 10g,海藻 10g,昆布 10g,黄芪 30g,丹参 30g。服用此方半年余,症状明显好转,精神渐佳,肝右肋下 1.2cm,剑下 3cm,肝区疼痛减轻,舌红苔黄,证属肝郁气滞湿热蕴结,于上方加兰州方核心、生薏米 60g,鸡内金 15g 长期服用,巩固疗效。于 2012 年 11 月 26 日查 AFP 阴性,CT 扫描肝脏未见明显占位性改变,全身情况良好。

三、小结

裴老认为原发性肝癌病因病机复杂,病情危重,变化多端,在治疗的时候要充分发挥中西医所长。首先,在临床诊断方面,要充分借助于西医先进仪器的优势,充分话发挥西医之所长,通过分子生物学、影像学、组织病理学等检查手段得出明确临床诊断及肿瘤临床分期。为确定明确的治疗方案提供充分理论依据;其次,从中医角度,裴老认为正气亏虚是肝癌发生的根本原因。《医宗必读》"积之成者,正气不足,而后积成"。裴老认为这里的"正气虚"包含现代医学免疫功能低下之意,它是一切肿瘤发生、发展的重要因素。故总体而言,肝癌肝气郁结,气滞血瘀,湿热蕴结是标,正气不足是本。治疗以标本兼治,扶正祛邪为原则。裴老自拟胆胰合症方、肝癌一号方,疏肝理气,清热解毒、软坚散结以治其标,"兰州方"扶正固本从免疫学层面抑制肿瘤生长。再次,在手术、放化疗、介人等西医治疗过程中,配以中药扶正固本、减少化疗副作用,增加疗效。同时中药自身亦有疏肝理气、化瘀、健脾等治疗作用,又可以协同西药增强抗肿瘤的作用。最后,中晚期原发性肝癌患者大部分失去手术机会,患者多以正虚邪盛为特点,《素问·至真要大论》中说:"甚者从之,微者逆之",所以在治疗时应以中药为主,从提高机体免疫力和改善全身状况人手,配合西药小剂量化疗增强临床疗效,这亦是裴老治疗原发性肝癌的特色和创新。

总之,裴正学教授以"西医诊断,中医辨证、中药为主、西药为辅"为中西医结合指导方法,在治疗原发性肝癌时使用中西医相结合,辨病与辨证相结合,扶正与祛邪兼顾,重视调理肝脾等综合治疗手段,临床疗效显著。

参考文献

[1]刘厚锤,发性肝癌[M].北京:人民卫生出版社,2010:450.

[2]马晓红,王小琴,丁艳蕊.中西医结合治疗原发性肝癌研究进展[J].中西医结合肝病杂志.2007,17(3:)188~189.

[3]蔡建强,毕新宇.原发性肝癌的个体化综合治疗阴.临床肝胆病杂志,201,27(4):20.

[4]裴正学.裴正学医学笔记[M].兰州:甘肃科学技术出版社,200:832~355.

[5]裴正学.裴正学医学经验集[M].兰州:甘肃科学技术出版社,2009:357

《中医中药》2013 年 11 期

裴正学教授治疗大肠癌经验

黄邦荣

【摘要】裴正学教授为甘肃省中医院主任医师、博士研究生导师、国家级名老中医、中国中西医结合学会理事,是我国著名的中西医结合专家。他 1938 年出生于三代医学世家,首创"西医诊断,中医辨证,中药为主,西药为辅"的中西医结合 16 字方针,并以 16 字方针为主导思想,善治疑难杂症而名享陇上。裴正学教授以"肺与大肠相表里"的经典论述为准线,运用香砂六君子汤、黄土汤、附子理中汤加味、承气汤、芍药汤、黄连泻心汤与自拟佛平合剂、二白饮治疗大肠癌,临证左右逢源,效果明显。

【关键词】裴正学;中医师;大肠癌;中医药疗法;临床经验;佛平合剂/治疗应用;二白饮;治疗应用

裴正学教授为甘肃省中医院主任医师、博士研究生导师、国家级名老中医、中国中西医结合学会理事,是我国著名的中西医结合专家。他 1938 年出生于三代医学世家,首创"西医诊断,中医辨证,中药为主,西药为辅"的中西医结合 16 字方针。大肠癌包括结肠癌与直肠癌,是常见的恶性肿瘤。中医学"肠覃""肠风""脏毒""息肉""肠澼"等病的临床表现与本病较为相似。《灵枢·水胀第五十七》曰:"肠覃何如?岐伯曰:"寒气客于肠外,与卫气相持,气不得荣,因有所系,癖而内著,恶气乃起,息肉乃生。其始生也,大如鸡卵,梢以益大,至其成,如怀子之状,久者离岁,按之则坚,推之则移,月事以时下,此其候也。"现将裴正学教授治疗大肠癌经验介绍如下,供同道参考。

一、对大肠癌的中医学病因病机认识

因肺与大肠相表里,肺主皮毛,皮毛易受于风,风自皮毛入肺,直下大肠,是故风火相搧乃下血更著,历代医家称此为"肠风下血",亦称此病为"肠风"。肠风可从阳化热,亦可从阴而化寒,后者慢而缓,前者速且急。若火聚而为毒,则称"脏毒""脏毒"之为病,下血多浊,肛肠肿硬,下血乃痛连少腹。中医学认为寒气客于肠间,与卫气相持,则阴阳格柜而"息肉"生。阳盛则热,阴盛则寒,阳盛可迫血妄行而下血;寒盛则气不统血亦下血。

二、辨证分型及方药

(一)肠风虚寒型

症见颜面萎黄,食欲不振,体乏无力,大便下血,少腹时有隐痛,大便时干时稀,次数时多时少,脉沉细,舌质胖淡,苔薄白。治宜健脾益气、温中止血,方用香砂六君子汤、黄土汤、附子理中汤加味。处方:党参10g,白术10g,茯苓12g,甘草6g,干姜6g,附片6g,黄连3g,黄芩10g,黄柏10g,白术10g,阿胶10g(烊化),虎杖10g,蒲公英20g,生薏苡仁25g,红枣4枚,木香10g。加减:伴恶心呕吐者,加生代赭石30g;伴明显腹痛者,加延胡索10g、川楝子10g。水煎服,1d1剂。适应早期大肠癌患者。

(二)肠风夹热型

症见消瘦,衰竭,贫血,乏力,发热身困,脐周及少腹阵阵作痛,大便每日3~4次,里急后重,黏液血便或下血,排便不畅,舌质红,苔黄腻,脉滑数而无力。治宜清热燥湿、行气止痛,方用芍药汤、佛平汤、黄连泻心汤加味。处方:当归10g,苍术9g,枳壳10g,黄芩10g,黄连6g,厚朴10g,槟榔10g,生黄芪30g,木香6g,川芎6g,生薏苡仁 30g,陈皮 10g,防风 12g,甘草 6g。加减:纳呆,加焦三仙各9g;腹痛著,加延胡索 10g、川楝子 10g;乏力甚者,加太子参 30g。水煎服,1d1 剂。

(三)脏毒积聚型

症见腹满肛门重坠，腹部可触及明显之包块，患者已呈恶液质，行动困难，腹痛腹泻，黏液血便或便血，一部分患者腹胀难忍，有肠梗阻出现;一部分患者高热不退;一部分患者全身淋巴结肿大、肝大、舌红苔黄腻，脉滑数中空。治宜清热泻火、解毒逐瘀，方用二白饮加味、白花蛇舌草汤、抗癌五味消毒饮，小承气加味亦可用之。处方:白花蛇舌草 30g,半枝莲 30g,草河车 15g,冬瓜子 15g,槐花 15g,山慈姑 15g,白术 20g,莪术 10g,女贞子 15g,旱莲草 15g,生薏米仁 60g,丹参 15g,蒲公英 15g,败酱草 15g,紫花地丁 15g,乌药 10g,水蛭 3g。水煎服,1d1 剂。此型患者已属大肠癌晚期,大多合并远端脏器及淋巴结转移。

三、病案举例

[例 1]患者,男,66 岁,2011 年 12 月 12 日初诊。主诉:发热、排便不畅 1 个月。现病史:患者于 1a 前因腹胀、排便困难,行相关检查,考虑结肠癌,并行手术治疗,术后化疗 4 个周期,病情平稳。近 1 个月来患者出现发热,排便不畅,里急后重,黏液血便,体乏无力,纳呆,不寐,舌质红,苔黄腻,脉滑数。2010 年 10 月 9 日甘肃省人民医院术后病理示:中-低分化腺癌。西医诊断:结肠癌。中医诊断:肠积,证属肠风夹热型。治宜清热燥湿、行气止痛。给予佛平汤加味或芍药汤、黄连泻心汤加味。处方:当归 10g,苍术 9g,枳壳 10g,黄芩 10g,黄连 6g,厚朴 10g,槟榔 10g,生石膏 15g,佛手 10g,川芎 6g,杏仁 10g,生薏米仁 30g,陈皮 10g,黄芪 30g,防风 12g,甘草 6g。水煎服,1d1 剂。服药 5 剂后,患者排便不畅,里急后重,黏液血便明显好转,仍体乏无力,纳呆,不寐,舌质红苔薄白,尺脉弱。上

方去苍术,加六君子汤。水煎服,1d1剂。服药15剂后患者诸症趋好,去六君子汤,加苍术、抗癌五味消毒饮。处方:白花蛇舌草15g,半枝莲15g,草河车15g,虎杖15g,蚤休15g,蒲公英15g,败酱草15g。上方10倍研末,过筛,炼蜜为丸,1次1丸,1d2次。5d后病情仍平稳,生活自理。

按裴老谓:"有一份肿瘤,就有一份感染,发热也由此而至。"[1]此观点与现代肿瘤炎症学说不谋而合。由"肺与大肠相表里"论治:对于正气不虚,邪气较盛之发热者,麻杏石甘汤加大石膏用量至30g;对于正虚邪盛之发热者,攻补兼施,惯用佛平汤或六君子汤、抗癌五味消毒饮(白花蛇舌草、半枝莲、草河车、虎杖、蚤休)合用,经、时、验方结合,每能获效。

[例2]患者,女,82岁,2012年6月8日初诊住院。主诉:发热、呃逆、腹胀痛、便血1个月余。现病史:患者于1个月前因腹胀、便血,行相关检查,考虑结肠癌。因患者年事已高,家属放弃手术、化疗。腹股沟淋巴结肿大,舌红苔黄腻,脉滑数。2012年6月2日,甘肃省肿瘤医院淋巴结活检病理示:低分化腺癌。西医诊断:直肠癌。中医诊断:肠积,证属脏毒积聚型。治宜清热泻火、解毒逐瘀,方用二白饮、抗癌五味消毒饮加味。处方:白花蛇舌草30g,半枝莲30g,草河车15g,冬瓜子15g,槐花15g,山慈姑15g,白术20g,莪术10g,女贞子15g,旱莲草15g,生薏米仁60g,丹参15g,蒲公英15g,败酱草15g,紫花地丁15g,乌药10g。灶心黄土水煎经胃管注入,1d1剂。依病情注入上药2~4h后,使用胃管将胃内容物引出,并冲洗胃后用大承气汤、黄土汤加味水煎取汁,药液上经胃管缓慢滴入,下经肛门输液式缓慢滴入,双管齐下。用药3剂后热退,呃逆、腹胀难忍、腹痛、便减轻。继用5剂,呃逆、腹胀难忍、腹痛、便血明显减轻,上方去抗癌五味消毒饮,以二白饮、小承气、乌川合剂,3方合方治之,处方:白花蛇舌草300g,半枝莲300g,草河车150g,冬瓜子150g,槐花150g,山慈姑150g,白术200g,莪术100g,女贞子

150g,旱莲草 150g,生薏米仁 600g,丹参 150g,水蛭 30g,乌药100g,川楝子 200g,郁金 60g,肉苁蓉 150g,延胡索 200g,大腹皮150g,姜黄 100g,木香 60g,檀香 60g,沉香 60g,大黄 60g,枳实100g,厚朴 100g,当归 100g。10 倍研末,过筛,口服,1d3 次,1 次9g,温开水冲服。3 个月后家属诉患者下腹部包块、腹股沟淋巴结有所变小,无腹胀难忍、便血,偶有腹痛,生活尚可自理。

按在大肠癌的病程中,肠梗阻是常见的并发症。对于不完全性梗阻,裴正学教授常以大承气汤为基础方,辨证论治,采用乌川合剂加减,以通腑降逆[2]。对完全性梗阻必须使用胃管胃内容物引出,并冲洗胃后用大承气汤为基础方,辨证论治,药液上可经胃管缓慢滴入药汁,下经肛门输液式缓慢滴入药汁,双管齐下,必要时留置胃肠管胃肠减压,但要特别注意的是溃疡性肿瘤慎用。

四、小结

裴老常谓:"中医治疗肿瘤要持之以恒,扶正固本是治疗恶性肿瘤的基本法则[3]。"在病情危重或急诊时,也应积极采取西医西药的有效手段,中西合参"急则治其标,缓则治其本",不至于延误病情。全面把握、领会中医药"甚者从之、微者逆之,攻补兼施"是治疗肿瘤的基本原则。

参考文献:

[1]裴正学.裴正学医学经验集[M].兰州:甘肃科学技术出版社,2003.

[2]裴正学.裴正学医学笔记[M].兰州:甘肃科学技术出版社,2008.

[3]王宁.裴正学教授治疗恶性肿瘤的学术思想初探[J].甘肃医药,2008,27(3):63~64.

裴正学教授治疗胃癌经验

齐雪婷

【摘要】裴正学教授提出"西医诊断,中医辨证,中药为主,西药为辅"十六字方针,作为指导思想。应用辨病与辨证相结合,扶正与祛邪兼顾,充分发挥中西医之所长,注重机体反应性,减轻患者疼痛,提高生活质量,弥补单纯西医治疗此病之不足,治疗效果满意。

【关键词】胃肿瘤;裴正学教授;临床经验

裴正学教授是著名的中西医结合专家,博士研究生导师,先后出版多部医学论著,并提出了"西医诊断,中医辨证,中药为主,西药为辅"的十六字方针。裴教授对肿瘤的中西医结合防治研究40余年,拥有丰富的临床经验。笔者有幸随师学习,现将裴老治疗胃癌经验总结如下。

一、本在脾胃亏虚,标在邪毒互结

胃癌是消化道恶性肿瘤中的第一位,严重危害人类健康。中医并无"胃癌"之说,但依其症状可归于"胃脘痛"、"反胃"、"噎膈"、"积聚"等疾病中[1]。裴老认为,胃癌的病因不外外因与内因,《灵枢·九针论》早有论述"四时八风客于经络之中,为瘤病也。"即感受外风邪毒为其外因,内因:①饮食不节,《卫生宝鉴》谓:"凡人脾胃虚弱,或饮食过度,或嗜食生冷,健运失职,致成积聚结块。"②情志失调,《素问·举痛论篇》云:"百病生于气也。"气机不畅而气滞血瘀、痰、食、诸邪积聚成癌。③脾胃虚弱为其根本，所谓"邪之所凑，其气必虚"，脾胃气虚，气机失调，胃失腐熟，脾失运化，水湿内停，病久则气滞、痰结、血瘀、热毒诸证起，损伤正气，正气愈虚，毒邪愈胜，病情实为复杂，而以气滞血瘀、湿浊毒热内蕴为主。

二、中西医相结合

中西药相互补"西医诊断，中医辨证，中药为主，西药为辅"是裴老提出的中西医结合十六字方针。裴老认为，辨病与辨证相结合是汲取了中西医之所长，胃癌首先要通过胃镜、影像、病理等临床检查确诊，才使诊疗过程直中疾病要害，此时辨脾胃虚弱、胃热瘀聚、气阴两虚等症就显得更为准确，采用益气和胃、清热养阴、行气健脾等法疗效尤为确切。在治疗上，对于早、中期胃癌以手术为主，一般情况良好的患者可小剂量化疗，但会有骨髓抑制、恶心等副作用，伤及脾胃之气，服用中药可为其保驾护航，提高正气，降低化疗的副作用，加强化疗的效果，体现了中西医在治疗上的互补。裴老治疗胃癌有如下四点：其一，急则治其标。裴老以"急则治其标，缓则治其本"为治疗的基本原则，因胃癌虽以脾胃虚弱为本，但在不同的时期邪实也可作为主要矛盾。患者兼有胁下疼痛者，用胆胰合症方加味[2]。裴老常说"癌症与炎症相伴行"，所以首先治疗胆胰之炎症；患者疼痛剧烈者用乌梅丸加味等；然"急则治其标"也不忘提升正气，故治疗时常会配合兰州方[3]提高抗病能力。其二，减轻化疗副作用。裴老认为，化疗虽然不能根治胃癌，但可杀伤及抑制癌细胞增殖，具有中药无可比拟的优势，化疗会使患者免疫低下，并有消化道反应，而裴老认为，中药对化疗的影响包括：对化疗副作用的早期预防和后期治疗、加强化疗的疗效。因此，中药扶正固本与西医化疗互补成为了治疗胃癌的有效模式。裴老通常在化疗前后用健脾益气养阴之品进行加减治疗。其三，维持肿瘤内环境，防止转移扩散，这是裴老治疗胃癌的又一特色。对于早期胃癌多用手术治疗,但大部分患者发现之时已是中晚期,手术切除肿瘤或清除肿瘤细胞,实有难度。裴老认为,对不能手术者让其"带瘤生存",提高正气与肿瘤达到正邪之平衡,防止扩散转移,也就提高了患者的生存质量。其四,治疗癌前病变。胃癌癌前病变包括慢性萎缩性胃炎和肠上皮化生。中医药治疗可以较好地阻断胃癌前病变的发生,逆转癌前病变,裴老治疗时用健脾益气,活血化瘀,解毒散结之法辨证施治总能切中病机疗效颇佳。

三、选用经方,遣药灵活

裴老经 40 余年的临床经验总结出胃癌一号、胃癌二号[3]合方治疗此病疗效显著,尤其适于湿热互结中焦,有疼痛症候者。内含乌梅丸及郁金、丹参、白芍、厚朴、薏苡仁、茯苓、佛手、元胡、川楝子、木香、草蔻、焦三仙、夏枯草、海藻。裴老选仲景乌梅丸治疗此病,为前人未用。乌梅丸乃《伤寒论》治疗厥阴病之方,方含乌梅、干姜、黄连、川椒、半夏。裴老谓:此方中乌梅益酸和胃,黄芩清热散热结,附子、干姜、川椒散寒温中,半夏燥湿散结,为寒热互结治疗之本;厚朴、佛手、茯苓、薏苡仁具有行气燥湿之效;元胡、川楝子、木香、草蔻行气止痛;丹参、郁金活血化瘀;夏枯草、海藻软坚散结;次方乃裴老之一大创新。如化患者用"兰州方"抑制肿瘤生长,减轻化疗患者的副作用;纳差者加入香砂六君;有腹水加入大腹皮、葫芦皮、车前子;裴老在治疗中注重扶正和祛邪兼顾,注重机体的反应性,为广大患者减轻了疼痛,提高了生活质量,弥补了西医治疗此病之不足。

四、典型病例

李某,男,65 岁。2011 年 12 月 1 日因上腹部胀满、胃脘胀痛、纳差 1 月余,于某医院经胃镜检查确诊为胃癌,病理示中低分化腺癌。2012 年 1 月 13 日患者行胃癌根治术,手术后给予抗感染、营养等对症支持,患者未行放化疗,要求服中药,遂来裴老门诊就诊。查体:患者形体消瘦,剑突下胀痛,舌红苔黄,关脉弦尺脉弱。裴老首诊处方:乌梅 4 枚,黄连 6g,川椒 6g,干姜 6g,半夏 6g,丹皮 6g,郁金 6g,白芍 15g,厚朴 10g,佛手 10g,威灵仙 10g,薏苡仁 30g,元胡 10g,川楝子 20g,焦三仙各 10g,丹参 20g,草蔻 6g,木香 6g,海藻 10g,夏枯草 15g,水煎服,1 剂/d,早晚饭后服用。裴老令其长期服用裴氏升血颗粒。2 月 15 日复诊,自述服上方 15 剂后上腹部胀闷疼痛减轻,食欲好转,患者将进行化疗。裴老处方:兰州方加减,即北沙参 15g,太子参 15g,人参须 15g,党参 15g,桂枝 10g,30g,浮小麦 30g,麦冬 10g,五味子 3g,元胡 10g,川楝子 20g,焦三仙各 10g,丹参 20g,草蔻 6g,木香 6g,海藻 10g,夏枯草 15g,嘱其化疗期间继续服用以减轻化疗反应。2 月 30 日三诊,患者自述服上方 15 剂,胃脘无明显不适,精神比前好转,因尚有恶心症状,在上方上加旋覆花 10g,代赭石 15g,嘱其坚持服用,1 剂/d。服用至今,患者化疗周期中无任何明显不适,一般状况好,CT 示未复发未转移,为防止病情复发,裴老令其长期服用中药和裴氏升血颗粒提高机体正气。

五、讨论

裴老行医五十余载,治疗数百例胃癌患者,观裴老之辨证,临证中总不离兰州方、乌梅丸、半夏泻心汤、香砂六君汤、小丹参饮等方。中药治疗对大部分患者疗效显著,延长了术患者的生命,放化疗患者的毒副作用。治疗本病充分显示了"十六字方针"的病证结合,中药为主,这也是中西医结合模式的精髓所在。只有充分发挥中西医所长,扶正与祛邪兼顾,重视调理脏腑等综合治疗手段,才能更好地提高疗效,减轻症状。

参考文献

[1]郑国静,魏品康.消痰散结法治疗胃癌的研究[J].中医药学报,20042(5):4~15.

[2]裴正学.裴正学医学笔记[M].兰州:甘肃科学技术出版社,2008:355.

[3]裴正学.裴正学医学经验集[M].兰州:甘肃科学技术出版社,2003.

2013 年 10 月《实用中医内科杂志》

裴正学教授治疗肺癌的临床经验总结

展文国　　鲁维德

【摘要】目的：总结裴正学教授治疗肺癌的临证经验。方法：运用归纳分析方法整理其学术思想及临床经验。结果：裴师重视病因，临床辨证以病症结合，审因论治，中西合参，培土生金，扶正固本，同时结合现代药理研究应用抗癌中药为施治特点。结论：中医辨证施治肺癌临床疗效显著。

【关键词】肺癌；中医辨证；经验；裴正学

裴正学教授是我国著名的中西医结合专家，主任医师，博士研究生导师，国家级高徒导师，中国中医药学会终身理事，甘肃省肿瘤医院首席专家。裴正学教授从医五十年，擅长治肿瘤及各种疑难杂证，在防治肿瘤方面有着独到的临床经验，对于肺癌的治疗有其独到学术思想。本人有幸随诊学习，聆听教诲，受益匪浅。现将裴教授治疗肺癌的临床经验整理如下，以期与同道交流学习。

原发性支气管肺癌是发生于各级支气管上皮细胞及细支气管肺泡上皮细胞的恶性肿瘤。临床以咳嗽、咯血、胸痛、发热为主要临床表现，随病情进展还会有淋巴结和脏器转移症状出现[1]。

一、病因病机

裴教授认为肺癌属中医学之"咳嗽"、"咯血"、"胸痛"范畴。本病病因为六淫邪毒,饮食不节,七情内伤及烟毒侵肺,肺络损伤,致瘀血阻络成积[2];毒热之邪,灼伤津液,致肺阴亏虚,肺损及肾,肾水不济,肺之气阴两伤,体质日渐消耗,正气愈虚;脾虚生湿,聚湿成痰,痰瘀阻塞肺络而成积块。《医宗必读》云"积之成者,正气不足,而后邪气踞之"。《素问·平热病论》云"邪之所凑,其气必虚"。故肺癌是由脏腑虚损,气血亏虚,邪毒内侵,致痰瘀毒热,侵袭肺脏,损伤肺络,凝聚而成。肺气不足,正气亏虚,是发病之根本原因,肺癌虚实夹杂,本虚标实,病位在肺,于脾、肾相关。肺癌失治、误治,脏腑气血虚衰,则癌毒乘虚流注于骨骼、脏腑、脑髓等处,病情危重不治。

二、辨证施治

(一)病症结合,审因论治

裴正学教授认为肺癌之辨证应首辨虚实,邪正盛衰。早期以邪实为主,治以祛邪兼顾扶正,中、晚期以正虚为主,治以扶正祛邪,因虚致实,或因实致虚者则虚实兼顾治,灵活施治。阴虚内热、肺脾气虚、气阴两虚或放化疗后毒热伤阴、脾肾阳虚均属虚证;六淫外邪、热毒炽盛、痰湿蕴肺、气滞血瘀或术后瘀血阻络、肿块残留者均属实证。其次,病症结合,分型论治。①外感六淫,痰热蕴结咳嗽胸痛,发热恶寒,咳痰难咯,气喘胸闷,舌质暗红,苔白腻,脉弦滑数。治则:疏风清热,化痰排毒。方药:麻杏石甘汤合苏杏散加减。药物组成:麻黄,杏仁,生石膏,甘草,苏叶,陈皮,半夏,白术,茯苓,蒲公英等。加减:咳痰黄稠加黄芩、鱼腥草、瓜蒌;胸痛加二丑、香附、五灵脂化瘀行气止痛。②气滞血瘀,痰瘀互阻咳嗽胸痛,痛如锥刺,胸闷气短,咳痰血丝,胸中烦热,失眠头昏,唇口紫暗,舌质暗红,边有瘀点,舌苔薄白,脉弦细涩。治则:活血化瘀,行气止痛。方药:血府逐瘀汤加减。药物组成:桃仁,红花,当归,白芍,川芎,柴胡,枳壳,怀牛膝,桔梗,甘草,三棱等。加减:咯血加汉三七。③阴虚毒热,瘀血阻络咳嗽痰少,痰中带血丝,或咯血,胸闷气短,心烦失眠,潮热盗汗,口渴口干,舌质红,苔少,脉细数。治则:滋阴清热,解毒散结。方药:裴教授自拟乌鱼三代汤加减。药物组成:乌梅、鱼腥草、汉三七、代赭石,知母,党参,麦冬,五味子。加减:潮热盗汗加青蒿、鳖甲、地骨皮。④气阴两虚咳嗽痰少,黏稠难咯,气短声怯,神疲乏力,胸背隐痛,自汗盗汗,口干口渴,舌质红,少苔,脉细弱。治则:方药:兰州方[3]加减。药物组成:北沙参,太子参,人参须,潞党参,生地,山药,山萸肉,桂枝,白芍,甘草,生姜,大枣,麦冬,浮小麦,五味子。第三,注意预防并发症,如上腔静脉综合征、癌性胸水、转移病灶等。

(二)培土生金,扶正固本

肺癌因正气亏虚,六淫邪毒入肺,致肺脏功能失调,肺宣降失司,气机不利,津液失于输布,津聚为痰,痰凝血瘀,阻塞肺络,瘀毒内结成块。肺气虚损则子盗母气,脾胃亦虚,五行称土不生金。脾属土,居于中焦,为后天之本,气血生化之源,气机升降之枢纽;肺属金,居于上焦,为脾之母脏,水谷精气布散之华盖。若脾虚运化失常,引起肺气不足,咳、喘、痰等症产生。"虚则补其母",健脾胃可益肺气,脾气充实,生化之源健旺,则肺气充足,可灌心脉而司呼吸。裴老在肺癌治疗中常用培土生金法,既可健脾化痰祛邪,又可扶正固本,促进气血生化。常用香砂六君子汤,补中益气汤,参苓白术散等。

(三)结合现代药理研究应用抗癌中药[4]

具有健脾扶正抗癌药:人参、黄芪、薏苡仁、鸡内金、北沙参、麦冬等;清热解毒抗癌:白花蛇舌草、半枝莲、石见穿、重楼、蟾酥等;活血化瘀抗癌药:三棱、莪术、山慈姑、大黄、蜈蚣等;化痰散结抗癌药:海藻、昆布、夏枯草、浙贝母、瓜蒌等;补肾温阳药如附子、肉桂、鹿角胶、仙灵脾、仙茅、菟丝子等亦可提高抗癌之疗效。

三、典型验案

[病案]患者,梁某,男,70岁,因咳嗽、胸痛三月加重伴头痛一周求诊。自感胸闷气憋,后背疼痛,晨起吐痰带咯血,发烧38℃,急送医院救治。入院后行纤维支气管镜检查示:右肺中央型肺癌。病理活检:中分化腺癌。CT扫描:右肺中叶5cm×5cm肿块,胸膜侵犯,纵隔淋巴结转移,头颅内广泛转移。查体全身未见淋巴结肿大。

刻下症:咳嗽胸闷气憋,气短乏力,咳吐黄稠痰,恶心头痛,食纳差,舌质红,苔黄腻,脉弦滑。

西医诊断:右肺中央型肺癌,中分化腺癌,肺癌脑转移。分期:T3N0M1,Ⅳ期。肺癌脑转移,头痛较剧,急则治标,拟先行放疗后给予化疗。中医辨证属外感六淫,痰热蕴结,瘀毒窜脑。治以疏风清热,化痰止咳。裴老常用宣肺化痰方。

药物组成:麻黄10g,杏仁10g,生石膏30g,甘草6g,苏叶15g,白芷6g,全蝎6g,蜈蚣2条,陈皮6g,半夏6g,白术10g,茯苓10g,黄芩20g,鱼腥草20g,瓜蒌10g。水煎服,1剂/d,7剂。

二诊,服药后咳痰减少,头痛减轻,舌红苔黄,脉弦缓。在放疗期间配合裴氏兰州方服用。拟方:麻黄10g,杏仁10g,甘草6g,白芷6g,全蝎6g,蜈蚣2条,守宫6g,陈皮6g,半夏6g,黄芩20g,鱼腥草20g,瓜蒌10g,北沙参15g,太子参15g,潞党参15g,人参须15g,生地12g,山萸肉30g。20剂。

三诊,放疗结束,头部照射40Cgray,CT扫描颅内病灶缩小,疼痛减轻,休息3周后给予NP方案化疗。放疗后患者恶心,食欲减退,脱发系放疗之副作用。此时以兰州方为主加减。北沙参15g,太子参15g,潞党参15g,人参须15g,生地12g,山萸肉30g,桂枝10g,白芍10g,甘草6g,生姜6g,大枣6g,浮小麦30g,麦冬10g,五味子3g,木香6g,砂仁3g,白术10g,茯苓10g,陈皮6g,半夏6g。四诊,患者已化疗三个疗程,CT扫描肺内肿瘤已明显缩小2cm×

1.5cm,颅内转移灶无动态变化。化疗中坚持服用兰州方,化疗副作用较少。患者不愿再接受化疗,用兰州方、香砂六君子汤加减治疗,病情稳定。后随访两年病灶无明显进展,生活质量明显提高。

四、体会

肺癌是严重威胁人类健康的恶性肿瘤,目前肺癌的主要治疗手段有手术、放化疗、免疫治疗、分子靶向治疗及中医药治疗等,由于多数肺癌患者确诊时已为中晚期,散失了治疗机会,中医药治疗至关重要。

肿瘤手术和放、化疗是祛除病原的致病性,相当于中医的祛邪;改善机体免疫力,增强抗癌能力相当于中医扶正固本。《内经》云"正气内从,邪不可干",邪去则正安。裴老治疗肺癌以中医扶正固本为主导思想,运用培土生金和健脾补肾收效显著。香砂六君子汤和兰州方在放化疗期间配合服用,即可增强放化疗的疗效,又可减轻毒副作用,促进了骨髓的造血功能,提高了机体对化疗的耐受性。本例患者为肺癌脑转移,纵隔淋巴结转移,咳嗽胸痛,胸闷气憋,气短乏力,舌质红,苔黄腻,脉弦滑属外感六淫,痰热蕴结,瘀毒流注于脑,邪毒炽盛,正气亏虚[5]。麻杏石甘汤,苏杏散清热化痰止咳,加黄芩、鱼腥草、瓜蒌加强清热化痰之力。全蝎、蜈蚣等蜥虫类药息风止痉,擅治头痛。放疗后正气亏虚,气阴两亏,在宣肺化痰方中加入兰州方、香砂六君子滋阴益气,健脾补肾,标本兼治。实验研究表明:麻杏石甘汤麻杏石甘汤具有较好的解热、抗炎、镇咳、抑菌和抗病毒作用[6],对于肺气不宣之肺系疾患疗效显著。裴老擅用杏苏散治疗肺气不宣,痰湿阻肺之四季咳嗽及急、慢性支气管炎用之多获良效。鱼腥草有增强免疫及抗肿瘤作用,有助于提高癌细胞中的 CAMP 有抑癌活性[7]。黄芩含黄酮类化合物,具有抗菌、抗氧化、诱导干细胞分化等作用,黄芩苷具有抗肿瘤作用,明显抑制肺腺癌细胞的侵袭[8]。莪术伍瓜蒌具有一定的抗肺癌作用,干扰癌细胞

DNA 合成而抑制癌细胞增殖,同时诱导癌细胞凋亡而抑制肿瘤的生长[9]。动物实验结果显示[10]:全蝎、蜈蚣、壁虎能抑制小鼠 Lewis 肺癌的生长,壁虎常用量为 5~6g,全蝎 6g,蜈蚣 3 条,尤其对肺癌脑转移瘤效果较好。中医药治疗肺癌不仅能改善症状,提高患者免疫功能及生活质量,而且使患者病情稳定,带瘤长期生存,揭示中医药治疗肿瘤有潜在的优势。

参考文献

[1]裴正学.中西医结合实用内科学,兰州:甘肃科学技术出版社,2010,12:854.

[2]邓宏,河文峰,李柳宁等.刘伟胜教授治疗肺癌的临床经验[J].时珍国医国药,2011,22(09):2312~2314.

[3]裴正学.裴正学医学笔记[M].兰州:甘肃科技出版社,2008,02:270~272.

[4]韩锐.抗癌中草药研究进展[J].中国肿瘤,1993,03:9~10.

[5] 张成铭. 周仲英教授治疗癌病家园举隅 [J]. 甘肃中医,2010,23,(12):17~18.

[6]马以泉,王仁忠,曹灵勇.麻杏石甘汤药理作用研究[J].中国药业,2005,04:60~62.

[7]赵小青,王彩路,曲莉.鱼腥草注射液等中药治疗晚期肺癌16 例[J].辽宁中医学院学报,2001,02:120.

[8]王英妹,郑海峰,武铁军等.黄芩苷干预肺腺癌细胞前后肿瘤细胞侵袭能力的变化[J].河北医药,2012,09: 142~143.

[9]赵婷秀,陈振发,邱幸等。含中药莪术瓜蒌汤兔血清诱导人肺癌细胞凋亡的实验研究[J]. 微循环学杂志,2005,(15)01:62~63.

[10]彭平亚.全蝎、蜈蚣、壁虎治疗肺癌的临床调研及各药对小鼠 Lewis 肺癌的抑瘤实验[D].广州中医药大学硕士学位论文,2011:38~39.

裴正学教授诊治肺癌经验

祁元刚　河海璠

【摘要】裴正学教授针对肺癌多采取西医诊断结合中医辨证论治。西医诊断依据有临床症状、影像学检查以及肿瘤标志物;中医辨治时认为正虚是肺癌发生发展的基础,以扶正固本为治疗大法,临床多配合放化疗,采取中西医结合治疗,并列举典型病例以资验证。

【关键词】裴正学;肺癌;诊治

裴正学教授为我国著名的中西医结合专家。在肺癌的诊断和治疗方面独树一帜,造诣颇深,笔者有幸师从学习,获益匪浅,现将其经验介绍如下,以飨同道。原发性支气管肺癌(简称肺癌)是指原发于支气管黏膜、腺体和肺泡上皮的恶性肿瘤,为当前世界各地最常见的恶性肿瘤之一。世界卫生组织(WHO)2000年报告,肺癌居恶性肿瘤死因的第一位。据美国国立综合癌症网络(NCCN)统计,肺癌的发病率为十万分之五十,排在第一位。有人预言,如果我国不及时控制吸烟和空气污染,到2025年我国每年肺癌将超过100万,成为肺癌第一大国[1]。因此肺癌的发病形势在我国尤其严峻。

一、西医诊断

裴老认为,肺癌应争取早诊断,从而创造手术机会,才能提高生存率。

（一）临床症状

咳嗽为常见的早期症状，肿瘤如在气管内可有刺激性干咳或咳少量黏液痰，如导致支气管狭窄，则咳嗽加重，多为持续性，且呈高调金属音；若继发感染，痰量增多，为黏液脓性；咯血以中央型肺癌多见，多为痰中带血或间断血痰；如引起支气管部分阻塞，可引起局限性喘鸣，胸闷气短亦为常见症状；肿瘤如压迫大气道，则出现呼吸困难；如侵犯或压迫食管，可引起吞咽困难；如直接压迫或转移致纵隔淋巴结压迫喉返神经(多见左侧)，可发生声音嘶哑；如侵犯纵隔压迫上腔静脉时，产生上腔静脉综合征(病灶多在右肺上叶)；位于肺尖部的肺癌（肺上沟癌），可压迫颈交感神经，引起Honer综合征。

（二）影像学检查是发现肺癌常用而有价值的方法

细胞学和病理学检查是确诊肺癌的必要手段。胸片上肺癌一般具有分叶、毛刺(放射冠)、高密度、周边模糊四大特点。CT片上如占位效应够连续性的三个层面，而且对照重建片也有占位效应者可以诊断，否则为感染或炎性假瘤等。

（三）肿瘤标志物

CYFRA21-1目前被认为是一种主要用于检查肺癌的肿瘤标记物，尤其对非小细胞肺癌(non-small cell lungcancer,NSCLC)的诊断具有重要价值。如果肺部存在不清晰的环形阴影，同时血清CYFRA21-1浓度>30ng/ml，原发性支气管肺癌的可能性非常高。CYFRA21-1的血清浓度水平高低与肿瘤临床分期正相关，也可作为肺癌手术和放化疗后追踪早期复发的有效指标。CYFRA21-1的血清高浓度水平提示疾病处于进展期，预后不良。治疗成功的标志是CYFRA21-1血清浓度迅速下降，反之则表示病灶未完全清除。血清水平下降后又升高，则提示疾病复发。但是，CYFRA21-1阴性也不能排除存在肺癌的可能。CYFRA21-1对各型肺癌诊断的敏感性依次为：鳞癌>腺癌>大细胞癌>小细胞癌。裴老认为，如糖分解烯醇酶(NSE)、cyfra21-1轻度增高,多为高分化;高度增高,多为低分化。小细胞肺癌恶性程度最高,预后差,约占原发性肺癌的20%。生长快,侵袭力强,100%纵隔转移。放疗效果最好。非小细胞肺癌占原发性肺癌的80%,其中鳞癌为最常见类型,生长缓慢,转移晚,手术机会较多,5年生存率较高。对放疗不敏感,高分化癌不需化疗,化疗对低分化癌有效。腺癌近年呈上升趋势,女性多见,多见周围型,因腺癌富含血管,局部浸润和血行转移均较鳞癌早,对放疗和化疗不敏感。肺癌的预后取决于早发现,早诊断,早治疗。一般认为,鳞癌预后较好,腺癌次之,小细胞未分化癌最差。

二、中医辨证论治

(一)正虚是肺癌发生发展的基础肺癌

属于中医学"肺积""痞癖""咳嗽""咯血""胸痛"等范畴。裴老认为,正虚是肺癌发生发展的根本原因。正常情况下,机体处于一种阴平阳秘,气血和调的状态中,而这种平衡一旦被内外因素所打破,就会发病。《素问·遗篇·刺法论》云:"正气存内,邪不可干。"《素问·评热病论》云:"邪之所凑,其气必虚。"认为人体正气不足是疾病发生的前提和条件,也是肿瘤发生的根本原因。金·张元素《活法机要》曰:"壮人无积,虚人则有之,脾胃不足及虚弱之人,皆有积聚之病。"明·李中梓《医宗必读》亦谓:"积之成者,正气不足,而后邪气踞之。"[2]正气虚弱,邪毒乘虚入肺,邪滞于肺,宣降失司,气机不利,血行受阻,津液失于输布,津聚为痰,痰凝气滞,瘀阻络脉,于是邪气瘀毒胶结,日久形成肺部积块。肺癌的生长又会进一步耗损正气,正不遏邪又助长了肺癌的发展,因此,肺癌是因虚而得病,因虚而致实,是一种虚中夹实的疾病。现代医学亦认为,恶性肿瘤的发生发展与机体防御功能衰退,尤其是细胞免疫功能低下有关,生长着的肿瘤又会加深机体免疫功能的抑制。这与中医学对肿瘤的认识殊途同归。

（二）扶正固本是治疗大法

根据肺癌本虚标实的特点,本着正胜则邪退,养正积自除的原则,裴老以扶正固本为治疗肺癌的基本大法。在应用这一法则时以健脾补肾为其精髓。因此以太子参、党参、北沙参、人参须健脾,大补中气,堪称扶正固本之主药;生脉散益气养阴;生地、山药、山萸肉取补肾生髓之意,其中山萸肉的用量要大,裴老一般用 30g,另加桂枝汤外调营卫,内安脏腑,提高机体免疫功能,加甘麦大枣汤养心安神。该方早在 1974 年因曾治愈 1 例急性单核细胞性白血病(M5)而被苏州血液病会议定名为"兰州方",它集健脾补肾,滋阴助阳,益气养血于一身,充分发挥了中医的扶正思想、整体观和辨证观。治疗肺癌以兰州方为基本方,临床随证加减,屡获良效。如有间断咳嗽、咳痰,加麻杏石甘汤、苏杏散;痰多加桑白皮、地骨皮;气短加葶苈子、大枣;如为老年人,加三子养亲汤;如咳血,加墨鱼三代(乌贼骨,鱼腥草,三七粉,代赭石);病久不愈,加当归、生地;如舌苔黄厚,加鱼腥草、黄芩;如哮喘,则用兰州方为核心成分,加麻杏石甘汤、小青龙汤大味合剂;如见肺气肿,则用兰州方为核心,加生脉散、紫石英、沉香、肉桂;如胸痛,用小陷胸汤,也可用苏梗、甲珠,也可用二丑,香附,威灵仙;如骨转移,全身疼痛,兰州方加桂枝芍药知母汤,变附子为川草乌、细辛、马钱子,另静滴唑来膦酸钠注射液;如化疗后食欲不佳,兰州方核心加香砂六君丸、半夏泻心汤;化疗后白细胞下降,兰州方加升白五药(黄芪、补骨脂、鸡血藤、当归、女贞子)。

（三）中医扶正固本配合放化疗是扶正祛邪思想的体现

目前肺癌的治疗仍以手术、放疗和化疗为主。手术治疗只能够切除肉眼可见的肿瘤,却对其复发和转移束手无策。而放化疗在杀伤肿瘤细胞的同时,也损伤正常细胞,特别是可抑制骨髓造血功能和导致机体免疫功能低下。中医药在肺癌的治疗方面具有多途径、多靶点、毒副作用小及不易产生耐药等优点。特点是带瘤生存,虽然近期疗效不如化疗,但远期生存显示出一定优势,坚持治疗可以改善症状,对抗和预防放化疗副作用,提高生活质量,延长生存期,这正是中医药的优势所在。西医化疗以最大程度地杀灭癌瘤为目标,虽然近期有效率较好,但生存质量和远期疗效不尽人意。因此两者具有优势互补,中西医结合治疗肺癌显得很有必要[3]。

三、典型病例

[病案1]陈某,男,69岁,有吸烟史。患者于2009年4月出现咳嗽咯痰,痰呈白色泡沫状,量少,易咳出,伴右胸隐痛不适,胸闷,气短。2009年7月20日去兰大一院拍胸部CT示:①肺气肿;②右下肺炎症;③左下肺结节影;④双侧胸腔积液,胸膜肥厚;⑤主动脉壁钙化。B超检查示:①肝脏多发性实质非均质占位性病变;②双肾囊性占位性病变(囊肿,右肾多发);③胆胰脾未见明显异常。行CT下肺穿刺活检术,病理切片送甘肃省肿瘤医院会诊后诊断为:肺癌,多考虑低分化鳞状细胞癌。给予抗炎、止咳化痰等对症治疗,未予其他特殊治疗。胸闷气短减轻,但右侧胸部仍疼痛。2009年9月7日于甘肃省肿瘤医院中西医结合科住院。经完善相关检查及化验后诊断为:支气管肺癌(右侧,低分化鳞癌),肺内转移,癌性渗出性胸膜炎(双侧),肝脏转移。TNM分期:cT4NxM1Ⅳ期,卡氏评分:80分。于2009-9-11给予GP方案(吉西他滨1.6g,d1,8;卡铂500mgd1)化疗一周期;2009-10-9、2009-10-29、2009-11-19、2010-1-5、2010-2-1分别行GP方案(吉西他滨1.6gd1,8;顺铂30mgd1-3)五周期。化疗同时给予中药:北沙参15g,潞党参15g,太子参15g,人参须15g,生地15g,山茱萸30g,山药15g,麦冬10g,五味子3g,浮小麦30g,桂枝10g,白芍10g,生姜6g,甘草6g,大枣4枚。久服不辍。化疗顺利,无恶性呕吐,无明显脱发,无白细胞及血小板下降。患者咳嗽胸痛显著减轻。2010-2-10查血常规:白细胞(WBC):$5.68×10^9$/L, 红细胞(RBC):$5.26×10^{12}$/L, 血红蛋白

(HGB):162g/L,血小板(PLT):101×10⁹/L。肿瘤标志物:癌胚抗原(CEA):1.7ng/mL,CYFRA21-1:1.05ng/mL,NSE:8.7ng/mL。B 超检查示:肝囊性占位。胸部 CT 示:右肺癌治疗后,左肺叶结节较前缩小。肺部病灶未见进展,未见新发病灶。

[病案 2]李某,男,40 岁,咳嗽咳血 7 月余,声音嘶哑伴气短恶心 6 月。胸部 CT 示:肺癌(右肺上叶),右肺不张,右侧胸腔积液,纵隔淋巴结肿大,心包积液。病理检查:小细胞肺癌。头颅核磁:脑转移。肿瘤标记物:CA125:212U/mL,CEA:84.6ng/mL,CYFRA21-1:12.89ng/mL,NSE:24.5ng/mL。查体:端坐位,双侧颈部淋巴结肿大,颈静脉怒张,头面部、颈部及双上肢凹陷性水肿,胸壁血管显露,右肺可闻及少许哮鸣音,右下肺呼吸音低。诊断为:肺癌(右,小细胞)脑转移;上腔静脉综合征。行 EP 方案(VP-16100mgd1-5,DDP30mgd1-4)紧急抢救性化疗。静滴头孢哌酮舒巴坦钠 3.0 抗炎,口服古圣Ⅱ号 2 粒/次,3 次/d 以利尿消肿。同时口服中药:北沙参 15g,潞党参 15g,太子参 15g,人参须 15g,生地 15g,山药 15g,山茱萸 30g,麦冬 10g,五味子 3g,乌梅 4 枚,鱼腥草 15g,汉三七 3g(冲),知母 20g,浙贝母 10g,麻黄 10g,杏仁 10g,生石膏 30g,浮小麦 30g,桂枝 10g,白芍 10g,生姜 6g,甘草 6g,大枣 4 枚,代赭石 15g。化疗结束,患者咳嗽、咳痰、咳血消失,气短减轻,小便量及次数较多。查体:右侧卧位,颈部血管无怒张,胸壁血管仍显露,双上臂无水肿。

四、结语

裴老认为,西医放化疗虽不能彻底治愈肺癌,但其直接杀伤或抑制癌细胞,在解决癌症标实方面具有中药无法比拟的优势,但中药在调整机体的反应性、防治化疗的毒副作用方面,具有很好的效果。西医的放化疗如矛消灭敌人,杀灭癌细胞,中医的扶正固本好比是盾,保护自己,保护正气。中药扶正配合西医放化疗是扶正祛邪思想的体现。裴老采用中西医结合治疗,充分发挥中西医各自优势,调整机体内环境平衡,调动和激发机体潜能,以期达到最佳疗效,多数病人可以带瘤生存,与癌细胞和平共处",从而达到延长生存期,提高生存质量的目的。

参考文献

[1]裴正学.中西医结合实用内科学[M].兰州:甘肃科学技术出版社,2010:854.

[2]裴正学.裴正学医学经验集[M].兰州:甘肃科学技术出版社,2008:362-364.

[3]张桂琼.裴正学临床荟萃[M].兰州:甘肃科学技术出版社,2012:271-274.

2014 年 07 月第 34 卷第 4 期 July.《现代中医药》

裴正学教授治疗肺癌经验

黄邦荣

【摘要】裴正学教授是甘肃省中医院主任医师、博士生导师、国家级名老中医、中国中西医结合学会理事。裴正学教授在肿瘤的诊疗中,以他首创的"西医诊断,中医辨证、中药为主、西药为辅"中西医结合"十六字方针"为指导,始终认为只有在机体阴阳失调、正气亏虚的情况下肿瘤才能发生、发展。肺癌以肺、脾、肾3脏论治,杏苏散、麻杏甘石汤、葶苈大枣泻肺汤等古方与自拟乌鱼合剂、抗癌五味消毒饮、甘苏合剂临证权变治疗肺癌,效果明显。

【关键词】裴正学;中医师;肺癌/中医药疗法;经验

裴正学教授是甘肃省中医院主任医师、博士生导师、国家级名老中医、中国中西医结合学会理事。他首创"西医诊断,中医辨证,中药为主,西药为辅"的中西医结合十六字方针[1],并以"十六字方针"为主导思想。原发性支气管肺癌(简称肺癌)居恶性肿瘤死因的第1位,中医学虽无"肺癌"之病名,但类似肺癌症状之记载却散见于历代中医典籍。《灵枢·玉版》曰:"脱形,身热,脉小以疾……"《难经·五十六难》记载:"肺之积,名曰息贲,在右胁下,覆大如杯,久不已,令人洒淅寒热,喘咳,发肺壅。"《证治准绳·杂病咳嗽》曰:"劳嗽有因……所嗽之痰或浓或淡,或时有血腥臭异常,语声不出者。"《医学衷中参西录》曰:"时时咳吐脓血,此肺病已至三期,非常药所能疗矣。"现将裴正学教授治疗肺癌经验介绍如下,供同道参考。

一、裴正学教授对肺癌的中医病因病机认识

肺属金,唯火能克,故古有"肺之为病,火热为首"之说。火热犯肺,症见高热喘咳,痰多脓臭,痰中带血。克肺之火热当为壮火,此火既能食气,又能伤阴。食气则肺气虚损,伤阴则肺阴耗竭,肺气虚损久之则子病累母,乃见脾肺同病,症见颜面白,食欲不振,体乏无力,短气懒言,嗽而有痰,自汗怕冷,颜面及下肢时有轻度浮肿,此为脾肺气虚。肺阴耗竭久之则母病及子,乃见肺肾同病,症见胸闷气短,咳嗽吐痰,痰黏不利,痰中带血,骨蒸潮热,五心烦热,盗汗,此为肺肾阴虚。肺之虚证最易招致风寒之邪乘虚而入,此所谓"邪之所凑,其气必虚",寒邪犯肺即从阳化火,症见头痛,寒热,身痛,咳嗽吐痰,此为风寒犯肺。肺病既久,久病入络,除胸痛咳血、身体羸之外,胁肋下可见肿块积聚。

二、病案举例

[例1]患者,男,70岁,2010年10月6日初诊。主诉:咳嗽、咯痰,痰中带血1个月余。现病史:患者1个月前无明显诱因出现咳嗽、咯痰,痰中带血,血色鲜红,呈渐进性加重,伴胸闷气短、食欲不振、体乏无力、五心烦热、盗汗、头晕目眩,脉细数,尺脉弱,舌质红,舌体胖伴有齿痕,苔少。CT检查示左肺中下叶占位性病变,支气管镜活检病理示鳞状细胞癌。西医诊断:支气管癌。中医诊断:肺积属肺、脾、肾气阴两虚。治宜培土生金、滋阴降火、化痰止血,方用杏苏散、沙参麦门冬汤、乌鱼合剂。处方:北沙参15g,麦冬10g,玉竹6g,石斛6g,苏叶10g,杏仁10g,半夏6g,陈皮6g,茯苓12g,甘草6g,枳壳10g,桔梗10g,党参10g,五味子3g,白术10g,鱼腥草20g,乌贼骨20g,汉三七3g(分2次冲),生代赭石20g,知母10g,浙贝母10g。水煎服,1d1剂。服药10剂后,患者无痰中带血,食欲不振,体乏无力明显好转,咳嗽吐痰,咳痰量少,五心烦热,盗汗,头晕目

眩减轻大半,现发热,舌质红,苔薄白,尺脉弱。上方取杏苏散,加抗癌五味消毒饮加味:白花蛇舌草15g、半枝莲15g、草河车15g、虎杖15g、蚤休15g、蒲公英15g、败酱草15g。水煎服,1d1剂。服药15剂后,患者诸症趋好。取上方10倍量药材研末,过筛,炼蜜为丸,9g/丸1丸/次,2次/d。3个月后复诊病情仍平稳,生活自理。

按裴老治疗肺癌咯血者,总以乌鱼合剂(乌梅、鱼腥草、汉三七、生赭石、知母、浙贝母、党参、麦冬、五味子)为主方,临症加减,每获奇效。裴老谓:

咯血因阴虚火旺、气不摄血者居多,鱼腥草、知母配伍,阴虚可补、火旺可消;生脉散益气养阴摄血;乌梅、浙贝母引经,同时,乌梅尚有收敛止血之功;生赭石降逆止血、汉三七止血而不留瘀。

[例2]患者,女,78岁,2011年3月15日初诊。

主诉:胸痛、咳喘,高热1周。现病史:患者家属述,患者1周前突发胸痛咳喘,高热,伴烦渴,气短干咳,咯血、颈项结节,舌质红而少苔,有瘀斑舌质红、苔黄腻,脉弦滑数。CT检查示右肺占位性病变,肺癌相关两项示神经元特异性烯醇化酶(NSE)50.35ng/ml,细胞角蛋白19片段(CYFRA21-1)33.21ng/ml。西医诊断:右肺癌。中医诊断:肺积,属火热犯肺,病久入络。治宜宣肺泻火、止咳止血,方用麻杏甘石汤、甘苏合剂、凉膈散、泻白散、葶苈大枣泻肺汤加味。处方:麻黄10g,杏仁10g,生石膏30g,甘草6g,桑白皮10g,地骨皮10g,葶苈子10g,连翘15g,薄荷6g,山栀10g,芒硝10g,苏叶10g,半夏10g,阿胶(烊化)10g,乌梅10g,罂粟壳10g。水煎服,1d1剂。服药15剂后,咯血量减少,余症明显好转。上方取凉膈散,加乌鱼合剂加味。处方:鱼腥草20g,乌贼骨20g,汉三七3g(分2次冲),生赭石20g,知母10g,浙贝母10g,麦冬10g,党参10g,五味子3g,仙鹤草30g。取上方10倍量药材研末,过筛,3次/d,6g/次,温开水冲服。2个月后家属诉患者颈项结节有所变小,余恢复如前,生活基本自理。

按 裴老认为肺癌发热,麻杏甘石汤屡用屡效。干咳或咳嗽少痰者,采用甘苏合剂(甘草、苏叶、半夏、阿胶、乌梅、罂粟壳)治疗,咳可止、痰可化、咯血可防可治。

三、讨论

中医学认为:癌症只有在机体阴阳失调、正气亏虚的情况下,才能发生、发展。裴老认为:肿瘤一旦发生,加之手术的创伤,化疗等对正常细胞和肿瘤细胞"敌我不分"的杀伤,使正气更虚,出现恶性循环,正虚始终为主要矛盾。此时配合中医药扶正固本非常重要,不仅能减少手术、放化疗、介入治疗等的毒副作用,同时能增强其治疗效果,以期提高患者生活质量,延长生存期。在肺癌的病程中,胸水、上腔静脉压迫综合征、肺部感染、疼痛等是常见的并发症。裴老总结:胸水的产生是邪毒痰瘀结聚于肺,肺失宣肃,水停为饮,主要基于肺、脾、肾三脏论治;上腔静脉压迫综合征从瘀血、水肿论治,活血化瘀、利水肿可使部分患者症状缓解。裴老常以五苓散、五皮饮、真武汤等为基础方,根据症情灵活化裁,在胸水、上腔静脉压迫综合征的治疗中获效明显。裴老谓:"有一份肿瘤,就有一份感染,发热也由此而至,即谓肺部感染。"此观点与现代肿瘤炎症学说不谋而合,由此加用抗癌五味消毒饮,白花蛇舌草、半枝莲、虎杖、蚤休、草河车,每每获效。肺癌疼痛是诸多因素造成的脉络阻滞,不通则痛,治疗以"通"为根本大法。裴老以露蜂房、延胡索、川楝子、三棱、莪术、穿山甲等为药对外敷,同时辨证论治加用川乌、草乌、细辛、马钱子、雷公藤内服,疗效显著。另外,乌鱼合剂由乌梅、鱼腥草、汉三七、生代赭石、知母、浙贝母、党参、麦冬、五味子组成,治疗肺癌咯血有良效[2]。甘苏合剂由甘草、苏叶、半夏、阿胶、乌梅、罂粟壳组成,对干咳者能达到药到咳止的效果。

裴老常说:中医治疗肿瘤要持之以恒,扶正固本是治疗恶性肿瘤的基本法则。中医之扶正固本疗法与西医生物免疫疗法具有异曲同工的作用。且中医扶正固本内容更加丰富多彩,治疗效果更为确切。大量报道[3-6]也证明:恶性肿瘤的发生、发展、疗效、复发,以及生存期均与机体免疫功能有密切关系。在病情危重或急诊时,应积极采取西医的有效手段,以免延误病情。许多患者常有"至虚有盛候"的临床表现,此时治疗应本着"急则治其标,缓则治其本"的原则,充分发挥西医在解决突出矛盾中的作用,同时不忘中医药在癌症患者出现疼痛发热等标实证时的明显效果。中西医结合互补的情况下进行急则治其标,是治疗恶性肿瘤的必要手段[7]。

参考文献:

[1]裴正学.裴正学医学经验集[M].兰州:甘肃科学技术出版社,2003:322~324.

[2]裴正学.中西医结合实用内科学[M].兰州:甘肃科学技术出版社,2010:854~866.

[3]余月明,周建华.肿瘤免疫病理与脾肾虚损浅析[J].河北中西医结合杂志,1996,5(1):164-165.

[4]姜初明,庞敏蓉,龚黎燕.健脾益肾中药配合化疗治疗晚期肿瘤疗效及免疫指标的临床观察[J].中国中西医结合杂志,2001,21(12):885.

[5]程晓东.中药扶正方对小鼠Lewis肺癌的疗效及其免疫学机理研究[J].中国中西医结合杂志,1997,17(2):88.

[6]沈自尹.论补肾药对虚证的多途径的整体调节作用[J].中医杂志,1988,29(10):64.

[7]王宁.裴正学教授治疗恶性肿瘤的学术思想初探[J].甘肃医药,2008,27(3):63~64.

《中医研究》2013 年 4 月 第 26 卷 第 4 期

裴正学教授中西医结合诊治肺癌经验

赵孝鹏　陈光艳　王鑫

【摘要】介绍裴正学教授"西医诊断,中医辨证,中药为主,西药为辅"的中西医结合学术思想及在此思想指导下诊治肺癌的经验。
关键词:肺癌;裴正学;中西医结合;经验肺癌又称"支气管肺癌",为起源于支气管-肺的恶性肿瘤。全球肺癌的发病率和死亡率不断上升,肺癌死亡率已经位居恶性肿瘤之首,严重威胁人类的生命健康[1]。根据肺癌患者的组织类型及分期,西医可选择手术、放疗、化疗等不同治疗方案。但由于手术治疗、放疗的局部性及化疗的毒副作用,对复发、转移问题依然缺乏良策,从而限制了整体疗效的提高。而中医药具有多途径、多靶点的协同作用,在调节机体反应性、提高机体免疫系统功能等方面有着独特优势。大量临床与实验研究证明,中西医结合治疗肺癌是一条重要的途径[2]。

裴正学教授(以下简称"裴老")是我国著名的中西医结合专家,临证50余年,经验丰富,擅长治疗肝病、肾病、自免病、血液病、恶性肿瘤等疑难杂病,誉满陇原,深受广大患者的信任和爱戴。屡起沉疴,早在20世纪60年代,就曾以"兰州方"为主治愈一例急性单核细胞白血病患者[3]。笔者有幸跟随裴老学习,现将裴老中西医结合诊治肺癌的经验介绍于下:

一、裴老的中西医结合学术思想

早在 20 世纪 80 年代,裴老就率先提出"西医诊断,中医辨证,中药为主,西药为辅"的中西医结合"十六字方法"。由于该方法对中西医结合临床实践具有普遍的指导意义,且为中医学术发展开辟了蹊径,因此被当时的卫生部长陈敏章誉之为"十六字方针"。"十六字方针"已被全国中西医界所关注,成为当前中西医领域的重要学派。

二、裴老中西医结合诊治肺癌经验

(一)西医诊断

"西医诊断"指借助一切西医诊断手段弄清西医疾病的诊断,有利于掌握疾病的共性规律。肺癌早期症状不典型,裴老认为:除了依据临床症状、体征外,胸部 CT、肿瘤标记物、痰脱落细胞学、经皮肺细针穿刺活检、纤维支气管镜等综合检查手段的应用有利于肺癌的确诊,应当积极采用。不能因为追求中医特色而排斥西医诊断技术,否则将可能导致误诊误治,影响患者的预后。肺癌易转移至骨、脑,对于原发病灶不明的恶性肿瘤骨、脑转移患者,首先应考虑病灶来源于肺。

(二)中医辨证

"中医辨证"是在西医诊断确定下的辨证,是在特定条件下的辨证,有利于掌握疾病的个性规律,颇类似于近来西医倡导的"个体化"医疗原则。建立在西医诊断基础之上的中医辨证自然而然地把疾病的共性规律与个性规律结合起来,因此大大增加了辨证的准确性,犹如在渔网内捞鱼,较之在大海中捞鱼自然要准确得多[4]。需要强调的是,这样的"中医辨证"并非一见到炎症就用清热解毒法、一见到血液黏稠度高就用活血化瘀法,也并非一见到化验指标高就泻、一见到化验指标低就补……它依旧遵循传统法则,外感主要采用六经辨证、卫气营血辨证、三焦辨证,内伤主要采用八纲辨证、脏腑辨证等,历代医家的辨证经验均可采用,体现了注重传统中医辨证和突出中医特色的原则。

裴老十分推崇李中梓《医宗必读·积聚》中"积之成者,正气不足而后邪气踞之"及陈实功《外科正宗》中"积之成者,正气之虚也,正气虚而后积成"之论述。认为:肺癌属中医"肺积"、"咳血"、"胸痹"等范畴。其病因病机为本虚标实,气阴两虚为本,痰浊、水饮、瘀血阻滞为标。在本虚的基础上,产生痰浊、水饮、瘀血等实邪,各种实邪互相胶结,与正气相争,邪胜正却,最终导致肺癌的发生、发展。

(三)中药为主,西药为辅

"中药为主,西药为辅"即突出中医方药的治疗作用,由此可知,本方针之主要目的是发展中医,而非发展西医。裴老认为:西医手术、放疗、化疗针对病原致病性,可以直接杀伤或抑制肿瘤细胞;中药扶正固本调节机体反应性,能够大大减少手术、放疗、化疗的副反应,从而加强手术、放疗、化疗的疗效。二者相得益彰,并行不悖。肺癌患者邪胜与正虚并存,但正虚贯穿于肺癌发生发展的始终,为矛盾的主要方面,治疗应当以中药扶正固本为主,念念不忘顾护元气、胃气;西药化疗为辅,适时攻邪,病变局限者可手术、放疗。常用"兰州方"加减以益气健脾补肾,调和营卫,顾护先后天两本。"兰州方"是裴老拟定的经验方,因治愈一例急性单核细胞白血病(M5)患者而在1974年苏州血液病学术会议上被命名。"兰州方"由潞党参、太子参、北沙参、人参须、生地、山萸肉、山药、桂枝、白芍、甘草、生姜、大枣、麦冬、五味子、浮小麦组成,其中潞党参、太子参、北沙参、人参须大补中气,生地、山萸肉、山药乃六味地黄丸之"三补",具补肾生髓之功,生脉益气养阴,桂枝汤外和营卫,调节机体免疫功能;内安脏腑,实为小建中汤之前身,亦可建立中气,补土生金。经多年临床实践观察,裴老体会:该方不仅治疗白血病疗效显著,治疗肺癌亦疗效确切,可减少肺癌患者术后、放化疗后的不良反应,改善肺癌患者的生存质量、延长生存期。

三、典型病例

患者李某,男,63岁。于2010年2月因"间断胸闷、气短一年"就诊,经行胸部CT、支气管镜等检查后诊断为"左肺癌",建议患者手术治疗,术前服用"兰州方"10剂后一般状况较好。患者遂于2010年2月19日在全麻下行"左肺癌及左肺全切除术",术后病理:(左上肺)鳞状细胞癌,Ⅱ级,支气管切缘未见癌组织,淋巴结见转移(1/8)。患者术后胸闷、气短减轻,自觉疲乏无力、纳差,再次就诊于裴老门诊,裴老处以"兰州方"14剂,患者服药后疲乏无力、纳差明显好转,胸闷、气短进一步减轻。续服14剂后疲乏无力、纳差症状消失,无明显胸闷、气短。随后患者及家属为行术后化疗,就诊甘肃省肿瘤医院,于2010-4-1、2010-4-22、2010-5-21、2010-6-10接受GP方案(GEM1.8 d1、8;DDP 30mgd1-3)化疗4周期,消化道反应Ⅰ度、骨髓抑制反应Ⅰ度,经服用"兰州方"20剂后消化道反应消失,骨髓抑制反应好转。此后患者坚持服用裴氏升血颗粒(裴老根据"兰州方"研制的中成药),健康存活至今,精神、饮食、睡眠、大小便等一般状况良好。

参考文献:

[1]刘莹.中医治疗肺癌40例临床观察[J].实用中医内科杂志,2012,26(9):21.

[2]黄霞州,张旭.中西医结合治疗肺癌的研究进展[J].中医药信息,2012,29(3):129~131.

[3]裴正学.裴正学医学经验集[M].兰州:甘肃科学技术出版社,2008:234~240.

[4]裴正学.裴正学医学经验集[M].兰州:甘肃科学技术出版社,2008:33.

《光明中医》2014年01期

裴正学教授治疗恶性
淋巴瘤的经验

王鑫 陈光燕 赵孝鹏 尹月红

【摘要】裴正学教授擅长治疗各种疑难病症,尤其在恶性淋巴瘤的治疗方面积累了丰富的经验。裴老认为,正虚为恶性淋巴瘤发病之关键,扶正固本为其治疗大法,临证以兰州方为基础方,配合西医化、放疗治疗此病疗效显著。

【关键词】恶性淋巴瘤;临床经验;裴正学;名医经验

裴正学教授是我国著名的中西医结合专家,国家级名老中医,首批甘肃省名中医,中华中医药学会终身理事,国务院特殊津贴享受者,中国中医科学院博士生导师。从事中西医结合临床、教学、科研工作 50 余载,著述颇多,学验俱丰,其提出的"西医诊断,中医辨证,中药为主,西药为辅"中西医结合十六字方针已成为当前发展中医的重要途径之一,受到国内中医、中西医结合学术界的高度重视。裴老以擅治疑难杂病著称,尤其在恶性淋巴瘤(malignan tlymphoma,ML)的治疗方面积累了丰富的经验。笔者有幸拜于裴老门下,侍诊左右,亲聆教诲,受益匪浅,现将裴老中西医结合治疗恶性淋巴瘤的经验介绍如下,以供同道参考。

一、裴老对 ML 的认识

ML 是原发于淋巴结或淋巴结外组织或器官的一种恶性肿瘤,

根据临床病理特点分为霍奇金淋巴瘤(Hodgkin's lympho-ma,HL)和非霍奇金淋巴瘤(non-Hodgkin'slympho-ma,NHL)两大类,依其细胞成分之不同又有多种分型。此病多以颈部、锁骨上淋巴结无痛性、进行性肿大为首发症状,肿大淋巴结可累及全身各部位,常伴发热、盗汗、消瘦、恶病质等全身症状。现代医学对本病的治疗一般采用以化疗为主的化、放疗综合治疗,及单克隆抗体等生物疗法,大多数患者不能获得治愈,且药物毒副作用较大,部分患者不能耐受。中医中药的应用不仅能减轻化、放疗的毒副反应,同时还可以提高化、放疗的疗效。因此,中西医结合的诊疗思路是治疗本病的最佳选择。裴老在其提出的"西医诊断,中医辨证,中药为主,西药为辅"中西医结合十六字方针的指导下,以细胞形态学及影像学检查明确诊断;以脏腑辨证、八纲辨证为立法处方之依据;运用中医扶正固本方药以提高机体反应性。同时配合西医化、放疗直接杀灭淋巴瘤细胞以削弱病原致病性。裴老认为正气亏虚,痰瘀互结为本病病机,正虚为本,痰瘀为标,本虚标实为其病机特点,扶正固本为治疗此病贯穿始终之大法。兰州方为裴老治疗 ML 基础方,此方因治愈一例 ML 患者而一举成名,1974 年在苏州血液病会议上被命名。该方由六味地黄汤、生脉散、甘麦大枣汤、桂枝汤四方化裁而成。方中潞党参、太子参、参须、北沙参大补中气以扶后天之本;生地黄、山茱萸、山药补肾填精以固先天之本;生脉散健脾补肺,益气养阴;甘麦大枣汤养心安神;小建中汤内健中焦、外和营卫以安脏腑阴阳之失调。全方补肾健脾、扶正固本,临证配合活血化瘀、软坚散结等祛邪治标之品及西医化、放疗治疗 ML,常能收到显著疗效。

二、典型病例

[案 1]刘某,女,53 岁,2011 年 7 月 12 日初诊。主诉:腹股沟及腰腿疼痛伴尿频 1 月余。现病史:腹股沟及腰腿疼痛,脘腹胀满,大便溏薄,小便频数,时有恶心,形体消瘦,夜间盗汗,面色晦暗,舌

质淡,苔黄腻,脉弦涩。双侧颈、腋、腹股沟淋巴结肿大如枣,触之较硬,活动度差,彩超示:腹膜后区域及腹腔内、双侧髂血管旁可见较多大小不等的类椭圆形低回声结节,其直径最大约 3cm×2cm,此外双侧颈区、锁骨上窝、腋下见低回声结节团。左颈部肿块取活检,病理诊断:NHL,T 细胞型。腹部 CT 提示:腹膜后区域及腹腔内,双侧髂血管旁淋巴结肿大,膀胱占位性病变。西医诊断:1、NHL;2、膀胱植入。中医辨证:脾肾两虚,痰瘀互结。治法:补肾健脾,化痰活血,软坚散结,利水通淋。方药:北沙参 15g,太子参 15g,人参须 15g,潞党参 15g,生地黄 12g,山萸肉 30g,水蛭粉 10g(分冲),三棱 10g,莪术 10g,海藻 10g,昆布 10g,汉三七 3g(分冲),知母 20g,黄柏 6g,滑石 10g,木通 6g,甘草梢 6g,马钱子 1 个(油炸),川草乌各 15g(先煎 1h),全蝎 6g,辽细辛 15g(先煎 1h),雷公藤 20g(去皮,先煎1h)。日 1 剂,水煎服。配合西医化疗,选用 CHOP 方案。

2011 年 8 月 1 日二诊:服前方半月,化疗 1 次,腰腿疼痛减轻,腹股沟痛亦减,尿频好转,脘腹胀满,纳少寐差,神疲体倦,舌红绛,苔薄黄,脉弦大。药已对证,继守前法,前方加丹参 30g,木香6g,草蔻 6g 理气和胃,继服半月。2011 年 8 月 16 日三诊:服前方半月,又化疗 1 次,腰腿及腹股沟痛大减,尿频近愈,脘腹胀满减轻,纳差,舌脉同前。仍守前方,继服半月。2011 年 9 月 3 日查 B 超示:腹膜后区域及腹低回声结节,其直径最大约 1cm×1cm。腹部 CT示:腹膜后区域及腹腔内、双侧髂血管旁淋巴结肿大,膀胱占位性病变较前缩小。病情明显好转。此后年余,以前方加减治疗,坚持化疗 5 次,病情或有反复,依法加减均能缓解。2012 年 12 月 15 日彩超示:纵隔、腹腔、双侧颈区、锁骨上窝、腋下和腹股沟区未见肿大淋巴结。腹部 CT 示:腹膜后区域及腹腔内、双侧髂血管旁未见大淋巴结,膀胱未发现占位性病变。自觉无明显不适,处以兰州方加马钱子 1 个(油炸)、土大 15g、水蛭粉 10g(分冲)嘱其长期服用,以巩固疗效。随访至今,未见复发。

按:此例患者确诊为 NHL,辨证属脾肾两虚,痰瘀互结,治疗以兰州方为主健脾补肾、扶正固本,配合水蛭粉、三棱、莪术、海藻、昆布、汉三七等品化痰活血。因肿大淋巴结压迫神经导致腹股沟及腰腿疼痛,同时伴有膀胱植入之小便频多症状,又合用复方川草乌合剂(马钱子、川草乌、辽细辛、雷公藤)通络止痛,寒通汤利尿通淋。淋巴肿块压迫症状明显,单纯的中医中药,难以迅速缩小肿块,减轻其压迫所致疼痛,因此,在给予兰州方扶正固本的同时配合 CHOP 方案化疗,消灭肿瘤细胞使肿块缩小,从根本上解除疼痛。

[案 2]张某,男,42 岁,2008 年 6 月 2 日初诊。主诉:锁骨上淋巴结进行性肿大一年余。现病史:左锁骨上可触及一 5cm×3cm 大小淋巴结肿块,颈部淋巴结肿大如蚕豆大小,质地坚硬如石,活动度较差,疲乏纳差,舌质淡,苔厚腻,脉弦。颈部肿块取活检,病理诊断:HL。西医诊断:HL。中医辨证:脾肾两虚,痰瘀互结。治法:补肾健脾,化痰活血,软坚散结。方药:北沙参 15g,太子参 15g,人参须 15g,潞党参 15g,生地黄 12g,山萸肉 30g,山药 10g,桂枝 10g,白芍 10g,生姜 6g,大枣 4 枚,浮小麦 30g,麦冬 10g,五味子 3g,玄参 10g,生牡蛎 15g,水蛭粉 10g(分冲),三棱 10g,莪术 10g,海藻 10g,昆布 10g,汉三七 3g(分冲),炙甘草 6g。15 剂,日 1 剂,水煎服。同时给予局部放疗。2008 年 6 月 17 日二诊:服前方半月,疲乏减轻,前方加山慈姑 15g,夏枯草 15g,蒲黄 10g,五灵脂 10g,一天半 1 剂,继服 1 月。2008 年 7 月 20 日三诊:左锁骨肿块减小,颈部肿大淋巴结消失,纳食精神好转。坚持前方治疗两年余,放疗总计 30 次,肿大淋巴结全消。随访至今,未见复发。

按:此例患者确诊为 HL,治疗始终以中药健脾补肾、扶正固本为主,在兰州方基础上合用三棱、莪术、海藻、昆布、汉三七、山慈姑、夏枯草、蒲黄、五灵脂等活血化痰、软坚散结之品,标本兼治,寓攻于补,同时配合西医放疗直接杀灭癌细胞,以加快瘤体消散。坚持治疗两年而获痊愈。

三、讨论

ML 据临床表现属中医学"石疽"、"失荣"、"恶核"、"积聚"等病范畴,裴老引《医宗必读》"积之成者,正气不足,而后邪气踞之"之论,认为正虚为 ML 发病关键,治疗以扶正固本为大法。脾为后天之本,气血生化之源,肾为先天之本,内藏元阴元阳,扶正固本舍此二者别无他本可求。健脾能提高机体非特异性免疫力,补肾能提高机体特异性免疫力,非特异性免疫和特异性免疫组成机体的免疫系统,发挥吞噬、清除各种致病因子的功能。现代肿瘤研究认为,机体免疫功能紊乱,导致免疫系统对突变细胞的监视和杀灭作用减弱是形成此病的主要因素。健脾补肾能够增强机体免疫力,改善免疫功能的紊乱,从而对 ML 发挥治疗作用。ML 淋巴结肿大为临床特点,治疗除健脾补肾、扶正固本外,还需祛邪攻癌以消散肿大淋巴结。淋巴肿块多因痰湿与瘀血胶结凝聚而成,《丹溪心法》云"痰挟瘀血,遂成窠囊"。裴老常选具有化痰活血、软坚散结作用的药物,如汉三七、水蛭、海藻、昆布、三棱、莪术等,配合兰州方消散淋巴肿块,其中汉三七、水蛭为治疗 ML 必不可少之品。中医扶正固本能够从宏观上调整机体的反应性,但对肿瘤细胞之抑制作用不及西医化、放疗,在瘤体较大、压迫症状明显时,单纯的中医中药难以迅速缩小瘤体,减轻其压迫症状,西医化、放疗以抑制癌细胞的致病性为主,在给予兰州方扶正固本的同时配合化、放疗,可提高此病临床疗效。实践证明,只有在西医明确诊断下,发挥中医药诊疗特色,做到中西医有机结合,不断总结经验、提高疗效,才能达到治疗 ML 理想疗效之目的。

《国医论坛》 2013 年 11 月 第 28 卷 第 6 期

裴正学教授治疗原发性
肝癌的经验

齐雪婷 董琴琴

【摘要】裴正学教授以其提出的"西医诊断,中医辨证,中药为主,西药为辅"十六字方针为指导,辨病与辨证相结合,扶正与祛邪兼顾,重视疏肝健脾,充分发挥了中西医所长,治疗原发性肝癌疗效显著,现列举具有代表性的病例进行报道。

【关键词】裴正学;原发性肝癌;临床经验

裴正学教授是我国著名中西医结合专家,博士生导师,先后有多部医学论著问世。裴正学教授从事中西医结合肿瘤病的防治及科研工作40余年,积累了丰富的临床经验。我有幸随师学习,现将裴老治疗肝癌经验阐述如下。

原发性肝癌(primary livercancer,PLC)是源于肝细胞或肝内胆管细胞的癌,为我国常见恶性肿瘤之一,它的死亡率仅次于胃癌和食管癌[1],在消化系统恶性肿瘤中列第三位。裴老认为原发性肝癌病因复杂,而乙型肝炎、丙型肝炎、自免肝是患原发性肝癌的危险因素。本病通过B超、CT或MRI影像学检查呈肝脏占位表现,特别是AFP>400ug/L,持续4周以上是诊断的可靠指标。肝癌的表现有不同程度的肝区疼痛,明显乏力,食欲减退及消瘦,发热,黄疸等,虽然目前有手术、介入、化疗等治疗手段,但患者就诊时已经发展到中晚期,不适于手术,单一治疗效果不佳,而放化疗又会使患者免疫力下降、产生血象降低、脱发、恶心等严重不良反应,此时中医药可显示一定的优势。裴老认为治疗此病时应汲取中西医之所长,以其提出的"西医诊断,中医辨证,中药为主,西药为辅"十六字方针为治疗思想之精华,首先辨病与辨证相结合,利用生化、影像、病检等手段来确诊,再辨中医之肝胆湿热、气滞血瘀、肝郁脾虚、肝肾阴虚等证就如同在渔网捕鱼,每劳必获;其次中药与西药相协同,一般情况良好的患者可小剂量化疗,但要服用中药为其保驾护航,减少化疗的副作用,这是裴老治疗肿瘤之特色。肝癌在发现之时已是中晚期,正气亏虚,所以治疗仍以中药为主扶正固本。裴老的治疗以其疗效可靠、降低化疗的不良反应而独树一帜。实为肝癌患者求医于裴老的主要原因之一。

一、典型病例

[病例一]患者,女,57岁,因"肝区疼痛2月"于2011年12月于某医院检查诊断为肝癌,未做任何治疗,而来裴老门诊处就诊。查体:患者形体消瘦,皮肤及巩膜尚无黄染,右胁下疼痛,肝脏右肋下4cm,脾肋下可触及,纳差,舌红苔黄有瘀点,脉弦。CT示:肝右叶可见大小为5.0cm×4.1cm占位病变,多考虑肝癌;肝功化验示:ALT:155U/L;AST:414U/L;AFP:500μg/L。根据病史、症状、体征及实验室检查,西医诊断为:原发性肝癌。中医辨证:胁痛,肝郁脾虚,瘀血内阻,治法:疏肝健脾,活血化瘀。方药:胆胰合症方[2]合降酶合剂加味。柴胡10g,枳实10g,白芍10g,炙甘草6g,大黄10g,黄连6g,黄芩10g,丹参20g,木香10g,草蔻10g,川芎6g,香附6g,元胡10g,川楝子20g,制乳没各6g,干姜6g,蒲公英15g,败酱草15g,金银花15g,连翘15g,汉三七3g(分冲),五味子粉10g(分冲),白花蛇舌草15g,半枝莲15g。水煎服,一日一剂,14剂。14日后复诊,患者自述右胁下疼痛减轻,食欲好转。化验肝功恢复正常。后患者在

门诊以此方为基础进行临症加减治疗至今,情况尚可。

[病例二]患者,男,48岁,因"肝区疼痛1月伴疲乏"于2010年10月于某医院诊断:原发性肝癌,慢性胆囊炎。遂在该医院行肝脏介入术,但症状仍未减轻,患者为求进一步诊治,来裴老门诊处就诊。查体:患者肝区疼痛,形体消瘦,纳差,皮肤及巩膜未见黄染,肝大剑突下3cm,舌质淡,苔黄腻,脉弦。B超示:肝右叶见4.0cm×2.5cm占位病变,考虑肝癌;慢性胆囊炎。肝功示:ALT:51U/L;AFP:456μg/L。根据病史、症状、体征及实验室检查,西医诊断:原发性肝癌;慢性胆囊炎。中医辩证:胁痛,肝郁气滞,脾失健运;治法:疏肝行气,健脾运化。方药:胆胰合症方合香砂六君加减,柴胡10g、枳实10g、白芍10g、炙甘草6g、大黄10g、黄连6g、黄芩10g、丹参20g、木香10g、草蔻10g、川芎6g、香附6g、元胡10g、川楝子20g、制乳没各6g、干姜6g、蒲公英15g、败酱草15g、半夏6g、陈皮6g、党参10g、白术10g、茯苓12g、金银花15g、连翘15g、汉三七3g(分冲)、五味子粉10g(分冲),7付,水煎服,二日一剂。14日后复诊,患者疼痛减轻,食欲好转,肝功化验正常。患者为求进一步治疗,裴老开胆胰合症方合肝癌一号[3]合方,柴胡10g、枳实10g、白芍10g、炙甘草6g、大黄10g、黄连6g、黄芩10g、丹参20g、木香10g、草蔻10g、川芎6g、香附6g、元胡10g、川楝子20g、制乳没各6g、干姜6g、蒲公英15g、败酱草15g、龟板15g、鳖甲15g、生牡蛎15g、玳瑁15g、三棱10g、莪术10g、海藻10g、黄芪30g、青皮6g、陈皮6g。患者回家后服用此方一年余,B超检查示:肝右叶可见大小为3.0cm×2.0cm占位病变,较前缩小,感觉良好。后患者在门诊以此方为基础进行加减治疗,至今已存活一年余。

二、讨论

肝癌属中医之"癥"、"积聚"、"胁痛"、"黄疸"范畴。肝癌的主要病因为毒邪内侵、情志失和。"邪之所凑,其气必虚","积之成也,正气不足,而后邪气踞之",故本病发生其本是正气不足。《血证论》云":肝属木,木气冲和条达,不致遏郁,则血脉得畅。"若肝郁不舒,气机不畅,则血行瘀滞,木克脾土,脾失健运,聚湿生痰,痰瘀互结于腹中,日久可变生积块。肝郁则化火,气郁之时必有血瘀,则气滞血瘀、肝郁化火是引致肝痛的主要原因;肝木易克脾土,会出现食欲下降;肝火与湿相合,谓湿热,证见发热,黄疸,腹胀;日久邪毒耗气伤阴,则正气亏损,可致气虚不摄,血动窍闭,临床可见消化道出血等症。因而肝癌之病理特点为气滞、血瘀、毒聚。裴老集四十余年的临床经验总结出的胆胰合症方疏肝理气、清热解毒以缓解疼痛;肝癌体质尚可者用肝癌一号方(柴胡、白芍、枳实、鳖甲、龟板、玳瑁、牡蛎、莪术、三棱、海藻、昆布、元胡、川楝子、青陈皮、制乳没、丹参、黄芪等)软坚散结,理气活血;化疗患者用"兰州方[4]"抑制肿瘤生长,减轻化疗患者的副作用,减少复发;纳差者加入香砂六君子汤;黄疸者加入茵陈、山栀;有腹水加入大腹皮、葫芦皮、车前子;转氨酶增高者用降酶合剂(金银花、连翘、公英、败酱、汉三七、五味子粉等);裴老在治疗中注重扶正和祛邪兼顾,注重机体的反应性,为广大患者减轻了疼痛,提高了生活质量,弥补了西医治疗此病之不足。

参考文献

[1]刘厚钰.原发性肝癌[M].北京:人民卫生出版社,2005:45.

[2]裴正学.裴正学医学笔记[M].兰州:甘肃科学技术出版社,2008:355.

[3]裴正学.裴正学医学笔记[M].兰州:甘肃科学技术出版社,2008:270~272.

[4]裴正学.裴正学医学经验集[M].兰州:甘肃科学技术出版社,2003:357~359.

裴正学教授从痰论治乳腺癌
术后淋巴水肿验案

倪红　蔡正良

【摘要】裴正学教授善用经方,从痰湿论治乳腺癌术后并发上肢淋巴水肿,以指迷茯苓丸(汤)加减配合古圣Ⅱ胶囊口服,获效满意。

【关键词】上肢淋巴水肿,乳腺癌术后;名医经验;裴正学

裴正学教授出身于中医世家,从事中西医结合临床工作50余载,擅治各种疑难杂症,屡起沉疴,蜚声中外。1997年被国家中医药管理局认定为全国500名名老中医之一,享受国务院特殊津贴,硕士、博士研究生导师。笔者有幸跟师学习,侍诊左右,获益匪浅。现将老师治疗乳腺癌术后上肢淋巴水肿经验整理如下:

一、典型病例

患者,女,44岁,汉族,2009年5月因右侧乳腺包块,于2009年6月行"右乳区段切除术,右乳癌改良根治术",术后病理:右侧乳腺浸润性导管癌, 同侧腋窝淋巴结转移2/13; 免疫组化:ER(+++),PR(+++)。术后行6个疗程TAC(紫杉醇+阿霉素+环磷酰胺)全身化疗及右乳足程放疗。疗后行内分泌治疗:枸橼酸托瑞米芬60mg,1次/d,口服。2011年7月出现右侧上肢肿胀麻木,呈进

行性加重,加强活动后不见缓解,2012 年 9 月就诊于我处。症见：右上肢沉重麻木,肿胀,近腋下部位硬肿,肩关节不能活动,功能障碍,手掌发麻疼痛,头颈部汗出,形体偏胖,舌质红,舌体胖大,边有齿痕,苔薄白,脉沉滑。查体：右/左上肢肘上 10cm 处周径 37/30cm,皮肤硬而韧,肿胀波及整个上肢,皮肤无溃破,无红肿,肩关节水平外展及向上外展严重受限。中医辨证为脾虚湿蕴,痰湿阻络,治以健脾化痰,温经通络,活血利水。药物组成：党参 15g,白术 10g,茯苓 10g,制半夏 10g,陈皮 10g,甘草 5g,枳壳 10g,生姜 10g,芒硝(烊化)10g,制乳药、没香各 6g,川、草乌各 15g(先煎 1h),细辛(先煎 1 小时)15g,马钱子 1 个(油炸)。15 剂,水煎分服,2 次/d。古圣Ⅱ胶囊 2 粒,2 次/d,口服,嘱患者抬高患肢,促进淋巴回流。半月后再诊,患肢肿胀明显减轻,右/左侧上肢肘上 10cm 处周径 33/30cm,手掌麻木疼痛缓解,前臂可适度抬起,治疗有效,效不更方,古圣Ⅱ胶囊减量为 1 粒,2 次/d,口服。再服药 1 个月,患肢肿胀基本消失,功能恢复,随诊半年,病情稳定,未见复发。

二、讨论

乳腺癌是我国女性发病率最高的恶性肿瘤之一,随着手术、放化疗、内分泌治疗及分子生物靶向治疗的进展,其预后明显改善。但治疗后患侧上肢淋巴水肿是乳腺癌术后最常见、最难处理的并发症[1],发生率为 6%~62%[2],水肿一旦发生往往不断加重并引起上肢感觉运动障碍,反复感染,甚至残疾。有研究表明肥胖、腋窝淋巴结清扫和放疗是其危险因素[3-4]。由于女性患者上肢淋巴系统交通支少、变异小,通过其他分支代偿能力弱,成为发生淋巴水肿的解剖基础。其发展过程为淋巴液回流不畅,组织蛋白质浓度增高,渗透压增高,血管内液体进入组织,发生水肿。淋巴管不断扩张,内皮间隙逐渐增大,其阀门功能破坏,淋巴液回收进一步下降。如早期未能祛除病因消除水肿,高渗液长期刺激,周围组织成纤维细胞增殖,胶原蛋白沉积,纤维化加重,淋巴回流受阻加重,水肿进一步加重且难以恢复,后期出现皮肤营养不良、感染等促进瘢痕增生,形成恶性循环[5]。在治疗上,目前尚无理想的治疗药物,常用的处理方法有:抬高患肢、按摩、压迫肢体、微波照射、服用利尿药物等,但只对预防淋巴水肿的形成和轻度淋巴水肿有一定疗效,而重度水肿由于发生了明显的皮下纤维化,其治疗效果不理想。

老师认为"正虚"是恶性肿瘤发生的关键,《素问》有"正气存内,邪不可干""邪之所凑,其气必虚"的论述,《灵枢·百病始生》篇也说:"此必因虚邪之风,与其身形,两虚相得,乃客其形",说明正气不足是疾病发生的内在因素,在疾病的发展过程中起主导作用,加之手术、放化疗等治疗手段的应用易形成气血阴阳失衡,痰浊瘀血内停的本虚标实之证。老师临床50余载,提出"西医诊断,中医辨证,中药为主,西药为辅"的中西医结合十六字方针[6-7],主张在西医诊断明确的前提下进行中医辨证施治,一可提高辨治准确率,二可避免延误病情。

乳腺癌术后上肢淋巴水肿属中医"水肿""脉痹"范畴[8]。本案从痰湿入手,应用古方指迷茯苓丸(汤)加减配合自制古圣Ⅱ胶囊,疗效满意。指迷茯苓丸出自《全生指迷方》,后世或称为"茯苓丸",全方由姜制半夏二两,茯苓一两,枳壳五钱,分化硝二钱半组成,主治中脘停痰,举臂艰难,或肩背酸痛,脉沉细,及产后作喘,四肢浮肿等症。历代医家对其评价颇高,清代程国彭在《医学心悟》中说:"肩背痛,古人主以茯苓丸,谓痰饮为患也……痰饮随风走入经络而肩背肿痛……治无不效"。清代汪昂《医方集解》说:"此足太阴、阳明药也,半夏燥湿,茯苓渗水,枳壳行气,风化硝软坚去坚痰,生姜制半夏之毒而除痰,使痰气通则臂痛自止矣。古圣Ⅱ胶囊系裴师自创名方,由明矾、火硝、微量速尿、氨苯蝶啶共研为末,装入胶囊而成。方中硝石矾石散为《金匮要略》治疗阴黄之专剂,张锡纯谓此方为"治黄疸之总方",奇效堪捷。明矾、火硝两药具保肝利胆、利水消肿之作用,亦可健脾消食,为治疗肝木克土之理想药物[9]。主治肝硬化腹水形成等症,本案与汤药配合应用,加强了利水消肿的作用。

本案患者诊断明确,系乳腺癌术后放化疗后重度淋巴水肿,治疗较为困难。老师从痰湿入手,以健脾化痰,温经通络为主,辅以活血利水,方中四君子汤健脾化痰,治生痰之源以治本,指迷茯苓丸燥湿导痰,行气散结以治标,小半夏汤燥湿浊而祛痰涎,配枳壳调畅气机,茯苓渗运水湿,芒硝软坚涤痰,细辛、川草乌、马钱子为老师特色用药,此药对善治一切疼痛,不仅用量较大,而且久煎去毒,与制乳香、没药相配温经活血,通络止痛,古圣Ⅱ胶囊利水消肿。全方攻补兼施,标本同治,符合肿瘤患者本虚标实之特点,长期服用扶正不留邪,祛邪不伤正,使痰湿去而水肿自消。

乳腺癌术后并发上肢淋巴水肿,是目前尚未解决的医学难题,中医中药治疗显示出一定优势,中医辨证论治常可有效缓解症状,减轻病痛。老师从痰湿论治,疗效满意,为该病的有效治疗提供了新的思路,值得进一步研究和推广。

参考文献

[1]丁金芳,李明花.中医药治疗乳腺癌术后并发症的研究进展[J].辽宁中医杂志,2006,33(11):1514~1515.

[2]王天峰,林本耀.乳腺癌腋清扫后上肢淋巴水肿成因与治疗[J].中国肿瘤,2000,9(1):27~28.

[3]黄关立,吕世旭,郝儒田等.乳腺癌病人上肢淋巴水肿的多因素分析[J].外科理论与实践,2011,16(1):39~41.

[4]孙俊超,司徒红林.乳腺癌术后中医辅助治疗进展[J].中医药信息,2010,27(6):97~99.

[5]曾朋,胡薇,施俊义.乳腺癌相关上肢淋巴水肿的研究进展[J].中华临床医师杂志:电子版,2011,5(14)4203~4205.

[6]梁曦,王芳,白丽君.裴正学教授中西医结合治疗 MDS 经验[J].甘肃中医,2010,23(5):12~13.

[7]蒲朝晖.裴正学教授中西医结合学术思想初探[J].甘肃中医,2008,21(5):10~12.

[8]许正国,刘加升,张立光等.血府逐瘀汤加减治疗乳腺癌术后上肢水肿的临床观察[J].光明中医,2011,26(2):253~255.

[9]裴正学.裴正学医学笔记[M].兰州:甘肃科学技术出版社,2008:192.

2013 Vol.26 No.2 《西部中医药》

裴正学教授治疗鼻咽癌的临床经验

展文国

【摘要】裴正学教授认为鼻咽癌的病因病机为正气亏虚，痰凝血瘀。注重病证结合，依证论治，放、化疗后配合中药扶正固本为主要治疗特色的治疗体系，常用紫龙消瘤汤、通窍活血汤、麦味地黄汤、养阴清肺汤、兰州方对证加减治疗，可明显延长患者生存期，提高生活质量，临床疗效满意。

【关键词】鼻咽癌；辨证施治；经验；裴正学

鼻咽癌（Nasopharyngeal Carclnoma，NPC）是人体鼻咽腔黏膜上皮和腺体上皮组织，在各种内在因素的长期作用下使鼻咽腔组织过度增生和分裂增殖所形成的恶性肿瘤。鼻咽癌的早期主要症状有颈淋巴结肿大鼻塞、鼻衄、耳鸣耳聋、头痛面麻等。NPC绝大多数起源于外胚层上皮细胞，95%以上是鳞形细胞癌，其次是腺癌和未分化癌[1]。局部扩散和淋巴结转移为其转移途径。鼻咽癌患者以颈淋巴结肿大为首发症状占36.5%，约有70%~80%的病人颈部较早出现质硬而固定的淋巴结转移灶。鼻咽癌除外科手术治疗外，还需配合放、化疗、免疫治疗以及中医中药综合治疗。

一、病因病机

裴正学教授认为鼻咽癌的病因与机体内外多种致病因素有关系。正气亏虚是肿瘤发生的根本原因。《医宗必读》云"积之成者,正气不足,正气虚而后邪气踞之"《素问·平热病论》云"邪之所凑,其气必虚"。先天不足,正气虚弱,脏腑功能失调,脉络阻滞而成肿块;咽喉为肺、胃二经气机升降之枢纽,六淫外邪侵肺,肺失宣降,气机不利,咳嗽胸闷。肺开窍于鼻,鼻为肺之门户,外邪入内,郁而化热,肺热伤阴动血,鼻衄咳血。肺病及肾,肾阴亏虚,久则肺肾阴虚;或情志不遂,疏泄失常,肝气郁结,气血凝滞,积聚成块,胆火上逆耳鸣、耳聋;脾失健运,痰浊内生,少阳胆火与痰湿相搏,淤于胆经,则成瘰疬、痰核等颈部转移性包块;或饮食不洁,湿热蕴结,痰凝血瘀,毒热互结,阻塞经络,日久而成癌肿。因此,本病病位在鼻咽,与肺、脾、肝、胆等脏腑功能失调有关,属本虚标实之证,本虚为脏腑气血不足,正气亏虚,肺肾阴虚、气阴两虚。标实为痰湿凝聚,气滞血瘀[2]。

二、辨证施治

鼻咽癌早期以放疗为主,中药辅助治疗。中晚期或放化疗后病人以中医辨证治疗为主,扶正祛邪,标本兼治。扶正以益气健脾、滋阴补肾、补气养血等法,祛邪以清热解毒、软坚散结、活血化瘀、疏肝理气等法。

(一)病证结合,依证论治

①痰浊凝聚型,鼻中流脓涕,或涕中带血,鼻塞咳嗽,口苦咽干,头晕头痛,胸脘满闷,颈部淋巴结肿大,舌质红,苔白腻,脉弦滑。治则:清热解毒,消痰散结。方药紫龙消瘤汤(裴正学经验方)。紫草、龙胆草、夏枯草、马钱子、瓜蒌、桃仁、丹参、元参、山慈姑、山萸肉、山豆根。颈部淋巴结肿大加牡蛎、浙贝母、莪术;鼻衄加白茅

根、仙鹤草、汉三七；鼻塞加苍耳子、辛夷、薄荷。②气滞血瘀型，鼻塞头痛，涕中带血，入夜加重，耳鸣头昏，可见颈淋巴结转移肿块，烦躁易怒，口苦咽干，舌边尖红，苔黄白，脉弦滑。治法：活血化瘀，消肿散结。方药：通窍活血汤加减。桃仁、红花、当归、赤芍、川芎、生地、细辛、冰片、薄荷、浙贝母、牡蛎、夏枯草、三棱、莪术。胸胁胀痛加柴胡、郁金；大便干结加大黄、芒硝。③肺肾阴虚，肝郁气结型 头晕目眩，耳鸣耳聋，视物不清，声音嘶哑，腰膝酸软，潮热盗汗，口苦口渴，心烦易怒，舌质红，苔少，脉细数。治则：疏肝化瘀，滋补肺肾。方药：麦味地黄汤和逍遥散加减。麦冬、五味子、生地、山药、山萸肉、丹皮、柴胡、当归、白芍、茯苓、白术。声音嘶哑加胖大海、桔梗、元参；口干加天花粉。④津液耗伤，气阴两虚型 唇口干燥，咽喉肿痛，心悸气短、神疲乏力，盗汗失眠，大便干结，小便短赤，舌质红有裂纹，苔少，脉细数。治法：滋阴养胃，益气生津。养阴清肺汤加兰州方[3]（裴教授经验方）。方药：北沙参、麦冬、元参、生地、桔梗、甘草、浙贝母、太子参、人参须、党参、山萸肉、五味子、浮小麦、知母、丹皮、鲜芦根。

（二）重视放、化疗后并发症之治疗

NPC 病人在放、化疗后，胃肠功能紊乱，骨髓造血功能抑制，免疫功能减退，出现放射性口腔炎，口腔及鼻咽黏膜糜烂、溃疡、肿痛，口干舌燥和唇裂咽痛等毒副反应，影响放化疗进程，甚至中途停止放射治疗，使治疗效果降低，进而影响患者生存质量[4]。因此给予益气养阴、清热解毒等治疗，提高生存率，增强疗效，同时减轻了放化疗之副作用，已成为提高患者生存质量的必要手段。常用北沙参、麦冬、元参、生石膏、山栀子、黄连、青黛、藿香、防风、白术、茯苓、重楼、白花蛇舌草；放疗后颅神经损伤导致吞咽困难及声音嘶哑、进食时呛咳、放射性皮炎、放射性颞颌关节炎等。咽喉为手太阴肺经和足少阴肾经共同循行之部位，鼻咽部同时又是足厥阴肝经绕行部位，三经汇聚于咽喉部位。放射性属热毒之邪，易损伤正气

[5]鼻咽癌经放疗后,辐射火毒伤阴,耗气伤血,致气血亏虚及肾精亏损,故咽喉疼痛,声音嘶哑。四逆散为《伤寒论》中治疗少阴病四肢厥逆证,有透解郁热,疏肝理脾之功。裴教授认为鼻咽癌患者系情志不遂,气机郁结,气滞血瘀所致,加之放化疗热毒伤阴,金破不鸣,故而咽喉疼痛、声音嘶哑,故与肝、肺密切相关,故裴教授对放化疗后喑哑、喉痛者,从肝、肺论治,以四逆散调畅气机,疏肝理气。升降散(大黄、蝉衣、僵蚕、姜黄)升清降浊,疏风清热。养阴清肺汤滋阴清热,润喉止咳,使肝火平,肺津布,气机疏,诸证治焉。《伤寒温疫条辨》卷四云"温病表里三焦大热,其证不可名状者,用僵蚕、蝉蜕,升阳中之清阳;姜黄、大黄,降阴中之浊阴,一升一降,内外通和,而杂气之流毒顿消矣"。

三、典型病例

1.李某,男,53岁,主诉:鼻咽癌术后、放化疗后半年声音嘶哑。患者于半年前患鼻咽癌,颈部淋巴结肿大,手术活检示:高分化鳞癌,术后放疗25次,化疗三疗程,颈淋巴结肿大消失,随后出现声音嘶哑,口干口渴,咽痛,心烦急躁,胸胁胀满,气短乏力,失眠盗汗,大便干结,舌质红少苔,脉细数。诊断:鼻咽癌。中医辨证属放化疗后气阴两虚,瘀毒内结。治以滋阴益气,活血散结。方药:兰州方,四逆散,升降散加减。北沙参15g,太子参15g,潞党参15g,人参须15g,生地12g,山萸肉30g,桂枝10g,白芍10g,甘草6g,生姜6g,大枣6g,浮小麦30g,麦冬10g,五味子3g,柴胡10g,枳实10g,蝉衣6g,僵蚕10g,大黄6g,姜黄10g。水煎服,1剂/d,14剂。二诊,服药后口干口渴及声音嘶哑好转,气短乏力减轻,舌质红苔少,脉沉细。上方取桂枝、生姜、大枣加木蝴蝶10g、山慈菇10g。连续加减服用三月诸证明显好转,精神食欲俱佳,将上述药物共研细粉,每服10克,3次/d巩固疗效。

2.高某,女,60岁,主诉:咽喉疼痛伴咳嗽痰中带血2周。服用消炎药症状不减,发现颈部淋巴结肿大疼痛入院求诊。头颅 CT 扫描示鼻咽癌。穿刺活检示高分化腺癌。因患者年龄大,不愿手术,接受中医治疗。喉痛鼻塞,头痛头晕,口干口渴,胸脘满闷,舌质红,苔白腻,脉弦滑。诊断:鼻咽癌(高分化腺癌)。中医辨证:痰浊凝聚,肺阴亏虚,毒热攻喉。治则:消痰散结,滋阴清热。方药紫龙消瘤汤(裴正学经验方)。紫草 30g,龙胆草 10,夏枯草 15g,马钱子 1 个,瓜蒌 10g,桃仁 10g,丹参 20g,元参 30g,山慈姑 10g,山萸肉 10g,山豆根 15g,生牡蛎 20g,浙贝母 10g,莪术 10g。水煎服,30 剂。二诊,服药后咽喉疼痛口干减轻,乏力出汗,舌质红,苔少,脉细数。证属阴虚火旺,上方去紫草、夏枯草、龙胆草加麦冬、三棱、莪术各 10g,太子参、北沙参各 15g。上方连续加减服用 1 年余,病情好转,CT 扫描肿块缩小,效不更方,继续服用巩固疗效。

四、体会

放射治疗是目前公认为鼻咽癌首选的治疗方法[6-7]。对于早期患者,采用单纯放射治疗。在调强放射治疗以前,早期鼻咽癌的治疗除采用常规外照射放疗, 外照射加腔内近距离放射治疗取得了较好的疗效,鼻咽癌放射治疗后的 5 年生存率为 47%~55%。鼻咽癌的常规分割剂量为 2Gy/F,鼻咽部的总剂量 66~70Gy。颈淋巴结的剂量 60~70Gy。颈预防照射 46~50Gy。

鼻咽癌放疗的同时配合中医中药治疗,可以减轻放、化疗后的毒副反应。晚期鼻咽癌已丧失手术或放疗的机会,中医治疗亦能起到很好的疗效。中医药不仅作为放化疗的辅助治疗,起到减毒增效及协同抗癌的作用,而且还可提高患者免疫功能,改善患者体质和营养状态,延长生存期和提高生存质量。

鼻咽癌是耳鼻咽喉科常见的恶性肿瘤, 祖国医学文献中没有此病名,古医籍中的 "鼻渊"、"控脑砂"、"耳鸣症"、"上石疽"、"失荣"的记载,与本病的临床症状相似。裴教授认为鼻咽癌之主要病机为正气亏虚,脏腑气虚不足,痰浊凝聚,气滞血瘀,后期肺肾阴虚,或气阴两虚。实证以清热化痰,软坚散结,活血化瘀等治疗,虚证以扶正固本为根本治疗原则,注重辨证分型,扶正祛邪兼顾,标本兼治。鼻咽癌初期邪毒炽盛,痰凝血瘀,咽喉肿痛,颈部淋巴结肿大,裴老常用其经验方紫龙消瘤汤治疗。紫草 10g、龙胆草 10g、夏枯草 10g、马钱子 1 个(油炸)、瓜蒌 20g、桃仁 10g、丹参 20g、元参15g、山慈姑 10g、山萸肉 10g、山豆根 6g。方中;瓜蒌清热化痰,宽胸散结为君药;桃仁、丹参、山慈姑活血化瘀,消肿止痛为臣药;紫草、龙胆草、夏枯草、山豆根、马钱子清热解毒,消肿散结共为佐药;元参、山萸肉养阴润喉为使药。诸药合用,共奏化痰散结,清热解毒,活血化瘀之功。放化疗后津液耗伤,气阴两伤,免疫功能下降,骨髓造血功能抑制,三系细胞下降,裴老常用兰州方扶正固本。方中北沙参、太子参、潞党参、人参须益气健脾,生地、大剂量山萸肉滋阴补肾,促进骨髓以造血;桂枝、白芍、甘草、生姜、大枣为桂枝汤调和营卫,助气血生化之源;党参、麦冬、五味子益气滋阴;甘草、浮小麦、大枣敛汗益气。放化疗后辐射损伤,声音嘶哑,系气阴两伤,金破不鸣,用养阴清肺汤,四逆散,升降散加减治疗。柴胡、枳实、白芍、甘草疏肝理脾,调畅气机;大黄、蝉衣、僵蚕、姜黄疏风清热,升清降浊。三方合用既可益气养阴扶正,又可疏肝理气,清热化瘀祛邪,达到标本兼治。

参考文献

[1]裴正学.中西医结合实用内科学.兰州:甘肃科学技术出版社,2010,12:481~483.

[2]刘伟胜.肿瘤科专病中医临床诊治第 2 版[M].北京:人民卫生出版社,2005,02:35~39.

[3]裴正学.裴正学医学笔记[M].兰州:甘肃科技出版社,2008,02:270~272.

[4]李韡琦,李小凤,姜玉良等.浅谈中医药治疗鼻咽癌放疗反应的优势(摘要)[G].中医耳鼻喉学术传承与研究论文汇编,2009:235~238.

[5]白建平,刘伟胜,徐凯.鼻咽癌放疗配合中医药治疗概况[G].第二届国际中西医结合、中医肿瘤学术研讨会论文汇编,2004:558~560.

[6]何阳科,张幸平.局部晚期鼻咽癌的综合治疗进展[J].现代生物医学进展,2012,05:124~126.

[7]潘建基.鼻咽癌放射治疗的进展[J].实用肿瘤杂志,2001,01:78~80.

《第十七届中韩中西医汇通论文汇编》2013.9

裴正学教授治疗胃癌的
临床经验

展文国

【摘要】目的：介绍裴正学教授中医辨证治疗胃癌的认识和临床经验。方法：通过门诊典型病例应用裴老经验方辨证治疗。结果：裴正学教授总结的胃癌Ⅰ、Ⅱ号方对胃癌的治疗临床疗效显著。结论：中医治疗胃癌临床疗效满意。

【关键词】裴正学；胃癌；经验。

裴正学教授是我国著名的中西医结合专家，主任医师，博士研究生导师，国家级高徒导师，中国中医药学会终身理事。擅长治疗各种疑难杂症。本人有幸师从于裴老，现将裴老治疗胃癌的临床经验报告如下。

胃癌是胃上皮组织的恶性肿瘤，早期胃癌70%以上无明显症状，中晚期出现上腹部疼痛、消化道出血、穿孔、幽门梗阻、消瘦、乏力、代谢障碍及癌肿扩散，我国胃癌的发病率高，其死亡率占各种恶性肿瘤之首位[1]。胃癌患病原因与遗传因素、胃部疾病、环境因素以及饮食因素有关。多数病人就诊时已属中晚期，丧失了手术根治的机会。

一、胃癌的病因病机：

裴教授认为胃癌是由免疫功能低下，患者饮食不节，正气亏虚、情志失调及瘀毒内阻所致[2]。肝主疏泄，性喜条达而恶抑郁，肝失疏泄则肝气郁结，横克脾土，气机阻滞，胃失和降，出现恶心呕吐，心下痞满等症；脾主运化水湿，脾宜升则健，胃宜降则和。《素问.灵兰秘典论》"脾胃者，仓廪之官，五味出焉"。脾虚运化失职，则痰湿内生，血瘀毒聚，则胃脘胀满疼痛。《医宗必读》云"积之成者，正气不足，正气虚而后邪气踞之"。胃癌属本虚而标实。病位在脾、胃，涉及肝、胆、肾。气血亏虚，胃阴不足、脾肾阳虚或阴阳两虚为本虚；肝胃不和，气滞血瘀、痰凝毒聚为标实[3]。早期以邪实为主，病机变化在气分，晚期以虚为主，多为气血亏虚、津液枯槁、脏气衰弱。临证宜权衡病情之轻重缓急，依不同证型，或祛邪，或扶正，或攻补兼施。扶正有补气健脾、益气养血、补肾温阳、滋阴养胃等，祛邪有清热解毒、活血化瘀、软坚散结、化痰理气、除湿消痞等[4]。第一、二期以手术为主，三期以化疗及中西药综合治疗，四期以抗癌化疗，配合中药扶正固本治疗[5]。

二、辨证治疗 裴教授将胃癌分为四型加减治疗

（一）脾胃气虚型

胃脘胀痛，形寒肢冷，恶心呕吐，心下痞满，消瘦，舌质红，苔白或白腻厚，脉虚弱。治则：温中补虚。方药：香砂六君子汤，胃癌Ⅰ号方加减。药物组成：木香 6g，砂仁 6g，陈皮 6g，半夏 6g，茯苓 10g，甘草 6g，党参 10g，白术 10g，元胡 10g，川楝子 20g，鸡内金 10g，焦三仙各 10g，丹参 10g，夏枯草 15g，海藻 10g，昆布 10g。寒热互结，心下痞满加半夏泻心汤；呕吐加旋覆花 10g，代赭石 15g，丁香 6g，柿蒂 10g；腹泻加附子 6g，干姜 6g。

（二）肝胃不和气滞血瘀型

胃脘胀痛,嗳气纳差,吐酸口苦,大便不畅,舌质红,苔白腻,脉弦滑。治则:疏肝理气,活血化瘀。方药:柴胡疏肝散,血府逐瘀汤加味。药物组成:柴胡10g、枳实10g、白芍10g、甘草6g、川芎6g、香附6g、陈皮6g、桃仁10g、红花6g、当归10g、生地6g、怀牛膝10g、桔梗20g。口苦、口干加黄芩10g、半夏6g、党参15g;消化道出血加大黄6g、黄芩10g、黄连6g、花蕊石15g、代赭石15g、三七3g;胃脘疼痛加炒蒲黄10g、五灵脂10g;胁下有痞块加三棱10g、莪术10g、延胡索10g。

（三）胃阴不足型

口干,胃脘痛,消瘦乏力,食入即吐,大便干燥,舌质红绛少苔,或有裂纹,脉细无力。治则:滋阴益气。方药:叶氏养胃汤加味。北沙参10g、麦冬10g、玉竹10g、石斛10g、桑叶15g、白扁豆30g、半夏6g、黄芩10g、黄连6g、干姜6g、党参10g、甘草6g、大枣4g、旋覆花10g、代赭石15g。

（四）痰湿中阻,气滞血瘀型

胃脘胀痛,恶心呕吐,食纳差,疲乏无力,舌质红,苔白腻厚,脉弦滑。治则:化痰燥湿,行气和胃。方药:胃癌Ⅱ号方。乌梅6枚、川椒6g、干姜6g、黄连6g、黄芩10g、郁金10g、丹参10g、白芍10g、半夏6g、厚朴10g、生薏米30g、茯苓10g、佛手10g、党参15g、旋覆花10g、代赭石15g。

三、典型案例

1.刘某,男,61岁,因胃脘胀痛二月,消瘦,乏力不思饮食在某医院经胃镜诊断为胃窦癌,病检高分化腺癌。查体,形体消瘦,体重50公斤,面色惨白,舌质红边有瘀斑,苔白稍腻,脉弦细。诊断:胃癌(高分化腺癌),分期:T3N0M1。中医辨证:胃脘痛,脾胃虚弱,气滞血瘀。方药:香砂六君子加味胃癌Ⅰ号方。药物组成:木香6g,砂仁 6g,陈皮 6g,半夏 6g,茯苓 10g,甘草 6g,党参 10g,白术 10g,元胡 10g,川楝子 20g,鸡内金 10g,焦三仙各 10g,丹参 10g,夏枯草 15g,海藻 10g,昆布 10g。水煎服,1 剂/d。二诊:服用上方 20 剂胃脘胀痛减轻,精神渐佳,食欲增加。以扶正固本法治疗,用裴氏兰州方[2]加味。北沙参 15g,太子参 15g,人参须 15g,潞党参 15g,生地 12g,山芋肉 30g,元胡 10g,川楝子 20g,鸡内金 15g,丹参 10g,木香 10g,草寇 10g,焦三仙各 10g,夏枯草 10g,海藻 10g,昆布 10g。患者坚持服用上方两年,胃脘疼痛消失,胃镜检查未见肿瘤征象,病情痊愈,至今仍存活。

2.李某,男 65 岁,因上腹部疼痛三月伴恶心呕吐一周,进行性消瘦,呕吐物带有血丝,经胃镜诊断为萎缩性胃炎Ⅲ级,胃癌Ⅲ期,病理活检腺癌,CT 发现腹腔淋巴结肿大,CEA75umol/L,Hb75g/L。诊查上腹部胀满,舌质红,苔白腻厚,脉弦滑。诊断:胃癌,临床分期:胃癌Ⅲ期。中医辨证:胃脘痛,症属痰湿中阻,气滞血瘀,胃失和降。治则:化痰行气,活血化瘀,降逆和胃。方药:胃癌Ⅱ号方。乌梅 6 枚,川椒 6g,干姜 6g,黄连 6g,黄芩 10g,半夏 6g,厚朴 10g,生意米 30g,茯苓 10g,佛手 10g,郁金 10g,丹参 10g,白芍 10g,党参 15g,旋覆花 10g,代赭石 15g,木香 6g。水煎服,1 剂/d。二诊:上方服用 14 剂后,腹胀及恶心呕吐均减轻,精神食纳稍好,Hb96g/L,WBC3.5×10⁹/L,PLT120×10⁹/L,胃脘痛稍减轻。上方去旋覆花、代赭石,加元胡、川楝子、夏枯草、海藻、焦三仙各 10g。配合裴老自己研制的裴氏生血颗粒[6],其基本药物为(北沙参、太子参、人参须、潞党参、生地、山药、山萸肉、桂枝、白芍、甘草、生姜、大枣、浮小麦、麦冬、五味子、生龙牡),裴氏胃安康颗粒口服,患者带要回家,坚持服用上方一年余,病情未见反复,胃脘胀痛症状全消,体重增加,能参加日常工作。

四、讨论

胃癌是消化系常见病、多发病,多数病人就诊时已属中晚期,丧失了手术机会,放疗、化疗效果有限,此时配合中药以扶正固本的方法去治疗,大多数病人的生存时间和生活质量得到了明显的改善。

裴正学教授认为胃癌属中医之"噎膈"、"反胃"、"积聚"等范畴。其病机主要由于气机不畅,气滞血瘀,脾胃运化失司,郁怒伤肝,肝失疏泄,肝木克土,横逆犯胃所致。气郁化火,火旺伤阴,久痛如络是为兼证。例一脾胃气虚,气滞血瘀症以香砂六君子汤加胃癌Ⅰ号方(元胡、川楝子、炒蒲黄、五灵脂、鸡内金、焦三仙、、丹参、木香、草蔻、夏枯草、海藻、昆布。),服后效果显著,后以兰州方加胃癌Ⅰ号坚持服用两年余病情好转。方中元胡、川楝子为金铃子散,活血化瘀,行气止痛;蒲黄、五灵脂为失笑散,活血祛瘀,散结止痛。鸡内金,焦三仙消食化积,健胃助消化以助脾胃气血生化之源;丹参、木香、草蔻为小丹参饮,功擅行气开胃;夏枯草、海藻、昆布软坚散结;香砂六君子汤具有健脾益气、化湿行气降逆之功效,能调气机,健脾胃而止呕吐。诸药合用,其效相得益彰。例二,痰湿中阻,气滞血瘀症,以胃癌Ⅱ号方(乌梅、川椒、干姜、黄连、半夏、厚朴、苏梗、生意米、茯苓、佛手、郁金、丹参、赤芍、旋覆花、代赭石、木香、草蔻等)加味治疗,腹胀恶心呕吐减轻。

现代药理实验研究表明:香砂六君子汤有调节胃肠动力,抗消化道黏膜炎症、抗消化道溃疡、止泻促消化、抗抑郁等作用[7]。临床和实验研究结果证明:丹参、党参、白术、茯苓、砂仁、薏米仁、神曲、枸杞子等扶正药物能提高机体抗病能力, 提高肿瘤病人的免疫功能,改善机体的防御功能,有利于抑制癌细胞的繁殖,从而控制和消灭肿瘤。元胡、川楝子、丹参、五灵脂、蒲黄、制乳没、汉三七等活血化瘀药有明显的抗炎抑菌、镇痛作用[8-9],改善微循环, 软化胃黏膜腺体的肠化和增生。三棱、莪术、海藻、昆布、牡蛎、鳖甲、浙贝母、夏枯草、芒硝等软坚散结，化痰消肿药有抗肿瘤，直接杀伤癌细胞等作用，对肿瘤细胞有明显的抑制增殖作用[10]。痰凝食积与胃癌密切相关，故雷永仲教授以化痰散结、消食导滞治疗胃癌获得良效[11]。

乌梅丸为《伤寒论》治疗寒热错杂的"厥阴病"而设。干姜、附子温养散寒，黄连、黄柏清泻肝胆相火，当归补血养肝，人参甘温调中，诸药合为调理肝脾之良方。药理证明：乌梅丸能有效抑制胃癌和癌前病变的发生[12-13]。黄芩、黄连清热燥湿，能有效拮抗 HP 的生长，并能促进胃黏膜细胞的增殖使溃疡愈合[14]。半夏、厚朴、茯苓、生姜、苏梗、陈皮、枳实、佛手等健脾和胃，理气化痰药可促进胃排空，抗炎、抗溃疡[15]，抑制胃癌的形成和发展。裴教授治疗胃癌特别注重保护"胃气"。经常用香砂六君子汤和半夏泻心汤加枳实、白芍、生龙牡、乌贼骨益气健脾，恶心呕吐加灶心黄土 100 克，加强燥湿健脾作用。扶正固本，提高肿瘤病人的免疫功能，抑制肿瘤生长，又可减轻放化疗的毒副作用[16]。裴教授认为扶正与抗癌相结合，是今后肿瘤治疗的重要方法。由此可以看出中药制剂既能抗肿瘤和改善微循环，又能显著增加癌症患者的免疫力，与化疗药配合使用可起到增效减毒的良好作用。胃癌Ⅰ、Ⅱ号方配合裴氏生血颗，守方长期治疗，效果显著。胃癌多属本虚而标实，肝木克土，气滞血瘀是标，故活血化瘀始终贯穿胃癌治疗的整个过程。常选用元胡、川楝子、丹参、赤芍、制乳香、没药、五灵脂、蒲黄化瘀止痛。益气健脾药配合活血化瘀药治疗胃癌，能促进纤维组织软化，疏通血管闭塞，改善循环，防止瘤栓形成和肿瘤转移具有重要意义[17]。

注：裴老经验方

①胃癌方：主要组成有元胡 10g，川楝子 20g，炒蒲黄 10g，五灵脂 10g，鸡内金 10g，焦三仙 30g，丹参 10g，木香 6g，草寇 6g，夏枯草 10g，海藻 10g，昆布 10g。

②胃癌方：裴老经验方，主要组成有乌梅 6 枚，川椒 6g，干姜

6g,黄连 6g,黄芩 10g,半夏 6g,厚朴 10g,生意米 30g,茯苓 10g,佛手 10g,郁金 10g,丹参 10g,白芍 10g,党参 15g,旋覆花 10g,代赭石 15g,竹茹 6g,生姜 6g,木香 6g,草寇 6g,蒲公英 15g,败酱草 15g。

③兰州方:北沙参 15g,太子参 15g,人参须 15g,潞党参 15g,生地 12g,山药 10g,山萸肉 30g,桂枝 10g,白芍 10g,甘草 6g,生姜 6g,大枣 4g,浮小麦 30g,麦冬 10g,五味子 3g,生龙牡各 15g

参考文献

[1]张季平.临床内科学[M].天津:天津科学技术出版社,1999.01:1709.

[2]裴正学.实用中西医结合内科学[M].兰州:甘肃科学技术出版社,2010.08:868~871.

[3]文明,张永国.胃癌的中医证型与病理诊断关系探讨[J].现代中西医结合杂志,2000,9(8):719.

[4]李和根.刘嘉湘治疗胃癌经验述要[J].辽宁中医杂志,2005,32(7):642.

[5]刘伟胜,徐凯.肿瘤科专病中医临床诊治[M].2版.北京:人民卫生出版社,2005(3):295~330.

[6]裴正学.裴正学医学经验集[M].兰州:甘肃科学技术出版社,2003.08:357.

[7]傅智敏.香砂六君子汤对大鼠急性胃黏膜损伤的保护作用[J].浙江中医学院学报,2000,24(4):1~2.

[8]朱爱江,方步武,吴咸中,等.金铃子散的抗炎作用研究[J].中国药理与临床,2008,03:88~90.

[9]张学平.丹参饮与其他方剂的临床配伍应用体会[J].中华中西医杂志,2003,6:545.

[10]陈达理.散结抗瘤方体内和体外抑瘤作用的实验研究[J].

南方医科大学学报,2006,26(4):479.

[11]雷永仲.中医治疗晚期食管癌184例临床分析[J].辽宁中医杂志,1991,(7):19~20.

[12]阮毅铭.乌梅的化学成分及药理作用[J].中国医药学刊,2008,10.05:793.

[13]李勇,黄玲,杨雪飞,叶知锋.乌梅丸对胃癌及癌前病变组织中基因 C-myc.survivin 表达的影响 [J]. 中国中医药科技.2010,9(17):385~386.

[14]张俊杰,周庚生,顾伟忠,严杰.芩连合剂对幽门螺杆菌相关性慢性胃溃疡治疗作用的机理研究 [J]. 中医药学刊,2005,12:86~88.

[15]杨国利.半夏厚朴汤加味治疗功能性消化不良 66 例[J].陕西中医,2005.1:58~60.

[16]裴正学.扶正固本与免疫裴正学医学经验集[M].兰州:甘肃科学技术出版社,2008:95~103。

[17]刘嘉湘.现代中医药应用与研究大系 14 卷[M].上海:上海中医药大学出版社,1996:157.

《中国保健营养》2012 年 08 期

裴正学教授中西医结合治疗
鼻咽癌的临床经验

白丽君　陈光艳　梁怡

【关键词】鼻咽癌；中西医结合疗法；裴正学

裴正学教授是甘肃省肿瘤医院主任医师，博士研究生导师，是我国著名的中西医结合专家，国家级高徒导师，中华中医药学会终身理事。擅长治疗各种疑难杂症。笔者有幸师从裴教授，现将裴教授治疗鼻咽癌的临床经验报道如下。

一、谨查病机，本虚标实

裴教授认为，鼻咽癌属中医学顽颡岩、失荣、挖脑痧等范畴，中医病因病机为正气不足，肺火熏蒸，热毒痰瘀凝聚而成，其发病机理不外乎肝气郁结，肝失疏泄，肺经受热，肺阴耗伤；饮食劳倦，损伤脾胃；气阴两伤，痰瘀互结；正虚邪恋，瘀血内结。

二、辨病用药，病证结合

裴教授对本病的诊断和治疗有其独到的见解，他认为接诊此类患者，首先要借助现代医学先进的诊疗手段，借助 CT、核磁共振、病理活检等手段来明确诊断。其次，在诊断明确的基础上进行系统评估，对有手术机会可行放、化疗的患者给予及时的手术或放化疗治疗。再次,从中医学角度,他将此病分为邪毒肺热,肝郁痰凝,气滞血瘀,阴虚火旺四型。

1.邪毒肺热:鼻塞,涕中带血,有时鼻腔干燥,鼻出热气,头疼咳嗽,颈部肿块。舌质红,苔薄黄,脉滑数。宜宣肺清热,化痰散结。方药:麻黄桂枝合剂、银翘散、抗癌五味消毒饮加减。处方:麻黄10g,桂枝10g,杏仁10g,生石膏30g,甘草6g,川芎6g,白芷6g,细辛3g,羌活10g,防风10g,牛蒡子10g,金银花15g,连翘15g,桔梗20g,重楼15g,白花蛇舌草15g,半枝莲15g,虎杖15g,夏枯草15g。加减:恶寒发热加荆芥、薄荷;咳嗽加瓜蒌皮;鼻衄加北沙参、玉竹、石斛、薄荷碳、棕碳、小蓟碳。

2.肝郁痰凝:颈部肿块显露,痰多黏稠,头疼耳鸣,鼻塞鼻衄,口苦口渴,心烦易怒,大便干结,舌质红,苔黄腻,脉滑数。治以清肝化痰,解郁,软坚散结。四逆散,海藻玉壶汤,升降散加减。处方:柴胡10g,枳实10g,白芍10g,甘草6g,川芎6g,海藻10g,昆布10g,当归10g,姜黄10g,连翘15g,浙贝母10g,半夏6g,大黄6g,蝉衣6g,僵蚕6g。加减:颈部肿块坚硬不移,加紫草、龙胆草、夏枯草、汉三七、夏枯草、五灵脂、浙贝母、元参、牡蛎、海藻、昆布、三棱等。

3.气滞血瘀:鼻塞,涕中带血色黯,头刺痛,入夜尤甚,耳鸣。舌质红,边有瘀斑,苔薄黄,脉涩。治以化瘀散结,理气通窍。方药:通窍活血汤、抗癌四对加减。处方:桃仁10g,红花6g,当归10g,赤芍10g,生地12g,川芎10g,薏米仁30g,苍耳子10g,郁金10g,葱白6g,三棱10g,莪术10g,海藻10g,昆布10g,露蜂房10g,地龙10g。加减:头疼加蔓荆子、稿本、黄芩、菊花、僵蚕。

4.阴虚火旺:头晕目眩,耳鸣耳聋。鼻衄色鲜红,咽干喜饮。五心烦热,形体消瘦,干咳少痰,神疲乏力。舌质红少苔,脉细数。治以养阴清热,益气生津。方药:养阴清肺汤,沙参麦冬汤,杞菊地黄汤加减。处方:元参10g,生地12g,麦冬10g,天冬10g,玉竹10g,枸杞子10g,菊花10g,牡丹皮6g,天花粉30g,浙贝母10g,白花蛇舌草

15g,仙鹤草 15g,山萸肉 10g,女贞子 15g,旱莲草 15g,菟丝子 10g。加减:纳差加木香、草寇;气虚就爱党参、黄芪。

另外,裴教授认为,上述四个证型概括了不同发展阶段的鼻咽癌的临床表现,所用方药仅仅适用于各个阶段的对症治疗。在这里的各个阶段均可适当地加入兰州方核心药物,如:北沙参、潞党参、太子参、人参须、生地、山萸肉等以达到辅助正气的目的,对无特殊症状的患者,给予长期服用兰州方。对放化疗后血象偏低者,可加党参、黄芪、大黄、黄芩、黄连、制乳香、制没药治疗。

三、病案举例

[例1]患者,男,31 岁。2007 年 3 月 2 日初诊。鼻咽癌确诊 1 月,行放疗 1 周。因鼻干,夜里鼻塞,有时脓涕,口腔溃疡,大便干结,右边颈部麻木,饮食难下而终止放疗。白细胞 $2.3 \times 10^9/L$,面淡不泽,舌质红,舌苔薄黄,脉细数。分析:患者年方四八,正值盛壮之时,癌肿虽生,正气尚存。此时之治,先祛邪以治标。处方:蒲公英15g,野菊花 15g,紫花地丁 15g,丹参 20g,元参 10g,半夏 6g,胆南星 10g,白芷 6g,辛夷 10g,苍耳子 10g,陈皮 6g,干姜 6g,姜黄 10g。7 剂,水煎服,一日一剂。二诊,2007 年 3 月 9 日。鼻干仍存,夜里鼻塞减轻,脓涕已除,口腔溃疡减轻,大便不干,右边颈部仍然麻木,进食改善食欲下降。面淡红,脉细,舌质偏红,舌苔不干。分析:热毒清除比较明显,同时中焦运化因寒凉而有影响。津液上乘不利,需要从气血津液两方面加强。大便转润,浊气下降有路。颈部麻木需清阳充足得以温煦经络方能得解。舌脉变化较顺。去紫花地丁、野菊花加金银花以减清热解毒之力,去丹参加黄芪、五味子、黄精以增补气养阴之力。佐柴胡 3 克以调少阳之枢。处方:蒲公英 15g,黄芪 30g,金银花 15g,五味子 3g,黄精 20g,元参 10g,半夏 6g,胆南星 10g,白芷 6g,辛夷 10g,苍耳子 10g,陈皮 6g,干姜 6g,姜黄 10g,黄芩 10g,柴胡 3g。15 剂。

三诊,2007 年 4 月 3 日。原有症状减轻较为明显。而又在服药的同时行放疗 2 周。症见:乏力,食欲不振,口腔溃疡口干。右边颈部麻木,活动不灵活。面色暗淡,大便不硬但不畅,夜尿 1~2 次。脉沉细,舌质红,舌苔白厚腻。中气受损,继续以上方清热解毒,化痰开窍,气阴双补。另配一方与之交替服用。以补中益气汤温中补虚,提振脾气。配鱼腥草、野菊花清解放疗之热毒。加浙贝母、川芎以化痰瘀。①方:蒲公英 15g,黄芪 30g,金银花 15g,五味子 3g,黄精 20g,元参 10g,半夏 6g,胆南星 10g,白芷 6g,辛夷 10g,苍耳子 10g,陈皮 6g,干姜 6g,姜黄 10g,黄芩 10g,当归 10g,柴胡 3g。②鱼腥草 15g,野菊花 15g,黄芪 30g,党参 15g,升麻 4g,柴胡 4g,甘草 6g,干姜 6g,白术 10g,大枣 4g,浙贝母 10g,白芷 6g,辛夷 10g,苍耳子 10g,川芎 6g。随访至 2008 年底,基本情况稳定,生活如常。

　　[例 2]张某,女 55 岁。患者于 2010 年体检时发现左锁骨上淋巴结肿大,经鼻咽镜及细胞学病历活检诊断为鼻咽癌。在甘肃省某医院放疗 2 个疗程,病情得以稳定。2010 年 12 月,于左颌下发现肿物,诊断为鼻咽癌复发。本次发病后出现头晕头昏,双耳针刺样疼痛,流出黄色脓液,耳鸣耳聋,面颊部红肿灼热疼痛,口鼻干燥,五心烦热,形体消瘦,干咳少痰,舌质红,少苔脉细数。于 2011 年 1 月来诊。辨证属于气阴两虚,痰瘀互结。以益气养阴治之。方用养阴清肺汤、沙参麦冬汤、杞菊地黄汤加减。处方:北沙参 15g,山萸肉 15g,元参 10g,生地 12g,麦冬 10g,天冬 10g,玉竹 10g,枸杞子 10g,菊花 10g,牡丹皮 6g,天花粉 30g,浙贝母 10g,白花蛇舌草 15g,仙鹤草 15g,山萸肉 10g,女贞子 15g,旱莲草 15g,菟丝子 10g。15 剂,每日一剂。二诊,耳鼻渗液明显减少,口腔溃疡好转,口鼻干燥、五心烦热、乏力减轻。予以海藻玉壶汤,升降散加减。处方:甘草 6g,川芎 6g,海藻 10g,昆布 10g,当归 10g,姜黄 10g,连翘 15g,浙贝母 10g,陈皮 6g,半夏 6g,大黄 6g,蝉衣 6g,僵蚕 6g。15 剂。

　　三诊,左锁骨上淋巴结肿大明显减小。其余症状明显好转。处方：兰州方加减。至今存活，定期门诊复诊。

四、结语

"西医诊断，中医辨证，中药为主，西药为辅"是裴正学教授提出的十六字方针。这十六字方针在鼻咽癌的治疗领域中的应用主要体现在用西医诊断确立后充分发挥中医辨证，扶正固本的优势。并同时发挥西医手术、放化疗等手段杀灭癌细胞。以期达到减轻放化疗的毒副作用，延缓病情发展，提高患者生存质量，延长生存期的目的。裴教授认为鼻咽癌的发生从根本上时人体正气亏虚所致。《医宗必读》中云："积之成者，正气虚而后邪气踞之"。另一方面，手术、放化疗对机体的耗气伤阴等反过来又影响脏腑气血功能，使正气更虚，出现恶性循环。因此裴正学教授在治疗鼻咽癌时以遵从扶正固本的根本大法。即所谓"正气存内，则邪不可干"，"邪之所凑，其气必虚"。兰州方作为治疗本病的基础方，在患者发病的各个不同阶段始终得以应用，同时根据患者病情辨证，遵循"急则治标，缓则之本"的原则，充分发挥中西医结合治疗鼻咽癌的优势。

《新中医》2013 年 12 期

第十六章 裴 氏 方 药

胆胰合症方

王鑫 陈光艳 赵孝鹏

裴正学,男,1938 年生。主任医师、教授、博士生导师。著名中西医结合专家,第二、三、四、五批全国老中医药专家学术经验继承工作指导老师;中华中医药学会终身理事,甘肃省中西医结合学会名誉会长,中国中医科学院博士生导师,甘肃省首批名老中医,甘肃省医学科学研究院首席专家,甘肃省中医院首席专家,甘肃省文史馆馆员。

他从事临床、教学、科研工作 50 余载,学验俱丰,擅长治疗肿瘤、肝病、血液病、自身免疫病等疑难杂症;提出"西医诊断,中医辨证,中药为主,西药为辅"的中西医结合十六字方针已成为当前发展中医的重要途径之一。出版《中西医结合实用内科学》《血证论评释》《裴正学医话医案集》《裴正学医学笔记》等 18 部医学论著,发表 80 余篇医学论文。

组成:柴胡 10g,枳实 10g,白芍 10g,甘草 6g,川芎 6g,香附 6g,丹参 20g,木香 10g,草蔻 10g,大黄 6g,黄连 6g,黄芩 10g,元胡 10g,川楝子 20g,制乳没各 6g,干姜 6g,蒲公英 15g,败酱草 15g。

功能:疏肝和胃,清热燥湿,活血化瘀、行气止痛。

主治:慢性胰腺炎,辨证属肝胃不和,湿热内蕴,气滞血瘀者。

用法:每日1剂,加水适量,头煎30min,二煎40min,2次煎液混匀,分早晚两次,饭后服用。

方解:慢性胰腺炎为临床常见病,主要表现为左上腹慢性隐痛,向前胸、后背部放射,因多数患者有胆囊炎或胆结石,故在左胁疼痛时常伴有右胁、后背胀痛,部分患者还可出现腹胀、消化不良、胰源性腹泻、黄疸等。

中医将此病归属于"胁痛""腹痛""胃脘痛"等范畴,辨证多属肝胃不和,湿热内蕴,气滞血瘀;治须疏肝和胃,清热燥湿,活血化瘀,行气止痛。

胆胰合症方是裴正学积50年临床经验形成的治疗慢性胰腺炎特效方剂。该方以柴胡疏肝散疏肝解郁,行气止痛。三黄泻心汤配合丹参、木香、草豆蔻清热燥湿,和胃降逆。胁痛久治不愈者,多有血分瘀滞;《临证指南医案》云:"凡气既久阻,血亦应病,循行之脉络自痹。"故以乳香、没药活血化瘀,元胡、川楝子行气止痛。病久中虚,肠鸣腹泻,以干姜温中散寒,健脾止泻。蒲公英、败酱草清热利湿,以助三黄燥湿和胃之功。

加减:黄疸加茵陈15g,栀子15g,大黄6g;胆结石加金钱草15g,虎杖15g,半枝莲15g;胆囊息肉加乌梅4枚,威灵仙10g,女贞子15g;慢性胃炎加香砂六君子汤、半夏泻心汤;胸痛加越鞠丸;肠鸣腹泻加川椒6g,甚者加附子理中汤;大便秘结者大黄加至10g并后下,不济者加小承气汤或大承气汤;嗳气呃逆加旋覆花10g,生赭石15g,胁痛甚者制乳没加至10g;肝炎、肝硬化见胁痛者加当归10g,黄芪20g,秦艽10g,板蓝根15g;转氨酶高者加金银花15g,连翘15g,五味子粉10g(分冲),高于100U/L者再加白花蛇舌草15g,半枝莲15g,三七粉3g(分冲);胆囊癌、胰腺癌、肝癌加白花蛇舌草15g,半枝莲15g,虎杖15g,夏枯草15g,蚤休15g。

临床运用：除慢性胰腺炎外,肝胃不和、湿热内蕴、气滞血瘀之胆囊炎、胆结石、胆囊切除术后综合征、肝炎、肝硬化、肝癌。

2014 年 1 月 6 日《中国中医药报》

兰 州 方

祁琴　齐雪婷　郑访江

　　裴正学,男,1938 年出生,我国著名中西医结合专家,全国首批 500 名名老中医之一,首批甘肃省名中医,享受国务院特殊津贴。现为甘肃省医学科学研究院教授,兼任《中国中西医结合杂志》编委、《中西医结合研究》杂志总编辑,甘肃省中西医结合学会会长等职。

　　裴正学教授从事临床工作 50 余载,先后发表论文 50 余篇,学术功底深厚,临床经验丰富,擅长治疗各种疑难杂症。由他拟定的治疗白血病专方 1974 年在全国血液病会上定名为"兰州方",多年来在国内各地医院广泛使用,疗效显著。

　　组成　生地 12g,山药 10g,山萸肉 30g,人参须 15g,太子参 15g,北沙参 15g,党参 15g,麦冬 10g,五味子 6g,桂枝 10g,白芍 10g,生姜 6g,大枣 4 枚,炙甘草 6g,浮小麦 30g。

　　功效　扶正固本,补肾健脾。

　　主治　白血病、再生障碍性贫血等血液系统疾病。

　　用法　用水约 1500ml,先浸泡 1h,文火煎 40 分钟,复煎一遍(水 500ml 煎 30min),两煎合一,分 2 次于日内饮尽。忌食冰冷、辛辣、刺激性的食物。

　　方解　白血病属于中医"血亏"、"血虚"范畴,裴老认为,正气亏虚是白血病发生、发展的根本原因。而病情中出现的高烧、出血是至虚有盛侯的表现。即白血病不是一个纯实或纯虚之证,而是

"以虚为本,以实为标"。鉴于此,对白血病的治疗,不能单一"祛邪",也不能单一"扶正",而必须是扶正与祛邪有机结合。因此,裴老认为,"扶正固本,补肾健脾"为治疗白血病的主要法则。本方以生地、山药、山萸肉补肾阴,以补骨生髓;人参须、太子参、北沙参、党参四参以补气养血。桂枝汤调和营卫以安脏腑阴阳之失调,生脉饮益气养阴。甘麦大枣汤养心安神,心神安则血安。如升白细胞,选用:附片或川乌、草乌、马钱子、肉桂、当归、补骨脂、菟丝子、沙苑子、鸡血藤、黄芪、西洋参、鹿茸等。升血小板为主:女贞子、旱莲草、玉竹、黄精、大枣、阿胶、连翘、土大黄、墓头回等。如升红细胞,选用:归脾汤加人参须、太子参、北沙参、元参、西洋参、何首乌、二至丸、水蛭等。

　　加减　若白细胞总数偏低可加补骨脂、鸡血藤;红细胞计数偏低加女贞子、旱莲草;血小板计数偏低加玉竹、黄精;兼有纳差腹胀者加木香、草豆蔻;发热者加半枝莲、白花蛇舌草、生石膏、寒水石;出血者加丹皮、赤芍、三七、阿胶。

2014 年 5 月《中国中医药报》

三味消土汤

王鑫 齐琴 郑访江

裴正学,男,1938年生。主任医师、教授、博士生导师。著名中西医结合专家,第二、三、四、五批全国老中医药专家学术经验继承工作指导老师;中华中医药学会终身理事,甘肃省中西医结合学会名誉会长,中国中医科学院博士生导师,甘肃省首批名老中医,甘肃省医学科学研究院首席专家,甘肃省中医院首席专家,甘肃省文史馆馆员。

他从事临床、教学、科研工作50余载,学验俱丰,擅长治疗肿瘤、肝病、血液病、自身免疫病等疑难杂症;提出"西医诊断,中医辨证,中药为主,西药为辅"的中西医结合十六字方针已成为当前发展中医的重要途径之一。出版《中西医结合实用内科学》《血证论评释》《裴正学医话医案集》《裴正学医学笔记》等18部医学论著,发表80余篇医学论文。

组成:金银花15g,连翘15g,蒲公英15g,败酱草15g,土茯苓15g,白藓皮20g,生地12g,地肤子10g,防风10g,萆薢10g,赤芍10g,丹皮6g,仙鹤草15g,紫草15g,茜草15g,旱莲草15g,益母草20g,灯芯草6g,蝉蜕6g,甘草6g。

功能:疏风清热,解毒利湿,凉血止血。

主治:过敏性紫癜,证属风热夹湿,伤及血络者。

用法:每日1剂,加水适量,头煎30min,二煎40min,两次煎液混匀,分早晚两次,饭后服用。

方解：过敏性紫癜又称出血性毛细血管中毒症，是微血管变态反应性出血性疾病。临床上主要表现为皮肤紫癜和黏膜出血，常伴有腹痛、关节肿痛或肾脏病变等。裴正学认为：本病属中医"发斑"、"血证"范畴，多因风热夹湿，入血伤络所致，治须疏散风热，解毒利湿，凉血止血。

三味消土汤以白藓皮、地肤子、防风、蝉蜕祛风散邪；金银花、连翘等疏风清热；蒲公英、败酱草、土茯苓、萆薢解毒利湿、通痹止痛。热入血分，迫血妄行，欲凉血散血，还须止血宁血，故以生地、赤芍、丹皮清热凉血，紫草、旱莲草凉血止血，益母草、茜草化瘀止血，仙鹤草收敛止血，灯芯草清心宁血。甘草一味，清热解毒，调和诸药。全方疏风清热、解毒凉血，风热得散，血热得清，则紫癜自消。

加减：热毒较深、斑紫密集者加侧柏叶 10g，野菊花 15g；有明显过敏史者加柴胡 10g，当归 10g，乌梅 4 枚；腹痛者加小茴香 10g，葫芦巴 10g，吴茱萸 6g，延胡索 10g，川楝子 20g；紫斑以双下肢为主、或伴下肢关节疼痛者加四妙散；关节痛甚者加制川草乌各 15g（先煎 1 小时）、细辛 15g（先煎 1 小时）、马钱子 1 个（油炸）、雷公藤 20g（去皮、先煎 1 小时）；伴发紫癜肾，尿蛋白阳性者加苏梗 20g，蝉衣 6g。潜血阳性者加白茅根 30g，侧柏叶 10g，大小蓟各 10g，汉三七粉 3g（冲）、女贞子 15g 等。

临床运用：过敏性紫癜多与外感、饮食等因素密切相关，所以患者应忌食肉、蛋、奶等蛋白质饮食，并积极预防感冒，合并感冒时改用麻桂合剂（麻黄汤加生石膏、川芎、白芷、细辛、羌独活、防风），必要时静脉点滴抗生素。若伴发过敏性紫癜肾炎，且紫癜已消，尿蛋白、潜血阳性，改用复方益肾汤（桃红四物汤去生地，加益母草、丹参、金银花、连翘、蒲公英、败酱草、板蓝根）。结合前述加减法治疗，若不效，尿蛋白合用岳美中芡实合剂，潜血合用《医学心悟》阿胶散。

"参芪三黄汤"治疗血小板减少性紫癜

王鑫　冯永笑　白丽君

核心提示:裴正学,男,1938 年生。主任医师、教授、博士生导师。著名中西医结合专家,第二、三、四、五批全国老中医药专家学术经验继承工作指导老师;中华中医药学会终身理事,甘肃省中西医结合学会名誉会长,中国中医科学院博士生导师,甘肃省首批名老中医, 甘肃省医学科学研究院首席专家, 甘肃省中医院首席专家,甘肃省文史馆馆员。

裴正学,男,1938 年生。主任医师、教授、博士生导师。著名中西医结合专家,第二、三、四、五批全国老中医药专家学术经验继承工作指导老师;中华中医药学会终身理事,甘肃省中西医结合学会名誉会长,中国中医科学院博士生导师,甘肃省首批名老中医,甘肃省医学科学研究院首席专家,甘肃省中医院首席专家,甘肃省文史馆馆员。

他从事临床、教学、科研工作 50 余载,学验俱丰,擅长治疗肿瘤、肝病、血液病、自身免疫病等疑难杂症;提出"西医诊断,中医辨证,中药为主,西药为辅"的中西医结合十六字方针已成为当前发展中医的重要途径之一。出版《中西医结合实用内科学》《血证论评释》《裴正学医话医案集》《裴正学医学笔记》等 18 部医学论著,发表 80 余篇医学论文。

[**参芪三黄汤**]

组成:党参 15g,黄芪 20g,大黄 6g,黄连 6g,黄芩 10g,白术 10g,白蒺藜 20g,制乳没各 6g,甘草 6g。

功能:补气摄血,清热泻火,化瘀止血,调肝宁血。

主治:特发性血小板减少性紫癜,辨证属气虚血热者。

用法:每日 1 剂,加水适量,头煎 30min,二煎 40min,2 次煎液混匀,分早晚两次,饭后服用。

方解:特发性血小板减少性紫癜(ITP)是一种免疫介导的血小板减少综合征。临床主要表现为皮肤、黏膜、内脏出血及外周血血小板减少,同时伴有骨髓巨核细胞数正常或增多及成熟障碍。此病属中医"血证"、"发斑"、"肌衄"等范畴。

裴正学认为本虚标实为其病机特点,脾虚气弱、气虚不摄为本,郁热在里,迫血妄行为标,肝失调摄,瘀血留滞为其久治难愈的重要因素;治以健脾益气摄血,清热泻火止血为大法,兼以调肝化瘀,相得益彰。

参芪三黄汤用党参、白术、黄芪、甘草健脾益气以收补气摄血之效。唐容川谓:"血证气盛火旺者十居八九","泻心即是泻火,泻火即是止血"。故用三黄泻心汤清热泻火,凉血止血。肝藏血,主疏泄,肝失疏泄,藏血失司,或肝郁化火,热迫血行,则易出血发斑。

唐容川亦云:"肝藏血,即一切血证,总不外理肝也。"故以白蒺藜疏肝清热,调肝宁血。气虚不运,气滞血瘀,离经之血,亦可留而成瘀,致使出血反复难愈。瘀血不去,新血难生,制乳没化瘀生新,又无耗气之弊,用之较为适宜。此方溶"止血、消瘀、宁血、补虚"四法于一体,补泻兼施,标本兼顾,诚斯病之良方也。

加减:久病及肾、脾肾两虚者加北沙参 15g,太子参 15g,人参须 15g,生地 12g,山茱萸 30g;精血亏虚者加龟板胶 10g(烊化),鹿角胶 10g(烊化),鸡血藤 30g,仙鹤草 30g,并将白蒺藜加至 30g;阴虚火旺者加玉竹 10g,黄精 20g,土大黄 15g,生地 12g,连翘 15g,龟板 15g;病久入络者加僵蚕 6g,全蝎 6g,蜈蚣 1 条,地鳖虫 6g;出血较多、斑红密布者加白茅根 30g, 仙鹤草 30g, 藕节炭 20g, 紫草 15g,旱莲草 15g;鼻衄者加大黄炭 10g,丹皮炭 10g,陈棕炭 10g,薄荷炭 10g;牙龈出血者合用玉女煎;大便出血者合用黄土汤;热毒伤阴者合用宛项臣治血小板减少性紫癜方。

2014-03-03《中国中医药报》

裴正学临证经验 克狼汤克狼疮性肾炎

展文国

狼疮性肾炎是继发于系统性红斑狼疮(SLE)之肾脏损害的慢性炎症,是SLE死亡的主要原因之一,常见于青年女性。其典型的临床特征有蛋白尿、血尿、浮肿、高血压、关节痛、发烧、肝脾肿大等。个别患者核抗体阳性及补体C3下降等。

对此,甘肃省肿瘤医院教授裴正学提出了扶正固本,祛邪治标的治则,治以滋补肝肾,养血生津,祛风除湿,活血化瘀,清热解毒等法,用克狼汤、桃红四物汤加减治疗效果显著。克狼汤为裴正学总结之治疗狼疮性肾炎专方。

李某,女,42岁,2010年3月12日初诊。

主诉:腰痛伴浮肿1月。患者既往患系统性红斑狼疮合并狼疮性肾炎2年。使用强的松治疗,最大剂量60mg/d,目前减量服用至10mg/d,消炎痛3片/d,病情好转。近1月未服药,自觉腰痛,浮肿起病急骤,发展迅速,出现肾病综合征以及肾功能进行性恶化,在几周到几个月时发生尿毒症,病情预后不佳。患者生化检查有特异性免疫复合物沉积、血中可找到狼疮细胞、血沉快、血清球蛋白增高、小便少,手指关节疼痛加重,潮热盗汗,失眠梦多,神疲乏力,头晕头昏,视物昏花;颜面部蝶斑出现,舌质暗红,苔薄黄,边有瘀斑,脉弦细数。血压:140/90mmHg。查:血沉39mm/h,尿蛋白(2+)尿潜血(+),抗核抗体(阳性)。

西医诊断:狼疮性肾炎。

中医辨证:肝肾亏虚,瘀阻脉络。治宜滋补肝肾,清热解毒,活血化瘀。方用克狼汤、桃红四物汤加减。

组方:虎杖 10g,淫羊藿 10g,菟丝子 10g,元参 10g,生地 12g,麦冬 10g,女贞子 10g,川断 10g,杜仲 10g,旱莲草 15g,萆薢 10g,当归 10g,白芍 10g,红花 6g,桃仁 10g,鸡血藤 20g,丹参 20g,半枝莲 15g,白花蛇舌草 15g,蚤休 15g,车前草 20g,汉防己 10g。14 剂,水煎服,日 1 剂。

二诊:服药后腰痛浮肿减轻,颜面部红斑颜色变淡,仍然失眠多梦,尿蛋白(2+),尿潜血(-),上方加合欢皮、夜交藤各 20g,继服14 剂。

三诊:诸症明显好转,尿蛋白(-),尿潜血(-)。血压:120/80mmHg,舌质红,舌苔少,脉细数。证属肝肾亏虚,上方去白花蛇舌草、半枝莲、蚤休、车前子、汉防己加枸杞子 10g,菊花 10g,山茱萸10g,山药 10g 滋补肝肾,固本扶正。

上方加减服用 1 年余病情好转,目前继续服用以巩固疗效。

按:裴正学谓:"狼疮性肾炎属本虚而标实,肝肾亏虚为本,风湿热毒,痰瘀互结为标,滋补肝肾,养血生津为治疗此病之大法,并应佐以祛风除湿,活血化瘀,清热解毒"。

滋补肝肾,常用女贞子、旱莲草、枸杞子、生地、山茱萸、淫羊藿、菟丝子、川断等药。热毒炽盛,风火相煽则高热不退,肢体浮肿,关节肿痛,加金银花、连翘、蒲公英、败酱草、白花蛇舌草、半枝莲、生石膏、知母、虎杖、重楼等清热解毒药。

热盛伤阴则必加元参、生地、麦冬、石斛、丹皮、白芍等滋阴之品。血沉增快、免疫复合物沉积、狼疮细胞等均属痰湿热瘀,用生石膏、知母、萆薢、土茯苓、虎杖等清热除湿药;瘀血阻络,则需加入桃仁、红花、当归、赤芍、川芎、丹参、鸡血藤等养血活血以祛风,此寓"治风先治血"之意。

2014-4-10《中国中医药报》

麻黄桂枝合剂

祁琴　郑访江

　　裴正学,男,1938年生,我国现代著名中西医结合学者,全国老中医药专家学术经验继承工作指导老师,甘肃省名中医,中国中医科学院博士生导师,甘肃省中医院、甘肃省医学科学研究院主任医师、教授、首席专家,甘肃省中西医结合学会名誉会长,《中西医结合研究》杂志主编、《中国中西医结合杂志》编委,甘肃省文史馆官员。裴正学从事临床工作55载,先后发表论文80余篇,学术功底深厚,临床经验丰富,擅长应用经方治疗肿瘤、肝病、血液病及其他内科疑难杂症。由他拟定的麻黄桂枝合剂由麻黄汤、桂枝汤合方,再加上川芎、白芷、细辛、羌独活、防风组成。临床治疗上呼吸道感染、神经性头痛、急慢性鼻炎、鼻窦炎、唇炎、口腔炎、急慢性肾炎等疾病疗效显著,值得推广。

　　组成:麻黄10g,桂枝10g,杏仁10g,生石膏30g,川芎6g,白芷6g,细辛3g,羌活10g,独活10g,防风12g,甘草6g,苍耳子10g,生姜6g,大枣4枚。

　　用法　将上述药物用水约1500ml,先浸泡半小时,文火煎40min,复煎一遍(水500ml,煎30min),两煎合一,分2次于日内饮尽。忌食冰冷、辛辣、刺激性的食物。

　　功能　发汗解表,宣肺止咳,清热利咽。

　　主治　麻黄桂枝合剂既可发表散寒,温经止痛,又可调和营卫,补虚泻实,可治疗头面部疾患,如上呼吸道感染、神经性耳鸣、慢性鼻炎、鼻窦炎、神经性头痛、唇炎、眼科疾患及肾炎等病症。

方解 麻黄、桂枝辛温通阳，开腠理而散风寒，同时有调和营卫之作用；杏仁宣降肺气、止咳定喘；生石膏清泄肺热；羌活、独活除在表之风寒湿邪；川芎、白芷、细辛散风寒、宣湿痹、行气血，除头身疼痛；甘草宣肺利气，清利咽喉。

加减运用 上感咳嗽痰多、胸闷气喘者，加麻杏石甘汤、干姜、细辛、五味子、半夏；咳嗽痰白咽痒者，加止嗽散；咳嗽痰稀、咽干者，加杏苏散；发热者加金银花、连翘、蒲公英、大青叶、板蓝根等抗病毒中药，且重用石膏 30~60g；神经性头疼久病入络者，加桃红四物汤以活血化瘀；头疼甚者加白僵蚕、全蝎、蜈蚣等虫类药物，以搜风止痛；如见肝阳上亢头疼者，加天麻、钩藤、石决明，以平肝潜阳，熄风止痛；鼻炎流脓涕者，加金银花、连翘、蒲公英，以清热解毒；过敏性鼻炎者，加蝉衣、辛夷，以宣通鼻窍；肾炎有蛋白尿者，可加苏梗、蝉衣、益母草，以减少尿蛋白；尿潜血者，加白茅根、侧柏叶、女贞子、旱莲草、大小蓟，以清热止血。

2013 年 2 月 21 日《中国中医药报》

化瘀敛疡汤

展文国

裴正学,男,1938 年出生,我国著名中西医结合专家,全国首批 500 名名老中医之一,首批甘肃省名中医,主任医师,中国中医研究院博士研究生导师,国家级高徒导师,中国中医药学会终身理事,甘肃省肿瘤医院首席专家,甘肃省医学科学研究院教授,享受国务院特殊津贴。现兼任《中国中西医结合杂志》编委、《中西医结合研究》杂志总编辑,甘肃省中西医结合学会会长等职。

裴正学教授从事临床工作 50 余载,先后发表学术论文 100 余篇,出版专著 20 余部,学术功底深厚,临床经验丰富,擅长治疗血液病、肿瘤、消化系统疾病以及各种疑难杂症。

消化性溃疡属于祖国医学的"胃脘痛"范畴。中医学认为其发病与寒邪侵胃,饮食伤胃,肝气犯胃,脾胃虚弱有关。每因饮食、情志、劳倦、寒湿等诱发使溃疡加重。临床表现为:上腹部疼痛不适,呈慢性、周期性、节律性,胃溃疡疼多为饮食后痛;十二指肠溃疡多为饥饿痛,夜间痛或伴泛酸、呕吐。裴正学教授特别注重胃溃疡久病入络,胃络瘀滞,虚实兼夹,或兼胃阴虚、气虚、脾阳虚、肾气虚等症状,强调活血化瘀治疗胃炎、胃溃疡。裴正学教授依据消化性溃疡"久病入络","久病多瘀"的病理特点,以活血化瘀,行气止痛为主,拟方"化瘀敛疡汤

组成:炒蒲黄 10g,五灵脂 10g,制乳没各 6g,丹参 10g,当归 10g,黄芪 30g,高良姜 6g,香附 6g,三棱 10g,莪术 10g,吴萸 6g,黄

连 6g,枳实 10g,乌药 10g,煅龙骨 15g,煅牡蛎 15g,白芍 10g,甘草 6g

功效:活血化瘀,理气止痛。

主治:慢性胃炎,消化性溃疡久病入络者。症见:胃脘疼痛久治不愈,腹胀纳差,消瘦乏力,舌红苔白,脉弦细。

用法:水煎服,加水 400ml,煎 2 次,混匀分 2 次服用,一日一剂。

方解:方中蒲黄、五灵脂合用为失笑散,活血化瘀,行气止痛为君药;当归、制乳香、制没药、丹参为活络效灵丹,为治疗瘀血肿痛之良方,广泛用于骨伤科、妇科、消化科之损伤性疼痛共为臣药。现代药理学研究表明:丹参、当归、制乳香、制没药、五灵脂、蒲黄等活血化瘀药物,具有改善微循环,消除胃黏膜病损处的代谢障碍,使溃疡愈合的作用,并有促进增生性病变软化和促进炎症吸收之功能。

此外,三棱、莪术活血化瘀,软坚散结,实验表明,三棱、莪术有抑制胃黏膜不典型增生和肠化的作用,具有抗癌前病变之功;高良姜、香附为良附丸,散寒行气止痛。乌药、枳实行气消胀,理气止痛,四药组合相当于阿托品、山莨菪碱,可有效的缓解胃肠平滑肌痉挛,为治疗胃脘痛之要药;吴萸、黄连为左金丸,一寒一热,辛开苦降、燥湿健胃。黄连苦寒健胃,有抑制幽门螺旋杆菌作用。煅龙骨、煅牡蛎制酸止痛,促进溃疡愈合。此四药合用可有效改善胃液环境,缓解胃酸减轻疼痛;"气行则血行,气滞则血瘀"活血化瘀药需和理气药相伍为用,方可达到化瘀止痛之目的。此五组药对合用共为佐药;当归、黄芪为补血汤,益气健脾补后天资助气血生化之源;白芍、甘草缓急止痛,共为使药。诸药合用共奏活血化瘀,行气止痛之功。

临床加减:出血加汉三七粉 3g 冲服;泛酸水加乌贼骨 15g、煅瓦楞 15g、明矾 2g 制酸止痛;大便干结加厚朴、大黄各 10g 通腑泄热;胃黏膜癌前病变加海藻、昆布、白花蛇舌草、半枝莲等抗癌药;肝气不舒加柴胡、郁金疏肝理气;头痛加川芎、白芷、细辛行气止痛;恶心呕吐加竹茹、半夏清热降逆止呕;幽门螺杆菌阳性者加黄芩、黄柏、黄连、山栀子等清热燥湿药。本方多以活血化瘀药为主,临床以久病入络,瘀血阻络,舌质暗红,边有紫斑,胃镜检查提示胃黏膜充血、水肿、溃疡瘀斑存在者尤为适宜,新病或饮食不当、急性发病者不可应用。

2014 年 12 月 24 日《中国中医药报》

复方益肾汤

展文国

　　裴正学,男,1938 年 2 月生,甘肃省天水市武山县人。1994 年被评为全国中西医结合先进工作者,1997 年被国家中医药管理局认定为全国 500 名著名老中医之一, 并先后被香港中医大学等四所中医院校聘请为客座教授。2000 年被授予全国中西医结合突出贡献者称号,甘肃省医学科学研究院首席专家,甘肃省中西医结合学会名誉会长。主任医师、教授,甘肃中医学院硕士研究生导师,北京中医研究院博士生导师,中国中西医结合学会理事,中国中医药学会终身理事,我国著名中西医结合专家。

　　肾病综合征是以高蛋白尿,高度水肿,高脂血症,低蛋白血症为基本诊断要点,多因急慢性肾炎迁延不愈,反复发作,导致肾脏功能损害,血浆蛋白长期不降,脂质代谢紊乱。本病属于中医之"水肿""水气"等范畴。

　　吾师国家级名中医裴正学教授擅长治疗血液病,慢性肾病,肾病综合征。裴师认为本病肾虚为本,湿热血瘀为标,治疗上提出培补肾气,活血化瘀,清热除湿的基本治疗法则。裴教授依据上述治则,拟方复方益肾汤,用于治疗肾气亏虚,湿热血瘀之慢性肾炎,肾病综合征,效果显著。

　　本方以桂附地黄汤为主方,温肾壮阳,培补肾气,益火之源以消阴翳,为治本之法。经云:"善补阳者,必于阴中求阳,阳得阴助而生化无群"。外感风邪或热毒伤肾是造成肾病感染的主要因素,故要应用清热解毒药,如金银花、连翘、蒲公英、败酱草、板蓝根等以抗菌消炎,消除病因,减轻肾脏免疫复合物之沉积,为治标之法。久病入络,久病必瘀,肾小球基底膜毛细血管网处于高凝血机制,免疫复合物沉淀于此,造成肾脏循环障碍,由此产生了高血脂、高血黏度、高血压等病理产物。桃红四物汤活血化瘀的应用,一方面改善肾脏肾小球通透性和血液循环,另一方面,在一定程度上减轻了肾脏负荷,改善了肾功能为治疗本病赢得了先机,可为兼治也。瘀血既为病因又为病理,桃红四物汤入血分,活血化瘀,养血补血,但化瘀之力不足,可以加入汉三七、水蛭加强化瘀之功,二药化瘀而不伤正,止血而不留瘀,尤其对于脏腑瘀血,动脉硬化斑块,血管梗阻效果惊人。

此病之尿蛋白、尿潜血的出现还与自身抗原抗体免疫复合物的沉积有关,属于免疫变态反应,裴教授常用苏梗、蝉衣、益母草三药相配伍调节机体反应性,改善免疫功能。

[病例]

马某,女,24岁。初诊,2010年5月21日。

主诉:反复浮肿半年。现病史:半年前因感冒出现颜面部浮肿,咳嗽头痛,小便少,经抗感染治疗浮肿消失,咳嗽好转。间隔1月后有出现双下肢浮肿,小便少,疲乏无力,在某医院检查尿常规化验:尿蛋白(++),尿潜血(++),血压不高。24h尿蛋白定量3.0mg。甘油三酯2.6mol/L,总蛋白65g/L,血浆白蛋白30g/L,球蛋白35g/L。

刻下症:浮肿尿少,易感冒,怕冷自汗,腰酸腿困,舌红苔白,脉沉细。

西医诊断:慢性肾炎肾病综合征。

中医诊断:水肿。中医辨证:肾阳亏虚,气不化水。

治则:补肾温阳,化气行水,兼化瘀清热。

方药:复方益肾汤加减。

处方:桂枝10g,附子6g,山萸肉10g,山药10g,茯苓10g,丹皮

6g,泽泻 10g,桃仁 10g,红花 6g,当归 10g,益母草 15g,丹参 20g,金银花 15g,连翘 15g,苏梗 15g,蝉衣 6g,黄芪 30g,炒白术 10g,防风 10g。水煎服,一日一剂。

二诊,2010 年 9 月 30 日。上方服用 2 月诸证均好转,化验尿蛋白(+),尿潜血(-),24h 尿蛋白定量 1.0mg。甘油三酯 1.7mol/L,总蛋白 70g/L,血浆白蛋白 38g/L,球蛋白 32g/L。上腹部胀满,食纳差,乏力。舌质红,苔薄白,脉沉缓而有力。证属脾肾亏虚,上方酌减活血化瘀药和清热解毒药,化瘀伤正,苦寒伤胃,故去丹皮、泽泻、桃仁、川芎、白芍,生地等滋腻药,减去金银花、连翘、蒲公英,加党参 15g、芡实 30g、金樱子 30g、黄精 20g、淫羊藿 10g、破故纸 10g、菟丝子 10g 等健脾补肾,固涩收敛蛋白。30 剂。

三诊,2010 年 11 月 10 日。患者连续服用 1 月余,病情稳定,症状全消,化验尿蛋白、尿潜血均阴性。以桂附地黄汤加减配制一料丸药巩固疗效,处方如下:桂枝 50g,附子 30g,山萸肉 50g,山药 50g,当归 50g,白芍 50g,益母草 75g,丹参 100g,金银花 75g,连翘 75g,黄芪 100g,炒白术 50g,党参 75g,芡实 100g,金樱子 100g,淫羊藿 50g,破故纸 50g,菟丝子 50g,汉三七 30g,水蛭 100g。上药共研为末,每服 10 克,3 次/d。或水丸服之以巩固疗效。后随访 2 年,病情稳定再未复发。

[体会]

裴教授治疗肾病综合征以补肾为主,或补肾和健脾交替进行,兼以清热解毒,活血化瘀治疗,时刻记着顾护胃气,振奋中焦,温煦脾肾之阳气。《黄帝内经》云:"阳气者若天与日,失其所则折寿而不彰"。温阳补肾,化气行水,当首选桂附地黄汤,温补命门之火,益火之源以消阴翳。

方中桂枝、附子温阳而补火以壮肾阳为君药;山药、山萸肉滋补肾阴,收敛相火不致妄动,作为相须用药;茯苓、丹皮、泽泻、白术、黄芪健脾利湿,共为臣药;苏梗行气化湿,助臣药行气利水;桃仁、红花、当归、丹参活血化瘀为佐药;金银花、连翘、益母草清热解毒为使药。蝉衣一药,用药独特之处在于祛风抗过敏。因肾病除肾小球病变外还与自身免疫变态反应有关,裴教授用蝉衣和益母草相伍,可改善肾脏免疫机制,调节免疫力,促进疾病康复。诸药合用共奏温阳补肾,活血化瘀,清热解毒之功。

临床加减:尿潜血阳性加仙鹤草、旱莲草、紫草、萆薢等滋阴清热止血;小便不利加龙葵、凤尾草、半枝莲、白英、旱莲草、车前草等清热利水;高血压加生龙牡、珍珠母、钩藤平肝潜阳;血脂高加山楂、薏米、干荷叶、茵陈等清热除湿药。

2015 年《中国中医药报》

裴正学临证经验病证结合
活用麻杏石甘汤

张丑丑

开栏的话：甘肃省肿瘤医院裴正学教授是我国著名中西医结合专家，早在 20 世纪 80 年代就提出"西医诊断、中医辨证、中药为主、西药为辅"的中西医结合十六字方针，其学术思想为全国中西医学界所关注。他临床擅用经方但又不拘泥于经方之用，疗效甚佳。今本报特开设"裴正学临证经验"专栏，介绍其学术特点，以飨读者。

麻杏石甘汤即麻黄杏仁甘草石膏汤，具有辛凉宣肺，清肺平喘的作用。但裴正学灵活施用，治病遵循"十六字方针"，先用现代医学检查手段进行"西医诊断"，明确疾病诊断、发病的部位、病程进展，再进行"中医辨证"；对各种疾病加减运用古方，师古而不泥古，疗效甚好。

肺系疾患

《伤寒论》载"发汗后，不可更行桂枝汤，汗出而喘，无大热者，可与麻黄杏仁甘草石膏汤。"说明经发汗解表后，病人大热似退，然而气喘更著，风寒入里化火；用现代医学观点看此方适合于一切支气管、肺部之感染，包括急慢性支气管炎、支气管肺炎，以及肺气肿、肺心病之肺部感染。

裴正学在该方中加桑白皮、地骨皮、葶苈子、大枣、黄芩、鱼腥草,以治疗各种肺部感染,可使大部分患者免除打针输液之苦,对广大基层患者则更为方便、省钱。

该方与苏杏散合用治疗慢性支气管炎、肺气肿、肺心病、心衰具有显著的疗效。与干姜、细辛、五味子、半夏、白芍合用具有明显的气管、胃肠平滑肌解痉及升压作用,可用于治疗支气管哮喘之咳、喘。

[**病例**]王某,男,40 岁,2008 年 1 月 15 日初诊。

咳嗽,咳痰,气短 1 月余。患者服用多种西药均未见明显疗效,遂求中西结合治疗。症见:咳嗽,吐黄色痰,气短明显,舌质红,苔薄黄,脉滑数。

诊断:慢性气管炎,肺气肿,肺心病。　辨证:肺热雍盛,治以宣肺清热。

处方:麻黄 10g,杏仁 10g,生石膏 30g,甘草 6g,紫苏叶 10g,白前 10g,前胡 10g,半夏 10g,陈皮 6g,茯苓 10g,桔梗 20g,枳壳 10g,蒲公英 15g,败酱草 15g。

服药 7 剂后,气短、咳嗽明显减轻,复诊时加黄芩 20g,鱼腥草 20g,再服 10 余剂,各症状基本消失。

肾病浮肿

《金匮要略》云:"诸有水者,腰以下肿,当利小便;腰以上肿当发其汗。"说明发汗、利小便是治疗浮肿两大法则。裴正学认为麻杏石甘汤确有显著的利水消肿作用,中医传统将这种方法称之为"宣肺利水""高原导水""提壶揭盖""开鬼门,洁净腑"等。

近代医家曹颖甫曾对此作如下比喻:茶壶盖上留有一孔,犹如肺气之宣通,则水可自壶嘴倒出;若无小孔则水自壶嘴不易流出,此犹如肺气之不宣,肾气则不降矣!中医认为肺属金,肾属水,金能生水,金水相生也。

人体为一整体,脏腑之间通过内分泌,代谢,体液循环等保持着渗透压的动态平衡,肺气不宣时,肺肾之间的这种压力平衡趋向破坏,因而小便不利而浮肿。裴正学在临床治疗慢性肾炎、肾病综合征、紫癜肾之浮肿时用此方法。

[病例]金某,女,15岁,2007年8月10日就诊。

患者于1年前某次感冒后出现颜面浮肿,体乏无力,食欲不振。当地医院以慢性肾炎收住医院,经激素等西药治疗后浮肿消退,尿蛋白由(3+)降至微量。出院后停用激素,病情又复发作,故来求诊。症见:全身浮肿,疲乏,舌淡体胖有齿痕,苔薄白腻,脉沉细无力。血压:120/90mmHg,尿常规示:蛋白(3+)。西医诊断:慢性肾炎。中医辨证:脾肾阳虚,治以宣肺利水,健脾补肾。

处方:麻黄10g,杏仁10g,生石膏30g,甘草6g,炙枇杷叶15g,山药10g,黄精20g,菟丝子15g,女贞子15g,旱莲草15g,百合10g,芡实30g,金樱子30g,党参10g,白术10g,茯苓12g,甘草6g。服10剂后,浮肿基本消退,查尿蛋白(2+),又服20余剂后,查尿常规正常。

小儿遗尿

本方用于肺热遗尿者,其辨证是遗尿伴有咳喘、口渴、苔黄脉数。《素问·脉经别论》云:"饮溢于胃,游溢精气,上输于脾,脾气散精,上归于肺,通调水道,下输膀胱。"肺治节着水液的运行,若肺热雍盛,宣降失常,则水液运行紊乱,加之小儿肾气不充,固摄不足,更使膀胱开合失司,则致遗尿频频,治当清泻肺热为法。

裴正学治疗此病用麻杏石甘汤为主方,合用芡实、金樱子、益智仁、桑螵蛸、乌药等补肾、固涩药,使肺热清,则气宣降,水道固,而遗尿自愈。

[病例]李某,男,7岁,2008年3月20日初诊。患儿夜间遗尿已2年,每夜遗尿1~2次,经常口渴,小便微黄,舌苔黄而微白,脉数。诊断为:遗尿。辨证:肺热郁结,治以宣肺清热,补肾固涩。

处方:麻黄10g,杏仁10g,生石膏30g,甘草6g,桂枝10g,附子6g,生地12g,山药10g,山茱萸6g,丹皮6g,茯苓12g,泽泻10g,芡实30g,金樱子30g,益智仁15g,桑螵蛸15g,乌药6g。

服用10剂后遗尿次数明显减少,后又服用10余剂基本痊愈。

荨麻疹

荨麻疹多痒,痒者风也。风在皮毛,肺可主也。故裴正学用麻杏石甘汤为基础来清泻肺中郁热,治疗以荨麻疹为代表的皮肤病,配以补血活血之四物汤,此即"治风先活血,血活风自灭";热则金银花、连翘,寒则黄芪、荆芥,湿则苍术、黄柏、羌独活,痒甚则加白鲜皮、地肤子、乌蛇、蝉蜕。

[**病例**]孙某,女,35岁,2008年4月20日初诊。

患者阵发性双上肢皮肤发痒1月。并伴有大小不等圆形的风团,色红,瘙痒明显,查舌红苔薄黄,脉浮数。诊断:荨麻疹。治以泻肺清热,疏风养血。

处方:麻黄10g,杏仁10g,生石膏30g,甘草6g,当归10g,川芎6g,生地12g,赤芍10g,金银花15g,连翘15g,白芷6g,防风12g,荆芥10g,白鲜皮15g,地肤子12g,乌蛇6g,蝉蜕6g。

服用7剂后瘙痒发作次数较前明显减少,上方去金银花、连翘后继服10剂后痊愈。

结膜炎

结膜炎多与过敏相关联,过敏者风也。风邪上受,首先犯肺,肺主皮毛,郁热在肺,故用麻杏石甘汤为主方来清泻肺热,再合用清肝明目之丹栀逍遥散可使上述诸病得到治疗。

[**病例**]魏某,女,30岁,2008年3月10日初诊。

患者近三四天眼睛发痒,布满红血丝,自行滴注氯霉素眼药水,未见明显效果,遂来就诊。症见:眼睛红肿,结膜充血,略有疼痛,瘙痒明显,舌红苔黄,脉浮数。　诊断:急性结膜炎。治以宣肺清热,清肝明目。

处方:麻黄10g,杏仁10g,生石膏30g,甘草6g,丹皮6g,山栀子10g,当归10g,白芍15g,柴胡10g,白术10g,茯苓12g,金银花

15g,连翘 15g,菊花 10g,蝉蜕 6g。

服用 7 剂后红肿消退,发痒明显减轻,结膜充血也减少,复诊时上方减去金银花、连翘,加用白蒺藜 15g,石决明 15g,木贼草 10g。再服 7 剂后上述各症状基本消失。

鼻窦炎

肺开窍于鼻,本病发病与肺经之郁热相关联,故可用麻杏石甘汤为主来清肺经之蕴热以治本,并配以辛温发散之苍耳子、辛夷等药。

[**病例**]张某,男,20 岁,2008 年 5 月 14 日初诊。

患者鼻塞,流浊涕,头痛两年余。就诊多处,均诊断为鼻窦炎,服药多种,均未见明显疗效。后经人介绍来就诊。症见:头痛、鼻塞、流浊涕,舌苔黄而微腻,脉数。诊断:慢性鼻窦炎。治以宣肺清热,芳香化浊。

处方:麻黄 10g,杏仁 10g,生石膏 30g,甘草 6g,桂枝 10g,川芎 6g,白芷 6g,细辛 3g,羌独活各 10g,防风 12g,苍耳子 15g,辛夷 10g。

服药 7 剂后头痛明显减轻,鼻塞及流涕均好转,加金银花 15g、连翘 15g。继服上方 14 剂后头痛消失,鼻塞及流涕偶见。

2014 年 1 月 13 日《中国中医药报》

裴正学结合思辨 活用检查

张桂琼

【摘要】甘肃省肿瘤医院裴正学教授，学贯中西，将临床经验与医技知识熔于一炉，应用仪器检查结果验证临床经验，应用临床经验分析检查结果，全方位思考，综合分析各项检查结果，结合病程、临床表现，纠谬误于瞬息，夺生死于倒悬。裴正学常说："作为一名医生，特别是肿瘤科医生，病理诊断固然重要，但阅片更是不可厚非的技能。"他一生积累了丰富的经验，笔者在此仅浅谈跟师学习以来的体会。

一、"以方测证"识肺癌

肺部肿块在临床上多发，肺癌、肺结核、肺炎等疾病 X 线片的表现及区别，各种教科书上均有详细的论述。但对不典型病例，就很难作出准确诊断。每在此时，裴正学便综合分析其他检查资料，而且会用临床手段去证实或者推翻某些判断。

2009 年 3 月，天水市 1 名患者，因"咳嗽、咳痰 1 月"于当地医院就诊，行胸部 X 线片检查提示右肺中叶高密度阴影，为进一步确诊遂来我院。

经胸部 CT 检查不能定性，行多次痰脱落细胞学检查均未查见癌细胞，行两次纤维支气管镜检查并取组织病理检查均未查见癌组织，结核菌素试验及血清结核抗体均阴性，各项肿瘤标志物均正常范围。诊断不能定性,治疗也就难以进行。

为了尽快得出诊断,裴正学分析:根据目前检查结果,肺结核诊断可以排除,剩下主要鉴别炎性假瘤与恶性肿瘤。若为前者给予抗感染治疗后,病灶应缩小,若为恶性肿瘤则病灶不会改变,甚至会进一步增大。遂给予抗感染治疗,同时继续行痰脱落细胞学检查,再次行纤维支气管镜取组织病理检查。

1周后复查胸片见病灶增大,裴正学明确指出该患者诊断为"肺癌",并采取相应措施。此时痰中仍未查见癌细胞。就在确定诊断的第2天,病理回报:查见腺癌细胞,确诊"肺癌"。

此例患者,裴正学仅用两张胸片加上抗生素便确诊了用其他院内先进手段不能确诊的疾病,是在西医诊断中应用了中医"以方测证"的理论。

另1例患者,于2007年确诊"肺结核",胸片示"双肺满布雪花样斑片状阴影",经半年抗结核治疗后,病情好转,精神、饮食均可,体质恢复,复查胸片示片状阴影消失,胸部CT示左肺下叶钙化灶。

1年后再次复查胸部CT见左肺门肿块,包裹性积液,心包少量积液,左肺萎缩。大部分阅片医师均认为是"肺癌"。裴正学逐一浏览CT片后,便指出这是肺结核。

首先,CT片上肿块边缘毛刺不明显。

其次,靠近肿块有少量包裹性积液,心包少量积液,而无胸腔积液,便可排除恶性病变。如果为肺癌,已经出现心包积液,那么胸腔肯定会有积液,而且是大量的积液,然而患者没有。

第三,CT片显示左肺明显萎缩,如果为恶性病变,根本来不及形成如此严重的肺叶萎缩;如果已经形成了上述改变,患者应该早已出现恶病质,然而患者精神、体质均很好。而且,既往有结核病史。

综合以上三点可排除恶性病变,并建议行肿瘤标志物检查,结果均为阴性,遂未行肿瘤专科治疗。患者至今安康。

二、形态变化辨肝脏肿块

临床上,结节型原发性肝癌、多发性肝转移癌、多发性肝囊肿三者鉴别困难。随着介入治疗的兴起,多少多发性肝囊肿患者被行介入治疗。

裴正学在临床中纠正了很多错误诊断。他指出:结节型原发性肝癌与多发性肝转移癌的鉴别点中, 除注重增强 CT 所显示的动静脉期的表现外,还应想到前者 AFP 增高,而后者 AFP 一般正常。另外,决不能忽视二者的肝功能表现,一定要结合起来分析。

他常说:"犹如砌墙堵水,如果仅用石头,肯定堵不住水,水依然从石缝里流走了,而用石头伴上泥土,便能堵住水。肝脏的肿块就好比石头,如为转移癌则好比仅用石头堵水,肝脏代谢仍正常进行,胆汁从缝隙里流走了,肝功能一般为正常,不出现黄疸。若为原发性肝癌,则犹如石头伴上了泥土,肝脏代谢受到影响,胆汁流通不畅,肝功能一般会受损、异常,出现黄疸。"

对于二者与多发性肝囊肿的区别, 则要特别注重肝脏的整个形态变化,肝囊肿为良性病变,一般肝脏形态不会发生变化,肝包膜完整、规则,而恶性病变肝脏形态易发生变化。

另外,对脏器的解剖结构及功能也应弄清楚。如发生在胆囊内的肿块, 一般不会引起黄疸, 发生在胆管的肿块也一般不引起黄疸,而发生在肝管、胆总管的肿块易引起黄疸,甚至引起较严重的梗阻性黄疸。

由于 CT 毕竟是影像表现,发生在以上几个部位的肿块,仅凭CT 很难确定其具体部位,结合肝功能、黄疸表现,便能确定肿块具体部位。应用上述经验结合病程、临床表现及患者一般情况便能轻松阅片,准确、快捷得出诊断。

三、五大特点断胰腺癌

胰腺肿块仅凭 CT 片难分良恶，难定生死。然而裴正学运用自己的经验对许多胰腺肿块分出了良恶。

他指出胰腺癌的患者具有以下几大表现：第一是腹痛，一般以中上腹部疼痛常见。第二是黄疸，一般均为较严重的梗阻性黄疸。第三是 CA199 明显增高，一般>1000U/ml。第四是患者一般不出现腹水症状。第五是病程短，很快出现恶病质。

2009 年 5 月从外院转入我科一位患者。女性，外院诊断为"胰腺癌，胰尾转移，肝脏转移，腹腔转移"，已行一次胰腺肿块介入治疗，转入时患者无中上腹部疼痛，无黄疸，腹部膨隆，CA199 正常，腹部 CT 可见胰腺、肝脏、腹腔多个肿块，大量腹水。

裴正学看完所有病历资料，查看病人，询问病史后，当即否定了该患者"胰腺癌"的诊断，建议查 CA125 及盆腔 B 超。结果 CA125 高于正常 30 余倍。B 超提示：右侧附件区肿块，考虑卵巢来源，最后该患者诊断为"卵巢癌"。

文章来源：2014-3-8《中国中医药报》

裴正学教授丹参临证应用心得

屈庆　张宏　赵孝鹏　张广社

甘肃中医学院

【摘要】"久病必瘀"，临床上活血化瘀的治法广泛应用于各种慢性病、疑难杂病的治疗中。丹参补血活血兼擅，活血而不伤新血，补血而不留瘀血，堪称活血化瘀之良药。裴正学教授为我国著名的中西医结合专家，善用活血化瘀药从瘀论治各种慢性病及疑难杂病，丹参为其常用之品，临床疗效颇佳。本文就裴正学教授应用丹参的临床经验进行总结，以期能对临床有所裨益。

【关键词】丹参；裴正学；临床经验

裴正学，男，主任医师，生于 1938 年 2 月，甘肃武山人，1961 年毕业于西安医科大学医疗系，曾任甘肃省医学科学研究院副院长，现任甘肃中医药辅导学院院长，享受国务院政府特殊津贴。裴教授 1994 年被评为全国中西医结合先进工作者，主要著作有《血证论评释》《新编中医方剂学》《大黄的药理与临床》《乙型肝炎的诊断与治疗》《裴慎医案选》《新编温病学》《中西医结合实用内科学》等[1]。他提出的中西医结合"十六字方针"，已为全国中西医学界所关注，成为当前中西医领域重要学派。《本草便读》谓："丹参，功同四物，能祛瘀以生新……为调理血分之首药。"可见丹参补血活血兼擅，活血而不伤新血，补血而不留瘀血，堪称活血化瘀之良药。裴正学教授(以下简称裴老)是我国著名的中西医结合专家,临床擅长治疗心律不齐、肝硬化、再生障碍性贫血、食管癌等各种疑难杂病。笔者在甘肃省中医学院就读期间,有幸跟随裴老抄方学习,结合捧读裴老著作的体会,兹不揣鄙陋,将裴老应用丹参的临床经验择要介绍于下,不当之处,敬请批评指正。

一、临床应用

(一)与苦参合用治疗心律不齐

某,男,62岁,干部,因心悸伴胸前区不适8年就诊。脉搏100次/min,血压16/10kPa,心脏检查示心音清楚、心律不齐,每分钟可闻及6~10个早搏,心前区未闻及病理性杂音,心电图示:1)心肌供血不全;2)频发性多源性早搏。结合脉细数有结代,舌红苔薄黄有瘀点,中医辨证为气阴两虚,瘀血内阻。治以益气养阴、化瘀。方药:炙甘草20g,桂枝10g,生姜6g,阿胶10g(烊化),大枣4枚,党参10g,生地黄20g,麦冬20g,麻子仁10g,丹参20g,苦参20g,瓜蒌10g,薤白10g,半夏6g,红花6g,川芎10g,水煎服,20余剂后,胸前区疼痛消失,仍感轻度心悸,有时乏力、胃脘不适,查舌红,苔薄黄,脉细数。上方去川芎、红花,加砂仁6g、檀香6g、白术10g、茯苓12g,继服20余剂后诸症消失,查心率86次/min,每分钟仅可闻及1~2个早搏,心电图示:偶发性房早[2]。

按语:心律不齐颇类似于《伤寒论》"伤寒脉结代,心动悸"所描述的症状,原文以炙甘草汤主之。裴老治疗此病常在炙甘草汤的基础上加丹参30g、苦参30g(小儿及体弱之人视病情酌减),每能得心应手[3]。丹参活血化瘀,适合于此案患者瘀血内阻之证,苦参调整心律之作用为众所周知,二药合用,辨病与辨证结合,得以取效,值得借鉴。

(二)与黄芪合用治疗肝硬化

某,男,30岁,住院号11595号,甘肃省某县公司职工。患者由于持续性黑便 15d 伴腹部胀满 1 周收住入院治疗。自觉两胁部胀满不舒,体乏无力,食欲不振,口中苦涩,咽喉不适。刻诊:精神不振,面色萎黄,巩膜轻度黄染,心肺叩听正常,肝浊音界未见异常,脾轻度肿大,质中等,腹膨隆,双下肢未见水肿。B 超检查:肝硬化伴见腹水,脾肿大(厚 5.0cm)。胃镜检查:食道重度静脉曲张。实验室检查:大便潜血试验(++),血色素 80g/L。球蛋白 42g/L,白蛋白 32g/L,A/G:0.76。西医诊断:肝硬化失代偿期。中医辨证:肝郁脾虚,郁久化火,脾虚生湿,水湿泛滥,气滞血瘀。裴老以丹栀逍遥散为主方治疗。

拟方如下:牡丹皮 6g,栀子 10g,白芍 15g,当归 10g,柴胡 10g,茯苓 12g,白术 10g,甘草 6g,丹参 30g,黄芪 30g,黄精 20g,葛根 10g,三棱 10g,何首乌 20g,莪术 10g,牡蛎 15g,鳖甲 10g,大腹皮 15g,葫芦皮 15g,车前子 10g,水煎服,1 日 1 剂。中药应配西药以达到止血和白蛋白补充。患者住院月余后感觉腹部胀满缓减,其余症状消失。随后复查:大便潜血阴性,食道静脉曲张好转,腹水消失,肝脏好转,脾不大,此后 2 月余康复出院[2]。

按语:肝硬化患者临床除了常见口苦、咽干、纳差、两胁不适等肝郁脾虚之证外,还可见乏力、左胁痞硬(脾肿大)、面色晦暗、舌边瘀斑、脉涩等气虚血瘀之证。治疗此类患者,裴老常遵《金匮要略》"见肝之病,知肝传脾,当先实脾"之旨,选用疏肝健脾的方药小柴胡汤、丹栀逍遥散等加减。此外,还经常重用丹参 30g 以补血、活血化瘀,辅以黄芪 30g 以益气,此案即是例证。盖"久病必虚,久病必瘀"也。气行则血行,血瘀则气阻,丹参养血活血化瘀与黄芪益气行血相得益彰,长期服用,能显著改善患者气虚血瘀的症状。此案患者经治疗腹水消失,肝脏好转,脾不大(厚 4.0cm),与丹参的应用是分不开的。现代药理学亦证明丹参能促进肝细胞再生,有抗肝纤维化作用[4]。裴老在辨证论治的基础上加用丹参 30g、黄芪 30g,其治疗肝硬化的经验值得借鉴。

（三）与健脾补肾药合用治疗再生障碍性贫血

某，男，16岁，贫血，在某医院骨穿确诊：再生障碍性贫血。求诊时患者面色萎黄，鼻衄，全身可见点片状瘀斑。经查血红蛋白65g/L，红细胞$2.41×10^{12}$/L，白细胞$3.10×10^9$/L，中性32%，淋巴68%，血小板$65×10^9$/L。患者六脉弦细数，舌质淡、肥大有齿痕，苔薄白而腻，乃气血双虚、气不摄血，方用归脾汤加减。处方：党参10g，白术10g，黄芪20g，茯神12g，远志6g，炒枣仁15g，木香6g，桂圆肉10g，当归10g，山茱萸10g，菟丝子15g，女贞子15g，鸡血藤20g，补骨脂10g，何首乌10g，穿山甲10g。水煎服，日1剂。服20剂后鼻衄止，全身瘀斑变淡，再未出现斑。经查血红蛋白已升至84g/L。前方去远志、酸枣仁、木香，加丹参20g、红花3g、鹿茸3g（分冲）、水蛭10g（分冲），责其再服30余剂，患者去后再无音信。3年后，有一健康成人来门诊，手持一方，裱糊如纸板状。裴老视之，乃3年前所开出之处方也，彼谓此方已服用200余剂，愈服愈好，现在体力已如常人，精神好，食纳佳。其人面色红润，精力充沛，急查血象，血红蛋白150g/L，红细胞$5.70×10^{12}$/L，白细胞$4.28×10^9$/L，血小板$160×10^9$/L。患者已获愈，建议以六味地黄丸与归脾丸常服，以善其后[5]。

按语：再障是再生障碍性贫血的简称，此病系骨髓造血功能障碍，三系细胞减少。临床以贫血、出血、感染为主要症状。属于中医"虚劳"的范畴。肾主骨生髓，为先天之本；脾胃为气血生化之源，系后天之本，健脾补肾法可谓治疗再障之常法。此案患者二诊时，裴老在党参、白术、黄芪、山茱萸、菟丝子、女贞子、补骨脂、何首乌等健脾补肾的基础上加入大剂量丹参20g以活血化瘀[6]，可谓别出心裁。裴老认为大多数患者在健脾补肾之基础上加入几味活血药有"画龙点睛"之功。盖活血使药力达于病所，健脾补肾使气血化生充盛，二者相辅相成，相得益彰。现代医学亦证实活血化瘀对改善骨髓循环有着很好的作用[5]。此案患者服药200余剂，终于痊愈，可见丹参虽为平和之品,用之得当,亦可奏大功。

(四)与茯苓、郁金合用治疗食管癌

某,男,56岁。自觉吞咽困难,伴胃脘胀满3月余。西医诊断:食管上段鳞癌、萎缩性胃炎并肠化。曾经钴60照射20次,总量达6000cGy,吞咽功能较前略有好转,仅能进食牛乳及茶水等,胃脘胀满较前加重,求诊于裴老。刻诊除上述症状外,大便干结、小便色赤疼痛,舌质红,舌苔厚腻发黄,脉象沉数略弦。处以承气泻心合启膈散加味:大黄10g,黄连3g,黄芩10g,枳实10g,厚朴10g,芒硝10g,茯苓10g,郁金6g,丹参10g,牡丹皮10g,木香10g,浙贝母10g,砂仁6g,杵头糠20g,荷叶10g。水煎服,1日1剂。服药10剂,患者吞咽明显通利,能够进食松软普食。二便通畅,胃脘部胀满疼痛明显缓减,舌苔厚腻变薄。遂依上方减芒硝,加生地黄12g,山茱萸10g,山药10g,泽泻10g,水煎服,1日1剂。服药十剂后所患症状明显缓减,自觉胃脘胀痛消失,舌质红,苔薄腻微黄。随症加减,处以六味地黄、三黄泻心、丹参饮、启膈散四方加味:大黄6g,黄连3g,黄芩10g,干姜6g,半夏6g,丹参10g,木香6g,砂仁6g,世生地黄12g,山药10g,牡丹皮10g,茯苓10g,泽泻10g,郁金6g,浙贝母10g,荷叶蒂10g,粳米20g。水煎服,1日1剂,令长服之。患者遵医嘱服上方近百余剂后,病患诸症全消,在当地医院复查已无病变。嘱患者用前方10剂之量,粉碎过箩,炼蜜为丸,每丸6g重,饭后服,日服3次,每次1丸,以善其后[5]。

按语:食管癌患者以进行性吞咽困难、饮食难下为主要临床表现,属于中医学“噎膈”的范畴,预后差。裴老认为“噎膈”的病机为痰瘀气结,常选用启膈散加减化裁以治疗。对于启膈散,裴老体会尤深,认为此方之核心系茯苓、丹参、郁金三味,盖茯苓健脾利湿化痰,丹参活血化瘀,郁金行气解郁,三味药配合,正中噎膈病机,令痰消瘀散气行,多数患者都有不同程度的疗效,有些患者甚至能彻底痊愈。此案患者服用启膈散加减的方药100余剂,终获痊愈,由此可见,启膈散确为治疗食管癌的良方,丹参诚为治疗食管癌不可挪移之品。也许有人不禁要问:此病之治疗可否以其他活血化瘀药代替丹参?以裴老的经验来看是不行的。裴老常说:"古人的经验方能流传至今,是大浪淘沙,经过无数次临床验证的,不可轻易加减[7]。

二、小结

裴老曾感言:"中医典籍浩如烟海,苍苍茫茫看不见尽头。黄帝内经、伤寒杂病、六朝医典、金元诸说……。让视野五彩缤纷,眼花缭乱。活人的法宝,济生的良策就在此中,却又云深难见。张仲景是太阳,李时珍是月亮,太阳和月亮率领群雄、轮番起舞,于是天庭彩云翻飞,霞光万道,这就是举世无双的中医宝库。五千年的积淀,亿万人的积累,造就了华夏人民的繁衍,成全了神州大地的开发,积淀和积累中最为壮观的风景线,就是这举世无双的中医宝库。"鉴于笔者医道浅陋,本文仅从4方面介绍了裴老应用丹参的临床经验:①与苦参合用,辨病与辨证结合治疗心律不齐;②与黄芪合用,气血相配治疗肝硬化;③与健脾补肾药合用,匠心独运治疗再生障碍性贫血;④与茯苓、郁金合用,慧眼识珠治疗食管癌。足证裴老应用丹参,善于灵活配伍,且临床疗效颇佳,值得学习和借鉴。著名中医学家岳美中先生曾说"慢性病要有方有守",丹参性较平和,临床上慢性病瘀血证严重者,如上述之肝硬化、食管癌等,非大剂量、守方难以奏功。"久病入络"时尚应加入虫类药以搜剔浊邪,化瘀通络。然活血药有耗气之弊,不可久用,当中病即止,必要时应辅之以益气药,庶不致偾事。

参考文献

[1]薛文翰.裴正学教授治疗白血病经验拾粹[J].中医药学刊,2004,22(8):1385~1386.

[2]裴正学.裴正学医学经验集[M].兰州:甘肃科学技术出版

社,2008:366~367,318~319.

[3]王晓丽.裴正学教授治疗再生障碍性贫血经验[J].甘肃中医学院学报,2006,23(1):3~4.

[4]高学敏.中药学[M].北京:中国中医药出版社,2007:322~323.

[5]裴正学.裴正学医话医案集[M].兰州:甘肃科学技术出版社,2008:175~176,219~220,235~237.

[6]杨国栋.裴正学教授辨治传染性肝炎学术思想特色探述[J].中医药学刊,2006,24(7):1209~1210.

[7]鲁维德.裴正学教授中西医结合学术思想探讨[J].中医研究,2010,23(8):62~63.

《世界中医药》2013年第11期

桂枝茯苓丸临床应用举隅

展文国

【摘要】桂枝茯苓丸方出《金贵要略》，有活血化瘀，缓消症块之功。临床可用于子宫肌瘤，盆腔炎，月经不调，崩漏，附睾结核，中小型视网膜炎，精索静脉曲张等。同时列举七个病例以阐述其临床应用。

【关键词】桂枝茯苓丸，中医辨证，案例，临床应用

裴正学教授是我国著名的中西医结合专家，主任医师，博士研究生导师，国家级高徒导师，中国中医药学会终身理事。擅长治疗各种疑难杂症。本人有幸师从于裴老，现将裴老运用桂枝茯苓丸治疗治疗疾病的临床经验报告如下。

一、桂枝茯苓丸

桂枝茯苓丸出自张仲景《金匮要略》。有桂枝、茯苓、丹皮、桃仁、白芍组成[1]。有活血化瘀、消散癥块之功。此方药性平和，组方精当，破瘀不耗血，攻坚不伤正[2]。主治妇人小腹宿有包块，腹痛拒按，或下血色晦暗而有瘀块，舌质紫暗，脉沉涩。仲景《金匮要略》中说："妇人素有癥病，经断未及三月，而得漏下不止，胎动在脐上者，为癥痼害。妊娠六月动者，前三月经水利时，胎也。下血者，后断三月，衃也。所以血不止者，其癥不去故也，当下其癥，桂枝茯苓丸主之。"

二、临床应用

(一)子宫肌瘤

[案]陆某,女,42岁,主诉经来腹痛,月经量多,淋漓不断十余日不净。白带多清稀,腰酸困乏力,舌质红,苔白,脉弦涩。B超提示:子宫肌瘤,大小1.8cm×1.5cm。诊断:子宫肌瘤,附件炎。中医辨证:寒凝血瘀,脾虚湿盛。治则:温阳散寒,活血化瘀,健脾止带。方用桂枝茯苓丸,少腹逐瘀汤加味。药物组成:桂枝10g,茯苓10g,丹皮6g,桃仁10g,白芍10g,红花6g,当归10g,生地10g,川芎6g,干姜6g,小茴香10g,蒲黄10g,五灵脂10g,元胡10g,川楝子20g,龙骨15g,牡蛎15g,乌贼骨15g,蒲公英15g,败酱草15g。水煎服,1剂/d。二诊,服药14剂后病情好转,再未流血,仍感乏力,原方加党参15g、炒白10g、炒山药15g。三诊,一月后经来量少,腹痛轻微,拟方:桂枝茯苓丸、桃红四物汤加三棱10g,莪术10g,海藻10g,昆布10g,山慈菇10g,夏枯草10g,三七3g(分冲),水蛭10g(分冲),守方服用半年余,B超提示子宫肌瘤消失,月经正常。

按 子宫肌瘤属中医之"癥瘕""积聚"范畴,多因经期,产后饮食劳倦,或情志内伤,脏腑失和,气血瘀滞所致[3]。桃红四物汤活血化瘀,五灵脂、蒲黄化瘀止痛,桂枝茯苓丸,活血为主消补并用,缓消症块;裴老常加入三棱、莪术、海藻、昆布、山慈姑、汉三七、水蛭活血化瘀,软坚散结,其效倍增[4];汉三七,活血祛瘀,消肿止痛;水蛭入血分,破血、逐瘀、通经。诸药合用,则癥瘕自消。

(二)盆腔炎

[案]李某,女,32岁,因一周前人工流产后,阴道少量流血,下腹部疼痛拒按,发烧体温39℃。平时带下量多,色黄,腰痛酸困,口干,大便干,舌质红,苔白腻,脉滑数。B超提示宫腔积液,宫内残留物。诊断:①不全流产;②急性盆腔炎。西医给予清宫抗感染治疗。中医辨证:湿热壅盛,瘀毒内结。治以清热解毒,化瘀除湿,方用桂

枝茯苓丸加桃核承气汤。药物组成:桂枝 10g,茯苓 10g,丹皮 6g,桃仁 10g,白芍 10g,大黄 10g(后下),芒硝 10g(烊化),甘草 6g,蒲黄 10g,五灵脂 10g,元胡 10g,川楝子 20g,金银花 15g,连翘 15g,蒲公英 15g,败酱草 15g,香附 10g,益母草 15g,水煎服,1 剂/d。二诊,服药 7 剂后腹痛减轻,流血停止,大便通畅,原方去芒硝,大黄减为 6g,加生龙牡各 15g,乌贼骨 15g,杜仲 10g,川断 10g。三诊,服用 7 剂,诸症好转自感乏力,食纳差,上方取金银花、连翘,加党参 15g、白术10g,茯苓 10g,炒山药 10g,焦三仙各 10g。继服 20 余剂,配以归脾丸常服,次月经来正常。

按 人流后外感邪毒,瘀血内结,平素嗜食辛辣厚味,湿热瘀结,致盆腔感染,发烧腹痛,带下增多。桂枝茯苓丸化瘀破积,桃核承气汤用治下焦蓄血症,清除邪热,活血化瘀[5]。五味消毒饮清热解毒。

(三)月经不调

[案]李某,女,38 岁。月经推迟一周,经来少腹冷痛,月经量少,色黯红,白带多,质清晰,手脚冰凉,舌质红,苔白,脉弦紧。诊断:1 月经不调(错后),2 痛经,3 附件炎。中医辨证:寒凝胞宫,气滞血瘀,兼寒湿下注。治则:温经散寒,活血化瘀,健脾止带。方药:桃红四物汤、桂枝茯苓丸加温经汤。药物组成:桃仁 10g,红花 6g,当归 10g,白芍 10g,生地 10g,川芎 6g,蒲黄 10g,五灵脂 10g,桂枝 10g,茯苓 10g,丹皮 10g,干姜 6g,吴芋 6g,党参 10g,阿胶 10g,麦冬 10g,元胡 10g,川楝子 20g,龙骨 15g,牡蛎 15g,乌贼骨 15g,蒲公英 15g,败酱草 15g。二诊,上方服用 7 剂后腹痛减轻,白带减少。腰酸怕冷,原方加杜仲 10g、生薏米 30g、淫羊藿 10g、鹿角霜 15g,服用 14 剂,次月月经周期恢复,随访半年月经正常。

按冲任血瘀则经来腹痛,量多有血块,阳虚寒凝,寒客胞宫,则四肢怕冷,少腹冷痛。故用温经散寒,活血化瘀,调理冲任,益气养血之温经汤[6]。五灵脂、蒲黄、元胡、川楝子化瘀行气止痛。龙骨、牡蛎、乌贼骨收涩止带。

（四）崩漏

[案]李某,女18岁,月经提前一周,经来量多,血色紫黑有块,淋漓不断半月未净,小腹疼痛胀。舌质紫暗,苔薄白,脉涩。初潮13岁3/24。诊断:1月经不调(提前),2漏证。中医辨证:肝郁血热,瘀阻胞宫。治则疏肝泻热,化瘀调经。方用丹栀逍遥散,桂枝茯苓丸加味。药物组成:丹皮6g,栀子10g,当归10g,白芍10g,柴胡10g,白术10g,茯苓10g,甘草6g,阿胶10g,焦艾叶10g,桂枝10g,茯苓10g,丹皮6g,桃仁10g,红花6g,棕炭10g,生龙牡各15g,乌贼骨15g。二诊,上方服用14剂后,经血停止,腹痛减轻。乏力,头昏,原方加党参、黄芪、木香、元肉14剂,配合归脾丸治疗二月痊愈。

按少女月经提前淋漓不断,腹痛,血色紫黑,舌质紫暗,脉涩,属肝郁血热,瘀阻胞宫之漏症。瘀血不去,新血不生,故用桃红四物汤活血化瘀,阿胶、艾叶养血止血,棕炭、生龙牡、乌贼骨涩血而不滞瘀。热盛迫血妄行,血不循经则经血漏下不止,故用丹皮、栀子清热凉血,桂枝茯苓丸,活中寓养,消补并用,缓消症块。

（五）附睾结核

[案]陈某,男,22岁,午后发热,体温38℃~39℃,乏力,双侧附睾坠胀痛,鞘膜积液,舌质红,苔白腻,脉弦细。ESR28mm/h,WBC12.2×10⁹/L.淋巴计数40%。诊断:睾丸结核,睾丸鞘膜积液。辨证:寒凝肝经,痰湿凝聚,兼外感毒邪。治则:温经散寒,化痰祛湿,清热解毒。方用桂枝茯苓丸、暖肝煎加味。药物组成:桂枝10g,茯苓10g,丹皮6g,桃仁10g,白芍10g,枸杞子10g,茯苓10g,当归10g,沉香3g,乌药10g,小茴香10g,橘核15g,荔枝核15g,金银花15g,连翘15g,青蒿10g,鳖甲15g,地骨皮15g。水煎服,1剂/d。二诊,服药14剂后睾丸肿胀减轻,鞘膜积液消食,再未发烧原方去青蒿、地骨皮加三棱、莪术、浙贝母、元参、牡蛎软坚散结。守方服用20剂,睾丸肿胀积液全部消失。

按 睾丸结核肿胀积液,多系寒凝肝脉,痰湿凝聚,兼外感毒邪,桂枝茯苓丸温化寒湿,化瘀消肿;乌药、小茴香行气止痛;橘核、荔枝核合用,专入肝经,直达少腹,祛寒止痛、散结消肿之功益彰,擅消疝气睾丸肿痛[7];三棱、莪术活血化瘀;浙贝母、元参、牡蛎为消瘰丸,软坚散结,专治瘰疬、结核。

(六)中心型视网膜炎

[案]高某,男,28岁,缘因出差劳累,致左眼视力下降一周。眼科检查:血压13/8kPa,眼压不高,左眼视力0.2,右眼视力0.8,黄斑区水肿明显,中心光反射消失,伴少许渗出,眼球结膜充血,眼底血管迂曲。自觉眼前模糊,视物变形,视力下降,羞明流泪。舌红,苔白微腻,脉弦细。诊断:中心型视网膜炎。辨证:肝经湿热瘀滞,阴虚火旺。治则:清热祛湿,活血化瘀,滋阴降火。方药:丹栀逍遥散,杞菊地黄汤,桂枝茯苓丸加味。药物组成:桂枝10g,茯苓10g,丹皮6g,桃仁10g,栀子10g,当归10g,白芍10g,柴胡10g,白术10g,茯苓10g,甘草6g,枸杞子10g,菊花10g,生地10g,山药10g,山萸肉10g,泽泻10g,白蒺藜20g,石决明15g,木贼草10g。二诊,服药10剂,左眼视力0.4,右眼视力1.2,黄斑区水肿减轻,原方泽泻30g、白术30g、猪苓10g加强利水渗湿之力。服10剂。三诊:左眼视力0.8,右眼视力1.2,黄斑区水肿好转,中心光反射正常。上方去泽泻、猪苓,加丹参、赤芍、三棱、莪术活血化瘀、软化瘢痕。继服一月病情痊愈。

按 中心型视网膜炎主要症状为眼视力下降,视物变形,眼底检查可看到黄斑区发暗,视网膜水肿,多与感冒、工作劳累、精神紧张、睡眠不足或过度吸烟、饮酒等有关。肝经湿热瘀滞,阴虚火旺为其主要病机,丹栀逍遥散疏泄肝胆气机,杞菊地黄汤滋阴降火,白蒺藜、菊花、石决明、木贼草清肝明目,桂枝茯苓丸活血化瘀,丹参、赤芍、三棱、莪术活血化瘀,软化瘢痕。

（七）精索静脉曲张

[案]马某,男,34 岁,下腹部疼痛,牵引睾丸坠胀,怕冷尿频,小便清长,舌质红,苔白腻,脉弦细。查体:腹股沟内侧可触及条索状硬化。B 超提示:左侧精索静脉曲张。诊断:附睾炎,精索静脉曲张。辨证:寒凝肝经,气滞血瘀。治则暖肝散寒,化瘀行气止痛。方药:天台乌药散,桂枝茯苓丸。药物组成:乌药 10g,木香 6g,茴香 10g,青皮 6g,高良姜 6g,槟榔 10g,川楝子 15g,桂枝 10g,丹皮 6g,桃仁 10g,白芍 10g,茯苓 10g,甘草 6,橘核 15g,荔枝核 15g,元胡 10g。二诊,服药 7 剂睾丸肿痛减轻,腹股沟仍疼痛,上方加荆芥 10g,防风 10g,制川草乌各 15g(先煎 1h),独活 10g,全蝎 5g,当归 10g,川芎 10g。服用 30 余剂,精索静脉曲张好转,附睾炎痊愈。

按 腹股沟疼痛睾丸坠胀,小便清长,是寒凝肝经,气滞血瘀。乌药、小茴香、木香、青皮暖肝散寒,行气止痛;当归、川芎、元胡、川楝子化瘀止痛;橘核、荔枝核软坚散结止痛;制川、草乌散寒除痹止痛,全蝎有毒,祛风止痛,二药相伍,为治疗腹股沟疼痛之要药。

参考文献

[1]范永升.金贵要略[M].北京:中国中医药出版社,2007,6:228~290.

[2] 裴正学. 新编中医方剂学 [M]. 兰州:甘肃科学技术 2008,2:199~200.

[3]罗元恺.中医妇科学[M].上海:上海科学技术出版社,1989,4:150.

[4]裴正学.浅谈桂枝茯苓丸[M].裴正学医话医案集,兰州:甘肃科学技术出版社,2005,2:17.

[5]熊曼琪.伤寒论[M].北京:中国中医药出版社,2007,1:104.

[6]范永升.金贵要略[M].北京:中国中医药出版社,2007,6:

319~320.

　　[7]吕景山.施今墨药对[M].北京:人民军医出版社,2010,12:358~359.

2013 年 10 月《甘肃医药》

裴正学教授接诊中老年
患者的技巧

赵孝鹏　　王鑫　　陈光艳

【摘要】介绍裴正学教授接诊中老年患者循环、代谢、消化系统疾病、骨与关节疾患、妇科疾病、呼吸系统疾病及恶性肿瘤等常见病、多发病的技巧。裴教授接诊患者常四诊合参，首重望诊，望诊内容以望形体、望面色、望肢态为主。次重问诊，问诊内容以问主诉、现病史、既往史为主。此外，切诊也很重要，尤其在循环、代谢系统疾病和消化系统疾病方面的诊断上。

【关键词】技巧；接诊；裴正学；中老年患者

文献标识码：A 文章编号：1004-2725(2013)12-0939-03

裴正学教授(以下简称"裴老")是我国著名的中西医结合专家、中华中医药学会终身理事、甘肃省首批名老中医，临证五十余年，经验丰富，擅长中西医结合诊治中老年人常见病、多发病，誉满陇原，深受广大患者的信任和爱戴。笔者有幸跟师学习，发现裴老接诊中老年患者很讲究技巧，现将裴老接诊中老年患者的技巧介绍如下。

一、中老年人群的发病特点

与青年人的发病特点不同，中老年人发病的特点有着其特殊性。由于受年龄的影响，中老年人机体组织结构上发生退行性改变,生理功能降低,疾病的易感性及发病率增加,加上长期外环境致病因素的影响和疾病的长期积累,使中老年人成为慢性疾病的多发群体[1]。常见的慢性疾病有动脉硬化、高血压、2型糖尿病、代谢综合征、慢性胆囊炎、慢性胰腺炎、慢性阻塞性肺疾病、恶性肿瘤等。此外,在内分泌变化的基础上,中老年妇女还容易形成退行性骨关节炎、妇科疾病。

二、裴老接诊中老年患者的技巧

(一)循环、代谢系统疾病

接诊中老年患者,裴老首先望其形体,再切脉。如果患者形体偏胖,双手脉象弦硬而长,尺脉沉弱、寸脉浮而有力,裴老便怀疑其患有高血压病[2]一量,患者血压大多高(根据裴老经验,这种患者大约70%合并高血压,其余30%不一定合并高血压,还有个别患者系年轻时血压偏低者),至此,高血压、动脉硬化的印象始可确定。接着,裴老则询问其有无头晕、头痛、耳鸣、视物模糊,有无胸闷、心慌、气短、心前区疼痛,以判断其有无脑动脉硬化、冠心病。然后,询问血糖、血脂、血尿酸是否正常,以判断患者有无高血糖、高脂血症、高尿酸血症、痛风、代谢综合征。如果患者述及尿常规异常,则需仔细鉴别动脉硬化性肾损害、肾性高血压、糖尿病肾病,依据病史、症状及相关检查结果,三者不难鉴别。

(二)消化系统疾病

若患者六脉弦滑有力,且关脉独盛,舌质暗红、苔黄厚腻,则应首先询问患者有无口苦、右胁胀痛,连及肩背等症状以判断胆囊、胆管有无病变(炎症、结石、胆囊切除术后综合征),大多数情况下能得到肯定的回答。接着,追问患者有无左胁下不适以判断是否合并慢性胰腺炎。然后,询问患者上腹部、胸骨后、咽部有无不适,以判断有无胆汁反流性胃炎、食管炎、咽炎。裴老根据多年临床经验体会到:乙肝、自免肝可经常合并胆囊炎[2],临床表现为右胁胀痛连及肩背。因此,针对胆囊炎患者还需要询问患者有无乙肝、自免肝病史,以免遗漏诊断,延误治疗。

(三)骨与关节疾患

由于内分泌变化及关节软骨消耗磨损等原因,中老年人常见退行性骨关节炎,农村患者由于辛勤劳作,风湿性关节炎、类风湿性关节炎更趋多见。因此,针对无明显关节畸形、无活动受限症状的中老年患者,裴老也经常不忘询问他们是否有关节僵硬、疼痛症状以判断有无关节病变。若患者有关节病变,裴老还经常询问他们有无胃肠道症状及高血压、糖尿病,因为久服关节止痛中药、西药都容易伤胃,并能引起血压、血糖升高。

(四)妇科疾病接诊

中老年妇女,裴老先望其颜面,次诊脉,再问月经。若患者颜面潮红,六脉弦数,多表现为月经先期或痛经,为有内热,热迫血行;若患者颜面少华甚至长有黑斑、黄褐斑,六脉沉细,多表现为月经后期、月经量过少,属于寒证或气血虚弱证;若患者面色晦暗,脉象弦涩,多表现为月经色暗、淋漓不尽,属于气滞血瘀证。中老年妇女尤其围绝经期妇女内分泌功能容易紊乱,伴或不伴有器质性病变。察色按脉,详问月经,有利于全面认识和掌握病情、准确施治。

(五)呼吸系统疾病

慢性阻塞性肺疾病(COPD)由肺部的慢性病变缓慢进展形成,常因感冒急性加重。若患者颜面青紫、口唇紫绀、咳喘痰鸣,舌质暗红或淡润,苔黄厚腻,脉浮数,多为慢性阻塞性肺疾病急性加重之表现。裴老常检查其有无肝脏肿大、腹水、下肢浮肿、颈静脉怒张等体征以判断其是否合并右心衰。溯本求源,裴老还经常查看其咽部是否红肿,询问其有无咽部不适、鼻塞流涕、前额胀痛等症状,以判断其有无慢性咽炎、慢性鼻炎、鼻窦炎等上呼吸道病变。此外,裴老还要询问相关病史、症状以判断其有无胃食管反流病、尘肺等,从而明确病因,准确施治。

（六）恶性肿瘤

恶性肿瘤多发于中老年人群。针对此类患者,裴老经常安慰他们"这个病虽然复杂,但慢慢治疗,也能减轻痛苦,提高生存质量,延长生存期",使患者减少了对此病的恐惧心理,增加了同此病作斗争的信心。裴老还鼓励他们坚持服药,以扶正固本治疗为主,保存胃气和元气,适时攻邪[3],多数患者都能减轻痛苦,提高生存质量,延长生存期,个别患者甚至能够完全治愈。

三、小结

综上所述,裴老接诊患者常四诊合参,首重望诊,"望而知之谓之神",望诊内容以望形体、望面色、望肢态为主。次重问诊,问诊内容以问主诉、现病史、既往史为主。此外,切诊也很重要,尤其在循环、代谢系统疾病和消化系统疾病方面的诊断上。中老年患者经常集众多疾病于一身,症状繁多,病情复杂。裴老临床体会,只有掌握一定的接诊技巧,才能迅速把握患者病情,抓住疾病的主要矛盾,针对主证开出有效的方药。

参考文献

[1]赵克洪,沈江明.住院老年人常见慢性病临床调查与分析[J].华南国防医学杂志,2005,19(4):34~36.

[2]张桂琼.裴正学临床荟萃[M].兰州:甘肃科学技术出版社,2012:20.

[3]裴正学.裴正学医学经验集[M].兰州:甘肃科学技术出版社,2008:311~312.

《甘肃医药》2013 年第 32 卷第 12 期

血府逐瘀汤临床应用举隅

展文国

【摘要】通过整理裴正学教授以血府逐瘀汤为基础方,临床化裁应用取得优异效果的临床验案,择其有代表性的病案加以报道,供同仁交流。

【关键词】血府逐瘀汤;病机分析;验案;裴正学

血府逐瘀汤出自王清任《医林改错》,有当归、生地、赤芍、桃仁、红花、柴胡、枳壳、怀牛膝、桔梗、甘草等组成[1]。有活血化瘀,行气止痛之功效。主治胸中血瘀证,临床表现为胸闷、心悸、胸痛、头痛、夜寐不安、幕后潮热、呃逆干呕、急躁易怒,舌质暗红,舌边有瘀点,脉弦涩紧[2]。笔者跟随裴正学教授临证,用此方加减化裁治疗一些顽固性疾病,效果显著,现举验案报告如下。

一、冠心病

[案]王某,男,50岁,主诉:胸闷气短伴头晕一月。心前区疼痛,心烦口干,急躁易怒,头顶及后脑勺胀痛,夜寐欠安,多梦,舌质黯红,边有瘀点,苔白腻,脉弦紧。血压:140/90mmHg(1mmHg=0.133kpa),甘油三酯2.8mol/L。诊断:原发性高血压动脉硬化,冠心病。中医辨证属肝阳上亢,气滞血瘀。治以平肝潜阳,活血化瘀。方药血府逐瘀汤合瓜蒌薤白半夏汤加减。红花6g,当归10g,赤芍10g,川芎10g,降香10g,丹参20g,柴胡10g,枳壳10g,怀牛膝

154g,瓜蒌 10g,薤白 10g,半夏 6g,生龟板 15g,生龙牡各 15g,天麻 10g,钩藤 15g,水煎服,1 剂/d。二诊,服药后头痛头昏减轻,血压下降,睡眠欠佳,上方加炒枣仁 10g,远志 10g 服用 7 剂而愈。

按语:高血压系阴虚阳亢,水不涵木,故见头昏头晕,口干,失眠。肝郁气滞,气滞则血瘀,则头胀痛,心烦急躁。心血瘀阻则胸闷、气短、胸痛。赤芍、川芎、红花、降香、丹参活血化瘀,扩张冠脉;柴胡、枳壳疏肝理气,宽胸散瘀;怀牛膝引血下行;生龟板、生龙牡、天麻、钩藤以滋阴潜阳,平肝息风。实验证明,血府逐瘀汤具有改善血液微循环作用,扩张血管,增加缺血器官血流量,降血脂和降血压,抗动脉粥样硬化,抗心肌缺血损伤,延长凝血时间,提高痛阈等作用[3]。

二、神经性疼痛

[案]李某,女,35 岁。头痛伴失眠 10 年。头部 CT 检查未见异常。两侧头痛,头部有紧束感,针刺样疼痛,每因情志不畅或受凉后头痛加重,月经推迟一周,经来腹痛,舌质红,苔薄白,边有瘀斑,脉弦紧。诊断:神经性头痛,月经不调。中医辨证属风邪犯顶,寒凝血瘀。治以疏散风寒,活血化瘀。方用血府逐瘀汤加清上蠲痛汤。红花 6g,当归 10g,赤芍 10g,川芎 10g,生地 12g,柴胡 10g,甘草 6g,白芷 6g,细辛 3g,羌活 10g,防风 10g,藁本 10g,蔓荆子 10g,蜈蚣 1 条。水煎服,1 剂/d。二诊,服药后头痛减轻,痛经亦好转,于原方中加入香附,益母草调经止痛,连续服用二月病情痊愈。

按语:头为诸阳之会,"巅顶之上惟风能到"。风寒外袭太阳经上犯巅顶,清阳受阻而头痛。阳虚则寒凝,寒则收引,宫寒血瘀则月经推迟,经来腹痛。血府逐瘀汤化瘀止痛,川芎、白芷、细辛、羌活、防风、藁本、蔓荆子疏风散寒,擅治头痛;蜈蚣虫类搜风通络止痛;桃红四物汤即可活血化瘀治疗头痛又可调经止痛治疗痛经,可谓一举两得,诸药合用,则头痛、痛经治愈。

三、急、慢性盆腔炎

刘某,女,28岁,因流产后恶露不尽,小腹疼痛,腰腿疼,小腹坠胀,舌质红,苔黄腻,脉细涩。B超:宫内残留物,附件炎。经妇科刮宫,清除宫内残留胚胎,并给予抗感染治疗。诊断:急性盆腔炎,不全流产。中医辨证:流产后感染邪毒,宫胞瘀滞。治以活血化瘀,清热解毒。方用血府逐瘀汤、桂枝茯苓丸、五味消毒饮加减。桃仁10g,红花6g,当归10g,赤芍10g,川芎10g,生地12g,柴胡10g,甘草6g,生薏米30g,桂枝10g,茯苓10g,丹皮6g,蒲公英15g,败酱草15g。水煎服,1剂/d。二诊,服药后恶露腹痛减轻,秽物干净。腰痛,小腹坠胀,疲乏无力,上方去蒲公英加炒杜仲、川断、党参、黄芪各10g,加减服用20余剂,配合服用归脾丸病情痊愈。

按语:不全流产,宫内残留胚胎,恶露不尽,流出秽物腥臭,属湿热余邪未净,与血互结,瘀积胞中,致脏腑功能失调,气血不和,冲任受阻所致[4]。“急则治其标”,妇科清宫祛瘀后抗感染治疗,辅以桃红四物汤活血化瘀;蒲公英、败酱草、生薏米清热利湿;党参、黄芪益气健脾;杜仲、川断补肾强腰使经脉通畅,湿热得除,诸症治愈。

四、更年期神经官能症

[案]李某,女,48岁,因失眠头晕半年求诊。患者心烦急躁,焦虑不安,五心烦热,口干,头晕头昏,颜面雀斑,心悸气短,月经量少,白带少,舌质暗红有瘀点,舌下脉络曲张紫滞,脉细数。诊断:更年期神经官能症。中医辨证属肝肾阴亏,气血瘀滞。治以活血化瘀,滋补肝肾。方药血府逐瘀汤、杞菊地黄汤加减。桃仁10g,红花6g,当归10g,赤芍10g,川芎10g,生地12g,柴胡10g,甘草6g,枸杞子10g,菊花10g,山萸肉10g,生龙牡各15g,炒枣仁15g,合欢皮30g,夜交藤30g。水煎服,1剂/d。二诊,服药后心烦急躁、失眠头昏好

转,颜面雀斑明显,上方去柴胡加制首乌、女贞子、旱莲草、龟板胶各 15g 滋阴补血,养血祛斑,加减服用半年余,诸症好转。

按语:更年期神经官能症其病机为女子天癸衰竭,肝肾不足,阴血亏虚,阴不敛阳,虚阳外越。心烦焦虑,口渴、失眠头昏,月经过少色黯,舌质暗红有瘀点,均为胞宫瘀阻之象,用血府逐瘀汤舒肝化瘀,杞菊地黄汤滋补肝肾,炒枣仁、合欢皮、夜交藤养血安神;制首乌、女贞子、旱莲草、龟板胶滋阴补血,养血祛斑,则诸症治愈。

五、胸部挫伤

李某,男,28 岁。因车祸致胸部挫伤,胸痛,胸闷气短,口干口渴,头痛无恶心呕吐。X 线检查胸部未见血气胸征象,胸肋骨未见骨折。舌质暗红,舌苔黄腻,脉弦紧。诊断:胸部挫伤。症属外伤后胸部血瘀证。治以活血化瘀,行气止痛。方药:血府逐瘀汤,小陷胸汤加减。桃仁 10g,红花 6g,当归 10g,赤芍 10g,川芎 10g,生地 12g,柴胡 10g,枳壳 10g,怀牛膝 154g,桔梗 20g,甘草 6g,黄连 6g,半夏 6g,瓜蒌 10g,汉三七 3g,土鳖虫 10g。水煎服,7 剂,1 剂/d。二诊,服药后胸痛气短好转,肋骨仍有疼痛,原方加成制乳没各 6g,服用 14 剂胸痛好转,诸症痊愈。

按语:胸中系"宗气"所聚之处,外伤后胸中气机瘀滞,血瘀膻中,致气机逆乱,胸胁窜痛,以血府逐瘀汤活血化瘀,汉三七、土鳖虫加强化瘀止痛之功;黄连、半夏、瓜蒌为小陷胸汤清热化痰,宽胸散结。明代薛己《正体类要》云"肢体损于外,则气血伤于内,营卫有所不贯,脏腑由之不和"。凡软组织水肿,韧带损伤肌肉筋膜疼痛属瘀血者可用活血化瘀法治疗[5]。

六、不明原因的发烧

[案]张某,男,36 岁,因无明显诱因发烧一周,体温在 38℃~39℃,之间,因多方医治无效,求治于中医。诊查:T38.2℃,患者乏力疲

倦消瘦,口干口渴,心中烦热,睡眠欠佳,头痛,食纳差,大便干结,小便黄,舌质暗红,舌苔黄腻,边有瘀点,脉弦细滑。查胸透、血象、ESR、抗O、RF均正常。追问病史,七年前曾经骑摩托车摔伤胳膊、膝关节病史。诊断:发烧待查。中医辨证属外伤后瘀血发热兼气虚,胃火炽盛。治以活血化瘀,甘温除热,佐通腑泄热。方药:血府逐瘀汤,补中益气汤加减。桃仁10g,红花6g,当归10g,赤芍10g,川芎10g,生地12g,柴胡10g,怀牛膝15g,甘草6g,党参10g,白术10g,黄芪10g,升麻10g,青蒿10g,鳖甲15g生大黄10g(后下)。水煎服,7剂,1剂/d。复诊,服药后发热减轻,T37℃,精神食纳好转,效不更方,原方继服10剂,诸症治愈。随访6月未见复发。

按语:发热可因感染,肿瘤,自身免疫病,血液病等多种原因引起,然而临床约5~10%的发热始终无法小查明原因[6]。"瘀血发热,口渴心烦肢体刺痛。瘀血在中焦,则胸痛胁痛,腰脐间刺痛;瘀血在腠理,则营卫不和,发热恶寒;瘀血在肌肉,则嗡嗡发热,自汗盗汗,血府逐瘀汤主之[7]。气虚发热,内伤脾胃内伤其气,外感风寒乃伤其形。伤其内为不足,补足者补之,温能除大热,补中益气汤主之[8]"。

七、脑震荡后遗症

[案]王某,男,35岁,因车祸致头部外伤,昏迷两天。头颅CT示:急性硬脑膜下血肿,颅骨未见骨折。患者头部左侧撞击后随即出现昏迷,即可送医院抢救。神志不清,陷入深度昏迷,不时恶心呕吐。血压:140/90mmHg。CT扫描:大脑左侧皮质内可见点片状出血灶,右侧侧脑室受压变形,中线向右侧移位,硬脑膜下血肿。医院急诊开颅手术,减压、清除血肿。术后12小时神志清醒,自觉头痛头昏,口渴口干,出汗多,五心烦热,腰膝酸软,舌质红,苔黄腻,边有瘀点,脉弦滑。西医给予抗感染、减压扩容对症支持治疗。诊断:脑挫伤,急性硬脑膜下血肿术后,脑震荡后遗症。中医辨证:肾阴亏虚,外伤后瘀留脉络。治法:滋阴补肾,活血化瘀。

方药：血府逐瘀汤，知柏地黄汤加减。桃仁10g，红花6g，当归10g，赤芍10g，川芎10g，柴胡10g，枳壳10g，怀牛膝15g，桔梗20g，甘草6g，知母20g，黄柏10g，山药10g，山萸肉10g，龟板15g。水煎服，1剂/d，7剂。复诊，服药后头晕头痛减轻，出汗减少，血压130/80mmHg，睡眠欠佳，原方加炒枣仁、远志、石菖蒲各10g，加减服用三月余病情好转。

按语：急性硬脑膜下血肿是由脑挫裂伤皮质血管破裂引起出血，以昏迷时间较长或意识障碍不断加深，颅内压增高为特征的急性颅脑损伤[9]。急性硬脑膜下血肿病情发展快，病情重，需及早施行手术治疗。术后以中药活血化瘀，消肿止痛，改善机体的反应性，以血府逐瘀汤为首选方。石菖蒲、远志、龟板、生龙牡、酸枣仁等宁心安神，平肝潜阳意在加强主方疗效。

八、体会

以上所举7个典型验案均以血府逐瘀汤加减化裁治疗。王清任用血府逐瘀汤治疗"胸中血府血瘀"诸证，有桃红四物汤加四逆散、桔梗、川牛膝而成。胸胁为肝经之循行部位，瘀血在胸中，气机阻滞，故胸痛；瘀久化热，气郁化火则入暮潮热；《血证论》"血瘀上焦，则见胸、背、肩、胳疼痛麻木，胸胁逆满等证，宜用血府逐瘀汤主之。"用桃红四物汤化瘀养血，柴胡疏肝解郁，升达清阳，桔梗开宣肺气，载药上行，伍枳壳宽胸理气，怀牛膝通利血脉，引血下行，甘草调和诸药，诸药合用既能行血分瘀滞，又利散气分郁结，祛瘀而无伤血之虑，行气而无燥热之弊，共奏活血化瘀，行气止痛，散郁清热之功[10]。《血证论》云"瘀血不去，则新血断然不生，而新血不生，则旧血亦不能自生也"。"一切不治之症，总有不善去瘀血之故，凡治血者，必先以去瘀血为要"。血府逐瘀汤以祛瘀为治血之要法，凡气滞血瘀之头痛、胸痛、高血压、盆腔瘀血综合征、更年期综合征、不明原因的发热、脑震荡后遗症等均可选用本方加减治疗。实验研究表明:桃红四物汤对妇科疾病、创伤疾病、偏头痛、类风关、心绞痛、糖尿病周围神经病变,斑秃、颈椎病等均有明显疗效[11-12]。

参考文献

[1] 王清任. 医林改错 [M]. 沈阳：辽宁科学技术出版社,1999,01:7~8.

[2] 许济群.高等医学院校教材,方剂学[M].上海:上海科学技术出版社,1998,10:148~149.

[3] 董超,耿朝辉,高枫.血府逐瘀汤的现代临床应用和实验研究进展[J].时珍国医国药,2009,12(20):36~37.

[4] 徐湘瑜.血府逐瘀汤治疗盆腔炎[J].吉林中医药,2008.8(6):42~43.

[5] 樊成虎,马智勇,柴吉梅.消定膏治疗急性软组织损伤130例[J].甘肃中医,2010,23(11):47~48.

[6] 邝贺龄,胡品津.内科疾病鉴别诊断学[M].北京:人民卫生出版社,2009,06:7~12.

[7] 裴正学.血证论平释[M].兰州:科学技术出版社,2008,02:129~130.

[8] 裴正学.新编方剂学[M].兰州:科学技术出版社,2008,02:95~96.

[10] 董倩.血府逐瘀汤临床应用举隅[J].河北中医,2008,5:25~26.

[11] 李淑英,马晓勇.桃红四物汤临床应用体会[J].陕西中医,2001,23(5)55~58.

[12] 宋新,张雅芸.桃红四物汤治疗偏头痛[J].实用中医药杂志,2006,08:33~35.

第十七章　报纸摘要

记我国著名中西医结合专家、甘肃省名中医裴正学教授

祁琴　杨寅红　郑访江

杏林巨擘情暖神州

自古以来，甘肃就以丰富的中药资源、众多的名医和深厚的中医药文化而被称为"中国岐黄之乡"，在中医药界，一个以地名命名、被誉为"血液病克星"的方子——"兰州方"更是使甘肃中医药闻名海内外。

这个方子的创制者，是我国著名中西医结合专家，现任甘肃省中医院、省医学科学研究院首席专家、博士生导师，兼任甘肃中医学院教授、甘肃省中西医结合学会名誉理事长的裴正学先生。在50余年的行医生涯中，裴老很好地把中、西医的各有所长利用起来，为患者造福，在教、医、研等多方面取得了丰硕的成果，成为深受甘肃乃至全国人民爱戴的杏林巨擘。

"三世岐黄不足奇"

"三世岐黄不足奇，学医自应当良医。甘为孺子牵来去，莫步骄

兵伏败机。""岂以阿谀称挚友，须将诋毁当良师。要知声誉远扬处，正是谦恭养晦时。"这是裴老的父亲裴慎勉励儿女们的二首名言警句。

裴老生于 1938 年 2 月，甘肃武山人，出身于中医世家，祖父裴绍俭，一生悬壶济世。父亲裴慎肄业于中央大学，著有多本医书，《诫儿女自勉二首》就是写给儿女们自勉和继承医学家传的。在浓厚的兴趣和家庭影响下，裴正学先生自幼就立下了行医的理想，后以优异的成绩考入西安医科大学医疗系。

裴老的青年时代历经了多次波折。1958 年全国掀起了反右高潮，正在上大二的裴老因父亲被错划为右派而受到诛连，一时被当作右派批判长达数月。1961 年，大学毕业的裴正学本可以品学兼优留校，但在政审时，因家庭出身和所谓的父亲历史问题，被改配到天水医院。"文革"期间，裴正学又被打成"黑五类"，下放到了偏僻的天水甘泉卫生院。裴老在这里心不灰，气不馁，反倒认为这是一次难得的深入群众、了解民间疾苦和接触百病的好机会，这段艰苦的磨砺和沉重的压力，成为他人生中的宝贵财富。

起死回生"兰州方"

1967 年，在天水地区医院内科工作的裴正学，收治了一位名叫马长生的白血病人。马长生是一年轻战士，患病后虽部队医院和地方医院均进行了全力治疗，但病情并无好转。当他的血色素只剩下 2g 时，领导决定把他送回原籍天水和父母作最后的诀别，马长生的父母抱着碰运气的心态去求裴正学医生救治。

当时国内外治疗白血病的主要方法是化疗，但化疗的毒副作用却十分明显，裴先生运用中医辨证和中西医结合的方法为马长生制定了治疗方案，用药一个月后，高烧退了；服用中药百余剂后奇迹出现。一年后，血色素增加到 14g，多次骨髓涂片检查均呈完全缓解现象。在兰州工作的、曾经主治马长生的张爱诚教授得知此事后大吃一惊，连呼"奇迹，奇迹"！1973 年，在苏州召开的全国血液病会议上该病案例受到与会专家的一致高度评价，会议最终把该病例主方定名为"兰州方"，多年来在国内各地医院广泛推广使用中，疗效十分显著。那个名叫马长生的患者在被裴老治愈后至今健在，从未复发。

"十六字"方针创"裴派"

随着医学临床实践的不断丰富，裴正学老先生在医学科研领域也取得了丰厚的成果，先后担任了《中国中西医结合杂志》编委、《中西医结合研究》杂志总编辑，中国中西医结合学会理事，甘肃中西医结合学会副理事长兼秘书长，甘肃省中医、中西医结合高级评委会委员，甘肃省政协委员。主要著作有《血证论评释》、《新编中医方剂学》、《大黄的药理与临床》、《乙型肝炎的诊断与治疗》、《裴慎医案选》、《新编温病学》、《中西医结合实用内科学》等。另外在各级学术刊物共发表论文 60 余篇，先后获国家级优秀论著一等奖 1 项，二等奖 2 项，三等奖 5 项，省级优秀论文奖 5 项，省科技进步奖 2 项。

1980 年，裴正学编著的《血证论评释》出版发行，流传到日本后获得了强烈反响，1985 年 5 月，日本静岗医科大学校长田荣一教授专程来兰州向裴教授请教书中的有关问题。九十年代，裴正学提出的"西医诊断，中医辨证，中药为主，西药为辅"的 16 字方针，被全国中西医界所关注，"裴派"也成为当前中西医领域的重要学派。

他主编的当代第一部中西医结合内科巨著《中西医结合实用内科学》在 1996 年美国召开的世界第三届传统医学大会上荣获"突出贡献国际金奖"。裴正学教授本人还荣获"世界百名民族医药之星"殊荣。1997 年国家中医药管理局认定为全国 500 名著名老中医之一，先后被香港中医大学等 3 所国内中医院校聘请为客座教授。

医者仁心普众生

从医以来,裴正学老先生一直以"医者仁心"的态度来对待病人,几十年来如一日,如春风化雨般温暖着病人的心,也为医患和谐做出了贡献,树立了榜样。

2000 年,就读于兰州大学的江西籍学生刘丽刚不幸患上了"ALL 急性淋巴细胞白血病"经各方化疗诊治,均见效甚微,医生断言要治好他的病费用在 30 万元左右。经介绍,他在甘肃省肿瘤医院找到了裴老。面对这个在死亡线上苦苦挣扎的年轻人,裴老给了他自己研制的"裴氏升血颗粒"。当裴老听说刘丽刚准备回江西老家时,他热情地说:"你回家可随时和我联系,我会把药方给你们及时寄过去的。"同年 5 月,刘丽刚回到了江西南昌。住进了江西省第二附属医院做长期化疗,化疗使他的骨髓造血系统已完全失去了免疫功能,身体日渐虚竭。得知这个情况后,裴老立即又给他开出了一张中药方,并将自己专门配置的丸药托人给他寄了过去。刘丽刚按时服用中药后,化疗带来的毒副作用明显减轻,红细胞、白细胞、血小板等各项指标很快达到正常,化疗的间歇时间也逐渐延长了。后来,裴老又将自己新配置的一种中药给刘丽刚寄了过去,服用以后,奇迹出现了!他再不需要进行化疗,因为各项指标都正常了。现在的刘丽刚,已经痊愈后完成了学业,但他每年都会回兰州探望裴老,以报答老先生的救命之恩。

2008 年是裴正学老先生从医 50 周年,2 月 23 日,甘肃省在兰州举行了"裴正学教授医教研 50 周年座谈会",与会的副省长咸辉高度评价了他高尚的医德和高超的医术。2011 年 3 月 22 日,由他主编的《中西医结合实用内科学》(修订版)首发式在兰州举行,甘肃省委副书记、省长刘伟平,省委常委、省委宣传部部长励小捷,副省长咸辉,省政府秘书长李沛文等领导出席了首发式。裴老现虽年逾古稀,但他更加精神百倍地坚守在医界,坐诊行医,著书立说,培养后生,以实际行动回报着社会各界对他的厚爱和勉励,他要用一直遵循的"老牛自知夕阳短,不用扬鞭也奋蹄"之格言来证明人生的价值!

2012-4-24《中国中医药报》

跨越半个世纪的回忆
——读裴正学先生的小说
散文集《大风曲》

聂中民

　　虽然地处天水西南的武山在甘肃文人的眼里一直是个文化落后县,但是今年的武山文坛却喜事连连,热闹非凡。最近由甘肃人民出版社出版的裴正学小说散文集《大风曲》可以说是独领风骚,陈田贵主编的散文集《渭水新韵》好评论如潮。另外,陈永恒的长篇小说《渭水悠悠》、萧作荣的学术论文集《五味史-今胜篇》二辑、王换成主编的乡土教材《可爱的武山》、何辉的长篇小说《性感地黑夜》、的相继出版,无一例外的说明了武山文学事业正在以健康的态势迅速崛起。面对身边这么多著作,今天就说说裴正学先生和他的作品吧。

　　裴正学乃素有陇上板桥之盛誉的著名医学家裴慎之先生之子。在我国医学界以医术精湛、医德高尚、博学勤思而为人称道。裴先生和我同是武山人,他不仅是个杰出的医学家,还是个优秀的文学家。在武山文学界,裴正学先生可以说是填补了多年来中篇小说创作的空白。早闻知先生学富五车,才艺双全,人品甚佳,只是一直无缘相识。好在我初生牛犊不畏虎,偶尔折腾几篇小文贴在浮躁的网络上,没想到却引起了先生的关注。

　　在我重庆谋生的几年里,为了排解人在他乡的孤独,闲来没事和天水文友丁胜携手创办了天水文学网,受到异乡游子的关注。大概今年三月,我收到裴老发来的邮件,信的内容大致是对我文学创作上的鼓励溢美之辞。几次书信往来后,经多次讨要,裴正学先生给我用电子邮件发来了他的一些诗文。细读之后,我便贴在文学网上满足了部分读者的需求。通过一次电话之后,裴老盛情相邀我到兰州做客。

今年五月我有幸上兰州拜访了裴正学和漆子扬二位先生,裴老在百忙之中挤出时间热情接待了我和丁胜兄弟。那天,裴老拿出他才出版不久的《大风曲》和他父亲的《裴慎诗文》集作为见面礼送给了我们。逛遍兰州的风景名胜,裴先生和我们热情的合影、交谈。后来在马大胡子餐桌上,裴老即兴赋诗一首。"金城五月又回春,故园才俊胜花开。老夫不信桑榆晚,权做人梯共奋飞"。裴老一直告诫我们,作为文学青年,一定要坦荡做人,好好学习,将来为家乡的文化建设尽绵薄之力。通过初次交往,裴老的待人真诚,在裴先生的身上已成为一种别样的人格力量。

看完裴先生作品集子的时候,我已辞职赋闲。一直想写几句话,一种穷途末路的困顿感让我一拖再拖。一天我接到丁强的电话,他给我如数发来了兰州的照片。还说裴老给我写条幅一张,上书"芝兰飘香"字样,我当时甚是惊讶。向裴先生求字,本是说说而已,没时间写也就罢了。让我没想到的却是裴老并没有忘记这区区小事,平时我也不怎么和裴先生联系,关键是怕过多的交往会耽搁他老人家宝贵的时间。前不久再次见到先生后,萌生了装裱后挂在无为斋自勉的想法。

如果说医学的职能仅仅是救死扶伤的话,而文学的职能则是拯救整个人类的灵魂。能两者兼之者,可以说是把人活到了及至。我所知道的裴正学先生亦如此。

·裴先生虽然年过古稀,依然面色红润,身体硬朗,他是一个热爱生活的人。近年来在潜心研究白血病和肝病治疗过程中取得了重大科研成果,1997年就跻身于"全国著名100名老中医"之列。裴正学先生学生遍布陇塬,著述颇丰,相继出版医学专著10余部。在文学创作上,裴先生成就斐然。先后在《甘肃日报》、《飞天》、《诤友》、《甘肃文史》、《天水日报》、《兰州晚报》、《丝绸之路》等刊物发表了诸多文学作品,在空前繁荣的甘肃文学界声名鹊起,为繁荣和发展武山文学事业画上了浓墨重彩的一笔。

细读装帧精美的《大风曲》,全书共辑录了中篇小说一篇,另收散文随笔和文艺评论十一篇。裴先生集子由他的挚交,内蒙古自治区原党委书记杨利民先生作序。其中收录作品都是裴先生多年来见诸报端的文字,作品以自己亲历的事件和身边的人物为题材,以朴实的文风,灵动的文笔集中反映了我国城市和农村长达半个世纪的历史变迁。其作品蕴涵着对故乡那片土地上亲人和群众的热爱之情。同时,揭露了社会发展与国家建设过程中的一些社会问题,一种先天下之忧而忧,后天下之乐而乐的忧患意识常诉诸笔端。用著名文学评论家梁胜明先生的话说"阅读裴正学的《大风曲》,其实就是小人物反映大舞台,小事件洞观大世界。使人能够在真切质朴的叙述中品味人生感悟、参悟生活哲理,得到精神上的愉悦和思想上的启迪"。

裴正学先生的中篇小说《大风曲》可以说是一篇自传体作品。作者以自己青少年时代"反右扩大"的特殊历史环境下引发的爱情故事为题材。作品以才华横溢的医大才子白利平和美丽善良的校花张雅兰的悲剧爱情发展为主线,深刻地揭示了"反右扩大"的深层本源症结。小说用白描的手法成功地塑造了不无学术、道德败坏的党委委员、教务处长田金朋,随庸附俗,才疏德劣的团支部书记罗仁义及一腔正义、实事求是,坚持原则的党员班长黄建成等人物的典型形象。作者在文章开篇呈现了在事隔20余年后在一次国际学术大会上两个恋人邂逅后的不胜感慨,以此引起了对往事的无限追忆。小说中,作者娓娓道出了当男主人公白利平和女主人公张雅兰的热恋之情，男主人公白利平因在反友扩大风波中揭发田金朋问题的大字报上签字后，横遭被单向追求张雅兰的罗仁义伙同田金朋打击报复，致使张雅兰在巨大的刺激和压力面前精神全面崩溃，导致其休学回家疗养的故事。尽管白利平在正义派的保护下未被划为右派，可是两个人的爱情因受到了种种卑劣的摧残，给读者留下了莫名的阵痛，因此在小说写作中作者特意安排了伏笔。就作品本身而言，人物形象生动，栩栩如生。性格特征对比鲜明，故事情节曲折跌宕，结构安排自然巧妙。值得一提的是作品语言清新自然，情感沉静细腻，似乎悲剧在人的身上已不再是命运的桎梏。对细节写作问题运筹帷幄的娴熟程度，彰显出裴正学先生人到老年后对世事纷争的淳朴宽舒而淡泊恬静的旷达胸襟。

比起裴正学先生的小说作品，我比较喜欢他的散文和随笔。裴正学的散文作品属于传统文本文体范畴，作品取材广泛，行文自然洒脱，最大的优势我觉得还要说情感真挚，构思新颖。而且抒写故乡题材的一些作品更能引起读者的共鸣，无论是写第一故乡武山的人文风土与生活琐事，还是写第二故乡兰州的篇什，故乡作为心灵的驿站，几乎渗透了作者真实生活感受。诸如在《怀念故乡》《渭水悠悠》中，作者通过对童年时代生活片面的描述，给我们这一代人展现出了一幅稻米飘香的渭水风韵长卷。渭水作为我们家乡主要的河流之一，不仅养育了在生存线上挣扎的父老乡亲，更多的是激发了作者非凡的创造力和艺术天赋。在作者笔下，故乡就是一片片绿荫铺扑天盖地、一条条小溪流水潺潺、一畦畦田畴溢香流芳、一群群朱鹮轻舞晨光。然而，读此类作品，自始至终故乡以一种唯美的姿态流淌在读者的心间。在《滨河路晨曲》中，作者笔下的兰州黄河风情线一派风光旖旎、风情万种，把静态的风景与动感的事物描述的让人读来有一种视觉上的美感和心灵上的颤动。

说完了故乡题材的散文还是再谈谈其他几篇随笔罢。就当今流行的随笔而言，作者以朴实平和的笔调写出的《西欧散记》《赴美见闻》、《天水行记》等让人读来耳目一新作品。裴正学先生的随笔议题深刻,说理透彻。《想起一首诗》里作者以武山温泉的一首歌颂"尧帝让贤,许由拒官"的诗歌,对当代社会上一些跑官买官者,在其位而不谋其事者、吃皇粮而不为其民者、以高官大权牟私利者的丑恶嘴脸进行了无情的嘲讽和抨击。在《信口谈牛》中,作者抒发了牛的精神。然则,牛的精神也可以说是裴先生面对社会中的芸芸众生而与世无争、辛勤劳作、无私奉献、老不服输的精神境界,这何尝不是鲁迅先生笔下的"横眉冷对千夫指,俯首甘为孺子牛"呢?在《评电视剧〈太平天国〉》中。作者用自己渊博的文史知识,独到的学术见解,敏捷的艺术鉴赏思维,强烈地表达了对社会及生活的忧患意识。同时作者在《怀念郭维平先生》、《医德遍陇塬　书画誉九州》中,作者以简洁而精练、典雅而优美的语言深情地述说着对自己友人和父亲的缅怀之情,此类文字简约温婉,情真意切。

在当今社会,几乎可以说没有一个真正意义上的文人。如果谁自己说他是文人,恐怕要惹恼其他人。虽说民间写作和知识分子写作的争论持续了好几年至今却没个定论。不是今天流行美女作家身体写作,就是明天时尚大学教授快餐写作。在浮躁的文学环境中,仍然有一大批像裴正学先生一样的老知识分子严守"铁肩担道义,妙手著文章"的精神风骨。我坚信,如果不出几年,裴先生将有更多优秀的作品和读者见面。愿裴老在以后的路上健康长寿,多推精品。

2006.12.26 原发《天水日报》

裴正学 杏林妙手锻造奇迹

中国中医药报　郑访江

他,出生于中医世家,又考入西医大学深造,将中医之长和西医之优结合在一起,让"裴派"成为当前中西医领域的"泰山北斗"。

他,有一双回春妙手,创中西医治疗"十六字方针";又有一双妙笔生花之手,挥毫泼墨、著书立说。

《左传·襄公二十四年》中有言:太上有立德,其次立功,其次立言。这是古今许多仁人志士的目标和理想,而他的人生可以恰如其分地用"三立"去概括。

他就是甘肃省肿瘤医院中西医结合专家裴正学。

立德:杏林妙手锻造奇迹

1972年,在甘肃天水地区医院内科工作的裴正学,收治了一位名叫马长生的白血病患者,他是一名年轻的战士。虽先后经过部队医院和地方医院的全力救治,但是,病情没有丝毫好转。马长生的父母始终不甘心,当其血色素只剩下2g时,抱着碰运气的心态去求裴正学救治。

当时国内外治疗白血病的主要方法是化疗。裴正学运用中医辨证和中西医结合的方法为马长生制订了治疗方案,用药一个月后,高烧退了;服用中药一年后奇迹出现了,马长生血色素增加到14g,多次骨髓涂片检查均呈完全缓解现象。马长生痊愈后至今健在,从未复发。

同样的事情还发生在一个患了晚期胰头癌的患者身上。周祥春是甘肃省的小麦专家,2010 年初发现患了晚期胰头癌。随后,在家人的陪同下去了上海一家大医院进一步检查治疗。由于周祥春的病情已经严重恶化,再加上他已近 70 岁高龄,所以,医生说患者已经不能做化疗了,也不能做手术,最多能活 3 个月,让回家调养。周祥春回到兰州时,身体已经非常虚弱,整日卧床不起,而且,每天拉肚子 20 多次,苦不堪言。

后来,在朋友的推荐下,家人带着周祥春找裴正学治疗。已经 70 多岁的裴正学用中医方法对周祥春治疗了半年后,奇迹发生了,周祥春 CT 片胰头癌从 4.8cm×4.2cm 缩小到 2.1cm×1.8cm,腹泻每天减少到 3~4 次。周祥春每天上午在医院吃完中药和输完白蛋白后,下午就可以自己回家了,甚至还去甘肃省科技厅汇报工作,能参加省里组织的一些科技活动,这让家人喜出望外,也让周祥春找到了昔日的风采。

立功:16 字方针传遍大江南北

20 世纪 90 年代,裴正学提出的"西医诊断,中医辨证,中药为主,西药为辅"的 16 字方针,被全国中西医界所关注,"裴派"也成为当前中西医领域的重要学派。

裴正学的学生蔡正良告诉记者,裴正学的 16 字方针基本集中在《裴正学医学经验集》一书中。该书上篇为学术思想,主要讲述了裴正学有关中西医结合的理论;中篇为临床实践,主要讲述裴正学在临床上应用中西医结合治疗有关疾病的案例和成功经验;下篇为门人报告,系裴正学学生和各地临床医生应用其经验的心得体会。全书贯穿裴正学中西医结合"十六字方针"的思想,是对我国中西医结合理论研究的巨大贡献。

由于裴正学用中西医结合方法治疗了很多疑难杂症,再加上他微博问诊的影响,许多内蒙古、新疆、广州、北京等地的病人慕名前来就诊。从北京的一些病人反馈来的信息得知,他们的病在北京的一些大医院久治不愈,而裴正学开了简单的方子就治好了他们的病,为此，北京一些医院的医生专门从病人那儿要去了裴正学开的方子，进行研究，并将方子抄了下来，用于治疗患有类似疾病的病人。

立言：亦医亦儒留墨香

由裴正学主编的当代第一部中西医结合内科巨著《中西医结合实用内科学》，在 1996 年美国召开的世界第三届传统医学大会上荣获"突出贡献国际金奖"。裴正学本人还荣获"世界百名民族医药之星"殊荣，1997 年被国家中医药管理局认定为全国 500 名著名老中医之一。

20 世纪 70 年代，裴正学精心阅读了近代中医汇通派唐容川、张锡纯、施今墨等大师之代表论著。尤其对唐容川的《血证论》用功最深，也颇有心得，于是在"文革"期间，呕心沥血两年写成《〈血症论〉评释》一书，1978 年出版发行。该书在日本发行后，引起学界关注和强烈反响。1985 年，日本静岗医科大学校长田荣一专程来兰州向裴正学请教书中的有关问题。根据该书的有关理论，裴正学拟订的治疗白血病专方在 1974 年的全国血液病会上定为"兰州方"。

裴正学的学生陈光艳告诉记者，在裴正学的从医生涯里，除了一周上 5 个半天的门诊外，其余时间，他都几十年如一日地在其名中医传承工作室里度过。他探求岐黄，总结病例，研制药方，更令他乐此不疲的就是笔耕不辍地著书立说，先后有《新编中医方剂学》《乙型肝炎的诊断与治疗》《大黄的药理与临床》《新编温病学》等 15 部专著问世。在担任省中西医结合学会副会长兼秘书长期间，他还创办了《中西医结合研究》杂志并任主编。

裴正学不仅有双回春妙手，也有双妙笔生花之手，在他手下，嬉笑怒骂皆成文章。在编纂医学著作的同时，小说散文集《大风曲》，诗文集《春风曲》《秋风曲》《裴正学书法集》《医学入门行草贴》等先后问世。今年 2 月，新作《裴正学健康微博》和诗书集《雪泥鸿爪》出版发行，这是对他从医 55 年的又一次见证和记录。

裴正学不为良相,便为良医

郑访江　祁琴

"感谢裴正学教授高超的医术让我们见识了什么是医者仁心,他总能在谈笑间化解我们的心理阴影,给我们全家带来了生的希望。"这是一位患者写给裴正学教授感谢信中的话。而在网上,像这样对裴正学教授充满深情的感激之词俯拾即是:"我爸的病已经复发多年了,我们在无奈之时才找到您。刚吃了两服您开的药病情就有所好转,在此我借这个平台真诚地感谢您"……

三世岐黄不足奇　学医自应当良医

裴正学是我国著名中西医结合专家,中国中医科学院博士生导师,甘肃省中医院、省医学科学研究院首席专家。他出身于中医世家,祖父裴绍俭,一生悬壶济世,父亲裴慎为甘肃近代十大名中医之一。在浓厚的家庭医学氛围的影响下,裴正学自幼就立下了"不为良相、便为良医"的铮铮誓言,后以优异的成绩考入西安医科大学医疗系,真正开启了自己长达50多年的行医治病救人之路。

随着医学临床实践的不断丰富,裴正学在医学科研领域也取得了丰厚的成果。1980年,他编著的《血证论评释》出版发行,流传到日本后引起了强烈反响,1985年5月,日本静岗医科大学校长田荣一教授专程到兰州向他请教书中的有关问题。20世纪90年代,裴正学提出的"西医诊断,中医辨证,中药为主,西药为辅"的16字方针,被全国中西医界所关注,成为当前中西医结合领域的重要学派。

裴正学主编的当代第一部中西医结合内科巨著《中西医结合实用内科学》于1996年世界第三届传统医学大会上荣获"突出贡献国际金奖";1997年，国家中医药管理局认定裴正学为全国500名著名老中医之一。

甘为孺子牵来去　情暖患者仁医心

　　"老凤山深鸣不休"。今年已是76岁高龄的他，在陇原大地发生地震灾难之时，他依旧精神矍铄地奔赴在省级各大医院救治病人，用孺子牛的精神无私地回报着养育他的这方土地。

　　从医以来，裴正学一直以"医者仁心"的态度来对待病人，几十年来如一日，春风化雨般温暖着病人的心。

　　"昨日下乡去，归来意不平。一男患小病，贫困竟丧生。"这是裴正学在行医过程中做的一手《怜贫》的小诗，字里行间无不透露着他对那些贫困患者的关心和怜悯。

　　每年都会有这样一位患者去看望裴正学老先生，他曾是一名兰州大学一年级学生，不幸患上了"ALL急性淋巴细胞白血病"，各方化疗诊治见效甚微，在他生命最危急的关头，是裴正学挽回了这个死亡线上挣扎的大学生。

　　他叫刘丽刚，裴正学治好了他的白血病，骨髓和血象均恢复正常，经过3年治疗和休养，他已复学，完成本科学业后，又考上了硕士研究生。

　　"我会永远感激他的救命之恩的。"一句感谢的话，代表了无数像刘丽刚一样被裴老治愈的患者的心声。

　　"他挂不挂号都给看病，病人没钱还给垫着"，"他对待男女老幼、贫富贵贱一视同仁。"这些赞美都是裴老的同事、弟子还有患者共同的心声，在他们眼中，裴老先生是一位慈祥的长者，是一位治病救人的大夫，更是一位大仁大义的白衣天使。

老牛自知夕阳短　不用扬鞭也奋蹄

　　2011年，由裴正学主编的《中西医结合实用内科学》(修订版)

首发式在兰州举行，2013 年是裴正学 75 周岁暨从事医、教、研 55 周年，他的新作《裴正学健康微博》面世。

裴正学几十年如一日，除了一周上五个半天的门诊外，其余时间都在他的名中医传承工作室里度过。他辛勤耕耘，笔耕不辍，著立新说，先后有《新编中医方剂学》《裴慎医案选编》、《裴正学医学笔记》等 15 部医学专著问世。在担任甘肃省中西医结合学会副会长兼秘书长期间，他还创办了《中西医结合研究》杂志并担任主编。

裴正学是一位多才多艺的中医大家，在诗、书、画领域均取得了令人仰慕的成就。近几年先后出版了小说散文集《大风曲》、诗文集《春风曲》《秋风曲》和书画集《裴正学书法集》《医学入门行草铁》。

"我正与我的博（硕）士生通过微博给网上向我提问题的患者做解答，已经完成了 5 个，还有两个，你们喝茶稍微等一下。"在记者采访时，裴正学正忙着微博诊病。他时时刻刻学习使用新技术，为的是让更多的人能了解中医、掌握中医治疗的方法。

如今在古稀之年，裴正学仍然是日复一日年复一年地为病人服务。为了医学事业的发展，他将自己毕生所学对弟子倾囊相授，他桃李芬芳，弟子遍布陇原大地，并成为中医临床的骨干力量。

"老牛自知夕阳短，不用扬鞭也奋蹄"。裴正学常以此诗句自勉。虽年逾古稀，他依然精神百倍地奋斗在医学战线，救死扶伤、培养新人，勤于文艺创作，继续发光发热，为社会做出新的贡献。七十年一回首，裴正学一生光辉灿烂，用他的一生证明了一位仁者大医应有的担当。

2014 年 2 月 28 日《中国中医药报》

裴正学的漫漫著说路

郑访江　祁琴 中国中医药报

75 岁的我国著名中西医结合学者、中华中医药学会终身理事、《中国中西医结合杂志》编委、甘肃省名中医、甘肃省中医院、甘肃省肿瘤医院首席专家裴正学主任医师,多年来,著书立说,笔耕不辍,先后出版大型专著 20 余部,发表论文 86 篇,获得各级各类科技奖励 20 多次。

裴正学教授系我国著名中西医结合学者,甘肃省中西医结合学会名誉会长,享受国务院特殊津贴专家,全国首批 500 名名老中医之一,全国名老中医药专家学术经验传承指导老师。他长期致力于中西医结合事业,提出的中西医结合"十六字"诊疗方针,得到了卫生部、国家中医药管理局及我国中西医结合学术界的广泛赞同,并形成了国内具有较大影响力的中西医结合学派。他从事临床工作 55 载,擅长治疗血液病、肿瘤、肝病及各科疑难杂症,尤对白血病的治疗有独到见解,深受患者信赖和好评。他先后出版专著 20 部,发表学术论文 86 篇,并有 13 项科研成果荣获各级各类奖励。在这些卓著和成果的背后,裴正学付出了许多艰辛与努力,才走出了这一辉煌的人生之路,且听我们分享。书香门第中医世家。

裴正学 1938 年出生于甘肃省武山县洛门镇裴家庄,中医世家、书香门第。其祖父裴绍俭为著名儒学、名医,名誉陇东陇南。其父裴慎之先生早年负笈南雍,就学中央大学,初学国文,之后在武山县洛门镇创办了"慎公中学",任校长,后弃文从医,仁心圣手,医德医术誉满陇原,诗词书画亦造诣颇深,素有"陇上板桥"之美誉,先后著成《本草骈比》《金匮新释》《伤寒论方证识》等著作,2012年被评为甘肃省现代已故十大名中医。裴正学天资颖异,又受父祖潜移默化,熏沐濡染,对中医学术心存独钟,自幼即勤奋好学,并立志献身医学,拯济黎元。他于1961年毕业于西安医科大学医疗系,在漫漫的人生长路上,他躬耕杏林、悬壶济世,艺术精湛、德高望重,笔耕不辍、著书立说,为国内中西医结合领域公认的杏林巨擘、医界泰斗,熟背经典评释"血证"

　　裴正学的青年时代历经了多次波折。1958年全国掀起了反右高潮,正在上大二的裴正学,因父亲被错划为右派而受到株连,一时被当作右派批判长达数月。1961年,大学毕业的裴正学本可以留校,但在政审时,因家庭出身和所谓的父亲历史问题,被改配到天水医院。"文革"期间,裴正学又被打成"黑五类",下放到偏僻的天水甘泉卫生院。裴正学在这里心不灰,气不馁,反倒认为这是一次难得的好机会。数九寒天,他仍坚持每天在树林里背诵《伤寒论》、《金匮要略》、《内经知要》等经典著作,每遇疑难,多方请教,切磋研磨,以期必得。没想到这段艰苦的磨砺,为他后来的著书立说打下了坚实的基础。

　　书中自有黄金屋,书中自有颜如玉。20世纪70年代,裴正学精心阅读了近代中医汇通派唐容川、张锡纯、施今墨、余无言、时逸人等大师之代表论著。先生于唐容川之《血证论》用功尤勤,独有心得,于是在"文革"期间历时两年写成《〈血症论〉评释》一书,1978年由人民卫生出版社出版发行。该书在日本发行后,引起学界关注和强烈反响。1982年4月,日本静岗医科大学校长田荣一教授专程来兰州向裴正学先生请教书中的有关问题。根据该书的有关理论,裴正学拟订的治疗白血病专方在1974年的全国血液病会上定为"兰州方"。其传略先后收入《当代世界名人传略》《当代中医名人志》《当代中国名医大词典》《中国名人大词典》《英国剑桥世界名人录》(外文版)中。中西合璧创立"裴派"

　　1992年2月,由裴正学组织西北五省著名中西医结合专家21位,编写了当代第一部中西医结合内科巨著《中西医结合实用内科学》,全书150余万字的精装本于1995年5月正式出版发行。在1996年4月美国召开的世界第三届传统医学大会上,该书荣获"突出贡献国际金奖",接着又荣获国家中医药管理局"全国优秀中医图书一等奖"及"甘肃省科技进步二等奖",他本人还荣获"世界百名民族医药之星"的殊荣。他在书中提出的"西医诊断,中医辨证,中药为主,西药为辅"的中西医结合临床模式,被时任卫生部部长陈敏章定为"十六字诊疗方针",已为全国中西医结合学界所关注,并成为当前中西医结合领域的主要学派。

　　在对原有中医辨证等内容修订的基础上,裴正学和他的临床和学术团队补充了近20年来中西医结合内科学领域发展的最新成果,于2011年3月22日再版首发了200余万字的《中西医结合实用内科学(第二版)》。这一著作,受到了党和政府的重视与关注。中共甘肃省委副书记、省长刘伟平,时任甘肃省委常委、省委宣传部部长励小捷,副省长咸辉,省政府秘书长李沛文等出席了首发仪式并给予高度评价。

　　从20世纪70年代起的近40年里,裴正学先生几十年如一日,除了一周上五个半天的门诊外,其余时间都在他的名中医传承工作室里度过。他探求岐黄,辛勤耕耘,笔耕不辍,著立新说,先后有《新编中医方剂学》、《乙型肝炎的诊断与治疗》、《大黄的药理与临床》、《新编温病学》、《裴慎医案选编》、《常见病的中西医结合治疗》、《裴正学医学笔记》、《裴正学医学精要》、《裴正学医话医案集》、《裴正学临床荟萃》等15部医学专著问世。在担任甘肃省中西医结合学会副会长兼秘书长期间,他还创办了《中西医结合研究》杂志并担任主编。

　　在编纂医学著作的同时,裴正学的小说散文集《大风曲》、诗文集《春风曲》、《秋风曲》、《裴正学书法集》、《医学入门行草贴》等著作也先后问世,成为中医文化视角里一道靓丽的风景。为了弘扬和记录他探求真知、钻研岐黄和普济苍生的一生,他的弟子们撰写了传记文学《陇上名医裴正学》一书,于2008年出版发行。裴正学的两部新作《裴正学健康微博》和诗书集《雪泥鸿爪》今年首发。这是对裴正学诞辰75周年、从医55周年、出版医著35周年纪念活动的重要献礼。

"老牛自知夕阳短,不用扬鞭也奋蹄""青囊不负华原老,普济苍生正未迟……"裴正学先生虽已过古稀,却依然精神矍铄,仍奋战在医疗战线上,救死扶伤,笔耕不辍,培养后生。他的这种博大无私的真爱,正是一代名医内心的高尚情怀和精神之光。

2013年5月20日《中国中医药报》

裴正学和他的"兰州方"

祁琴　杨寅红　郑访江

在甘肃中医药界，一个以地名命名、被誉为"血液病克星"的方子——"兰州方"闻名海内外。方子的创制者是甘肃省中医院、省医学科学研究院首席专家裴正学。

"三世岐黄不足奇,学医自应当良医。甘为孺子牵来去,莫步骄兵伏败机。"这是裴正学的父亲裴慎勉励儿女们的警句。受家庭影响,裴正学自幼立下行医理想,后以优异成绩考入西安医科大学医疗系,后分配到天水医院工作。50余年行医生涯,裴正学利用中西医所长,在教、医、研等多方面取得丰硕成果。

起死回生的"兰州方"

1967年,在天水地区医院内科工作的裴正学收治了一位名叫马长生的白血病病人。马长生是一年轻战士,患病虽全力治疗,病情并无好转。当时国内外治疗白血病的主要方法是化疗,但化疗的毒副作用十分明显,裴正学运用中医辨证和中西医结合的方法为马长生制订了治疗方案,用药一个月后,高烧退了;服用中药百余剂后,血色素增加到14g,多次骨髓涂片检查均呈完全缓解现象。曾经主治马长生的专家教授得知此事后大吃一惊, 难以置信地连呼"奇迹"。

1973年,在苏州召开的全国血液病会议上,该病例受到与会专家的一致高度评价,会议最终把该病例主方定名为"兰州方",多年来在国内各地医院广泛推广使用,疗效显著。那个名叫马长生的患者在被裴老治愈后至今健在,从未复发。

十六字方针创"裴派"

随着医学临床实践的不断丰富,裴正学在医学科研领域也取得了丰厚的成果。1980 年,裴正学编著的《血证论评释》出版发行,流传到日本后获得了强烈反响,1985 年 5 月,日本静岗医科大学校长田荣一教授专程到兰州向裴老请教书中的有关问题。20 世纪 90 年代,裴正学提出的"西医诊断,中医辨证,中药为主,西药为辅"的 16 字方针,被全国中西医界所关注,"裴派"也成为当前中西医领域的重要学派。

裴正学主编的当代第一部中西医结合内科巨著《中西医结合实用内科学》在 1996 年美国召开的世界第三届传统医学大会上荣获"突出贡献国际金奖",他本人还荣获"世界百名民族医药之星"殊荣。1997 年国家中医药管理局认定裴正学为全国 500 名著名老中医之一。他先后被香港中医大学等 3 所国内中医院校聘请为客座教授。

医者仁心,情暖患者

从医以来,裴正学一直以"医者仁心"的态度来对待病人,几十年来如一日,春风化雨般温暖着病人的心,也为医患和谐做出了贡献,树立了榜样。

2000 年,就读于兰州大学的江西籍学生刘丽刚不幸患上了"ALL 急性淋巴细胞白血病",经各方化疗诊治见效甚微,医生断言要治好他的病费用在 30 万元左右。经介绍,他找到了裴正学。裴老把自己研制的"裴氏升血颗粒"交给这个在死亡线上挣扎的年轻人,当听说他准备回江西老家时,裴老热情地说:"你回家可随时和我联系,我会把药方给你及时寄过去的。"

同年 5 月,刘丽刚在江西省第二附属医院做长期化疗,化疗使他的骨髓造血系统失去了免疫功能,身体日渐虚竭。得知这个情况后,裴正学立即给他开出了一张中药方,并将自己专门配置的丸药托人给他寄了过去。刘丽刚按时服用中药后,化疗带来的毒副作用明显减轻,红细胞、白细胞、血小板等各项指标很快达到正常,化疗的间歇时间也逐渐延长。裴老又将自己新配置的中药给刘丽刚寄去,他服用后再不需要进行化疗,各项指标奇迹般地恢复正常。现在刘丽刚已经痊愈并完成了学业,每年都会回兰州探望裴老,感谢他的救命之恩。

　　裴老现虽年逾古稀,但他更加精神百倍地坚守在医界,坐诊行医,著书立说,培养后生,践行"老牛自知夕阳短,不用扬鞭也奋蹄",创造人生的价值。

2012–05《中国中医药报》

裴正学和一例胰腺癌患者的故事

方言

央广网兰州 1 月 10 日消息　在金城兰州有这样一位名医：出身中医世家，岐黄功底深厚；他毕业于西安医学院，西医理论扎实；他中西医融会贯通，成为目前我国中西医结合领域的著名学者。他扎根陇原大地，治愈全国各地数万例疑难杂症患者，尤其在中医治疗恶性肿瘤方面屡取奇效，赢得群众的钦佩和信赖。他就是甘肃省首批名中医、甘肃省中医院、省肿瘤医院首席专家裴正学教授。

"功臣"重病缠身

2010 年春节刚过，有位老人和他的家庭却失去了原本的欢庆与祥和。这位老人是甘肃省表彰奖励的第一个科技功臣、全国知名的小麦育种专家，被人们尊称为陇上育种王、甘肃袁隆平的周祥椿。

春节期间他常感疲乏无力，食欲不振，随即上腹部出现间歇性疼痛，大便次数增多，每日 3~4 次，逐渐增至 10 次左右。去几家小医院诊治，服了一些常用胃肠药，病情反而愈来愈重，腹泻次数竟增加至每日 20 次左右。

周祥椿生病的消息引起了甘肃省委副书记、省长刘伟平的关注。刘伟平做出批示，2010 年 7 月，兰大一院为周祥椿做了全面详细的检查，确诊为胰腺癌。此病预后不良，对一个 79 岁的老人来说,治疗起来相当困难。

2010年8月11日,周祥椿在上海交大附属瑞金医院肝胆胰外科,全院会诊确诊为恶性肿瘤——胰腺体尾部癌。会诊认为不宜手术,建议采取内科保守治疗及中医调理,并估计其生存时间大体只有3~6月。2010年8月19日,周祥椿返兰并四处求医,但病情越来越重,腹泻次数增至每日20余次,上腹部疼痛也明显加重。

峰回路转遇裴老

这时,有人介绍甘肃省肿瘤医院的名老中医裴正学教授。

周祥椿遂于2010年9月15日进省肿瘤医院内"中西医结合科"接受裴正学诊治。该科于25年前由裴正学亲手创建,现有博士、硕士等多人组成了裴正学的临床技术团队,中医临床力量堪称"兵强马壮"。裴正学详细翻阅了周老的全部病历资料,在进行了全面的望、闻、问、切后,为周祥椿认真开出药方,并让他的学术继承人张慧芳副主任医师主管病床;让他的研究生张桂琼主治医师协同管理;还找来邱玉梅主任护师、科主任薛文翰主任医师、张彩琳护士长,对周祥椿进行周密诊治及特别护理。裴正学反复叮嘱张慧芳细心观察病情,让周祥椿按时服用中药,及时提供CT、B超、肿瘤标志物及相关检查。同时应用白蛋白、胸腺肽、脂肪乳、复方氨基酸等西药支持治疗。

中医治疗显神效

服用中药一周后,周祥椿大便次数由20次减为7次,上腹部疼痛有所减轻。张慧芳按照裴正学意见认真负责、细致观察,及时请裴正学根据病情调整药方、调理饮食搭配,并抽空和他谈心交流,心理疏导和干预,使其对治疗充满信心。

经过5个多月的调治,周祥椿上腹部疼痛基本消失,食欲增加,大小便如常,心窝和两胁的疼痛完全消失,黄腻苔褪去,机体功能基本恢复正常。肿块经CT、B超检查,由4.2cm×4.8cm缩小至1.8cm×1.2cm,胰腺形态接近正常,肿瘤标志物CA19-9也恢复了正常。

　　周祥椿的病出现了奇迹般的转归。他多次向来看望他的省领导表达对裴正学及其医疗团队的感激之情。甘肃省卫生厅厅长刘维忠在卫生系统会上肯定了裴正学和他的团队在周祥椿胰腺癌治疗中发挥了重要作用。

　　虽然周祥椿战胜癌症一年半后，在家休养期间意外跌伤后高烧不退，不久出现霉菌感染引发肾功能衰竭，于 2011 年 8 月 20 日不幸辞世。但裴正学以精湛医术为周祥椿延续一年半的生命中，使周祥椿得以继续往日的实验规划，为小麦培育科研做最后的贡献。

2014-01-10《中国中医药报》第 4032 期

裴正学教授谈中西医结合治疗肺癌

王鄱 甘肃日报记者

近年来我国肺癌发病率呈持续上升趋势,肺癌已居所有癌症发生率的首位,且是全球癌症相关性死亡的首要原因。因此,积极采取有效的防治措施,已成为当务之急。近日,记者前往甘肃省肿瘤医院,就中西医结合治疗肺癌,采访了中国中医科学院博士生导师、甘肃省中西医结合学会名誉会长、甘肃医学科学研究院首席专家裴正学教

肺癌早期症状不典型,患者无法根治

肺癌又称"原发性支气管肺癌",是起源于支气管–肺的恶性肿瘤。资料显示,全球每年新发肺癌病例160万人,占所有恶性肿瘤的13%;因肺癌死亡病例每年140万人,占恶性肿瘤致死病例的18%。西医通过手术、放疗、化疗等治疗方案,使晚期肺癌术后的5年生存率达70%。但是,早期肺癌少有症状,75%以上的患者在确诊时,肿瘤已局部发展或转移,5年生存率不足5%。也就是说,肺癌发病后往往出现广泛转移,预后差,无法根治,临床治疗主要以延长生命为目的。

裴正学教授介绍说,20世纪80年代,他率先提出"西医诊断,中医辨证,中药为主,西药为辅"的"十六字方法",被当时的卫生部部长陈敏章誉为"十六字方针"。他说,"西医诊断"是指借助西医

诊断的先进设备,弄清和掌握疾病的共性规律。肺癌早期,除了依据临床症状、体征外,肿瘤标记物、痰脱落细胞学、经皮肺细针穿刺活检、纤维支气管镜、呼出气体分析、各种影像学等综合检查手段的应用,有助于肺癌的确诊。其次为"中医辨证",它是把疾病的共性规律与个性规律结合,以增强辨证的科学性。他强调说,肺癌属中医"肺积""咳血""胸痹"等范畴,其病因为本虚标实,气阴两虚为本,痰浊、水饮、瘀血阻滞为标。

至于"中药为主,西药为辅",即突出中医方药的治疗作用。他认为西医手术、放疗、化疗针对病原致病性,可杀伤或抑制肿瘤细胞;中药扶正固本,调节机体反应性,能够极大减少手术、放疗、化疗的副作用,从而加强疗效。裴教授说,肺癌治疗应当以中药扶正固本为主,且不忘顾护元气、胃气,常用他自己研制开发的"兰州方"加减来益气健脾补肾。

他介绍说,2010年2月,63岁的患者刘先生,因"间断胸闷、气短、咳嗽一年"就诊,经胸部CT、支气管镜等检查后诊断为"左肺癌",遂建议手术治疗,术前服"兰州方"10剂后气短好转。2010年2月19日,在全麻下实施"左肺癌及左肺全切除术",术后患者胸闷、气短减轻,自觉疲乏无力、纳差,以"兰州方"和"香砂六君汤"14剂,患者服后疲乏无力、纳差明显好转,胸闷、气短减轻,但仍有咳嗽。他又在原方基础上,加入一味粟壳续服14剂后,疲乏无力、纳差症状消失,无明显胸闷、气短。随后又为其进行了4周期GP方案化疗,后经"兰州方"反复加减,服用20剂后消化道反应消失,骨髓抑制反应好转。此后患者坚持服用裴氏升血颗粒,健康存活至今。

肺癌的成因、病理及早期发病的表现

在裴教授看来,肺癌的发病与吸烟、被动吸烟、室内化学污染、精神压力、长期接触油烟、新鲜蔬菜摄入少以及矿石辐射等诸多因素有关。

他说从病理角度看，肺癌主要分为两大类：一是非小细胞肺癌，起源于上皮细胞，为主要类型；另一类是小细胞肺癌，起源于肺的神经或激素分泌细胞。对于医生而言，学会鉴别小细胞与非小细胞肺癌至关重要，毕竟治疗方法不同。在非小细胞肺癌中又分为腺癌、鳞癌、大细胞癌及混合型等。

裴正学认为，肺癌在早期，多数患者并无症状，部分患者表现为刺激性干咳、无痰或有少量白黏痰。对 40 岁以上长期深度吸烟者，一旦出现无明显诱因的刺激性干咳，且持续 2~3 周，或原有慢性呼吸道疾病，咳嗽性质改变者，就需要提高警惕；其次为咯血，多为血丝痰或痰中带血；此外肺癌早期患者常有轻度胸闷，如累及壁层胸膜或直接侵犯胸壁时，可引起该部位持续性疼痛，均要警惕是否有患肺癌的可能。晚期肺癌患者除上述症状，多伴有呼吸困难、面颈水肿、声音嘶哑、体重下降。他说肺癌远处转移引起不同转移部位的症状，如骨转移性疼痛，脑转移引发头痛、眩晕、一侧肢体无力等，也应当特别重视。

肺癌的预防、治疗措施及注意事项

裴正学说，肺癌的主要病机演变过程是正气虚损，阴阳失调，六淫之邪乘虚而入，邪滞于肺，日久形成肺积，属本虚标实之症。因此重视扶正是关键。所谓"正气存内，邪不可干"，"正气"寓人体的免疫平衡状态；"邪气"涵盖了致癌因素，包括吸烟、食物中的亚硝胺类化合物及精神刺激等。这些致癌因素通过损伤人体 DNA，破坏抑癌基因，激活原癌基因，在机体免疫力监测、杀伤功能失衡状态下，形成恶性肿瘤。为此，在预防肺癌发生和阻断癌前病变方面，首先要从扶正培本和避免致癌因素两方面做起，如在古代"引导术"和"吐纳术"上发展的"练意、练气、练身"内外统一的太极拳运动，可使 NK 细胞数量增加，提高机体免疫监视能力，抵抗外来细菌、病毒等有害物质侵袭，从而起到抗癌作用。

他说目前肺癌的西医治疗主要有以下措施：①手术治疗；②放

射治疗;③化学治疗;④介入治疗;⑤免疫治疗;⑥分子靶向治疗;⑦基因治疗。一、二期以手术为主;三、四期为姑息性,但存在的主要问题是毒副反应大、生存质量不理想、延长生存率不明显等,预后较差。同时,还要"重视扶正,改善生活质量"。中医辨证论治的特点,对于患者临床症状有很好的改善作用,有助患者建立与疾病斗争的信心,从而提高抗病能力。临床上通过非药物疗法和药物疗法两方面来重视扶正、顾护脾胃以改善生活质量。

他告诉记者,现代医学认为肺癌的发生发展、侵袭转移是一个多阶段分化、多基因变异、多步骤渐变的复杂过程,其疗效直接和分期相关,但只有少数肺癌患者能在早期被发现。因此,首先要关注高危人群,警惕症状体征,及时进行必要检查,注重早期症状及体征、重视筛查等。其次,要"既病防变,愈后防复"。中医药治疗肺癌可以减轻症状,稳定病灶,延长生存时间。中医药结合放化疗手段有助于提高疗效,使患者带瘤生存,延长生存期。化疗结束后,再采用扶正祛邪,增加机体抗癌力,抑杀可能未尽的癌毒,防止流注播散,以控制肿瘤生长、降低转移率、延长生存期。

2013-08-29《甘肃日报》

裴正学的三立人生

方剑平　王倩　中国中医药报记者

魏奇峰　通讯员

　　他,出生于中医世家,又考入西医大学深造,将中医之长和西医之优结合在一起,让"裴派"成为当前中西医领域的"泰山北斗"。他,有一双回春妙手,创中西医治疗"16字方针";又有一双妙笔生花之手,挥毫泼墨、著书立说。《左传·襄公二十四年》中有言:太上有立德,其次立功,其次立言。这是古今许多仁人志士的目标和理想,而他的人生可以恰如其分地用"三立"去概括。他就是甘肃省肿瘤医院中西医结合专家裴正学。

立德:杏林妙手锻造奇迹

　　1967年,在甘肃天水地区医院内科工作的裴正学,收治了一位名叫马长生的白血病患者,他是一名年轻的战士。虽先后经过部队医院和地方医院的全力救治,但是,病情没有丝毫好转。马长生的父母始终不甘心,当其血色素只剩下2g时,抱着碰运气的心态去求裴正学救治。当时国内外治疗白血病的主要方法是化疗。裴正学运用中医辨证和中西医结合的方法为马长生制订了治疗方案,用药一个月后,高烧退了;服用中药一年后奇迹出现了,马长生血色素增加到14g,多次骨髓涂片检查均呈完全缓解现象。马长生痊愈后至今健在,从未复发。同样的事情还发生在一个患了晚期胰头癌的患者身上。周祥春是甘肃省的小麦专家,2010年初发现患了晚期胰头癌。随后,在家人的陪同下去了上海一家大医院进一步检查治疗。由于周祥春的病情已经严重恶化,再加上他已近70岁高龄,所以,医生说患者已经不能做化疗了,也不能做手术,最多能活3个月,让回家调养。周祥春回到兰州时,身体已经非常虚弱,整日卧床不起,而且,每天拉肚子20多次,苦不堪言。

后来,在朋友的推荐下,家人带着周祥春找裴正学治疗。已经70多岁的裴正学用中医方法对周祥春治疗了半年后,奇迹发生了,周祥春CT片胰头癌从4.8cm×4.2cm缩小到2.1cm×1.8cm,腹泻每天减少到3~4次。周祥春每天上午在医院吃完中药和输完白蛋白后,下午就可以自己回家了,甚至还去甘肃省科技厅汇报工作,能参加省里组织的一些科技活动,这让家人喜出望外,也让周祥春找到了昔日的风采。

立功:16字方针传遍大江南北

20世纪90年代,裴正学提出的"西医诊断,中医辨证,中药为主,西药为辅"的十六字方针,被全国中西医界所关注,"裴派"也成为当前中西医领域的重要学派。裴正学的学生蔡正良告诉记者,裴正学的十六字方针基本集中在《裴正学医学经验集》一书中。该书上篇为学术思想,主要讲述了裴正学有关中西医结合的理论;中篇为临床实践,主要讲述裴正学在临床上应用中西医结合治疗有关疾病的案例和成功经验;下篇为门人报告,系裴正学学生和各地临床医生应用其经验的心得体会。全书贯穿裴正学中西医结合"十六字方针"的思想,是对我国中西医结合理论研究的巨大贡献。由于裴正学用中西医结合方法治疗了很多疑难杂症,再加上他微博问诊的影响,许多内蒙古、新疆、广州、北京等地的病人慕名前来就诊。从北京的一些病人反馈来的信息得知,他们的病在北京的一些大医院久治不愈,而裴正学开了简单的方子就治好了他们的病,为此,北京一些医院的医生专门从病人那儿要去了裴正学开的方子,进行研究,并将方子抄了下来,用于治疗患有类似疾病的病人。

立言：亦医亦儒留墨香

由裴正学主编的当代第一部中西医结合内科巨著《中西医结合实用内科学》，在1996年美国召开的世界第三届传统医学大会上荣获"突出贡献国际金奖"。裴正学本人还荣获"世界百名民族医药之星"殊荣，1997年被国家中医药管理局认定为全国500名著名老中医之一。

20世纪70年代，裴正学精心阅读了近代中医汇通派唐容川、张锡纯、施今墨等大师之代表论著。尤其对唐容川的《血证论》用功最深，也颇有心得，于是在"文革"期间，呕心沥血两年写成《〈血症论〉评释》一书，1978年出版发行。该书在日本发行后，引起学界关注和强烈反响。1985年，日本静岗医科大学校长田荣一专程来兰州向裴正学请教书中的有关问题。根据该书的有关理论，裴正学拟订的治疗白血病专方在1974年的全国血液病会上定为"兰州方"。

裴正学的学生陈光艳告诉记者，在裴正学的从医生涯里，除了一周上5个半天的门诊外，其余时间，他都几十年如一日地在其名中医传承工作室里度过。他探求岐黄，总结病例，研制药方，更令他乐此不疲的就是笔耕不辍地著书立说，先后有《新编中医方剂学》、《乙型肝炎的诊断与治疗》、《大黄的药理与临床》、《新编温病学》等15部专著问世。在担任省中西医结合学会副会长兼秘书长期间，他还创办了《中西医结合研究》杂志并任主编。

裴正学不仅有双回春妙手，也有双妙笔生花之手，在他手下，嬉笑怒骂皆成文章。在编纂医学著作的同时，小说散文集《大风曲》，诗文集《春风曲》《秋风曲》《裴正学书法集》《医学入门行草贴》等先后问世。今年2月，新作《裴正学健康微博》和诗书集《雪泥鸿爪》出版发行，这是对他从医55年的又一次见证和记录。

2013年8月7日《中国中医药报》第002版综合新闻

中医名家裴正学开展灾区伤员中医药救治工作

任锦朝　人民网

人民网兰州 7 月 25 日电(任锦朝)7 月 25 日,根据卫生厅关于开展中医药救治灾区伤员的安排部署, 兰大二院院中医药管理科和医务科邀请知名中医专家裴正学教授,对该院收治的 19 位伤员进行辨证论治,分别立方用药。

在兰大二院医务人员的陪同下,裴教授来到伤员的床前,在通过望、闻、问、切等必要的中医检查后,对于多处骨折患者开出了复元活血汤加桃红四物汤处方,促进伤口愈合,骨质生长。对于外伤术前患者开出了独活寄生汤、香砂六君子汤及十全大补汤等处方,补元气,益胃气。对于术后患者开出了桃红四物汤、活络效灵丹等药物去瘀生新。

裴正学用西医框架 造中医高楼

魏奇峰 中医药报记者

裴正学是甘肃省肿瘤医院中西医结合科的医生，他出生在中医世家，为了将家传的中医发扬出去，从小父亲就给他定了一个志向，等他长大后要好好学习西医，因为，西医学得越好，才能用西医的"框架"建造中医的"高楼"。

在求学的路上，他遭遇了人生的3次劫难。但是，这些都没有动摇他的初衷，他反而以苦为乐，以书明志；在逆境中撰写出了《血证论评释》；在厚积薄发中创造出了"兰州方"，复制了一个又一个让白血病患者起死回生的故事。

秉承父训 为了发扬中医学西医

裴正学的爷爷是清朝秀才，也是当地的一位名医。当爷爷参加举人考试时，恰逢科举制度被废除，于是，一头扎进对医学的研究，为此积累了丰厚的医学经验。

裴正学的爷爷去世后，父亲继承了家传医学。在不断的钻研和实践中，积累了丰富的临床经验，被评为甘肃省十大名医。

在父亲的言传身教中，裴正学从小背熟了《医学三字经》《濒湖脉学》《药性歌括四百味》等书，练好了医学的童子功。由于父亲对西医知之甚少，遇到一些病人时常不知所措，因此，父亲常常告诫他，中医必须要和现代医学相结合，才能发扬好。西医学得越好，中医才能挖掘得越深。在父亲的影响下，裴正学走上了中西医结合这条漫漫的求学之路。

不忘初衷 磨难中养成阅读习惯

为了完成父亲的心愿，裴正学在 1956 年考入了西安医学院，由于成绩名列前茅，一进学校就受到了很高的关注。但是，不久就发生了不幸的事情。1958 年，全国掀起了反右高潮，父亲被打成右派，裴正学因此而受到牵连，成了学校批斗的对象，时间长达 4 个月。人生的不如意，并没有改变裴正学的初衷。每次接受完批斗后，他就会拿着一部医学专著阅读，将所有的苦难抛之脑后，这成为伴其一生的好习惯。

1961 年，裴正学修完了所有的课程，在毕业时品学兼优的他本可以留校。但是，不幸再次降临。在政审时，因家庭出身和父亲的历史问题，最后被分配到天水医院。裴正学并没有因此而失落，在这期间，他一直坚持救人、治学、修身的理念。但是，不幸并没有结束，"文革"期间，裴正学又被打成"黑五类"，下放到了偏僻的天水甘泉卫生院。

面对接二连三的打击，裴正学一直坚守初衷。在甘泉卫生院时，他每天早早起来温习《医伤寒论》和《金匮要略》；晚上，他挑灯撰写《血证论评释》，后来这本书在日本发行后，影响很大，1985 年 5 月日本静冈医科大学校长田荣一教授专程来兰州向裴正学请教书中的有关问题。

起死回生 厚积薄发创出"兰州方"

1967 年，在天水地区医院内科工作的裴正学，收治了一位名叫马长生的病人。马长生是一名 16 岁的战士，被兰州医学院的教授诊断为急性单核细胞白血病，先后经过部队医院和地方医院的全力治疗，病情不但没有好转，还在不断恶化，血色素只剩下 1 克。已经万念俱灰的马长生只想回天水老家和家人诀别。

马长生回到家后，父母没有放弃，抱着一丝希望去找裴正学救治。当时国内外治疗白血病的主要方法是化疗，但其毒副作用十分明显，裴正学运用中医辨证和中西医结合的方法为马长生制定了治疗方案,用药一个月后,高烧退了,服用中药百余剂后奇迹出现了。一年后,马长生的血色素增加到 14 克,多次骨髓涂片检查均呈完全缓解现象,他从死亡的边缘彻底走了回来。

1973 年,在苏州召开的全国血液病会议上,大会主席陈悦书专门把马长生请到苏州,邀请全国的专家重新进行检查,发现马长生跟正常人无异,令在场的专家称奇。会议最终把该病例主方定名为"兰州方",多年来在国内各地医院广泛推广使用中,疗效十分显著。而且,马长生至今健在。经过长期的日积月累,进入 20 世纪 90 年代后,裴正学提出了"西医诊断、中医辨证、中药为主、西药为辅"的 16 字方针,被全国中西医界所关注,"裴派"也成为当前中西医领域的重要学派。

灵方妙药 可以复制的"救人故事"

1970 年,裴正学被下放到了天水甘泉公社卫生院。有一天,秦安县汽车站的站长陈正元来找裴正学治病。经检查发现,陈正元患上慢性肾炎和肾功能衰竭,尿蛋白已经有 3 个加号,非蛋白氮 70%以上,已经到了尿毒症晚期,从西医角度来看,病人必死无疑。但是,裴正学没有放弃陈正元,给他开了方子,让他回家坚持服用。当年他吃了 300 多服药后,不但死里逃生,而且越吃越好。

2000 年,兰州大学的学生刘丽刚不幸患上了急性淋巴细胞性白血病,经化疗后,收效甚微。后来,她在甘肃省肿瘤医院找到了裴正学。为了挽救这个年轻人的生命,裴正学给她用了自己研制的"裴氏升血颗粒"。接着,又开出了一张中药方,并配置了一些药丸,让她坚持服用。后来,刘丽刚不但不需要做化疗,而且,各项指标都正常了,回到学校继续上学。

人物链接

裴正学,甘肃省武山县人,1938 年出生于三代医学世家,1961 年毕业于西安医科大学医疗系。主任医师、教授、博士生导师,中国著名中西医结合专家、国务院特殊津贴享受者、第四批全国老中医药专家学术经验继承工作指导老师。

2014 年 11 月 21 日　星期五《中医药报》